Thieme

Chirurgie essentials

Intensivkurs zur Weiterbildung

Herausgegeben von Karl-Heinz Reutter

Unter Mitarbeit von

Reinhard Baumann
Andreas Dehne
Eberhard Jörg
Renate Reutter
Hermann Siegert
Achim Weber

5., aktualisierte Auflage

144 Abbildungen
25 Tabellen

Georg Thieme Verlag
Stuttgart · New York

Die 1. und 2. Auflage ist im Ferdinand Enke Verlag erschienen.

1. Auflage 1996
2. Auflage 1998
3. Auflage 2000
4. Auflage 2001

Bibliografische Information Der Deutschen Bibliothek

Die Deutsche Bibliothek verzeichnet diese Publikation in der Deutschen Nationalbibliografie; detaillierte bibliografische Daten sind im Internet über http://dnb.ddb.de abrufbar.

Wichtiger Hinweis: Wie jede Wissenschaft ist die Medizin ständigen Entwicklungen unterworfen. Forschung und klinische Erfahrung erweitern unsere Erkenntnisse, insbesondere was Behandlung und medikamentöse Therapie anbelangt. Soweit in diesem Werk eine Dosierung oder eine Applikation erwähnt wird, darf der Leser zwar darauf vertrauen, dass Autoren, Herausgeber und Verlag große Sorgfalt darauf verwandt haben, dass diese Angabe **dem Wissensstand bei Fertigstellung des Werkes** entspricht.

Für Angaben über Dosierungsanweisungen und Applikationsformen kann vom Verlag jedoch keine Gewähr übernommen werden. **Jeder Benutzer ist angehalten,** durch sorgfältige Prüfung der Beipackzettel der verwendeten Präparate und gegebenenfalls nach Konsultation eines Spezialisten festzustellen, ob die dort gegebene Empfehlung für Dosierungen oder die Beachtung von Kontraindikationen gegenüber der Angabe in diesem Buch abweicht. Eine solche Prüfung ist besonders wichtig bei selten verwendeten Präparaten oder solchen, die neu auf den Markt gebracht worden sind. **Jede Dosierung oder Applikation erfolgt auf eigene Gefahr des Benutzers.** Autoren und Verlag appellieren an jeden Benutzer, ihm etwa auffallende Ungenauigkeiten dem Verlag mitzuteilen.

Rüdigerstraße 14, D-70469 Stuttgart
Unsere Homepage: http://www.thieme.de

Printed in Germany

Zeichnungen: J. und K. Hormann, Stuttgart
Christiane und Dr. Michael von Solodkoff, Neckargemünd
Umschlaggestaltung: Thieme Verlagsgruppe
Umschlaggrafik: Martina Berge, Erbach
Satz: Satzpunkt Ewert GmbH, Bayreuth, gesetzt auf FrameMaker der Firma Adobe
Druck: Westermann Druck Zwickau GmbH

ISBN 3-13-126345-8 1 2 3 4 5 6

Vorwort

Das Lernen können wir Ihnen nicht abnehmen,
aber wir können es Ihnen erleichtern!

Die Idee zu diesem Buch entstand vor Jahren bei der Vorbereitung auf die Facharztprüfung. Nach dem intensiven Studium der großen Standardwerke und der führenden Zeitschriften des Fachgebiets stellten wir fest, dass ein Repetitorium für die letzte Phase der Prüfungsvorbereitung fehlt.

Diesen Zweck will *Chirurgie essentials, Intensivkurs zur Weiterbildung* unter anderem erfüllen. Dabei liegt es auf der Hand, dass ein Repetitorium von gut 400 Seiten nicht alle Themen unseres großen Fachgebietes abhandeln kann. Wir haben uns deshalb bewusst auf die wichtigsten Bereiche beschränkt. Das Buch ist für Ärzte in der Weiterbildung zum Facharzt für Chirurgie geschrieben, es setzt Grundlagen voraus und geht deutlich über ein Studentenlehrbuch hinaus.

Einen besonderen Pluspunkt stellt in unseren Augen die übersichtliche Ausarbeitung der OP-Taktik dar, also die Frage, in welchem konkreten Fall welche Operationsmethode von der Mehrheit der Operateure heute empfohlen wird. Dabei wurden die neuesten Empfehlungen in den führenden Fachzeitschriften zugrunde gelegt.

Wir denken deshalb, dass dieses Buch nicht nur bei der Vorbereitung auf das Fachgespräch, sondern während der gesamten Weiterbildungszeit zur aktuellen Information über das Fachgebiet Chirurgie verwendet werden kann.

8 Jahre nach der 1. Auflage erscheint nun bereits die 5., aktualisierte Auflage. Dies zeigt, dass unser „Intensivkurs" von den Lesern angenommen wurde.

Unser besonderer Dank gilt Herrn Dr. med. Jürgen Benz, Chefarzt der Chirurgischen Abteilung des Karl-Olga-Krankenhauses Stuttgart, für die kritische und kompetente Beratung.

Stuttgart, im Sommer 2004 Karl-Heinz Reutter

Anschriften

Dr. med. Karl-Heinz Reutter
Planckstraße 51
70184 Stuttgart

Mitarbeiter

Dr. med. Reinhard Baumann
Turnhallestraße 20
72250 Freudenstadt

Dr. med. Andreas Dehne
Gerhart-Hauptmann-Weg 28
57076 Siegen

Dr. med. Eberhard Jörg
Azenbergstraße 74
70192 Stuttgart

Dr. med. Renate Reutter
Planckstraße 51
70184 Stuttgart

Dr. med. Hermann Siegert
Karl-Olga-Krankenhaus
Hackstraße 61
70190 Stuttgart

Dr. med. Achim Weber
Karl-Olga-Krankenhaus
Hackstraße 61
70190 Stuttgart

Inhalt

1 Schilddrüse

K.-H. Reutter

1.1 Anatomie

Arterien

- **Aa. thyroideae superiores** aus der A. carotis ext.
- **Aa. thyroideae inferiores** aus dem Truncus thyreocervicalis (aus A. subclavia)
- A. thyroidea ima: Bei 10% der Bevölkerung findet man diese unpaare Arterie. Sie geht vom Truncus brachiocephalicus oder vom Aortenbogen ab und tritt von unten an den Isthmus heran.
- Innerhalb der Schilddrüse gibt es zahlreiche Anastomosen. Die Schilddrüsenarterien sind keine Endarterien. Die gute Kollateralversorgung mit extraglandulären Arterien ermöglicht die Ligatur aller 4 Schilddrüsenarterien ohne Ernährungsstörung der Drüse.

Venen

- **Plexus thyroideus impar** ⇒ V. thyroidea inf. ⇒ V. brachiocephalica (nach unten)
- **V. thyroidea media** (Kocher-Seitenvene) ⇒ V. jugularis int. (seitlich)
- **V. thyroidea superior** ⇒ V. jugularis int. (oben)

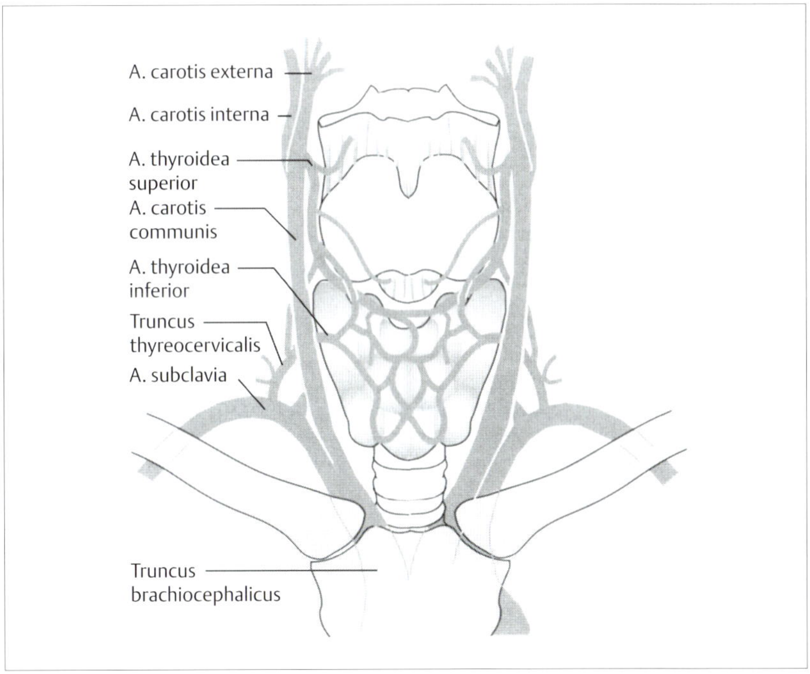

Abb. 1.1 Arterielle Versorgung der Schilddrüse

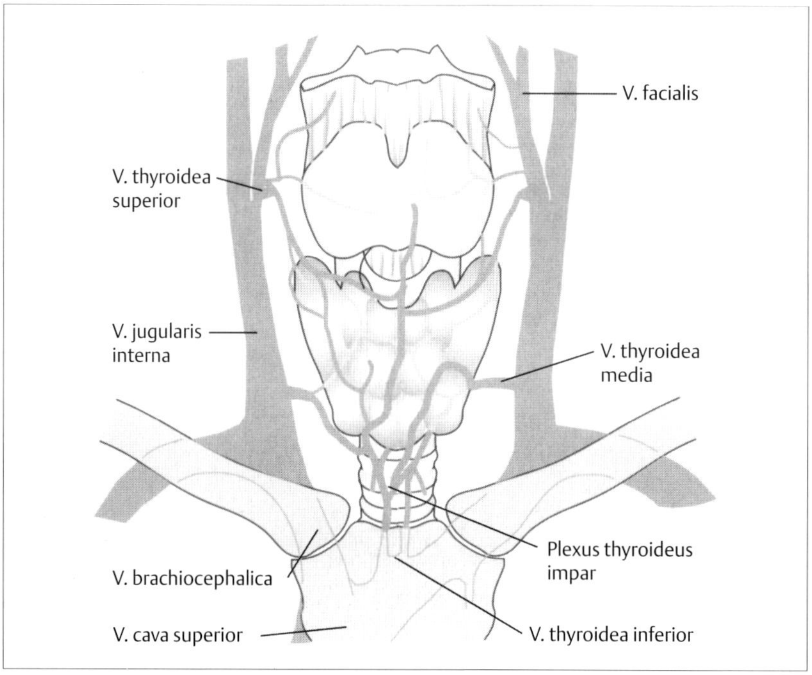

Abb 1.2 Venöse Versorgung der Schilddrüse

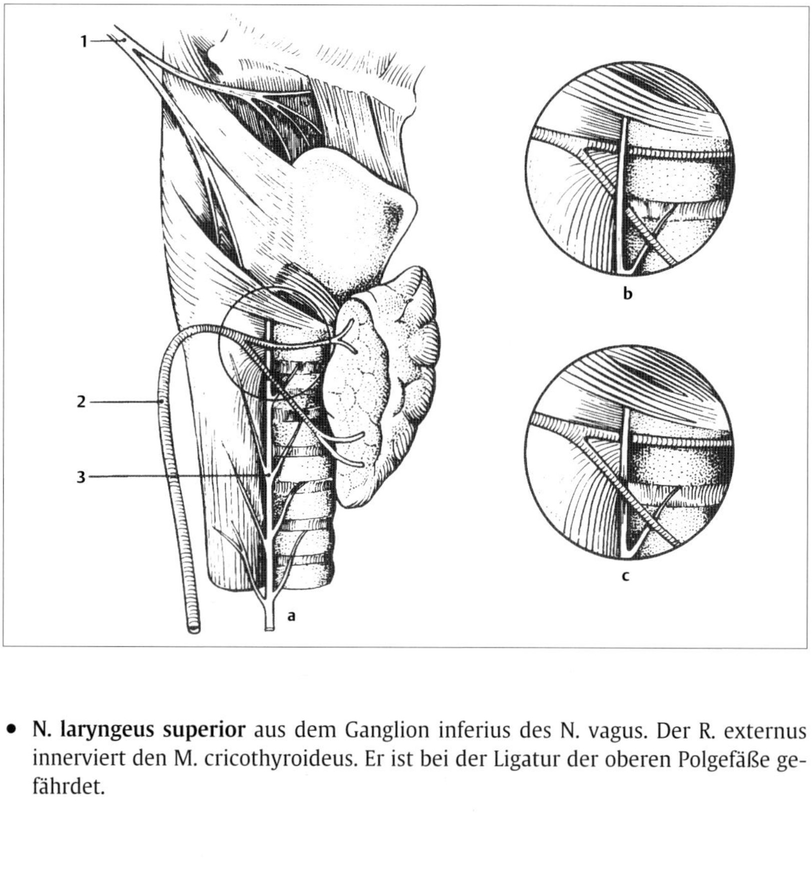

Abb 1.3 Chirurgisch wichtige Nerven
1 N. laryngeus sup.
2 A. thyroidea inf.
3 N. laryngeus recurrens
(aus: *Sailer*, Chirurgie der Schilddrüse, Enke 1986)

Chirurgisch wichtige Nerven

- **N. laryngeus superior** aus dem Ganglion inferius des N. vagus. Der R. externus innerviert den M. cricothyroideus. Er ist bei der Ligatur der oberen Polgefäße gefährdet.

- Der R. internus enthält vorwiegend sensible Fasern und versorgt die Schleimhaut der Epiglottis und des Kehlkopfes bis unterhalb der Stimmritze.

- **N. laryngeus recurrens** verläuft in der Rinne zwischen Ösophagus und Trachea und kreuzt die A. thyroidea inf. variabel. Er ist bei der Ligatur der A. thyroidea inf. besonders gefährdet. Die motorischen Äste des N. recurrens innervieren die Kehlkopfmuskulatur mit Ausnahme des M. cricothyroideus.

Lymphabfluss

Das Lymphabflussgebiet der Schilddrüse wird in ein zentrales, laterales und mediastinales Kompartiment eingeteilt.

- **Zentrales Kompartiment** (LK-Gruppen 1, 2, 8): Bei der zentralen LK-Dissektion werden nur die LK der Gruppe 8 entfernt.
  - Gruppe 1: submentale LK
  - Gruppe 2: submandibulare LK
  - Gruppe 8: perithyreoidale LK, prälaryngeale LK (Delphi-LK), prätracheale LK
- **Laterales Kompartiment** (LK-Gruppen 3–7): laterale Hals-LK
- **Mediastinales Kompartiment**: obere tracheoösophageale LK, anteriore mediastinale LK

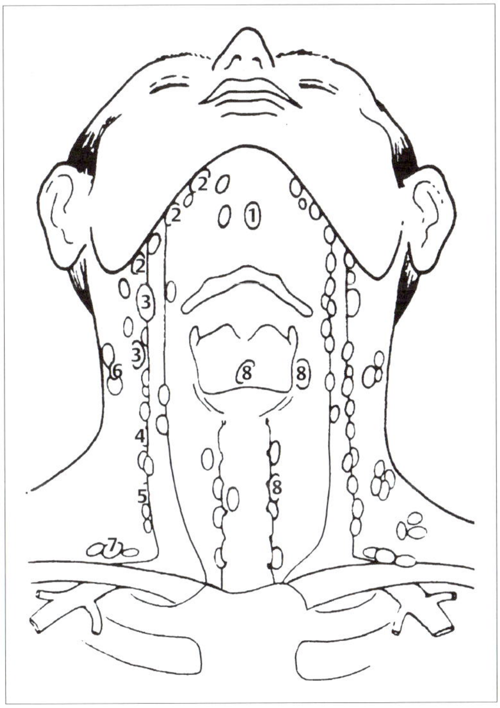

Abb 1.4 Lymphabfluss
Aus UICC (1993) TNM-Supplement 1993, A commentary on uniform use (Hermanek P., Henson D. E., Hutter, R., Sobin L.H. eds.) Springer, Berlin–Heidelberg–New York

1.2 Physiologie

Hormone

Die Schilddrüse produziert die Hormone

- Thyroxin (T_4) und Trijodthyronin (T_3)
- Calcitonin (Gegenspieler des Parathormons, senkt den Calciumspiegel)

Regulation

- Die Schilddrüse bildet vor allem T_4 (nur in geringem Umfang T_3), welches im Blut zu dem sehr viel wirksameren T_3 dejodiert wird. T_3 und T_4 sind im peripheren

Blut fast vollständig an Proteine gebunden, vor allen an das Thyroxin-bindende Globulin (TBG). Biologisch wirksam ist jedoch nur das freie, nicht proteingebundene Hormon.

- Regelkreis
  - Thyroliberin (**TRH**) aus dem Hypothalamus fördert die Sekretion von
  - Thyreotropin (**TSH**) aus dem HVL – dieses fördert die Sekretion von
  - T_3 und T_4
- **Negatives feedback:** Hohe Konzentrationen an T_3 und T_4 hemmen die Ausschüttung von TSH und TRH. Ein T_3- und T_4-Mangel erhöht die Sekretion von TRH und TSH. Das Ziel dieses Regelkreises ist es, die Konzentration des freien T_3 und T_4 konstant zu halten. Eine anhaltende TSH-Sekretion führt zu einer Hyperplasie der Schilddrüse (Struma).

Wirkung der Schilddrüsenhormone

- Förderung der körperlichen (Wachstum) und geistigen Entwicklung
- Steigerung des Energieverbrauchs (O_2-Verbrauch, Wärmeproduktion, Stoffwechsel)
- Sensibilisierung des Körpers für Katecholamine (HMV steigt)

Insgesamt führen die Schilddrüsenhormone so zu einer deutlichen Steigerung des Grundumsatzes.

1.3 Diagnostik

Labordiagnostik

- T_3, T_4 (Gesamthormonkonzentrationen TT_3, TT_4)
- Thyroxin-bindendes Globulin (TBG)
- TT_4/TBG-Quotient oder
- freies T_3 (FT_3), freies T_4 (FT_4)
- basale TSH-Sekretion (sehr empfindlicher Parameter): Basale Werte zwischen 0,4 und 3,5 μE/ml schließen eine Funktionsstörung aus.
- TRH-Test: („TSH nach TRH"): Nach einer i.v. TRH-Gabe steigt im Normalfall der TSH-Spiegel nach 30 Minuten über den Normbereich an (positiver Test); Indikation: grenzwertige TSH-Spiegel;
  - latente und manifeste Hypothyreose: überschießender TSH-Anstieg
  - Hyperthyreose: kein TSH-Anstieg (negativer Test)
- Nachweis spezifischer Antikörper gegen Schilddrüsengewebe bei Morbus Basedow oder Hashimoto-Thyreoiditis
  - TRAK (TSH-Rezeptor-Autoantikörper)
  - TAK (Thyreoglobulin-Antikörper)
  - TPO-AK (TPO = Thyroid-Peroxidase, membranständiges Protein der Schilddrüsenzellen)
- **Merke:** Eine euthyreote Stoffwechsellage schließt eine Schilddrüsenerkrankung (z. B. kompensiertes Adenom, Schilddrüsenkarzinom) nicht aus!

Sonographie

- Bestimmung von Größe, Lage, Form, Volumen und morphologischen Strukturen der Schilddrüse (normalerweise gleichmäßig dichte Echos)
- Diagnostik bei Schwangeren und Jugendlichen
  - Differenzierung von Knoten
  - Unterscheidung zwischen Zysten und solidem Gewebe
  - echoarme oder echokomplexe Reflexmuster mit unregelmäßiger Begrenzung des Bezirks in der Schilddrüse sind malignomverdächtig!
- ultraschallgesteuerte Feinnadelpunktion

Szintigraphie

mit ^{99m}Tc-Pertechnetat oder dem kurzlebigen ^{123}Jod
Die Radionuklide werden nur im stimulierten Schilddrüsengewebe angereichert!

- Lage, Ausdehnung, Form, Größe und Speicherfähigkeit des Schilddrüsengewebes
- Differenzialdiagnose der Hyperthyreose
- Befunde:
  - **kalter Knoten:** Keine oder nur geringe Speicherung (DD: Zyste, Entzündung, Adenom, Karzinom)
  - **warmer Knoten:** etwas stärkere Speicherung als im umgebenden Schilddrüsengewebe (meist Adenom)
  - **heißer Knoten:** verstärkte Speicherung (V. a. Schilddrüsenadenom)
- **Differenzialdiagnose des heißen Knotens**
  - **kompensiertes autonomes Adenom:** Das umgebende Schilddrüsengewebe stellt sich im Szintigramm ebenfalls dar, speichert aber geringer. Nachweis: Suppressionsszintigramm (nach 10-tägiger T3-Gabe geht die paranoduläre Speicherung zurück – die T3-Zufuhr drosselt die TSH-Ausschüttung)
  - **dekompensiertes autonomes Adenom:** Im Szintigramm ist nur der heiße Knoten sichtbar. Das übrige Gewebe kann sonographisch oder durch ein übersteuertes Szintigramm nachgewiesen werden.

Die autonomen Bereiche können auch multifokal oder disseminiert auftreten.

Tastbefund	Szintigraphie	Weiterführende Diagnostik	Verdachtsdiagnose
einseitiger Solitärknoten	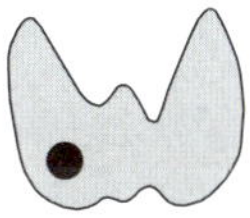	T_3-Suppression 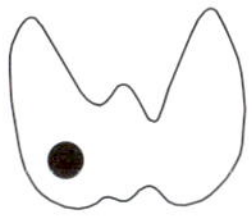	kompensiertes autonomes Adenom
einseitiger Solitärknoten	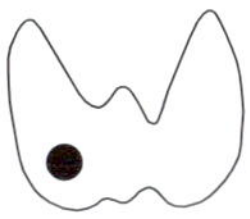	TSH-Stimulation 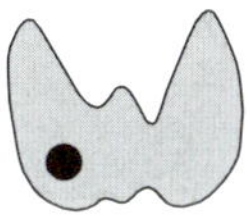	dekompensiertes autonomes Adenom

Cave: Jede Jodzufuhr (z. B. jodhaltiges Kontrastmittel) kann bei autonomen Adenomen zu einer hyperthyreotischen Krise führen!

Feinnadelpunktion

- Punktion von kalten oder echoarmen Knoten (V. a. Karzinom oder Zyste)
  - Die diagnostische Sicherheit ist bei unterschiedlichen Läsionen sehr verschieden:
  - Beim papillären, medullären und anaplastischen Karzinom lässt sich meist am zytologischen Ausstrich die Diagnose stellen.
  - Bei follikulären Proliferationen (follikuläre Adenome, seltener follikuläre Karzinome) ist eine Differenzierung zwischen malignen und benignen Veränderungen nicht sicher möglich.
- V. a. Thyreoiditis
- Trefferquote: ca. 80 %

Ösophagusbreischluck, Tracheazielaufnahmen

- Nachweis einer Verlagerung des Ösophagus oder einer Einengung der Trachea durch eine retrosternale Struma

Gefrierschnitt

- Sicherung der zytologisch ermittelten Diagnose.
- Beim medullären und undifferenzierten Karzinom ist eine sichere Diagnosestellung möglich.
- Beim hochdifferenzierten gekapselten follikulären Karzinom ist im Gefrierschnitt eine Abgrenzung vom follikulären Adenom meist nicht möglich.
  Hier muss die endgültige Histologie abgewartet werden.
- Beim breit invasiven follikulären Karzinom gelingt die Diagnosestellung problemlos.
- Beim papillären Karzinom ist die Diagnose im Gegensatz zur Paraffinschnitt-untersuchung manchmal schwierig.
- Papilläre Mikrokarzinome treten meist erst im fixierten Präparat als Zufallsbefund in Erscheinung.

1.4 Euthyreote („blande“) Struma

- **Häufigkeit:** > 90 % aller Schilddrüsenerkrankungen
- **Ursache:** exogener Jodmangel

WHO-Klassifikation

Grad 0 a	keine Struma
Grad 0 b	tastbare, aber nicht sichtbare Struma
Grad I	tastbare und bei zurückgebeugtem Kopf eben sichtbare Struma
Grad II	sichtbare Struma
Grad III	große sichtbare Struma

1.4.1 Therapiemöglichkeiten

Medikamentös bis Struma II. Grades

- Suppression der TSH-Stimulation mit Schilddrüsenhormonen: diffuse Struma bei jüngeren Patienten, hauptsächlich T_4-Präparate. Etwa 100–250 μg L-Thyroxin (L-T_4) pro Tag **oder**
- Jodid-Therapie: diffuse Struma bei jüngeren Patienten. Etwa 100–200 μg/die.
- Gute Erfolge werden auch mit Kombinationspräparaten erzielt, z. B. 75–100 μg L-Thyroxin plus 100–150 μg Jodid.

Operation (Strumaresektion)

- **OP-Indikationen**
  - große Strumen, insbesondere bei Komplikationen (z. B. Einflussstauung, Trachealstenose oder Tracheomalazie)
  - Malignitätsverdacht
  - solitärer, solider kalter Knoten beim Jugendlichen
  - Strumen mit Autonomie
- **relative OP-Indikationen**
  - kosmetische Gründe bei Strumen I–II
  - Rezidivstrumen
- **Kontraindikation**
  - juvenile diffuse Strumen (Rezidivgefahr)

Radiojodtherapie

- **Indikationen**
  - Rezidivstruma
  - erhöhtes OP-Risiko
  - medikamentöse Therapie erfolglos oder nicht möglich

  - Ablehnung der Operation durch den Patienten
  - höheres Lebensalter
  - Struma mit Autonomie
- **Kontraindikationen**
  - Wachstumsalter
  - Gravidität

1.4.2 Operative Therapie

Therapieprinzipien

Gefordert wird eine funktions- und morphologiegerechte Resektion.

- Ziel ist eine sichere und komplette Entfernung des pathologisch veränderten Schilddrüsengewebes bis hin zur Lobektomie bzw. Thyreoidektomie.
- Gesundes Gewebe wird so weit wie möglich belassen.

Der N. laryngeus recurrens (NLR) sollte intraoperativ identifiziert werden.
Dies führt bei der Strumaresektion zu niedrigeren Verletzungsraten des NLR.

- Identifizierung bedeutet eindeutige Lokalisation des Nerven im Operationsfeld und Nachweis seiner Unversehrtheit am Operationsende.
- Dies kann durch Sichtdarstellung des Nervs geschehen.
- Inzwischen kann der NLR aber auch elektromyographisch identifiziert und während der gesamten Operation überwacht werden, so dass in solchen Fällen eine chirurgische Freilegung und optische Identifizierung unterbleiben kann.
  - Nervidentifizierung durch Reizung mit einer handgeführten Stimulationselektrode und elektromyographischer Ableitung in der Stimmritze über Oberflächen- oder Nadelelektroden. Hierzu muss der Nerv aber freigelegt werden.
  - Ein anderes, atraumatisches Verfahren benutzt einen Doppelballontubus mit integrierten Oberflächenelektroden an den Ballons. Die distale Elektrode stimuliert transtracheal den NLR, die proximale Elektrode in der Stimmritze leitet die EMG-Signale ab. Durch dieses Verfahren ist ein Nervenmonitoring während der ganzen Operation möglich.

makroskopische Beurteilung des Präparats durch den Operateur

- Schnellschnittuntersuchung tumorverdächtiger Areale
- Treffsicherheit des Schnellschnitts nur 70–90 %. Eine definitive histopathologische Diagnose ist erst nach der endgültigen Paraffinhistologie möglich (siehe auch Schilddrüsenkarzinom).

Schonung der Nebenschilddrüsen

- Beachtung der ausreichenden Durchblutung der Epithelkörperchen bei der Schilddrüsenresektion.

1.4.2.1 Operationsverfahren

Lokale Exzision, Enukleation

- bei gut abgrenzbaren solitären und enkapsulierten benignen Veränderungen
- Resektion mit einem Randsaum aus gesundem Gewebe
- Wenn der Knoten eine feste Kapsel besitzt, ist eine Enukleation möglich.

Polresektion

- bei pathologischem Befund im Bereich des oberen oder unteren Schilddrüsenpols
- Bei der oberen Polresektion werden die Äste der A. und V. thyroidea sup. ligiert, bei der unteren Polresektion die umgebenden Gefäße.
- Schonung des R. externus des N. laryngeus superior
- Darstellung des N. laryngeus recurrens und des oberen bzw. unteren Epithelkörperchens

Subtotale Strumaresektion

Indikation: von multiplen Knoten durchsetzter Schilddrüsenlappen. Das Resektionsausmaß orientiert sich am individuellen Lokalbefund. Es sollte möglichst viel gesundes Gewebe belassen werden.

1.4.2.2 Subtotale Strumektomie

OP-Technik

- Kocher-Kragenschnitt, ca. 2 QF oberhalb des Jugulums bei reklinierter HWS, zwischen beiden Mm. sternocleidomastoidei
- Durchtrennen des Platysmas und (nicht obligat) Spalten der oberflächlichen Halsfaszie. Die hier verlaufenden Vv. jugulares anteriores werden zwischen Ligaturen durchtrennt (Abb. 1.**5**).
- Spaltung der geraden Halsmuskulatur längs in der Mittellinie und stumpfes Ablösen von der äußeren Schilddrüsenkapsel. Eingehen auf die Schilddrüse
  - bei großen Strumen evtl. Durchtrennung der infrahyoidalen Muskulatur
- Darstellen der „richtigen Schicht" zwischen äußerer und innerer Schilddrüsenkapsel und Mobilisieren des rechten bzw. linken Seitenlappens in dieser Schicht (zwischen Fascia cervicalis medialis und Capsula propria)
- Darstellen und Durchtrennen der **oberen Polgefäße** nach doppelter Ligatur (Abb. 1.**6**)
- Durchtrennen der lateralen Venen (Kocher)
- Der N. recurrens wird dargestellt. Dies geschieht am besten kaudal der A. thyroidea inf. Nach der Freilegung des Nervs wird er in beiden Richtungen verfolgt, oder nur sog. Sichtschonung.
- Am **kaudalen Pol** müssen nur die Venen versorgt werden. Eine Ligatur der A. thyroidea inf. ist nicht erforderlich, wird aber von manchen Autoren durchgeführt. Gefordert wird die Ligatur nur bei einer Hyperthyreose zur Drosselung der Hormonproduktion des Restgewebes
  - Entschließt man sich zur Ligatur der A. thyroidea inf., so sollte diese am De Quervain-Punkt[1] erfolgen. Hierbei Darstellung des N. recurrens, um eine Verletzung des Nervs zu vermeiden.
- Durchtrennen und Ligieren des Schilddrüsenisthmus
- Setzen der Absteckklemmen, die die Resektionsgrenze markieren und Resektion des Lappens bis auf einen Parenchymrest von 3 x 2 x 1 cm. Die Resektion sollte zum besseren Kapselverschluss keilförmig erfolgen (Abb. 1.**7**).
- gleiches Vorgehen evtl. beim anderen Schilddrüsenlappen
- Kapselnähte mit Dexon (Abb. 1.**8**)
- Redondrainge in die SD-Logen (nicht zwingend)
- Adaptation der geraden Halsmuskulatur
- Platysmanähte
- Hautverschluss

Postoperative Maßnahmen

- Kontrolle von Stimmbandfunktion und Nebenschilddrüsenfunktion
- sonographische Kontrolle der Morphologie der Restschilddrüse ca. 3 Monate postoperativ, vor allem im Hinblick auf noch vorhandene Restknoten
- Rezidivprophylaxe in Abhängigkeit vom Schilddrüsenrestvolumen mit Thyroxin ca. 100–200 µg/die und/oder Jodid 75–120 µg/die
- Kontrolle durch TSH-Bestimmung 4–6 Wochen postoperativ

1 Kreuzungspunkt zwischen A. thyroidea inf. und A. carotis

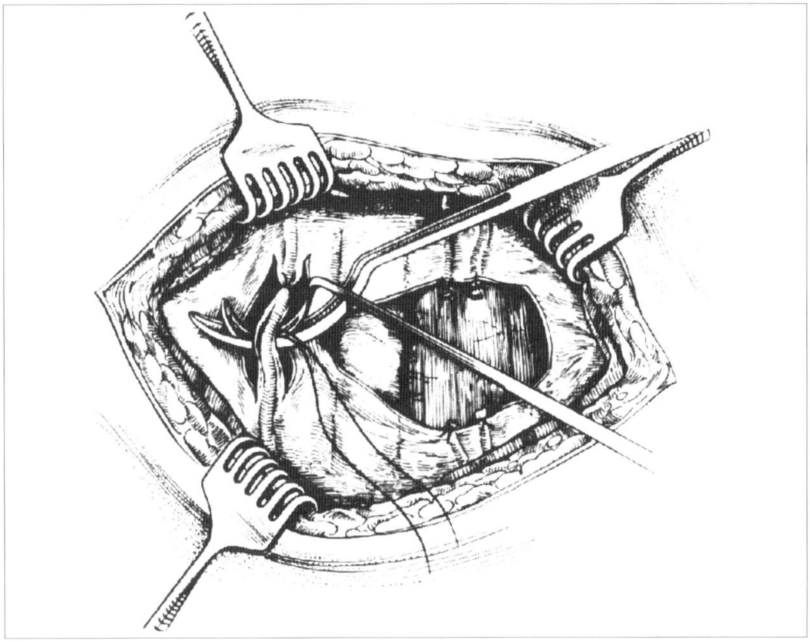

Abb. 1.5 Ligatur der Vv. jugulgares anteriores (aus: *Sailer*, Chirurgie der Schilddrüse, Enke 1986)

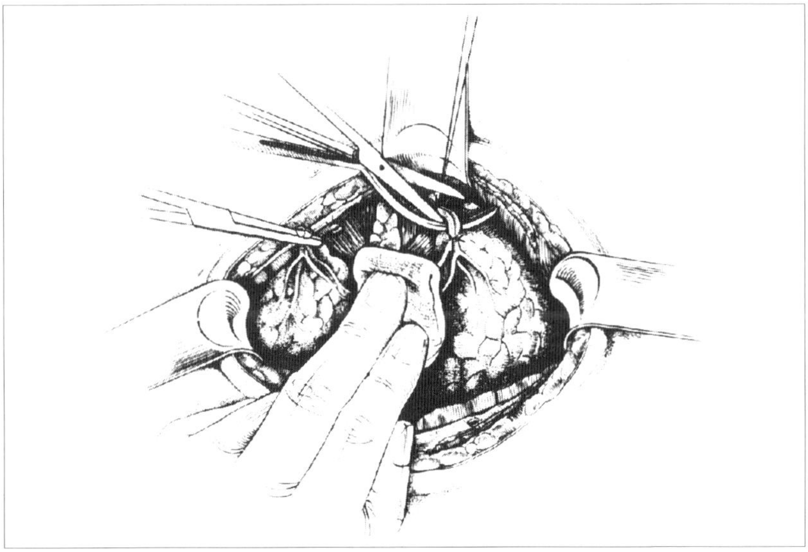

Abb. 1.6 Obere Polgefäße (aus: *Sailer*, Chirurgie der Schilddrüse, Enke 1986)

Komplikationen

- **Letalität** < 1 %
- **Rekurrensparese** abhängig von der Art und der Ausdehnung der Operation: bei der benignen Strumaresektion bis 1 %, bei Rezidiveingriffen mindesten 7–20 %
  - Häufig ist der Nerv nicht durchtrennt, sondern nur gezerrt. Rückbildung der postoperativen Rekurrensparese über 50 % der Fälle.
  - einseitige Rekurrensparese – Heiserkeit ⇒ Stimmübungen, Elektrotherapie der Muskeln
  - beidseitige Rekurrensparese – Atemnot (Stridor) ⇒ Tracheotomie und Lateralfixation der Stimmbänder

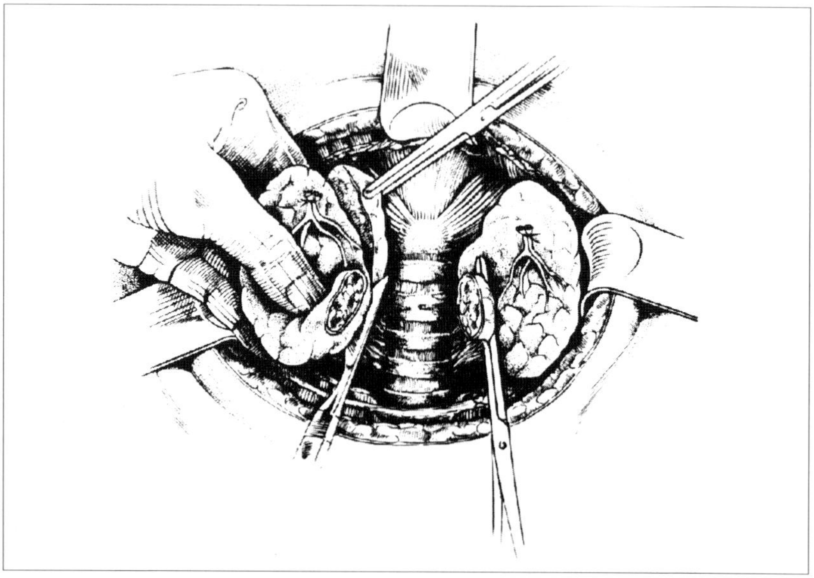

Abb. 1.7 Durchtrennung des Insthmus der Schilddrüse (aus: *Sailer*, Chirurgie der Schilddrüse, Enke, 1986)

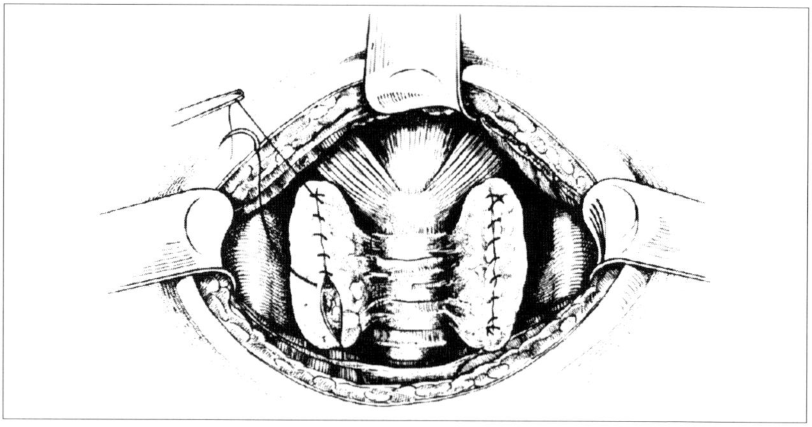

Abb. 1.8 Verschluss der Parenchymwände (aus: *Sailer*, Chirurgie der Schilddrüse, Enke 1986)

- **Nachblutung**
  - Tiefe Nachblutungen, meist in den ersten postoperativen Stunden, können durch Kompression der Trachea oder Vagusdruck lebensbedrohlich sein und müssen sofort notfallmäßig revidiert werden.
  - Subkutane Nachblutungen sind nicht lebensbedrohlich.
- **Wundinfektion**
- **Tracheomalazie** ⇒ Reintubation, evtl. Tracheotomie. Später definitive, operative Therapie der Trachealstenose
- **Rezidiv**: Die Häufigkeit hängt ab
  - von evtl. belassenem knotig veränderten Schilddrüsengewebe und
  - vom Alter des Patienten (hohe Inzidenz bei jungen Patienten).
  - Ohne Rezidivprophylaxe mit Schilddrüsenhormonen beträgt sie ca. 13 %, sonst ca. 3 %.
- hypokalzämische **Tetanie** (0,1–2 %): Hypoparathyreoidismus durch Entfernung oder Devaskularisation der Nebenschilddrüse

1.4.3 Rezidivstruma

Häufigkeit

Mit Prophylaxe ca. 3 %, ohne Prophylaxe ca. 13 % (siehe auch Abschnitt „Komplikationen“)

Therapie

- **konservativ**
  - möglichst konservativ, da die Operation wegen der Narbenbildungen eine erhöhte Komplikationsrate aufweist. Ca. 85 % der Rezidivstrumen können konservativ mit Jodid oder Radiojodtherapie behandelt werden.
- **OP-Indikationen**
  - Malingomverdacht
  - mechanische Behinderung mit Trachealkompression oder Einflussstauung
  - Größenzunahme unter konservativer Therapie
  - kosmetische Gesichtspunkte
  - Kontraindikation zur Radiojodtherapie, z. B. bei Jugendlichen
- **Komplikationen**
  - einseitige Rekurrensparese in ca. 20 % der Fälle
- **Operationsverfahren**
  - **extrakapsuläre Resektion**. Revision unter sorgfältiger Berücksichtigung der Anatomie. Darstellung des N. recurrens obligat.
  - **intrakapsuläre Resektion**. Bei stark narbig eingeschlossenen Strumen oder bei Schwierigkeiten, den N. recurrens zu finden. Das Schilddrüsengewebe wird unter Erhaltung der seitlichen und hinteren Kapsel entfernt. Der Schilddrüsenlappen wird nicht luxiert.

1.4.4 Intrathorakale Struma

Häufigkeit

ca. 2 % aller Strumen

Lokalisation

- 70–85 % im vorderen Mediastinum
- 15 % im hinteren Mediastinum, stets rechts der Körperachse

Formen

- Struma endothoracica allieta vera
  - Sie ist über ein fibröses Gefäßband mit der Halsschilddrüse verbunden.
- Struma endothoracica vera isolata
  - Sie weist keine Verbindung zur Halsschilddrüse auf und besitzt eine eigenständige Gefäßversorgung. Seltenste Form.
- Struma endothoracica falsa (tiefe substernale Struma)
  - Sie ist über eine Parenchymbrücke mit der Halsschilddrüse verbunden. Der Hauptteil der Struma liegt im Thorax. Häufigste Form.

Operationsverfahren

- Die Entwicklung erfolgt primär über einen zervikalen Zugang.
- Lässt sich die Struma zervikal nicht sicher entwickeln, ist eine Sternotomie erforderlich.
- Eine Thorakotomie ist bei im hinteren Mediastinum gelegenen Strumen nur selten notwendig.

1.5 Schilddrüsenkarzinom

Häufigkeit

ca. 1 % aller Karzinome

Ursachen

- Jodmangel
- chronischer TSH-Reiz, d. h. auch Patienten nach einer Strumaresektion mit unzureichender Strumaprophylaxe mit Schilddrüsenhormonen sind gefährdet
- genetische Faktoren beim C-Zell-Karzinom
- ionisierende Strahlen (kindliche Strahlenschäden)

Symptome

- harter Strumaknoten
- Spätsymptome:
  - Struma palpatorisch derb, unverschieblich
  - häufig obere Einflussstauung
  - Schluckbeschwerden
  - Heiserkeit bei 25 % der Patienten (Rekurrensparese)
  - Schmerzen in Hals, Ohren und Hinterkopf. Druckgefühl
  - Beim anaplastischen Karzinom können zentral fluktuierende Massen tastbar sein (Tumornekrosen).
  - evtl. palpable Lymphknotenmetastasen

Diagnostik

- Klinik
- SD-Funktionsparameter
- **Szintigraphie**: „kalter Knoten“. Bei Jugendlichen sind „kalte“ und „warme“ Knoten malignomverdächtig.
- **Sonographie**:
  - Malignitätsverdächtig ist ein echoarmes Reflexmuster mit unregelmäßiger Abgrenzung von der Umgebung.
  - Bei papillären Karzinomen findet man häufiger feinverteilte Mikroverkalkungen.
- **Feinnadelbiopsie**: PAP III (Trefferquote > 80 %)
  - Ein negativer Befund schließt ein Karzinom nicht aus!
  - Insbesondere beim follikulären Karzinom ist keine Unterscheidung vom follikulären Adenom (gutartig) möglich. Die zytologische Diagnostik beschränkt sich hier auf die Aussage „follikuläre Neoplasie“. ⇒ Operative Abklärung erforderlich.
- **LK-Biopsie**: Tumordiagnose (papillär/follikulär)
- **Röntgenuntersuchungen** und **Szintigraphie** zur Suche bzw. zum Ausschluss von Metastasen v.a. in Lunge und Skelett
- **laryngologische Untersuchung** zur Diagnostik einer schon bestehenden N. recurrens-Parese
- Serumcalcium
- Die Bestimmung von **Thyreoglobulinen** ist nur nach einer Thyreoidektomie sinnvoll (wenn keine mehr da sein sollten), sie können dann nur von Metastasen stammen.
- evtl.: MRT, Abklärung MEN II – Syndrom, Calcitonin im Serum, CEA

1.5.1 Klassifikationen

Histologische Einteilung (WHO)

epitheliale Tumoren

- follikuläres Karzinom — ca. 35 %
  - Zylinderzellkarzinom
  - follikuläres onkozytäres (Hyrthle)-Karzinom
- papilläres Karzinom — ca. 50 %

• medulläres C-Zell-Karzinom	ca. 5 %
– familiäres Apudom	
– malignes Kalzitoninom	
• undifferenziertes, anaplastisches Karzinom	ca. 10 %
– Spindelzelltyp	
– Riesenzelltyp	
– Kleinzelliger Typ	
• Plattenepithelkarziom	ca. 1 %

nichtepitheliale Tumoren

• Fibrosarkom	sehr selten
• andere	

sonstige maligne Tumoren

- Karzinosarkom
- malignes Hämangioendotheliom
- malignes Lymphom
- Teratom
- Metastasen in der Schilddrüse

TNM-Klassifikation

T-Primärtumor

TX	Primärtumor nicht beurteilbar
T0	kein Anhalt für Primärtumor
T1	Tumor max. 2 cm, auf die Schilddrüse begrenzt
T2	Tumor > 2 cm, max. 4 cm, auf die Schilddrüse begrenzt
T3	Tumor > 4 cm, auf die Schilddrüse begrenzt oder mit minimaler extrathyreoidaler Ausbreitung
T4a	Tumor jeder Größe mit Ausbreitung über die Schilddrüse hinaus in subkutanes Weichgewebe, Larynx, Trachea, Ösophagus, N. recurrens
T4b	Tumor infiltriert prävertebrale Faszie, mediastinale Gefäße, A carotis

N-Regionäre Lymphknoten

NX	regionäre Lymphknoten nicht beurteilbar	
N0	kein Anhalt für regionäre Lymphknotenmetastasen	
N1	regionäre Lymphknotenmetastasen	
	N1a	Metastasen in prätrachealen, paratrachealen, eingeschlossen prälaryngealen und Delphi-Lymphknoten
	N1b	Metastasen in anderen regionären Lymphknoten

M-Fernmetastasen

MX	Fernmetastasen nicht beurteilbar
M0	keine Fernmetastasen
M1	Fernmetastaten

1.5.2 Tumorformen

1.5.2.1 Follikuläres Karzinom

Histologie, Pathologie

- Der Tumor ist aus verschieden gut differenzierten Schilddrüsenfollikeln aufgebaut.
- typischerweise solitäres Karzinom
- 2 Subtypen: gekapselt oder breit invasiv mit unterschiedlicher Prognose

Metastasierung

- hämatogene Metastasierung
- Fernmetastasen bei der Erstdiagnostik: 25 % in Skelett, Lunge

Häufigkeit

- ca. 35 % aller Schilddrüsenkarzinome
- Häufung in Jodmangelgebieten mit hoher Strumainzidenz
- Zunahme mit steigendem Lebensalter
- Frauen > Männer

Prognose

- 5-Jahres-Überlebensrate total ca. 65 %
- gekapselter Typ: 85 %
- breit invasiver Typ: 50 %
- onkozytärer Tumor mit Durchmesser > 5 cm bei Patienten > 65 Jahren: ungünstige Prognose

1.5.2.2 Papilläres Karzinom

Histologie, Pathologie

- Aufbau aus papillären Formationen
- häufig multifokales Auftreten in der Schilddrüse
- niedriger Malignitätsgrad
- häufig Zufallsbefund nach einer Strumaresektion

Metastasierung

- hauptsächlich lymphogene Metastasierung
- LK-Metastasen zum OP-Zeitpunkt: 90 %
- Fernmetastasen bei der Erstdiagnostik: 25 %

Häufigkeit

- ca. 50 % aller Schilddrüsenkarzinome, häufigster Tumortyp
- häufiger in Gebieten mit normaler Jodversorgung
- kommt in jedem Lebensalter vor, gehäuft bei jungen Patienten
- Frauen > Männer

Prognose

- 5-Jahres-Überlebensrate ca. 90 %, beste Prognose aller Schilddrüsenkarzinome
- LK-Metastasen haben keinen Einfluss auf die Prognose
- schlechtere Prognose bei hämatogener Metastasierung, bei Patienten über 40 Jahren und beim histologisch geringer differenzierten Typ

1.5.2.3 Medulläres C-Zell-Karzinom

Histologie, Pathologie

- maligner, endokriner Tumor, der von den Calcitonin-produzierenden C-Zellen der Schilddrüse ausgeht
- solide Tumoren von wenigen Millimetern bis zu mehreren Zentimetern Durchmesser
- sicherer Nachweis durch immunzytochemische Darstellung von Calcitonin (C-Zell-Karzinome produzieren Calcitonin)

Spezielle Diagnostik

- CEA erhöht
- Idealer Tumor-Marker ist Calcitonin (erhöhter Basalwert bei jedem klinisch manifesten C-Zell-Karzinom).
- Bei normaler Calcitonin-Plasmakonzentration und V.a. C-Zell-Karzinom oder familiäre Belastung: Calcitoninstimulation mit Pentagastrin ⇒ Ein mehrfacher Calcitonin-Anstieg bereits nach 2 min bestätigt die Diagnose eines medullären Schilddrüsenkarzinoms.
- postoperative Verlaufskontrolle durch regelmäßige Bestimmung von Calcitonin; bei V.a. Rezidiv: Pentagastrinstimulationstest

Metastasierung
- frühzeitig in die LK der Halsregion, bei klinisch manifestem Tumor in 71 %
- sekundär hämatogen
- Fernmetastasen: 40 % im Skelett, 25 % in Lunge, Leber

Häufigkeit
- ca. 5 % aller Schilddrüsenkarzinome
- Vorkommen in jedem Lebensalter, Häufigkeitsgipfel 40.–70. Lj.
- Frauen : Männer = 1,5 : 1

Familiäre Form (10–20 %)
- 25 % der medullären Schilddrüsenkarzinome werden autosomal-dominant vererbt
- d. h. familiär gehäuftes Auftreten von Tumoren (z. B. MEN-2-Syndrom: zusätzlich Phäochromozytom oder Adenom der Nebenschilddrüsen) oder Hyperplasien anderer endokriner Organe
- Oft findet man eine C-Zell-Hyperplasie in der Restschilddrüse (Indiz für die familiäre Form).
- **multizentrisches Auftreten** in beiden Seitenlappen, äußerst selten im Isthmus
- Ein Familienscreening ermöglicht eine frühzeitige Diagnose, bevor der Tumor klinisch manifest wird. Bei einem positiven Pentagastrinstimulationstest liegt ein okkultes Mikrokarzinom oder eine C-Zell-Hyperplasie vor ⇒ totale Thyreoidektomie!

Sporadische Form (80 %)
- kein Dispositionsfaktor bekannt
- unilateral lokalisiert, kann aber in den kontralateralen Lappen metastasieren
- häufig gleichseitiger metastatischer LK-Befall

Prognose
- 5-Jahres-Überlebensrate insgesamt ca. 75 %
- ohne LK-Metastasen: 85 %
- mit LK-Metastasen: 42 %

1.5.2.4 Anaplastisches Karzinom

Histologie, Pathologie
- Ein organoider Aufbau fehlt völlig.
- Bei 90 % der Patienten ist zum Zeitpunkt der Diagnosestellung bereits das Stadium IV erreicht.
- Die Karzinome nehmen nicht am Jodumsatz teil, eine Radiojodtherapie ist deshalb nicht möglich.

Diagnostik
- Röntgen, Sonographie, Punktionszytologie
- Skelettszintigraphie zur Erfassung von Knochenmetastasen
- CT: Beurteilung der substernalen Ausbreitung und der mediastinalen LK-Metastasen

Metastasierung
- Bei der Diagnosestellung sind in 40 % der Fälle regionäre LK-Metastasen nachweisbar.

Häufigkeit
- ca. 10 % aller Schilddrüsenkarzinome
- 90 % aller Patienten sind > 50 Jahre alt; Altersgipfel 63 J.
- häufiger in Jodmangelgebieten mit hoher Kropfhäufigkeit
- Frauen : Männer = 3 : 1

Prognose
- nach radikaler chirurgischer Tumorentfernung: 8 Monate
- nach postoperativer Chemotherapie: bis zu 2 Jahre
- 5-Jahres-Überlebensrate: ca. 5 %

1.5.3 Therapie

Es werden verschiedene Kombinationen von Operation, Radiojodtherapie, Strahlentherapie, Chemotherapie und Hormonbehandlung in Abhängigkeit von der Art des Tumors empfohlen.

Operative Therapie

- Regeleingriff ist die totale Thyreoidektomie mit zentraler LK-Dissektion. Mindestens eine Nebenschilddrüse soll erhalten werden.
- OP-Indikation: grundsätzlich jeder Malignomverdacht!
- Kontraindikationen:
  - schlechter Allgemeinzustand des Patienten
  - hohes Alter
  - weit fortgeschrittenes Tumorstadium

Radiojodtherapie

- Indikationen bei Malignomen:
  - Prognoseverbesserung durch nuklearmedizinische Restthyreoidektomie mit ^{131}J (30miCi für Low-risc-, 100 miCi für High-risc-Patienten) nach totaler Thyreoidektomie
  - Therapie von Metastasen nach radikaler Thyreoidektomie (nicht bei Knochenmetastasen)
  - Nachweis bzw. Ausschluss von speichernden Lymphknoten- und Fernmetastasen
  - In 50 % der Fälle nimmt das Tumorgewebe auch beim Vorhandensein von normalem Schilddrüsengewebe Radiojod auf.
  - > 95 % aller Metastasen speichern nicht, wenn noch Schilddrüsengewebe vorhanden ist, d. h. eine Radiojodtherapie zur Ausschaltung von Fernmetastasen ist nur nach der vollständigen Entfernung des speicherfähigen Drüsenparenchyms möglich. Die radikale Thyreoidektomie ist deshalb Voraussetzung.
  - medulläres Karzinom: keine Speicherung
  - eosinophiles follikuläres Karzinom: kaum Speicherung
  - anaplastisches Karzinom: keine Speicherung
  - papilläres Mikrokarzinom: Keine Indikation zur Radiojodtherapie
- Kontraindikation: Gravidität
- **Durchführung** nur stationär nach der Richtlinie Strahlenschutz in der Medizin

Perkutane Strahlentherapie

- ggf. erst **nach** einer Radiojodtherapie
- Der hauptsächliche Einsatzbereich ist die palliative Bestrahlung
  - nach der Thyreoidektomie eines auf die Schilddrüse beschränkten undifferenzierten Karzinoms
  - nach Verbleib von Tumorresten (R1- oder R2-Resektion) eines differenzierten SD-Karzinoms, wenn die operative Entfernung oder Ausschaltung mit Radiojod nicht möglich ist.
- Ob die adjuvante Radiatio Vorteile bringt, wird unterschiedlich beurteilt.

Chemotherapie

- Indikation: progressive Schilddrüsenkarzinome, die einer chirurgischen Therapie, einer Radiojodbehandlung oder Bestrahlungstherapie nicht mehr zugänglich sind.

1.5.4 OP-Taktik

1.5.4.1 Differenziertes Schilddrüsenkarzinom

Gesicherter Befund

Gesicherter Befund eines differenzierten Schilddrüsenkarzinoms (zytologisch und möglichst durch intraoperativen Gefrierschnitt)

- totale Thyreoidektomie mit En-bloc-Entfernung der zentralen (Gruppe 8) und der ipsilateralen jugulären LK (fakultativ bei verdächtigem Tastbefund)
- LK-Befall: funktionelle Neck dissection
- T3- und T4-Stadium: evtl. einseitige oder beidseitige funktionelle Neck dissection

Präoperativ malignitätsverdächtiger solitärer Knoten

- Hemithyreoidektomie (extrakapsulär) als Primärmaßnahme
- histologischer Karzinomnachweis im Schnellschnitt: Entfernung des kontralateralen Lappens (intrakapsulär). Zusätzlich regionale Lymphadenektomie.
- bei LK-Befall: funktionelle Neck dissection
- fraglicher oder negativer Befund im Schnellschnitt (insbesondere beim follikulären Karzinom relativ häufig):
  - zunächst einseitige Lobektomie (extrakapsulär)
  - bei positiver endgültiger Histologie Entfernung des kontralateralen Lappens und Lymphadenektomie in einer zweiten Sitzung nach 24–48 Std.

Besonderheiten beim papillären Karzinom

- Eine radikale Operation ist notwendig.
- kapselüberschreitendes Wachstum, größerer Primärtumor und charakteristische regionäre metastatische LK-Beteiligung: radikale Thyreoidektomie mit funktioneller Neck dissection
- **papilläres Mikrokarzinom** (< 1 cm, pT1a, N0, M0), z. B. als histologischer Zufallsbefund nach einer Strumaresektion, ohne V. a. LK-Metastasen: Die bereits durchgeführte subtotale Resektion ist ausreichend. Kein Zweiteingriff erforderlich.
- **solitäres, papilläres Karzinom** mit max. 1cm Durchmesser und fehlendem Hinweis auf LK-Metastasen. Hier ist eine eingeschränkte Radikalität vertretbar. Nach einer Hemithyreoidektomie muss keine Reoperation durchgeführt werden.
- Eine hormonelle Substitutionstherapie ist postoperativ obligat.
- Die routinemäßige Radiojodtherapie bei Patienten ohne nachgewiesene Fernmetastasen oder LK-Metastasen wird kontrovers diskutiert.

Besonderheiten beim follikulären Karzinom

- radikale Thyreoidektomie mit Lymphadenektomie
- bei LK-Befall: funktionelle Neck dissection
- Auf der kontralateralen Seite kann eine fast totale Lobektomie durchgeführt werden, wenn es die Radikalität erlaubt.
- Obligat ist die postoperative Radiojodtherapie, da bei der Diagnosestellung bereits in 25 % der Fälle Fernmetastasen bestehen. Die Radiojodtherapie ist allerdings nur nach einer totalen Thyreoidektomie möglich.
- Obligat ist außerdem die hormonelle Substitutionstherapie, z. B. mit 150–200 µg T_4 pro die. TSH soll negativ sein.
- operative Entfernung von erreichbaren Metastasen (z. B. Knochenmetastasen), die durch Radiojod nicht beseitigt werden
- Bei einem gekapselten follikulären Karzinom mit max. 1cm Durchmesser (pT1a), das nach Lobektomie oder subtotaler Resektion nachgewiesen wird, ist bisher unklar, ob die Entfernung des restlichen Schilddrüsengewebes die Prognose verbessert.

1.5.4.2 Medulläres C-Zell-Karzinom

- präoperative Abgrenzung der familiären von der sporadischen Form
- erweiterte Radikalität: Die C-Zellen treten gehäuft in den dorsalen Schilddrüsenanteilen auf, deshalb ist stets eine **totale, extrakapsuläre Thyreoidektomie** (inclusive der hinteren Kapsel) erforderlich.
  - bei der **familiären** Form mit beidseitiger funktioneller Neck dissection s.o.

- Bei der **sporadischen** Form reicht (zunächst) die LK-Ausräumung der tumorbefallenen Seite aus. Die paratrachealen LK der kontralateralen Seite sollten jedoch miteinbezogen werden, damit der N. recurrens und die Nebenschilddrüsen nicht noch einmal dargestellt werden müssen, wenn ein zweiter Eingriff notwendig werden sollte.

- Adjuvante Therapieformen sind wenig effektiv. Das C-Zell-Karzinom nimmt kein Radiojod auf, hat nur eine minimale Zytostasesensibilität und spricht auf eine Radiatio nur gering an. Die Operationsradikalität ist letztlich ausschlaggebend für die Prognose.
- postoperative Verlaufkontrolle mit dem Tumormarker Calcitonin

1.5.4.3 Undifferenziertes, anaplastisches Schilddrüsenkarzinom

- multimodale Therapie
- möglichst radikales chirurgisches Vorgehen mit Entfernung des Tumors und der Gesamtdrüse. Meist ist eine kurative operative Therapie nicht möglich.
- Bei Palliativ-Eingriffen strebt man eine zuverlässige Dekompression der Trachea an.
- Eine maximale Tumorreduktion mit hyperfraktionierter Bestrahlung und Chemotherapie kann eine Verbesserung der Lebenserwartung bringen.

1.5.4.4 Maligne Lymphome

- Die Chemotherapie ist das tragende Element der Therapie der malignen Lymphome.
- bei hochmalignen Non-Hodgkin-Lymphomen Polychemotherapie (4–6x CHOP) und Strahlentherapie
- Bestrahlung bei niedrig malignen Lymphomen Stadium CS IE und CS IIE

1.5.4.5 Multiviszerale Eingriffe

- Werden durch differenzierte SD-Karzinome Nachbarstrukturen infiltriert, so kann eine Mitresektion indiziert sein, wenn dadurch eine R0-Resektion möglich wird.
- Bei einem undifferenzierten Karzinom mit Infiltration von Nachbarstrukturen ist eine mutimodale Therapie erforderlich.

1.5.4.6 Lokoregionäres Rezidiv

- primär chirurgische Therapie mit anschließender Radiojodtherapie
- bei nicht speicherndem nicht resektablem, progressivem Lokalrezidiv: Versuch mit Chemotherapie oder Radiotherapie (s. Fernmetastasen)

1.5.4.7 Fernmetastasen

- Solitäre Fernmetastasen sollten möglichst vollständig operativ entfernt werden.
- Auch solitäre Metastasen des Skelettsystems sollten chirurgisch entfernt werden, da sie von Radiojod nicht erreicht werden.

- Bei Inoperabilität werden Fernmetastasen des papillären und follikulären Karzinoms mit Radiojod behandelt, wenn sie Jod speichern. Eine totale Thyreoidektomie ist hierfür Voraussetzung.
- Bei unzureichender Jodspeicherung oder beim medullären Karzinom erfolgt bei Beschwerden eine perkutane Strahlentherapie.

1.5.5 Operationsverfahren

Extrakapsuläre Lobektomie

- totale Entfernung des Schilddrüsenlappens mit der hinteren Kapsel
- primär Isthmusspaltung, Ligatur und Durchtrennung der A. thyroidea inf. am De Quervain-Punkt
- Der N. recurrens wird dargestellt und, wenn es die Radikalität zulässt, geschont.

Klassische, radikale Neck dissection

Sie bringt gegenüber der funktionellen Neck dissection keine Verbesserung der Lebenserwartung.
Entfernt werden:
- V. jugularis interna
- M. sternocleidomastoideus
- M. sternohyoideus
- M. sternothyroideus
- M. omohyoideus
- Glandula submandibularis

Eine extrakapsuläre Thyreoidektomie geht stets voraus.

Funktionelle Neck dissection

keine schlechtere Lebenserwartung als bei der klassischen Neck dissection; besseres kosmetisches Ergebnis
Die extrakapsuläre Thyreoidektomie geht voraus.

- Die Muskeln, die V. jugularis int. und die Glandula submandibularis werden geschont.
- Sind LK mit der V. jugularis verbacken, so wird die Vene entfernt.
- Entfernung der LK im Bereich der V. jugularis int. (Nn. lymphatici jugulares inferiores et superiores) und der lateralen cervicalen LK
- Entfernung der submandibularen LK
- Bei einer ausgedehnten Metastasierung ins vordere, obere Mediastinum wird eine transzervikale oder transsternale Lymphadenektomie durchgeführt.

1.5.6 Komplikationen

- **Verletzung** des
  - N. laryngeus recurrens ⇒ Stimmbandlähmung
  - N. accessorius ⇒ Lähmung des M. trapezius
  - N. hypoglossus ⇒ Lähmung der Zungenmuskulatur
  - N. facialis (R. marginalis mandibulae) ⇒ Lähmung des Mundwinkels
  - Halssympathicus bei Ligatur der A. thyroidea inf. ⇒ Horner-Syndrom
  - N. phrenicus ⇒ Zwerchfelllähmung
  - Ductus thoracicus links ⇒ Lymphfistel
- Nachblutungen
- Gesichtsödem bei der Resektion beider Vv. jugulares int. mit Erhöhung des Liquordrucks und Hirnödem (deshalb OP zweizeitig durchführen!)

1.5.7 Nachsorge

- **postoperatives Ganzkörperszintigramm** mit ^{131}J zum Ausschluss von Metastasen vor Beginn der Substitutionstherapie (6. postop. Woche). Bei einer später durchgeführten Szintigraphie zum Nachweis von Rezidiven oder Metastasen muss die T_4-Substitution vorher abgesetzt werden.
- Wenn Speicherherde verblieben sind: Radiojodtherapie.
- **Thyreoglobulin** (TG) dient nach einer totalen Thyreoidektomie beim differenzierten Schilddrüsenkarzinom als Tumormarker bei der Verlaufskontrolle. Ein erhöhter Thyreoglobulin-Titer spricht für ein persistierendes Karzinom, ein Rezidiv oder für Metastasen.
- Metastasensuche mit radioaktiv markierten monoklonalen Thyreoglobulinantikörpern.
- Klinik, Labor (Blutbild, BSG, CEA, Enzyme, TG, Serum-Ca, Calcitonin, TRH, ^{131}J-Profil), Röntgenaufnahme des Thorax
- Calcitonin im Serum: C-Zell-Karzinom

1.6 Thyreoiditis

Schilddrüsenentzündungen sind selten. Nach ihrem Verlauf unterscheidet man akute, subakute und chronische Formen.

1.6.1 Akute Thyreoiditis

Ursachen

meist bakterielle Infektionen, seltener Virusinfektionen, Strahlen oder Traumata

Symptome und Diagnostik

- fieberhafte Infektion der Tonsillen oder der oberen Atemwege
- Die Schilddrüse ist geschwollen, die darüber liegende Haut gerötet
- eine Abszessbildung ist möglich
- Schwellung der Halslymphknoten
- Labor: BSG und Leukozyten erhöht
- **Schilddrüsenfunktion**: normal
- Sonographie: Die betroffenen Gebiete sind echoarm und unscharf begrenzt.
- Szintigramm: Nur bei einer fokalen Entzündung können kalte Bezirke nachweisbar sein.

Therapie

- Antibiotika bzw. Corticoide bei einer radiogenen oder traumatischen Genese
- Antiphlogistika
- nur bei sicherer Abszedierung: Punktion und Drainage

1.6.2 Subakute Thyreoiditis (de Quervain)

Ursachen

nicht vollständig geklärt; diese Thyreoiditisform entsteht meist nach einem Virusinfekt; eine genetische Disposition ist wahrscheinlich (HLA- BW 35 gehäuft).

Symptome und Diagnostik

- diffuse Halsschmerzen, Schluckbeschwerden und Fieber oft erst 2 Wochen nach einem Allgemeininfekt
- Die Schilddrüse ist vergrößert und eher weich.
- Labor: BSG und T_4 erhöht

- **Schilddrüsenfunktion:** kurzdauernde Hyperthyreose
- In den Hyperthyreosephasen sind schilddrüsenstimulierende Immunglobuline nachweisbar.
- Sonographie: echoarme Bezirke
- Szintigraphie: Hemmung der Jodaufnahme in der Schilddrüse
- Feinnadelpunktion: granulomatöse Entzündung mit Riesenzellen

Therapie

- Corticoidstoß und anschließende Dauermedikation über 3 Monate
- hohe Spontanheilungsrate

1.6.3 Chronische Thyreoiditis

Ursachen

häufigste Form: lymphozytäre Autoimmunthyreoiditis (Hashimoto-Struma)
Diese ist die häufigste Thyreoiditisform überhaupt. Oft liegen gleichzeitig noch andere Autoimmunerkrankungen vor. Bevorzugt betroffen sind Frauen zwischen 30–50 Jahren.

Symptome und Diagnostik

- Langsame Schwellung der Schilddrüse innerhalb von Monaten (bis 2 Jahre), die Konsistenz ist fest. Es besteht kein Fieber.
- Labor: TSH erniedrigt; Autoantikörper gegen Thyreozyten-Peroxidase (TPO-AK) und Thyreoglobulin (TAK)
- **Schilddrüsenfunktion:** In den meisten Fällen entwickelt sich allmählich eine Hypothyreose aufgrund der Parenchymzerstörung.
- Sonographie: echoarmes Reflexmuster in einzelnen Bezirken oder in der gesamten Schilddrüse
- Szintigraphie: kühle oder kalte Bezirke

Therapie

lebenslange Substitution von Schilddrüsenhormonen ($L\text{-}T_4$) notwendig

Sonderform

Eisenharte Struma Riedel: Durch zunehmende Fibrosierung der Schilddrüse kann es zu Schluckbeschwerden und zur Einengung der Trachea kommen. In ausgeprägten Fällen ist die Resektion der Schilddrüse zur mechanischen Entlastung erforderlich.

1.7 Funktionsstörungen (Hyper- und Hypothyreose)

1.7.1 Hyperthyreose

Bevorzugt betroffen sind Frauen zwischen 30–50 Jahren.

Ursachen

- immunogene Hyperthyreose (Morbus Basedow)
- Schilddrüsenautonomien (autonomes Adenom oder disseminierte Autonomien)
- TSH-produzierender Hypophysentumor
- Hyperthyreosis factitia: Exogene Zufuhr von Schilddrüsenhormonen
- übermäßige Jodzufuhr
- passagere Hyperthyreose bei subakuter Thyreoiditis
- Schilddrüsenkarzinom

Die häufigsten Ursachen sind der Morbus Basedow sowie in Endemiegebieten eine Knotenstruma mit multifokalen Autonomien.

Symptome und Diagnostik

- Die erhöhten Schilddrüsenhormone führen zu einer allgemeinen Stoffwechselsteigerung.

- psychomotorische Unruhe, Zittern, Schlaflosigkeit
- Schweißausbrüche, Wärmeintoleranz, warme feuchte Haut
- Tachykardie, vergrößertes HMV
- Gewichtsabnahme trotz gesteigertem Appetit
- Struma (ca. 80 % der Patienten), bei starker Vaskularisation mit auskultatorischem „Schwirren"

- **Cave:** Insbesondere bei älteren Patienten gibt es häufig oligo- oder monosymptomatische Verläufe (maskierte Hyperthyreose).
- **Labor:** T_3, T_4 erhöht, TSH erniedrigt

Konservative Therapie

Thyreostatika (Thioharnstoffpräparate, z. B. Thiamazol)

- Grundsätzlich wird jeder Patient mit Hyperthyreose zur Normalisierung der Stoffwechsellage zunächst mit Thyreostatika behandelt.
- Dauertherapie bei kleinen Strumen mit mildem klinischen Verlauf.

Operation (Subtotale Strumaresektion)

- **Indikationen**
  - Rezidiv nach Thyreostatikatherapie
  - Z. n. thyreotoxischer Krise
  - schwer einstellbare Hyperthyreose
  - mangelnde Compliance des Patienten
  - große Strumen mit lokalen Komplikationen (z. B. mechanische Einengung der Trachea)
  - Knotenstruma
  - kalte Knoten
  - dekompensiertes autonomes Adenom
  - Hyperthyreose bei Schwangeren
- **präoperative Maßnahmen:** Thyreostatika zur Normalisierung der Stoffwechsellage und zur Vermeidung einer postoperativen thyreotoxischen Krise.
- Der **Erfolg** der Operation kann erst nach einem Jahr beurteilt werden. 60–80 % der Patienten werden euthyreot, 20–40 % hypothyreot, nur in seltenen Fällen bleibt eine Resthyperthyreose bestehen.

Radiojodtherapie (^{131}Jod)

- **Indikationen:**
  - Rezidiv nach Strumektomie
  - insbesondere alte Patienten mit erhöhtem OP-Risiko und nur geringer Struma
  - progrediente endokrine Orbitopathie
- **Vorteile:** keine Schädigung des N. recurrens und der Nebenschilddrüsen
- **Nachteile**: Volle Wirkung erst nach 3–18 Monaten, lebenslange Kontrolluntersuchungen sind wegen der Hypothyreosegefahr notwendig.

1.7.1.1 Immunogene Hyperthyreose (Morbus Basedow)

Ursachen

Autoimmunerkrankung mit TSH-Rezeptor-Autoantikörpern (TRAK)
Die TSH-artige Wirkung der Autoantikörper führt zur Entwicklung einer Struma und zur Senkung des TSH-Spiegels. Es besteht eine familiäre Häufung.

Diagnostik

- Im klassischen Fall entspricht das klinische Bild der sog. Merseburger Trias: Struma, Tachykardie, Exophthalmus (letzteres bei über 50 % der Patienten).
- Labor: Hyperthyreose mit Nachweis von Autoantikörpern (bei ca. 90 % der Patienten)
- Sonographie: echoarme Binnenstruktur
- Szintigraphie: gleichmäßige intensive Anreicherung

Therapie

- **primär konservativ** mit Thyreostatika, nur in Sonderfällen Operation
- **OP-Indikationen**
  - lokale Beschwerden, Wachstumsneigung (große Struma)
  - Thyreostatika-Unverträglichkeit
  - jodinduzierte Hyperthyreose
  - mangelnde Compliance des Patienten
  - schwere Orbitopathie
  - Malignomverdacht
  - Rezidiv nach Thyreostatikatherapie
  - Z. n. thyreotoxischer Krise
- **präoperative Maßnahmen**
  - Thyreostatika, z. B. Thiamazol (Favistan) 10–20 mg/die für 3–4 Wochen **und/oder**
  - Plummern mit Lugol-Lösung[1] für 6 Tage in steigender Dosierung 2 x 4 Trpf. bis 2 x 10 Trpf.; dazu Betablocker[2] 3 x 5–10 mg/die (Propanolol); evtl. Sedierung mit Diazepam

- **OP-Taktik**
  - Pro Seite sollen höchstens 2 g Parenchym bleiben, (fast totale Thyreoidektomie) oder
  - Hemithyereoidektomie und sobtotale Resektion der Gegenseite (OP nach Dunhill) oder
  - sicherste Rezidivprophylaxe: totale Thyreoidektomie.

- **postoperative Maßnahmen**
  - Die lebenslange Thyroxinsubstitution (z. B. 75 μg L-T4/die) sollte schon wenige Tage nach der Operation beginnen.

1.7.1.2 Sonderfall: Endokrine Orbitopathie

Ursachen

Die Endokrine Orbitopathie gilt heute als extrathyreoidale Manifestation der Autoimmunthyreopathie. Sie tritt bei über 50 % der Patienten mit Morbus Basedow auf.

Zugrunde liegt eine immunologisch bedingte Entzündung des Orbitainhalts mit Beteiligung der Augenmuskeln. Die Schwellung der retroorbitalen Muskeln durch zelluläre Infiltrate führt zum Exophthalmus. Keratitis, Lidödeme und eine Optikusbeteiligung sind häufig.

Therapie

- Euthyreose durch Thyreostatika, Strumektomie oder Radiojodtherapie
- Kortikoidstoß
- Bei Progredienz: Bestrahlung des retroorbitalen Gewebes oder operativer Eingriff (z. B. zur Dekompression des N. opticus).

1 Lugol-Lösung DAB: 5 Teile J, 10 Teile KJ, 85 Teile $H_2O \Rightarrow$ 13 % J. Der J-Gehalt in den USA ist 5x höher! J hat in Dosen von 6 mg/d einen zeitlich begrenzten thyreostatischen Effekt. Max. 2 Tage.

2 Durch erhöhten Sympathikotonus bei Hyperthyreose hervorgerufene Symptome wie Tachykardie, Hypertonie, Hyperhidrosis können durch Betablocker, die keinen Einfluss auf die Stoffwechsellage haben, gebessert werden.

1.7.1.3 Schilddrüsenautonomien

Ursachen

autonomes Adenom oder multifokale Autonomien oder disseminierte Autonomien bei einer Knotenstruma. Oft wird die Hyperthyreose durch eine exogene Jodzufuhr ausgelöst.

Diagnostik

TSH ↓, Sonographie, heiße Knoten im Szintigramm

Therapie

- **Operation** oder **Radiojodtherapie**
- Thyreostatika nur kurzfristig zur Normalisierung der Stoffwechsellage
- **OP-Indikationen**
  - Autonomie mit Hyperthyreose
  - Strumagröße II–III
  - Autonomie mit präklinischer Hyperthyreose (TSH erniedrigt)
  - Malignitätsverdacht
  - Autonomie mit Euthyreose, aber kritischer Masse (Adenom > 2,5–3 cm Durchmesser)
- **präoperative Maßnahmen**
  - kurzfristig Favistan oder Betablocker. Kein Jod

- **OP-Taktik**
  - subtotale Resektion, Ausnahme: solitäres autonomes Adenom.
  - solitärer Knoten: Resektion des Knotens mit dem umliegenden Gewebe. Belassene Knoten führen zum Rezidiv. Keine „Enukleation“

1.7.1.4 Komplikation: Thyreotoxische Krise

Die thyreotoxische Krise stellt eine akute lebensbedrohliche Dekompensation aufgrund der erhöhten Schilddrüsenhormonkonzentrationen dar. Die Diagnose wird klinisch gestellt.

Auslösende Ursachen

- Jodzufuhr bei Patienten mit (u. U. bisher unbekannter, monosymptomatischer) Hyperthyreose, z. B. durch Röntgenkontrastmittel, Medikamente
- chirurgische Eingriffe, Infekte oder andere Stresssituationen bei Patienten mit dekompensierter Hyperthyreose
- nach dem Absetzen einer thyreostatischen Therapie

Symptome

Verstärkung der Hyperthyreosezeichen bis Somnolenz und Koma. Ohne Behandlung führt die thyreotoxische Krise durch Herzinsuffizienz oder Lungenembolie zum Tode. Die Letalität beträgt je nach Stadium 8–35 %, nach Jodexposition bis zu 50 %.

Therapie

- Intensivstation!
- Thyreostatika: z. B. zunächst 80 mg Thiamazol (Favistan) i. v., danach 40–80 mg alle 8 h
- Corticoide (z. B. 50 mg Prednisolon i. v. alle 6–8 h)
- Betablocker, z. B. Propanolol
- Sedierung mit Diazepam
- bei Bedarf Digitalisierung
- Flüssigkeits-, Elektrolyt- und Kalorienzufuhr (Exsikkosegefahr!): 3–5 l pro Tag
- Thromboseprophylaxe mit Heparin

- Bei **Therapieresistenz** sollte eine **notfallmäßige Frühoperation** innerhalb von 48 h erwogen werden: fast totale beidseitige Thyreoidektomie (Restvolumen 1–2 ml). Sie führt insbesondere bei einer jodinduzierten Hyperthyreose oft zu einer raschen, dramatischen Besserung der klinischen Symptome.

1.7.2 Hypothyreose

Definitionen

- Primäre Hypothyreose: Schilddrüsenfunktion gestört (TSH erhöht)
- Sekundäre Hypothyreose: TSH-Ausfall (HVL-Insuffizienz)
- Tertiäre Hypothyreose: TRH-Ausfall (Schädigung des Hypothalamus – sehr selten)

Vorkommen

besonders bei Frauen zwischen 40–70 Jahren

Ursachen

- **angeborene Hypothyreose (Kretinismus)**
  - Aplasie oder Dysplasie der Schilddrüse (z. B. Zungengrundschilddrüse)
  - genetische Defekte
  - endemischer Jodmangel

Neugeborenen-Sceening: TSH-Bestimmung in Fersenblut

- **erworbene Hypothyreose**
  - immunologisch bedingte Schilddrüsenatrophie bei der chronischen Hashimoto-Thyreoiditis (50 % aller Hypothyreosen)
  - iatrogen: Z. n. Strumektomie, Radiojod- oder Thyreostatikatherapie
  - Jodexzess oder Jodmangel
  - Schilddrüsenkarzinom
  - Erkrankungen des HVL oder des Hypothalamus

Symptome

- Verlangsamung des Stoffwechsels; in der Regel keine Struma
- reduzierter Grundumsatz, Gewichtszunahme
- allgemeine Verlangsamung, Interesselosigkeit, Antriebsmangel
- depressive Verstimmung
- Schwäche, Müdigkeit
- Kälteempfindlichkeit
- trockene, raue Haut
- heißere Stimme
- Ödeme (Gesicht und peripher)
- Obstipation, verlängerter Achillessehnenreflex

Diagnostik

- FT_4, FT_4 erniedrigt,
- TSH erhöht, aber trotzdem TSH-Anstieg nach TRH-Gabe (TRH-Test)
- Nachweis von Schilddrüsenantikörpern (TAK, TPO-AK) bei der Hashimoto-Thyreoiditis

Therapie

- lebenslange Gabe von Schilddrüsenhormonen (L-T_4) – vorsichtige, schrittweise Substitution!
- bei Überdosierung: Gefahr von Angina pectoris und Herzrhythmusstörungen
- **Therapiekontrolle:** FT_4, basaler TSH-Spiegel

Komplikation: Hypothyreotes Koma (Myxödemkoma)

- Letalität: 40 %
- **auslösende Ursachen:** vor allem Infekte bei Patienten mit lange unbehandelter Hypothyreose
- **Symptome:** zunehmende Schlafphasen, Hypothermie, Bradykardie und Bradypnoe. Die Hypoventilation führt zum Koma.
- **Therapie**
  - L-T_4 per infusionem in vorsichtiger Dosierung
  - Corticoide

2 Nebenschilddrüse

K.-H. Reutter

2.1 Anatomie und Physiologie

- Die 4 **weizenkorngroßen Epithelkörperchen** liegen zwischen der Organfaszie und der Capsula fibrosa der Schilddrüse, je eines oben und unten an der Rückseite der beiden seitlichen Schilddrüsenlappen (Abb. 2.1), gelegentlich auch intrathyreoidal.
- Die Nebenschilddrüse produziert das **Parathormon**, welches zusammen mit Vitamin D3 und dem Calcitonin der Schilddrüse den Calcium- und Phosphathaushalt reguliert.

Wirkungen des Parathormons

- Erhöhung des Calciumspiegels im Blut (durch Calciummobilisation aus dem Knochen und erhöhte Calciumrückresorption in den Nieren)
- Senkung des Phosphatspiegels im Blut (erhöhte Phosphatausscheidung durch die Nieren)
- Förderung des Knochenabbaus (u. a. durch Stimulation der Osteoklasten)

Regulation durch negatives feedback

- Hypokalziämie und ein Mangel an 1,25-Dihydroxy-Vitamin D3 (Calcitriol) fördern die Sekretion von Parathormon
- Erhöhte Konzentrationen von Calcium und Vitamin D3 hemmen die Parathormonausschüttung

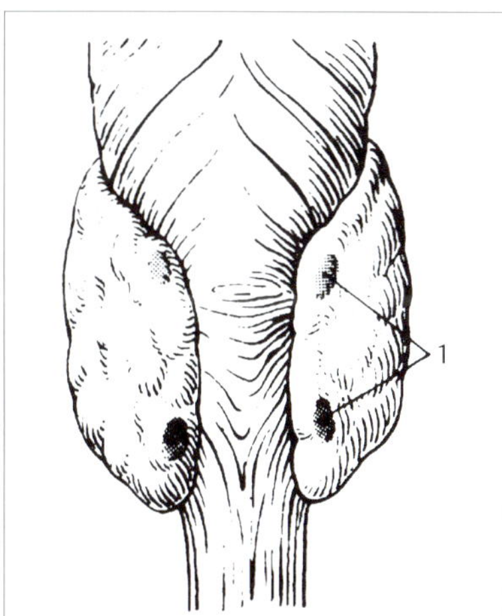

Abb. 2.1 Lage der Epithelkörperchen (1) (aus: *Kahle/Leonhard/Platzer:* Taschenatlas der Anatomie, Band 2, Thieme 1972)

2.2 Primärer Hyperparathyreoidismus (PHTP)

Definition

Erkrankung der Nebenschilddrüse mit autonomer Mehrsekretion von Parathormon (PTH)

Häufigkeit

- 25 Erkrankungen auf 100 000 Einwohner
- kommt in allen Altersstufen vor, Altersgipfel 50–60. Lj.
- Männer : Frauen = 1 : 2

Ätiologie

- solitäre Adenome (85 %) oder multiple Adenome (5 %) der Epithelkörperchen
- Hyperplasie aller 4 Epithelkörperchen (15 %)
- Karzinom der Epithelkörperchen (< 1 %)
- Selten sind multiple endokrine Neoplasien (MEN):
  - Typ 1: Adenome von Nebenschilddrüse, Hypophyse oder Pankreasinselzellen (benigne oder maligne)
  - Typ 2: Adenom der Nebenschilddrüse, Phäochromozytom, C-Zell-Karzinom der Schilddrüse

2.2.1 Symptome

- 40–50 % der Patienten haben keine Beschwerden. Eine Hyperkalzämie wird zufällig diagnostiziert.
- **ossäre Manifestation**
  - Osteopenie durch gesteigerten Knochenstoffwechsel mit negativer Bilanz
  - radiologisch diffuse Osteopenie bei Aufnahmen der Hände und der Wirbelsäule
- **renale Manifestation**
  - Nephrolithiasis (Kalziumphosphat oder -oxalatsteine)
  - selten Nephrokalzinose
  - Polyurie
- **gastrointestinale Manifestation**
  - Appetitlosigkeit, Übelkeit, Gewichtsabnahme
  - Obstipation, Meteorismus
  - selten Ulcera duodeni/ventriculi, Pankreatitis
- **neuromuskuläre Manifestation**
  - Muskelschwäche, Muskelatrophie
  - Verwirrtheit, Psychosen
  - QT-Verkürzung im EKG

Hyperkalzämische Krise

- Entwicklung langsam oder plötzlich, insbesondere wenn Faktoren, die die Hyperkalzämie begünstigen (Immobilisation, Calciumpräparate, Thiazide), hinzukommen
- Symptome: Polyurie mit Exsikkose, Erbrechen, Adynamie, Arrhythmien, Somnolenz, Koma
- **intensivmedizinischer Notfall** wegen der Gefahr tödlicher Herzrhythmusstörungen

2.2.2 Diagnostik

Labor

- Serum: PTH ⇑, Ca. ⇑, Phosphat ⇓
- Urin: Ca ⇑, Phosphat ⇑
- Bei häufiger Bestätigung dieser Befunde ist die Diagnose gesichert.

Röntgen

- Hände, WS zur Bestimmung des Ausmaßes der Skelettbeteiligung
- Osteodensitomitrie: Ausmaß der Osteopenie

Lokalisationsdiagnostik

- Sonographie,
- CT, MRT
- Sestamibi-Szintigraphie
- evtl. selektive Halsvenenkatheterisierung mit PTH-Bestimmung
- Ein erfahrener Operateur ist in der Lokalisationsdiagnostik jedem anderen Verfahren überlegen!

2.2.3 Operative Therapie

2.2.3.1 OP-Taktik

- Entfernung des solitären Epithelkörperchenadenoms
- Liegt eine Hyperplasie aller 4 Epithelkörperchen vor:
  - totale Parathyreoidektomie mit Replantation einer halben Nebenschilddrüse in die Unterarmmuskulatur oder den M. sternocleidomastoideus oder
  - subtotale Parathyeoidektomie mit Entfernung von 3 1/2 Epithelkörperchen

2.2.3.2 Exstirpation eines Nebenschilddrüsenadenoms

OP-Indikationen

- manifester Hyperparathyreoidismus
- asymptomatischer HPT
  - bei Patienten, bei denen keine regelmäßigen Kontrolluntersuchungen gewährleistet sind
  - bei Patienten < 60 Jahren
- tertiärer HPT

Kontraindikation

- hypokalziurischer familiärer PHT

OP-Technik

- Kocher-Kragenschnitt
- Durchtrennung der oberflächlichen Halsvenen
- Spalten der kurzen Halsmuskulatur
- Darstellung der beiden Schilddrüsenlappen
- Darstellung aller 4 Nebenschilddrüsen
- Adenom oder Adenome exstirpieren bzw. bei 4-Drüsen-Hyperplasie (oder tertiärem HPT) 3 1/2 hyperplastische Drüsen exstirpieren, den belassenen Rest mit Clip markieren
- bei Nichtauffinden des Adenoms ⇒ OP abbrechen ⇒ Ausschöpfen der diagnostischen Möglichkeiten ⇒ Zweit-OP
- in Entwicklung: minimal-invasive Techniken, offen oder videoassistiert, mit intraoperativem PTH-Schnelltest

Nachbehandlung

- Elektrolytkontrolle, insbesondere Serumcalcium
  - Hypokalzämie bei passagerer postoperativer Unterfunktion: Substitution in den ersten 2 Tagen mit Kalziumgluconat i.v., danach oral
- Redondrainage am 2. Tag entfernen

Komplikationen

- Letalität 0,1–1 %
- persistierender HPT bis zu 8 %
- postoperativer HPT 2 %
  - Hypokalzämie ⇒ Tetanie. Substitution in den ersten 2 Tagen mit Kalziumgluconat i.v., danach oral
  - Substitution mit Dihydrotachysterol 1 mg (15–30 Trpf. AT_{10})
  - Vitamin-D-Präparate
- Rekurrensparese bis 2 %

2.3 Sekundärer Hyperparathyreoidismus (sHTP)

Definition

Überproduktion von Parathormon als Gegenregulation zur Korrektur einer Hypokalzämie bei Störungen des Calcium-Phosphat-Stoffwechsels

Ätiologie

- **renal bedingter sHTP**
  - **Niereninsuffizienz** führt zu einem hohen Phosphatspiegel ⇒ Hemmung der renalen Calcitriol-Produktion ⇒ Hypokalzämie ⇒ Stimulation der Parathormon-Produktion
- **nichtrenal bedingter sHPT** aufgrund eines Mangels an Calcium und/oder Calcitriol bei
  - Malabsorption, Maldigestion (Vitamin-D-Resorptionsstörung)
  - Leberzirrhose: reduzierte Synthese von Vitamin 25-OH-D_3
  - Cholestase (verminderte Resorption von Vitamin D_2 und D_3)
  - mangelhafte Vitamin-D-Zufuhr

Symptome

- Die Grunderkrankung ist meist dominierend.
- Knochenschmerzen, Frakturen, proximale Muskelschwäche
- extraossäre Verkalkungen

Diagnostik

- Labor
  - PTH i.S. ⇑,
  - Ca i.S. ⇑ oder normal
  - Kreatinin, Harnstoff, Phosphat i.S.
- Röntgenaufnahmen des Skeletts, insbesondere der Hände, zur Beurteilung der Osteopenie
- Beckenkammbiopsie ergibt eine Mischform aus Osteomalazie und Ostitis fibrosa

Konservative Therapie

- bei **renalem sHPT**
  - Diät zur Reduktion der Phosphatzufuhr (Milch- und Fleischprodukte meiden)
  - Phosphatbinder zur Hemmung der Phosphatresorption (Aluminiumhaltige Phosphatbinder meiden wegen der Gefahr der Aluminiumintoxikation)
  - Gabe von Calcium zur Normalisierung des Calciumspiegels, zunächst 1g Ca^{++}/die
  - 1,25-Dihydroxy-Vitamin D_3 (Rocaltrol) 0,25–0,5 mg/die zur Prophylaxe der renalen Ostopathie
- bei **malabsorptionsbedingtem sHTP**
  - Therapie der Grunderkrankung
  - Gabe von Vitamin D parenteral

2.4 Tertiärer Hyperparathyreoidismus

Definition

- Ein ursprünglich sekundärer HPT wird autonom (Calcium und Parathormon sind erhöht).

Operative Therapie

- 3 ¹/₂-Drüsen-Resektion und Transplantation der halben Drüse in den Unterarm

2.5 Hypoparathyreoidismus

Ätiologie

- meist postoperativ nach Schilddrüsen- oder Nebenschilddrüsenoperationen
- angeborene Aplasie von Nebenschilddrüse und Thymus (Di-George-Syndrom)
- idiopathisch, meist im Rahmen einer Autoimmunerkrankung
- familiärer Hypoparathyreoidismus

Symptome

Das klinische Bild ist durch die Hypokalzämie gekennzeichnet:

- Tetanien, Krampfanfälle, Pfötchenstellung
- Stimmritzenkrampf
- Parästhesien
- viszerale Spasmen
- Kataraktbildung
- Haut- und Nageldefekte
- Stammganglienverkalkung mit extrapyramidalen Symptomen (Morbus Fahr)
- Chvostek- und Trousseau-Zeichen positiv

Diagnostik

- Ca ↓, Mg ↓, Phosphat ↑
- PTH ↓
- Kreatinin normal

Therapie

- Beim **akuten tetanischen Anfall:** 10 ml 10%ige Kalziumglukonat-Lösung i.v., 1,5–2 ml/min (cave: digitalisierte Patienten)
- **Dauertherapie**
  - Calcium oral: 0,5–2 g/die
  - Vitamin D zur Steigerung der Calciumabsorption aus dem Darm

3 Mamma

K.-H. Reutter

3.1 Anatomie

- Die Mamma liegt über der 6. Rippe, zur Hälfte auf dem M. pectoralis major, zu je $^1/_4$ auf dem M. serratus ant. und dem M. rectus abdominis.
- Der Drüsenkörper ist von Fettgewebe umgeben und durchsetzt.
- Die Ligg. suspensoria mammae (Cooper-Bänder) durchdringen, von der Subkutis ausgehend, den Drüsenkörper und fixieren ihn an der Thoraxwand.
- Der Drüsenkörper ist vom umgebenden Fettgewebe nicht scharf abgegrenzt. Im axillären Bereich kann der sog. Spencer-Ausläufer um den M. pectoralis major herum bis in die Axilla reichen.

Arterien

- A. thoracica int. (überwiegender Teil)
- A. thoracica lat.
- perforierende Äste der Interkostalarterien

Venen

- Vv. thoracicae lat. ⇒ V. axillaris
- Vv. intercostales ⇒ V. azygos
- V. thoracica int. ⇒ V. subclavia

Lymphabfluss

Der Lymphabfluss folgt im Wesentlichen den venösen Bahnen. Die kutanen Lymphgefäße entleeren sich in den subkutanen Lymphplexus, der entlang der Cooper-Bänder zu den großen Lymphgefäßen führt. Entsprechend ihrem Verlauf unterscheidet man **3 Abflussbahnen**:

- **axilläre Bahn**: entlang dem lateralen Pektoralisrand zu den axillären LK
- **intramuskuläre Bahn**: transmuskulär zu den zwischen M. pectoralis major und minor liegenden **Rotter-LK** (Nodi lymphatici interpectorales)
- **mediale, interkostale Abflussbahn**: durch die Interkostalräume nach medial zu den Nodi lymphatici sternales entlang der V. thoracica interna, der sog. **Mammaria-interna-Kette**; von hier aus zu den **supraklavikulären LK** und dann direkt in die V. subclavia. Auf der Höhe des ersten Interkostalraumes besteht eine Verbindung zur Gegenseite.

Regionäre Lymphknoten

- axilläre LK-Stationen nach von Berg (1955) (Abb. 3.**1**)
  - Level I (untere Axilla) LK lateral des lateralen Randes des M. pectoralis min.
  - Level II (mittlere Axilla) LK zwischen dem medialen und lateralen Rand des M. pectoralis min. sowie die interpektoralen (Rotter-) LK
  - Level III (apikale Axilla) LK medial des medialen Randes des M. pectoralis min., ausschließlich der subklavikulären oder der infraklavikulären LK
- infraklavikuläre LK (subklavikulär, ipsilateral)
- ipsilaterale LK an der A. mammaria interna: LK, die am Rand des Brustbeines in der endothorakalen Faszie der ipsilateralen Interkostalräume lokalisiert sind
- supraklavikuläre LK (ipsilateral)

Metastasen in allen anderen Lymphknoten werden als Fernmetastasen klassifiziert.

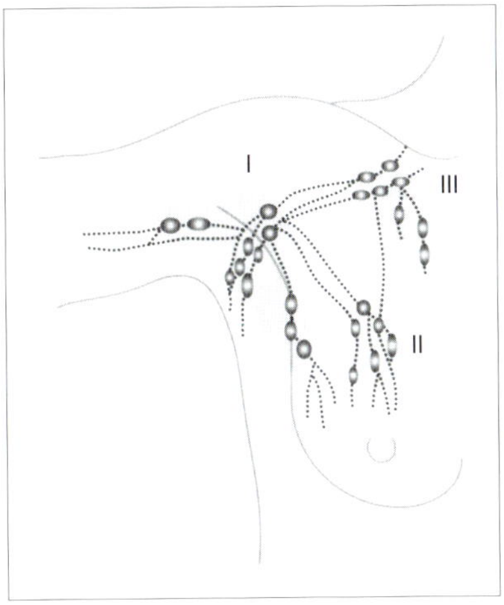

Abb. 3.1 Lymphknotengruppen
I Axillär, lateral vom M. pectoralis min.
II Interpektoral
III Medial vom M. pectoralis min.

Chirurgisch bedeutsame Nerven

- Hinter der V. axillaris tritt der N. thoracicus longus hervor. Er versorgt den M. serratus ant. und verläuft auf diesem Muskel an der seitlichen Thoraxwand nach kaudal.
- Dahinter liegen A., V. und N. thoracodorsalis, welche am hinteren Axillarand auf den M. latissimus dorsi übergehen. Das Nervenbündel zieht ca. 8–10 cm ungeschützt durch die Axilla.

3.2 Nichtmaligne Erkrankungen

3.2.1 Mastopathia chronica cystica

Die Mastopathie ist eine diffuse, proliferative Erkrankung des Drüsenparenchyms, welche durch hormonelle Dysregulationen entsteht. Schmerzen und Zystenbildungen sind möglich. Stets sind beide Brüste betroffen.

Einteilung

Einteilung der Mastopathie nach histologischen Kriterien (nach Prechtel)
- **Grad I :** einfache Mastopathie ohne Epithelproliferationen (Bei 50 % aller Frauen im geschlechtsreifen Alter zu finden; kein erhöhtes Entartungsrisiko)
- **Grad II**: Mastopathie mit Epithelproliferationen ohne Zellatypien (Häufigkeit ca. 20 %, Entartungsrisiko 2 %)
- **Grad III**: Mastopathie mit atypischer Epithelhyperplasie, ohne Carcinoma in situ (Häufigkeit 10 %, Entartungsrisiko 9 %) ⇒ regelmäßige Vorsorgeuntersuchungen, evtl. prophylaktische subkutane Mastektomie mit Prothetik.

3.2.2 Gutartige Tumoren

- **Fibroadenome** sind die häufigsten gutartigen Tumoren der Mamma. Sie sind östrogenabhängig und können maligne entarten (jedoch keine erhöhte Entartungsrate).
  - Einzelne Fibroadenome werden exstirpiert. In extremen Fällen (viele Tumorknoten) kann eine subkutane Mastektomie notwendig sein.
- **selten**: Adenome, Fibrome, Lipome

3.3 Maligne Tumoren der Mamma

Häufigkeit, Alters- und Geschlechtsverteilung

- häufigstes Malignom bei Frauen, beim Mann sehr selten.
- Durchschnittsalter: 57 Jahre. Häufigkeitsmaxima: 45–49 Jahre und 65 Jahre
- 75 % aller Karzinome treten nach dem 40. Lebensjahr auf.

Präkanzerosen und Risikofaktoren

- **Mastopathia chronica cystica mit Zellatypien** (duktal): erhöht das Entartungsrisiko um den Faktor 30, insbesondere im Stadium III. Ohne Atypien besteht kein erhöhtes Risiko.
- **Carcinoma lobulare in situ**: Hier ist die Epithelproliferation an die natürliche Läppchengrenze gebunden. Aus diesem präinvasiven Karzinom entwickelt sich in ca. 30 % der Fälle ein invasives Karzinom. Eine prophylaktische Operation, in Form einer Quadrantenexzision oder einer lokalen Exzision, ist hier erforderlich.
- Die zweite Form des präinvasiven Mammakarzinoms stellt das **intraduktale Karzinom** dar. Es breitet sich zuerst innerhalb der Milchgänge aus. Wenn es die Mamille erreicht, entsteht das Bild eines Morbus Paget. Röntgenologisch ist es durch Mikrokalzifikationen zu erkennen.
- **Morbus Paget der Mamille**: Diese Epithelatypie äußert sich in einer ekzemartigen Veränderung der Mamille (meist einseitig). In ca. 50 % der Fälle ist bereits ein tastbarer Tumor nachweisbar.
- **familiäre Belastung** (Risiko 2–3mal höher): In 2–3 % aller Fälle und in 60–70 % aller familiär gehäuften Fälle werden die Brustkrebsgene BRCA-1 und BRCA-2 gefunden. Familiär belastete Frauen können durch eine Genanalyse erkannt werden.
- **bereits einseitig erkrankt** (8mal höheres Risiko)
- Über den **Östrogeneinfluss** wird diskutiert. Das Erkrankungsrisiko ist bei Frauen mit früher Ovarektomie erniedrigt.

Lokalisation

- Die Hauptlokalisation ist mit 45–55 % der obere äußere Quadrant.
- Der obere innere Quadrant wird in ca. 15 % der Fälle befallen.
- Etwa 10 % betreffen den unteren äußeren und 5 % den unteren inneren Quadranten.
- 20–25 % der Karzinome liegen zentral.
- Bei ca. 22 % der Patientinnen besteht ein multizentrisches Wachstum.
- 85 % der Karzinome entstehen im Bereich der Milchgänge.

Metastasierung

- Der initialen **lymphogenen** Aussaat folgt rasch die **hämatogene** Metastasierung.
- Bei Tumoren im **oberen äußeren Quadranten** erfolgt die Metastasierung zunächst in die Axilla. Zum Operationszeitpunkt bestehen schon bei 50–60 % der Patientinnen LK-Metastasen in der Axilla.
- Bei einem **zentralen Tumorsitz** sind die axillären und parasternalen LK gleich häufig betroffen, bei Tumoren des **inneren Quadranten** werden die parasternalen LK häufiger befallen.
- Die Größe und vor allem der Anteil der LK-Metastasen beeinflussen die rezidivfreie Überlebensrate. Bei Tumoren mit einem Durchmesser bis 1 cm bestehen in 15 %, bei Tumoren bis 2 cm in 50 % und bei Tumoren bis 5 cm Durchmesser in 80 % der Fälle Lymphknotenmetastasen.
- **Fernmetastasen** sind vor allem in der Lunge, im Skelett, in der Leber, der Haut, den Ovarien, dem Gehirn und in der Bauchhöhle zu finden.

Morphologie und Histologie

- Das Karzinom entsteht entweder in den Drüsengängen (intraduktal) der Lobuli bzw. der Lobi oder aber in den Drüsenläppchen (intralobulär).
- Es besteht eine große Variationsbreite im histologischen Bild und in der Malignität. Solide, undifferenzierte Karzinome sind häufiger als differenzierte drüsige Karzinome. Die meisten Tumoren sind faserreich (Szirrhen).

3.3.1 Klassifikationen

Histologische Einteilung (WHO, 1981)

epitheliale maligne Tumoren

- **nichtinvasive Karzinome**
  - intraduktales Karzinom
  - duktales Carcinoma in situ (DCIS)
  - Komedokarzinom
  - Morbus Paget der Mamille
  - lobuläres Carcinoma in situ (LCIS)
- **invasive Karzinome**
  - invasives duktales Karzinom (Carcinoma simplex, szirrhöses Karzinom) ca. 75 % aller Karzinome.
  - invasives lobuläres Karzinom (ca. 10 %)
  - tubuläres Karzinom (1 %, gute Prognose)
  - papilläres Karzinom (selten)
  - medulläres Karzinom (4 %)
  - muzinöses Karzinom
  - adenoidzystisches Karzinom
  - sekretorisches Karzinom
  - apokrines Karzinom
  - andere Karzinome mit seltener Differenzierung der Wuchsform

Sonderformen: inflammatorisches Mammakarzinom, Sarkome oder Maligne Lymphome (z. B. Non-Hodgkin-Lymphom)

TNM-Klassifikation

T-Primärtumor	
TX	Primärtumor nicht beurteilbar
T0	kein Anhalt für Primärtumor
Tis	Carcinoma in situ Tis (DCIS) duktales Carcinoma in situ Tis (LCIS) lobuläres Carcinoma in situ Tis (Paget) Morbus Paget der Mamille ohne nachweisbaren Tumor
T1	Tumor max. 2 cm T1 mic Mikroinvasion ≤ 0,1 cm T1a max. 0,5 cm T1b > 0,5 cm, max. 1 cm T1c > 1 cm, max. 2 cm
T2	Tumor > 2 cm, max. 5 cm
T3	Tumor > 5 cm
T4	Tumor jeder Größe mit Ausdehnung auf Brustwand oder Haut. T4a Ausdehnung auf die Brustwand T4b mit Ödem (einschließlich Apfelsinenhaut), Ulzeration der Brusthaut oder kutanen Satellitenmetastasen der ipsilateralen Brust T4c Kriterien 4a und 4b gemeinsam T4d entzündliches (inflammatorisches) Karzinom
N-Regionäre Lymphknoten	
NX	regionäre Lymphknoten nicht beurteilbar
N0	keine regionären Lymphknotenmetastasen
N1	Metastasen in ipsilateralen axillären LK, beweglich
N2	Metastasen in ipsilateralen axillären Lymphknoten, fixiert, oder in klinisch erkennbaren ipsilateralen Lymphknoten entlang der

		A. mammaria interna in Abwesenheit klinisch erkennbarer axillärer Lymphknotenmetastasen
	N2a	Metastasen in ipsilateralen axillären Lymphknoten, fixiert
	N2b	Metastasen in klinisch erkennbaren ipsilateralen Lymphknoten entlang der A. mammaria interna in Abwesenheit klinisch erkennbarer axillärer Lymphknotenmetastasen
	N3	Metastasen in ipsilateralen infraklavikulären LK mit oder ohne Beteiligung der axillären LK oder in klinisch erkennbaren ipsilateralen Lymphknoten entlang der A. mammaria interna in Abwesenheit klinisch erkennbarer axillärer Lymphknotenmetastasen oder Metastasen in ipsilateralen supraklavikulären Lymphknoten mit oder ohne Beteiligung der axillären LK oder der LK entlang der A. mammaria interna.
	N3a	Metastasen in ipsilateralen infraklavikulären LK
	N3b	Metastasen in ipsilateralen Lymphknoten entlang der A. mammaria interna in Abwesenheit axillärer Lymphknotenmetastasen
	N3c	Metastasen in ipsilateralen supraklavikulären Lymphknoten
	M-Fernmetastasen	
	MX	Fernmetastasen nicht beurteilbar
	M0	keine Fernmetastasen
	M1	Fernmetastasen
pTNM-Klassifikation	*pT-Primärtumor: Die pT-Kategorien entsprechen den T-Kategorien*	
	pN-Regionäre Lymphknoten	
	pNX	regionäre Lymphknoten nicht beurteilbar
	pN0	keine regionären Lymphknotenmetastasen
	pN1mi	Mikrometastase (größer als 0,2 mm, aber nicht größer als 0,2 cm)
	pN1	Metastase(n) in 1–3 ipsilateralen axillären Lymphknoten und/oder ipsilateralen Lymphknoten entlang der A. mammaria interna mit mikroskopischer(en) Metastase(n) nachgewiesen durch Untersuchung des Schildwächterlymphknotens, aber nicht klinisch erkennbar
	pN1a	Metastase(n) in 1–3 axillären Lymphknoten, zumindest eine Metastase mehr als 0,2 cm in größter Ausdehnung
	pN1b	Lymphknoten entlang der A. mammaria interna mit mikroskopischer(en) Metastase(n), nachgewiesen durch Untersuchung des Schildwächterlymphknotens, aber nicht klinisch erkennbar
	pN1c	Metastasen in 1–3 axillären Lymphknoten und Lymphknoten entlang der A. mammaria interna mit mikroskopischer(en) Metastase(n), nachgewiesen durch Untersuchung des Schildwächterlymphknotens, aber nicht klinisch erkennbar
	pN2	Metastase(n) in 4–9 axillären Lymphknoten oder in klinisch erkennbaren Lymphknoten entlang der A. mammaria interna ohne axilläre Lymphknotenmetastasen
	pN2a	Metastasen in 4–9 axillären Lymphknoten, zumindest eine Metastase mehr als 0,2 cm in größter Ausdehnung
	pN2b	Metastase(n) in klinisch erkennbaren Lymphknoten entlang der A. mammaria interna ohne axilläre Lymphknotenmetastasen
	pN3	Metastasen in 10 oder mehr ipsilateralen axillären Lymphknoten oder in ipsilateralen infraklavikulären Lymphknoten oder in klinisch erkennbaren Lymphknoten entlang der A. mammaria interna mit mindestens einer axillären Lymphknotenmetastase oder mehr

		als 3 axillären Lymphknotenmetastasen mit klinisch nicht erkennbarer(en), nur mikroskopisch nachweisbarer(en) Metastase(n) in Lymphknoten entlang der A. mammaria interna oder Metastase(n) in supraklavikulären Lymphknoten		
		pN3a Metastase(n) in 10 oder mehr ipsilateralen axillären Lymphknoten (zumindest eine größer als 0,2 cm) oder in ipsilateralen infraklavikulären Lymphknoten		
		pN3b Metastase(n) in klinisch erkennbaren Lymphknoten entlang der A. mammaria interna mit mindestens einer axillären Lymphknotenmetastase oder Lymphknotenmetastasen in mehr als 3 axillären Lymphknoten und in Lymphknoten entlang der A. mammaria interna, nachgewiesen durch Untersuchung des/der Schildwächterlymphknoten(s), aber nicht klinisch erkennbar		
		pN3c Metastase(n) in ipsilateralen supraklavikulären Lymphknoten		
G-Klassifikation (Histopathologisches Grading)	GX	Differenzierungsgrad nicht beurteilbar		
	G1	gut differenziert		
	G2	mäßig differenziert		
	G3	schlecht differenziert		
	G4	undifferenziert		
R-Klassifikation	RX	Residualtumor nicht beurteilbar		
	R0	kein Residualtumor		
	R1	mikroskopischer Residualtumor		
	R2	makroskopischer Residualtumor		
Stadiengruppierung	Stadium 0	Tis	N0	M0
	Stadium I	T1	N0	M0
	Stadium IIA	T0	N1	M0
		T1	N1	M0
		T2	N0	M0
	Stadium IIB	T2	N1	M0
		T3	N0	M0
	Stadium IIIA	T0	N2	M0
		T1	N2	M0
		T2	N2	M0
		T3	N1, N2	M0
	Stadium IIIB	T4	N0, N1, N2	M0
	Stadium IIIC	jedes T	N3	M0
	Stadium IV	jedes T	jedes N	M1

3.3.2 Symptome und Diagnostik

Symptome

- Knoten in der Brust sind ab einer Größe von ca. 1–2 cm palpabel.
- Einziehung der Mamille durch Übergreifen des Tumors auf die Cooper-Bänder
- Apfelsinenhaut durch Blockierung des Lymphabflusses entlang der Cooper-Bänder durch den Tumor (ödematöse Veränderung der darüberliegenden Hautareale)
- einseitige Sekretion außerhalb der Gravidität und Laktation, meist durch Milchgangspapillom verursacht, aber auch durch Karzinome (Morbus Paget)
- Das inflammatorische Mammakarzinom imponiert als flächenhafte, entzündlich erscheinende Induration der Haut. Es handelt sich um eine Sonderform der

lymphangitischen Infiltration (1–2 % der Mammakarzinome). Ein Tumor lässt sich in der Regel nicht palpieren.
- Morbus Paget: Von der Mamille ausgehendes, langsam fortschreitendes, braunrotes, schuppendes, nässendes, verkrustetes Infiltrat. Epitheliale Manifestation eines häufig nicht tastbaren mamillennahen intraduktalen Karzinoms.

Diagnostik

- Anamnese
- Inspektion/Palpation
- Mammographie (Treffsicherheit: 90 %)
- Feinnadelpunktion (FNP) oder Stanzbiopsie
- ist die FNP oder Stanzbiopsie negativ, chirurgische Exstirpation und Histologie
- Galaktographie: Kontrastmitteldarstellung der Milchgänge bei pathologischer Sekretion
- Thermographie: erhöhte Wärmeabgabe der meist stark vaskularisierten Tumoren
- Sonographie
- Histologie und Zytologie: Größte Treffsicherheit bietet die Exzisionsbiopsie.
- Kernspintomographie
- onkogenetische Diagnostik bei familiär gehäuftem Mammakarzinom. Bestimmung von BRCA-1 und BRCA-2-Genmutationen
- Labor: Tumormarker CEA, CA12-5, CA15-3, eher zur Verlaufskontrolle bei metastasiertem Mammakarzonom
- Leberwerte, einschließlich LDH

3.3.3 Therapiegrundsätze

- zunehmende multimodale Therapiekonzepte
- Primär wird eine operative Entfernung des Tumors angestrebt.
  Als **Ausnahmen** gelten
  - Inoperabilität, z. B. bei schlechtem Allgemeinzustand
  - hohes Alter
  - inflammatorisches Karzinom oder inoperables Mammakarzinom: Hier wird präoperativ zunächst eine Chemotherapie durchgeführt.
  - Exulzerationen, d. h. ausgedehnte T4b-Stadien
- Die adjuvante und die neoadjuvante Therapie sind etabliert und werden in den meisten Fällen durchgeführt. Siehe S. 42.
- Die Axilladissektion ist Voraussetzung für ein optimales Staging und wichtig zur Auswahl der Nachbehandlung. Es sollen mindestens 10 LK histologisch untersucht werden. Im Rahmen von Studien findet die Sentinel-Lymphknotentechnik Anwendung (Aufnahme in neueste Leitlinien).
- Aus dem Primärtumor müssen obligat die Hormonrezeptoren bestimmt werden. Sie dienen ebenfalls zur Abschätzung der Prognose und zur Auswahl der adjuvanten Therapie. Weiterhin muss das histologische Grading erfolgen. Die Her-2-neu-Bestimmung wird empfohlen.

3.3.4 OP-Taktik

Klassische Radikal-OP oder brusterhaltende Therapie?

- Während früher hauptsächlich die ablativen Techniken zur Anwendung kamen, wird heute eine brusterhaltende Operation mit Axillarevision und anschließender Bestrahlung angestrebt. Diese Entwicklung hat 2 Gründe:
  - Bereits im frühen Stadium stellt das Mammakarzinom eine „generalisierte" Erkrankung dar (frühe hämatogene Metastasierung).

- Die Erfahrung zeigt, dass die Ausweitung der Radikalität der Operation zu keiner Verbesserung der Gesamtüberlebenszeit führt. Auch die zusätzliche postoperative Strahlentherapie konnte die Überlebenszeit nicht verlängern.
- Radikale und eingeschränkt radikale Verfahren zeigen in randomisierten Studien keine signifikanten Unterschiede in der Überlebensrate.
- Deshalb wurde nach Verfahren gesucht, die einerseits radikal genug sind, andererseits aber noch gute kosmetische Resultate erlauben.

- **Standardoperationen** sind heute die brusterhaltenden Operationen und die modifiziert radikale Mastektomie nach Patey.
  - Bei lobulärem Carcinoma in situ wird eine Tumorexzision durchgeführt. Wegen hohem Rezidivrisiko ist Nachbeobachtung erforderlich. Beim duktalen Carcinoma in situ < 5cm erfolgt eine Segmentresektion mit Nachbestrahlung, beim duktalen Carcinoma in situ > 5cm eine Mastektomie.
  - Beim **T1/T2-Mammakarzinom unter 1 cm** sowie **zwischen 1 und 3 cm** haben sich die brusterhaltenden Operationen, insbesondere die sog. wide excision oder die Quadrantenresektion (kosmetisch nicht günstig) mit Axillaausräumung und Nachbestrahlung der Restbrust, als häufigste Operationsverfahren durchgesetzt. Eine modifiziert radikale Mastektomie wird jedoch mit rund 40 % weiterhin häufig angewandt. Auch die alleinige Tumorexstirpation spielt mit rund 5 % eine nennenswerte Rolle.
  - Bei **T2-Karzinomen mit einem Durchmesser > 3 cm** ist eine brusterhaltende Operation die Ausnahme. Das bevorzugte Therapieverfahren stellt hier die modifiziert radikale Mastektomie dar. Bei Tumoren > 5 cm kann evtl. eine zusätzliche Strahlentherapie erfolgen. Die radikale Mastektomie ist nahezu verschwunden. Auch bei über 2 cm großen Karzinomen spielt die Quadrantenresektion mit Axillaausräumung mit 12–14 % noch eine wesentliche Rolle.
  - Bei T4-Tumoren wird eine präoperative Chemotherapie durchgeführt, danach eine Behandlung wie bei T2-Tumoren.

Inflammatorisches Karzinom

- Multimodales Therapieprinzip mit
  - Chemotherapie
  - Mastektomie
  - Chemotherapie

3.3.5 Operationsverfahren (Übersicht)

Brusterhaltende Verfahren

- Lokale Exzision (Crile) = Tumorektomie, „wide Excision"
- Lumpektomie (Atkins)
- Quadrantenresektion

Ablative Verfahren

- subkutane Mastektomie
- einfache Mastektomie
- modifiziert radikale Mastektomie (Patey 1948)
- radikale Mammaamputation (Rotter-Halsted 1894)
- erweiterte radikale Mammaamputation:
  - Lymphadenektomie an A. thoracica int. (Handley-Thackary)
  - Lymphadenektomie supra- und infraklavikulär (Wangensteen)

3.3.6 Brusterhaltende Verfahren

- **unverzichtbare Forderungen:** Entfernung des Primärtumors, axilläre Dissektion, Bestrahlung des verbliebenen Brustdrüsengewebes
- Bei der Tumorektomie wird die Größe des notwendigen Gewebesaums (Sicherheitsabstand) noch kontrovers diskutiert. Sie ist für das kosmetische Resultat entscheidend und wird derzeit mit 1–2 cm angegeben (wide excision). Manche Autoren fordern nur eine (schnellschnitt-)histologisch gesicherte Resektion im Gesunden.

Indikationen

- Die Anwendung der brusterhaltenden Operation ist nur sinnvoll, wenn durch sie ein kosmetisch günstiges Ergebnis erzielt werden kann.
- Die maximale Tumorgröße wird verschieden angegeben, sie liegt zwischen 2–3 cm und 4 cm, je nach befallenem Quadranten und Größe der Mamma.

Kontraindikationen

- kein gutes kosmetisches Ergebnis erzielbar (ungünstiges Verhältnis von Tumorgröße zur Mamma)
- Primärtumor > 4 cm, ohne Ansprechen auf Chemotherapie
- inflammatorisches Karzinom nach präoperativer Chemotherapie
- extensive intraduktale Komponente bei invasivem Karzinom
- ausgedehntes duktales Carcinoma in situ (DCIS)
- exulzeriertes Karzinom
- multizentrisches oder multifokales Karzinom (klinischer oder mammographischer Verdacht)
- Paget-Erkrankung der Brust
- Schwangerschaft, da die zwingend erforderliche Nachbestrahlung nicht möglich ist
- relative Kontraindikation: zentral gelegenes Karzinom, das nur unter Exzision der Mamille entfernt werden kann

3.3.6.1 Lokale Exzision – Tumorektomie – Wide Excision

OP-Technik

- Hautinzision in den Spaltlinien der Haut, bogenförmig konzentrisch zur Mamille über dem getasteten Tumor
- Exzision des Tumors in toto mit Sicherheitsabstand bzw. ohne Sicherheitsabstand mit schnellschitthistologischer Überprüfung der Resektionsränder auf Tumorfreiheit. Ggf. Nachresektion
- Der Tumor sollte zur Seitenzuordnung für den Pathologen mit mindestens 2 Fäden markiert werden.
- Die axilläre Dissektion ist obligat. Der Zugang zur Axilla erfolgt über eine separate, quere Inzision etwa in der Mitte zwischen Pekoralis- und Latissimus-Wulst, oder über eine Inzision parallel zum Pectoralisrand.
- Nachbestrahlung der Restbrust obligat

3.3.6.2 Lumpektomie

OP-Technik

- großzügige Exzision des Tumors mit dem umliegenden Gewebe und der darüber liegenden Haut. Auch wenn der Tumor im oberen äußeren Quadranten liegt, sollte ein bogenförmiger Hautschnitt mit Ausrichtung am Warzenvorhofrand gewählt werden.
- Zur obligaten Axilladissektion ist meist ein zweiter Zugang erforderlich.
- Nachbestrahlung der Restbrust obligat

3.3.6.3 Quadrantenresektion

kosmetisch eher ungünstiges Verfahren (Axilladissektion und Nachbestrahlung obligat)

3.3.7 Ablative Verfahren

3.3.7.1 Subkutane Mastektomie

OP-Technik

- Von einem submammären Schnitt aus wird der Drüsenkörper exstirpiert.
- Die vollständige Entfernung des Drüsenkörpers gelingt normalerweise nicht. Es bleiben ca. 5–20 % des Drüsenkörpers zurück (hauptsächlich im Bereich von Mamille und Processus axillaris). Die Radikalität der Operation ist fraglich, auch bei sog. Präkanzerosen!
- Axilladissektion

3.3.7.2 Einfache Mastektomie

komplette Entnahme des Drüsenkörpers mit dem darüber liegenden Hautareal und der Mamille. Quere Inzision nach Stewart. Die Mm. pectorales min. und maj. bleiben unberührt.

3.3.7.3 Modifiziert radikale Mastektomie (Auchincloss 1963, Handley 1965, Patey und Dyson 1948)

Komplette Entnahme des Drüsenkörpers mit dem darüber liegenden Hautareal, mit Mamille und evtl. der Pektoralisfaszie (Mitnahme der Pectoralisfaszie abhängig von der Tumorlage, nicht obligat) sowie Axilladissektion, die jedoch die V. axillaris nicht überschreitet, en-bloc. (Zum Einstieg in die Axilla kann der M. pectoralis min. entfernt oder eingekerbt werden [Patey]). Die Mm. pectoralis maj. und min. werden geschont. Die Revision der interpektoralen LK ist obligat.

OP-Technik

- Umschneidung der Brust im Sinne einer queren Hautspindel mit einem beidseitigen Sicherheitsabstand von 3 cm über dem Tumor
- kaudale Ablösung der Mamma. Inzision bis zur Pektoralisfaszie. Ablösen der Faszie vom Muskel. Präparation von Brustdrüse mit Pektoralisfaszie bis in die Axilla
- kraniale Ablösung der Mamma analog
- Axilladissektion: Die axilläre Dissektion des Level I wird vom Pektoralisrand, dem Vorderrand des M. latissimus dorsi und der Unterkante der V. axillaris begrenzt.
  - Darstellung des Unterrandes der V. axillaris. Das Gefäß sollte nicht ausgehülst werden, um Lymphödeme zu vermeiden. Keine Präparation kranial der Vene.
  - Exstirpation des Axillafettkörpers
  - Entfernung der interpektoral gelegenen LK – Schonung der Innervation des M. pectoralis major
  - Die Dissektion erfolgt scharf, unter Schonung des thorakodorsalen Nervenbündels und des N. thoracicus longus. Das thorakodorsale Nervenbündel zieht ca. 8–10 cm ungeschützt durch die Axilla.
- entfernen der Brustdrüse mit der Pektoralisfaszie
- Sitzt der Tumor dem M. pectoralis auf, so wird der Muskel ebenfalls entfernt.
- Drainage, Hautverschluss

3.3.8 Axilläre Lymphknoten-Dissektion

Die Axillaausräumung ist bei allen kurativen Verfahren **obligat**, wenn nicht die Sentinel-Lymphknotentechnik Anwendung findet. Mit der Axillaausräumung werden 2 Ziele verfolgt, die Stadieneinteilung und die Axillarezidivprophylaxe.

- Der **Lymphknotenstatus** ist wegen seiner engen Korrelation zur Rezidiv- und Überlebensrate der wichtigste Prognosefaktor, er ist außerdem ausschlaggebend für die Form und den Umfang der adjuvanten Nachbehandlung.
- Die **Dissektion** umfasst die unteren beiden Etagen – **Level I und II**.
  - Die Ausräumung des Levels III wäre zwar prognostisch wichtig (sein Befall ist gleichbedeutend mit der Inkurabilität des Tumorleidens[1]), sie reduziert die Möglichkeit eines Axillarezidivs aber nur unerheblich und erhöht dafür die Gefahr eines Lymphstaus. Die Level III-Resektion ist nicht zu empfehlen.
  - Die Dissektion der Level I und II reicht zur Erhebung des LK-Status aus.
  - Es werden mindestens 10 LK im Dissektat gefordert.
- Als Alternative zur kompletten axillären Lymphadenektomie hat sich inzwischen - in Zentren - die Sentinel-Lymphknoten-Biopsie etabliert. In mehreren Studien konnte eine hohe Übereinstimmung (>95 %) zwischen dem histologischen Status des Sentinel-Lymphknotens und dem der LK im Level I und II gefunden werden. Die Sentinel-LK-Biopsie ermöglicht somit nodal negative Patientinnen zu identifizieren und auf eine komplette Lymphadenektomie zu verzichten.

3.3.9 Postoperative Komplikationen

- **Lymphödem des Arms** durch Zerstörung der Lymphabflusswege, insbesondere entlang der V. axillaris (8–16 %). Diese Komplikation wird noch häufiger nach der postoperativen Bestrahlung der Axilla beobachtet. Wenn das Lymphödem erst nach Jahren auftritt, gilt es als Hinweis auf eine Metastasierung. Bei einem extremen Lymphödem besteht die Gefahr eines Lymphangioendothelioms, welches eine sehr schlechte Prognose hat (OP: Exartikulation).
- **Lymphfistel** im Axillabereich.
- **Prophylaxe und Therapie**: postoperative Krankengymnastik erforderlich.
  Bei Narbenkontrakturen ⇒ plastische Operation

3.3.10 Adjuvante Therapie

Da es sich beim Mammakarzinom primär um eine Systemerkrankung handelt, sollte heute jede Patientin eine adjuvante Therapie erhalten. Diese sollte an die Aggressivität des Tumors und an das Rezidivrisiko angepasst sowie anhand von prognostischen bzw. prädiktiven Faktoren (p53, BCL-2, HER2-neu, MDR, Topoisomerase 2) individuell festgesetzt werden. Die adjuvante Therapie befindet sich in einer Phase des raschen Umbruchs. Zahlreiche Studien laufen noch. Jährlich werden neue Richtlinien veröffentlicht.

---

1 Ausschließliche Metastasierung der Mammaria-interna-Kette kommt nur in 2–8 % vor. Prognostisch ungünstig.

3.3.10.1 Hormonell wirksame Substanzen

Antiöstrogene

- **Substanzen**
  - SERM-Substanzen (Selectiver Östrogen-Rezeptor-Modulator)
    Tamoxifen
    Toremifen (Fareston)
    Raloxifen (2. Generation)
  - Reines Antiöstrogen
    Faslodex
- Tamoxifen ist immer noch Standardpräparat in der adjuvanten und palliativen Therapie des rezeptorpositiven (ER+) postmenopausalen Mammakarzinoms.
  Bei ER– Frauen bringt es keinen Vorteil.
- Tamoxifen ist noch Standard in der First-Line-Hormontherapie des metastasierten, postmenopausalen Mammakarzinoms.
- Invasive Eingriffe (Oophorektomie, Adrenalektomie, Hypophysektomie) wurden durch die Behandlung mit GnRH-Analoga bzw. Aromatasehemmer ersetzt.

Aromatasehemmer

- Sie unterdrücken die Umwandlung von Androstendion zu Östron. Diese erfolgt in verschiedenen Geweben, so auch im Tumorgewebe. Diese Reaktion wird durch die Aromatasehemmer blockiert.
- Einsatz bisher hauptsächlich in der palliativen Therapie des Mammakarzinoms bei postmenopausalen Frauen
- Einsatz hauptsächlich in der Zweitlinientherapie bei Progression, nach Vorbehandlung mit Tamoxifen
- Vorteilhaft sind lange Remissionsdauern.
- scheinen auch effektiv in der präoperativen (neoadjuvanten) Behandlung großer postmenopausaler Mammakarzinome
- auch adjuvante Therapie bei postmenopausalen rezeptorpositiven Patientinnen (Letrozol, Anastrozol)
- **Substanzen**
  - Steroide

Formestan	1. Generation	Lentaron
Exemestan	2. Generation	oral
Atamestane	3. Generation	

  - Nichtsteroide

Aminglutethimid (AG)	Orimeten	1. Generation, inzwischen abgelöst durch neue ektive Aromatasehemmer
Fadrazol		2. Gen., nur in Japan zugelassen
Letrozol	Femara oral	3. Gen.
Anastrozol	Arimidex oral,	3. Gen.

GnRH-Analoga (LHRH-Antagonisten)

- Standardtherapie zur medikamentösen, ovariellen Supression. Die Ovarektomie ist heute weitgehend verlassen worden.
- Einsatz hauptsächlich in der Therapie des metastasierten Mammakarzinoms bei prämenopausalen, ER+ Frauen. Bei weiterer Tumorprogression folgt die Kombination mit Antiöstrogenen, dann mit Aromatasehemmern oder Gestagenen.
- In der adjuvanten Therapie ist der Stellenwert noch unklar. Derzeit Einsatz nur in Studien. Bei Kombination mit Antiöstrogenen wurden in Studien bessere Behandlungsergebnisse erzielt als bei Monotherapie mit GnRH-Analoga.
- **Substanzen**
  - Goserelin Zoladex
  - Buserelin Profact
  - Leuprorelin Enantone, Trenantone

Gestagene

- Wegen ihrer Nebenwirkungen stehen die Gestagene an dritter Stelle der Therapiekaskade beim metastasierten Mammakarzinom.
- **Substanzen**
  - Medroxyprogesteronacetat (MPA)
  - Megestrolacetat (MA)

3.3.10.2 Bisphosphonate

- Bisphosphonate nehmen in der Therapie des metastasierten Mammakarzinoms einen großen Stellenwert ein. Sie hemmen rasch und sehr effektiv den tumorinduzierten Knochenabbau, d. h. die Ausbildung und das Fortschreiten von Knochenmetastasen.
- **Substanzen**
  - Clodronat
  - Pamidronat
  - Ibandrinat, Zoledronat, neu, nur in Studien

3.3.10.3 Zytostatika

Die Entwicklung neuer Zytostatika, insbesondere der Taxane, brachte eine deutliche Verbesserung der Therapiemöglichkeiten.

Substanzen

- Anthrazykline
  - Doxorubicin
  - Epirubicin
  - Idarubicin – Zavedos oral
  - Liposomales Doxorubicin – Caelyx
- Taxane
  - Paclitaxel
  - Docetaxel
- Vinkaalkaloide
  - Vinorelbin – Navelbine
- 5-Fluoruracil und seine Analoge
  - 5-FU
  - Gemcitabine – Gemzar
  - Capecitabine – Xeloda
- Topotecan – Hycamtin

3.3.10.4 Immuntherapeutika

Der monoklonale Antikörper Trastuzumab – Herceptin wird in der Behandlung metastasierter Mammakarzinome mit Überexpression des humanen Wachstumsfaktorrezeptor 2 (HER-2) erprobt. In diesen Studien zeigt er sich wirksam sowohl als Monotherapie als auch in Kombination mit Zytostatika.

3.3.10.5 Chemotherapie – Schemata

Das CMF-Schema war bisher Standard. Anthrazyklinhaltige Schemata sind dem CMF-Regime jedoch überlegen. Deshalb wird das CMF-Schema zunehmend abgelöst durch anthrazyklinhaltige Regimes und den Einsatz von Taxanen. Die Kombination der beiden Substanzklassen wird auch in den dosisintensivierten Sequenztherapien (ATC- und ETC-Protokoll) eingesetzt. Wegen der Kardiotoxizität von Doxorubicin erfolgte eine Umstellung auf Epirubicin.

CMF	Cyclophpsphamid, Methotrexat, 5-FU
EC	Epirubicin, Cyclophosphamid
CEF	Cyclophosphamid, Epirubicin, 5-FU
FAC	Cyclophosphamid, Doxorubicin, 5-FU
AC	Doxorubicin, Cyclophosphamid
ATC	Doxorubicin, Paclitaxel, Cyclophosphamid
ETC	Epirubicin, Paclitaxel, Cyclophosphamid

A	Doxorubicin (Adriamycin)
T	Paclitaxel

3.3.10.6 Therapiestrategien

Nodal negative Patientin, prä- oder postmenopausal

- Low Risk, ER– keine adjuvante Therapie
- Low Risk, ER+ evtl. TAM
- Intermediate Risk, ER– CMF
- Intermediate Risk, ER+ CMF + TAM
- High Risk, ER– EC
- High Risk, ER+ EC + TAM (möglichst EC, da sehr hohes Rezidivrisiko)

Über die Behandlungsbedürftigkeit von Patientinnen mit intermediärem Risiko sollte nach anhand der Aktivitäten von uPA und PAI-1 entschieden werden. Diese spielen eine wichtige Rolle bei Tumorwachstum und Metastasierung. Bei hoher uPA und/oder PAI-1-Aktivität ist die Rezidivwahrscheinlichkeit erhöht. Diese Parameter erwiesen sich neben dem Grading als die einzigen unabhängigen prognostischen Parameter.

Bei Befall von 1–3 LK , prä- oder postmenopausal

ER+ EC 4 Zyklen oder
EC 4 Zyklen gefolgt von CMF 3 Zyklen oder
CMF klassisch oder Tage 1+8 (Der Einsatz von CMF ist für bestimmte Patientengruppen möglicherweise nicht ausreichend.)
ER– Kombination der obigen Schemata mit TAM

Als mögliche **neue Standards** sind EC gefolgt von T (= Paclitaxel) und FEC in der Erprobung. Hinwese auf eine Überlegenheit der Anthrazyklin-haltigen Schemata gibt es bereits in einigen Studien.

Bei Befall von > 3 LK, prä- oder postmenopausal

- ER+ EC 4 Zyklen, gefolgt von CMF 3 Zyklen oder
  EC 4 Zyklen, gefolgt von Paclitaxel 4 Zyklen (wahrscheinlich effektiveres Schema)
- ER– Kombination der obigen Schemata mit TAM
- Bei Patientinnen mit Befall von **4 und mehr LK** wird neben einer Integration von Paclitaxel die sequenzielle Therapie und die Steigerung der Dosisintensität angestrebt.
- Bei **mehr als 9 positiven LK** wird die Aufnahme in eine der laufenden Studien empfohlen. Hier kommt noch die Hochdosistherapie mit Stammzellsubstitution in Betracht. Der Stellenwert der Hochdosistherapie konnte bisher noch nicht abschließend geklärt werden. Ein Standard wurde bis heute nicht definiert. Wesentliche Vorteile sind eher unwahrscheinlich. Nur in Studien vertretbar.

3.3.11 Neoadjuvante bzw. primär systemische Chemotherapie

- Die primär systemische Chemotherapie gewinnt zunehmend an Bedeutung.
- Sie ist Standardtherapie bei Patientinnen mit inoperablem Mammakarzinom, also Stadien IIIA/IIIB oder T3/T4, ebenso beim inflammatorischen Mammakarzinom. Es sollten insgesamt 6 Serien von Chemotherapie gegeben werden. Hierbei muss das Ansprechen des Tumors (nach 2 Zyklen) evaluiert und bei fehlender Regression das Chemotherapie-Schema gewechselt werden.
- Für das operable Mammakarzinom konnten mehrere große Studien zeigen, dass eine präoperative Chemotherapie zu vergleichbaren Resultaten wie eine postoperative, adjuvante Therapie führt. Dies konnte für die folgenden Zyklen und Schemata gezeigt werden: 3 x CMF, 4 x AC, 4 x FAC und 4 x FEC.
- Ein Vorteil ist die Möglichkeit des Downstagings des Tumors, sodass bei Tumoren > 3 cm durch Reduktion der Tumorgröße evtl. noch eine brusterhaltende Therapie möglich ist. Steht diese Option im Vordergrund, sollten sequenzielle Chemotherapien mit einem Anthrazyklin gefolgt von Taxan eingesetzt werden.
- Das Ansprechen des Tumors auf die Therapie kann in vivo getestet werden. Gelingt unter neoadjuvanter Chemotherapie eine pathologische Komplettremission (pCR), so ist dies – nach vorherrschender Meinung – ein zuverlässiger prognostischer Faktor für einen sehr günstigen weiteren Krankheitsverlauf. Die Nutzung dieses In-vivo-Chemosensitivitättestes tritt zunehmend in den Vordergrund.
- Die Operation sollte innerhalb von 2–4 Wochen nach Gabe des letzten Chemotherapiezyklus direkt nach Durchschreiten des Nadirs durchgeführt werden.

3.3.12 Strahlentherapie

- Die adjuvante Strahlentherapie sollte 6–8 Wochen nach der Operation begonnen werden bzw. sofort nach Ende der adjuvanten Chemotherapie (St. Gallen 2001: innerhalb der ersten 6 Monate).
- Bei allen **brusterhaltenden Operationen** ist die adjuvante Strahlenbehandlung der Restbrust obligat. Sie ist notwendig, um evtl. vorhandene multizentrische Tumoren, die zu 25 % nachweisbar sind, oder Residualtumoren auszuschalten. Beim Verzicht auf die Nachbestrahlung erhöht sich die Lokalrezidivrate von 7 % auf 32 % innerhalb von 5 Jahren. Auch die Rate der Fernmetastasen ist dann signifikant höher. Sie erfolgt unabhängig von der Durchführung einer adjuvanten Chemotherapie.
- Nach **Ablatio mammae** erfolgt die adjuvante Bestrahlung der Thoraxwand unabhängig von der Durchführung einer adjuvanten Chemotherapie bei:
  - Tumoren größer als 5 cm und bei allen T4-Karzinomen
  - 4 oder mehr befallenen axillären Lymphknoten
  - ungünstigem Verhältnis von Tumor- zu Mammagröße (Tumorgröße zwischen 3 und 5 cm bei kleiner Mamma)
  - Multizentrizität
  - ausgedehnter Lymphangiosis
  - R1- oder R2-Resektion
- Die Strahlentherapie sollte nur mit Hochvolttherapiegeräten im Megavoltbereich erfolgen (z. B. mit 4–8 MV-Protonen).
- Eine Gesamtdosis (im Referenzpunkt) von 50 Gy sollte nicht unterschritten werden. Innerhalb von 5 Wochen verabreicht, ist sie in der Lage, subklinische Tumormanifestationen zu zerstören.
- Die adjuvante Bestrahlung von **axillären Lymphknoten** wird nur bei bestimmten Indikationen empfohlen:
  - LK-Metastase mit Kapseldurchbruch

- Lymphangiosis carcinomatosa oder Infiltration des axillären Fettgewebes
- wenn weniger als 10 Lymphknoten histologisch untersucht und ein Befall nachgewiesen werden konnten

- Die adjuvante Bestrahlung der **infra- und supraklavikulären** Lymphknoten wird nur bei Befall von 4 oder mehr Lymphknoten im Level I–II bis zu einer Gesamtdosis von 50 Gy durchgeführt.
- Eine adjuvante Bestrahlung der **parasternalen Lymphknoten** bis 50 Gy ist indiziert bei gleichzeitigem Vorliegen von zentralem und/oder medialem Tumorsitz und
- einer Tumorgröße von über 5 cm und/oder
- einem histologisch nachgewiesenen Befall der Axilla in 4 oder mehr Lymphknoten und/oder
- inkompletter Ausräumung der Axilla (9 oder weniger Lymphknoten histologisch untersucht)

3.3.13 Palliative Therapie – Therapie des metastasierten Karzinoms

Das metastasierte Mammakarzinom ist bisher nicht heilbar.

Hormontherapie

- **Indikationen der Hormontherapie** als Therapie der ersten Wahl sind
  - positiver Rezeptorstatus
  - langes krankheits-, rezidivfreies Intervall
  - Weichteil- und/oder Knochenmetastasen, nur geringe viszerale Metastasierung
- Die **Ansprechrate** beträgt im Mittel 30–35 %. Dauer des Ansprechens 1–2 Jahre. Nebenwirkungen sind milde.
- **prädiktive Faktoren für die Wirksamkeit der endokrinen Therapie sind**
  - Alter über 50 Jahre
  - frühes Ansprechen auf die endokrine Therapie
  - gut differenzierte Tumoren
  - negative C-erbB2-Überexpression
- **postmenopausale Patientinnen** erhalten
  - Tamoxifen in der Primärtherapie. Bei Progression Wechsel zu
  - Aromatasehemmern (Sekundärtherapie)
  - Gestagene als Tertiärtherapie
- **prämenopausale Patientinnen**
  - GnRH-Analoga. Die Ovarektomie ist heute weitgehend verlassen worden.
  - Tamoxifen, wenn GnRH-Analoga ansprechen
  - Aromatasehemmer als Tertiärtherapie
  - Gestagene

Chemotherapie

- **Indikationen** sind
  - Nichtansprechen der Hormontherapie
  - Hochrisikometastasierung, d. h. ausgeprägter Befall der viszeralen Organe oder multipler Organbefall
  - kurzes krankheitsfreies Intervall
  - rascher Krankheitsverlauf
  - negativer Rezeptorenstatus
- Generell werden Anthrazyklinhaltige Therapien bevorzugt. Bei Anthrazyklinresistenten Tumoren werden Taxane eingesetzt.
- **Therapiedauer** i.d.R. bis zur dokumentierten Progression. Therapieabbruch nach 6–12 Zyklen in stabiler Remission möglich
- **Remissionsdauer** im Mittel 8–12 Monate. Wegen der Toxizität sind regelmäßige Laborkontrollen erforderlich.

- **Schemata**: EC, FEC, CMF
- Der Stellenwert der **Hochdosistherapie** konnte bisher noch nicht abschließend geklärt werden. Ein Standard wurde bis heute nicht definiert. Nach bisher vorliegenden Studienergebnissen können Hochdosischemotherapie und autologe Stammzellübertragung derzeit nicht als Standardtherapie für metastasierende Mammakarzinome empfohlen werden.

Immuntherapie

- Der **monoklonale Antikörper Trastuzumab** (Herceptin) ist bisher nur zur Therapie metastasierter Mammakarzinome mit Überexpression des humanen Wachstumsfaktorrezeptor 2 (HER-2) zugelassen. In diesbezüglichen Studien zeigt er sich wirksam sowohl in der Monotherapie als auch in Kombination mit Zytostatika.

3.3.14 Prognose

Die 5-Jahres-Überlebensrate (ca. 50 %) sagt nicht viel aus, da Spätmetastasen noch nach über 15 Jahren auftreten können. Die Prognose hängt in erster Linie von der Tumorgröße, der Zahl der befallenen Lymphknoten und vom histologischen Typ ab.

- Der Nachweis von axillären LK ist kein Hinderungsgrund für die limitierte OP.
- Die primäre Geschwulstlokalisation hat keinen Einfluss auf die Prognose.
- Die Rezidivrate (Spätergebnisse) ist nach einer limitierten Operation bis zu einer Tumorgröße von 3 bzw. 4 cm unabhängig von der Tumorgröße.
- Prognoseverschlechterung beim Befall von mehr als 3 LK

Prognostische Faktoren

- Tumorstadium
- axillärer LK-Status
- Rezeptorstatus: deutlich höhere Chance einer pathologischen Komplettremission bei hormonrezeptorpositiven Karzinomen. Insofern ist der Rezeptorstatus ein relativ sicherer prädiktiver Faktor.
- HER2-neu: Wachstumsfaktor-Rezeptor. Überexpression bei 20–30 % aller Mammakarzinome. Korreliert mit einer raschen Progredienz und häufig mit einer metastatischen Entwicklung des Mammakarzinoms
- uPA und
- PAI-1: Proteasen zur Risikostadifizierung. Sie spielen eine Rolle bei Tumorwachstum und Metastasierung. Schlechtere Prognose insbesondere bei LK-negativen Patientinnen
- Die prädiktive Aussagekraft der neueren tumorbiologischen Faktoren hat die Erwartungen bislang nicht erfüllt.
- Der Nachweis einer pathologischen Komplettremission durch eine präoperative Chemotherapie hat sich dagegen als ein zuverlässiger prognostischer Faktor für einen sehr günstigen weiteren Krankheitsverlauf erwiesen.
- Low Risc Tumor: T < 1 cm, ER+, G 1, (Alter > 35J)
- Intermed. Risc: T 1–2 cm, G 1–2, ER+/–, uPA/PAI-1 ↓ (einer dieser Faktoren)
- High Risc: T > 2 cm, ER- , G 3, Alter < 35J, Lymphangiosis, HER2-neu-Überexpression (einer dieser Faktoren) oder int. Risk und uPA, PAI-1 ↑

4 Ösophagus

H. Siegert

4.1 Anatomie und Physiologie

- Der Ösophagus ist ein elastischer, muskulöser Schlauch mit einer Länge von 23–28 cm. Er beginnt in Höhe des Ringknorpels bzw. des 6. Halswirbelkörpers. Seine Einmündung in den Magen liegt in Höhe des 12. Brustwirbels. Die Strecke von den Frontzähnen bis zum Mageneingang beträgt ca. 40 cm.
- Topographisch gliedert sich die Speiseröhre in 3 ungleich lange **Abschnitte**:
  - Der Halsteil (Pars cervicalis) liegt links der Wirbelsäule an und ist operativ am leichtesten zugänglich.
  - Der Brustteil (Pars thoracica) ist mehrere Zentimeter von der Wirbelsäule entfernt und liegt so tief im Thorax, dass er chirurgisch nur schwer erreichbar ist.
  - Der Bauchteil (Pars abdominalis) ist leicht über eine Oberbauchlaparotomie zugänglich.
- Im Verlauf der Speiseröhre gibt es **3 Engen**:
  - Die erste, etwa 15 cm von der Zahnreihe entfernt, entspricht dem Ösophaguseingang. Die Schleimhaut ist hier durch Venenpolster zu einer hinteren Lippe vorgewulstet.
  - Die zweite, etwa 25 cm von der Zahnreihe entfernt, liegt in der Pars thoracalis, wo sich der Aortenbogen von links und der linke Hauptbronchus von vorn an den Ösophagus legen.
  - Die dritte, etwa 40 cm von der Zahnreihe entfernt, befindet sich am Durchtritt des Ösophagus durch das Zwerchfell.

Histologie

- Die Ösophagusschleimhaut (**Tunica mucosa**) besteht aus mehrschichtigem Plattenepithel, das an der Kardia durch eine wellige Demarkationslinie vom Zylinderepithel des Magens abgrenzbar ist.
- Die darunter liegende lockere Verschiebeschicht (**Tunica submucosa**) enthält in einer bindegewebigen Matrix Blut- und Lymphgefäße, Nerven und Drüsen.
- Die Muskulatur (**Tunica muscularis**) gliedert sich in eine innere Ringmuskel- und eine äußere Längsmuskelschicht. Der obere Anteil der Speiseröhre besteht aus quergestreifter Muskulatur, kaudal folgt eine gemischte Schicht aus Skelettmuskulatur und glatter Muskulatur. Danach besteht die gesamte Muscularis propria aus glatter Muskulatur.
- Die äußere Bindegewebsschicht (**Tunica adventitia**) dringt zwischen die Muskelschichten und führt kleinere Gefäße und Nerven.

Arterien

Die arterielle Blutversorgung ist relativ variabel:

- Der Halsteil wird hauptsächlich von der A. thyroidea inf. versorgt.
- Daneben können aber auch benachbarte Arterien (A. subclavia, A. vertebralis u.a.) Äste an den Ösophagus abgeben.
- Der Brustteil wird von Ästen aus der Aorta, den Bronchialarterien und den rechten Interkostalarterien versorgt.
- Der abdominale Anteil erhält Blut aus der A. gastrica sin. und der A. phrenica sinistra.

Venen

- Die venöse Drainage erfolgt aus dem submukösen Plexus in ein venöses Netzwerk an der Oberfläche des Ösophagus. Der Halsteil drainiert in die Vv. thyroideae, der Brustteil in die V. azygos und V. hemiazygos und der Bauchteil in die V. coronaria ventriculi und die V. lienalis.

Lymphabfluss

- Die Speiseröhre entwickelt sich aus 2 unterschiedlichen embryonalen Anlagen (infra- und suprabifurkal). Dementsprechend sind auch die Lymphabflusswege verschieden.
- Der Lymphabfluss erfolgt im zervikalen Teil des Ösophagus in paratracheale Lymphknoten und in Lymphknoten entlang der V. jugularis interna,
- im thorakalen Teil in paratracheale und parabronchiale Lymphknoten,
- im abdominalen Teil in paragastrale und zöliakale Lymphknoten.

Physiologie

- Komplex koordinierte Kontraktionen der Mundhöhlen- und Pharynxmuskulatur sind am **Schluckakt** beteiligt, bei dem Nahrung vom Mund in die Speiseröhre befördert wird. Unter Kontrolle des Schluckzentrums in der Medulla oblongata wirken die Hirnnerven V, IX, X und XII an der Steuerung dieses Prozesses mit. Bedeutsam ist dabei die zeitgerechte Erschlaffung des oberen Ösophagussphinkters.
- Der weitere Transport des Speisebolus erfolgt dann über koordinierte, propulsive Kontraktionen der Ösophagusmuskulatur.
- Der distale, ca. 3–4 cm lange Abschnitt der glatten Ösophagusmuskulatur wird als **unterer Ösophagussphinkter** bezeichnet. Er ist entscheidend an der Verhinderung eines gastroösophagealen Refluxes beteiligt. In Ruhe tonisiert, erschlafft er bei der Passage des Speisebreis und unterliegt verschiedenen reflektorischen und pharmakologischen Einflüssen (z. B. Fett- und Proteinanteil des Speisebreis, gastrointestinale Hormone, Psychopharmaka).

4.2 Funktionsstörungen

Funktionsstörungen der glatten Ösophagusmuskulatur sind neuromuskulär bedingt und manifestieren sich als Abweichungen von der normalen Peristaltik der Speiseröhre und der Funktion des unteren Ösophagussphinkters.

4.2.1 Achalasie

Die Achalasie ist eine motorische Störung der glatten Ösophagusmuskulatur und relativ selten (Inzidenz etwa 1:100.000 pro Jahr). Die normale Relaxation des unteren Ösophagussphinkters ist deutlich vermindert oder fehlt völlig (funktionelle Obstruktion). Statt der normalen propulsiven Motilität des Ösophagus mit wellenförmigen, stetig fortschreitenden Kontraktionen finden sich manometrisch bei der Achalasie intermittierende, gleichzeitig auftretende Kontraktionen mit kleiner Amplitude. Man unterscheidet eine primäre Form unbekannter Ätiologie und eine sekundäre Form (z. B. bei der Chagas-Krankheit, bei Lymphomen, nach Bestrahlung, bei den Ösophagus infiltrierenden Magenkarzinomen u.a.). Histopathologisch findet sich eine deutliche Reduktion der Neurone des Plexus myentericus.

Symptome und Diagnostik

- Leitsymptome sind die **Dysphagie, retrosternale Schmerzen** sowie die **Regurgitation** von Speichel und Nahrungsresten.
- Als Folge der retinierten Speisereste besteht oft eine Ösophagitis mit bakterieller oder mykotischer Besiedelung der Schleimhaut. Dies kann zu Schleimhauterosionen führen, die – ebenso wie ein Soor – endoskopisch nachweisbar sind. Subjektiv klagen die Patienten über Brustschmerzen und/oder retrosternales Brennen.

- **Radiologisch** zeigt evtl. bereits die Thoraxübersichtsaufnahme im Stehen eine schlauchförmige mediastinale Raumforderung mit Luft-Flüssigkeitsspiegel. Auf Funktionsaufnahmen nach Breischluck mit Bariumsulfat lassen sich eine konische Verengung der distalen Speiseröhre, eine Dilatation des proximalen Ösophaguslumens mit Flüssigkeitsspiegel sowie die gestörte Peristaltik der glatten Muskulatur nachweisen.
- Bei der **Manometrie** zeigt sich neben dem pathologischen Kontraktionsmuster eine unvollständige oder fehlende Erschlaffung des unteren Ösophagussphinkters.
- Eine **Ösophagoskopie** sollte zum Ausschluss eines Kardiakarzinoms erfolgen.

Komplikationen

- Neben möglichen Komplikationen im Krankheitsverlauf, wie narbige Stenosen und Fisteln, kann es letztlich zur Ausbildung eines Megaösophagus, zur Kachexie und zu aspirationsbedingten bronchopulmonalen Problemen kommen.
- Die schwerwiegendste Spätfolge ist das Auftreten eines Ösophaguskarzinoms.

Therapie

- Therapeutisch kann ein Versuch mit **Calciumantagonisten** unternommen werden (z. B. Nifedipin sublingual vor den Mahlzeiten).
- Als konservative Therapiemaßnahme ist auch die gezielte lokale Injektion von Botulinus-Toxin möglich.
- Die Implantation von Metallstents hat sich als komplikationsträchtig erwiesen.
- Bei unzureichendem Erfolg ist die **pneumatische Dilatation** immer noch die Therapie der Wahl (70–85 % Erfolgschancen im Langzeitverlauf).
  - Nach der Entfernung von Nahrungsresten aus der Speiseröhre plaziert man unter milder Sedierung einen Führungsdraht im Bereich des unteren Sphinkters. Unter Schienung durch den Führungsdraht wird dann ein Ballondilatator eingeführt und auf 200–300 mmHg aufgeblasen. (Der Metalldilatator nach Starck findet wegen erhöhter Risiken kaum noch Verwendung.)
  - Zum Ausschluss einer Ösophagusperforation wird danach ein Gastrografinschluck verabreicht.
- Ist nach zweimaliger Dilatation kein Therapieerfolg zu verzeichnen, ist die Operationsindikation zur **anterioren Myotomie nach Gottstein-Heller** gegeben.

OP-Technik (Gottstein-Heller)

- Dabei wird zunächst die Kardia über eine Oberbauchlaparotomie dargestellt. Der Ösophagus ist durch eine dicke Magensonde geschient.
- Nach der Präparation der Pars abdominalis der Speiseröhre wird der Ösophagus angeschlungen. Die Myotomie beginnt links vom Truncus vagalis anterior an der Ventralseite des Ösophagus. Wenigstens 4–5 cm der distalen Speiseröhrenmuskulatur sowie 1–2 cm der Muskelschicht des Magenfundus sollten soweit gespalten werden, dass sich die Mukosa aus der Inzisionsstelle vorwölbt.
- Zur Deckung der Myotomie und zur Verringerung eines gastroösophagealen Refluxes wird der Eingriff mit einer (lockeren) **Fundoplicatio** beendet.
- Der Eingriff kann in ähnlicher Weise auch laparoskopisch durchgeführt werden.

4.2.2 Weitere Funktionsstörungen

Neben der Achalasie, der bekanntesten Funktionsstörung der Speiseröhre, gibt es weitere benige Ösophaguserkrankungen, die klinisch mit Dysphagie und retrosternalen Missempfindungen einhergehen.

Idiopathischer diffuser Ösophagusspasmus

- Der idiopathische diffuse Ösophagusspasmus ist durch eine spastische Hyperaktivität der Ösophagusmuskulatur (ohne histologisches Substrat) gekennzeichnet („Nussknacker-Ösophagus“).

- Neben Radiologie und Manometrie sollte eine endoskopische Untersuchung zum Ausschluss organischer Stenosen durchgeführt werden.
- Die Therapie ist konservativ (Buscopan, Retardformen von Nifedipin und Nitrokörpern).

Seltene Störungen

- Weitere – manometrisch unterscheidbare – Funktionsstörungen mit z. T. erheblichen Schmerzempfindungen umfassen Koordinationsstörungen der Peristaltik und abnorme Kontraktionen der Ösophagusmuskulatur.

4.3 Divertikel

Pathogenese

- Pathogenetisch unterscheidet man Pulsions- und Traktionsdivertikel.
- **Pulsionsdivertikel** entstehen an Schwachstellen der Ösophaguswand infolge eines pathologisch erhöhten intraluminalen Drucks aboral des Divertikels (z. B. bei Funktionsstörungen der Sphinkteren).
- **Traktionsdivertikel** entwickeln sich dagegen durch Zug (Traktion) von außen. Häufigste Ursache sind tuberkulös bedingte Lymphadenitiden. Daneben können Traktionsdivertikel auch als Folge embryonaler Fehlbildungen bei der Trennung von Speiseröhre und Trachea entstehen.

Lokalisation

- Pulsionsdivertikel findet man typischerweise in der Nähe des oberen und unteren Ösophagussphinkters. Es gibt **zervikale** (Zenker-Divertikel) und **epiphrenische Pulsionsdivertikel.**
- **Traktionsdivertikel** sind typischerweise **parabronchial** gelegen. Während die Wand der Pulsionsdivertikel nur aus Ösophagusschleimhaut besteht, wird sie bei den Traktionsdivertikeln aus allen Wandschichten der Speiseröhre gebildet.

Häufigkeit

- zervikale Pulsionsdivertikel: ca. 70 %
- Traktionsdivertikel: ca. 20 %
- epiphrenische Pulsionsdivertikel: ca. 10 %

Symptome

- Zervikale Divertikel können je nach Größe und Füllungszustand die Speiseröhre von außen komprimieren und damit ein Kloßgefühl im Hals erzeugen.
- Neben einem Foetor ex ore können im Divertikel retinierte, unverdaute Nahrungsanteile regurgitiert werden.
- Traktionsdivertikel und epiphrenische Divertikel werden meist erst dann symptomatisch, wenn in der Divertikelwand infolge der retinierten Speisereste entzündliche Veränderungen bis hin zur Perforation entstehen.
- Bei der Ausbildung einer Fistel zwischen Divertikel und Trachea kommt es zu chronischem Hustenreiz und Aspirationspneumonien.

Diagnostik

- Der Nachweis von Divertikeln erfolgt **radiologisch** (Ösophagus-Breischluck), wobei die Divertikelgröße und die Retention von Kontrastmittel im Divertikel zu dokumentieren sind.
- Eine Funktionsanalyse der Sphinkteren lässt sich manometrisch durchführen.
- Eine endoskopische Untersuchung wird nur in Ausnahmefällen vorgenommen.

4.3.1 Zervikale Pulsionsdivertikel (Zenker-Divertikel)

- Dicht ober- und unterhalb der Pars fundiformis des M. cricopharyngeus befinden sich an der Dorsalseite 2 muskelschwache Dreiecke. Das obere, sog. **Killian-Drei-**

eck, liegt in der Pars obliqua des M. constrictor pharyngis inferior. Das untere, das sog. **Laimer-Dreieck**, ist unterhalb der Pars transversa des M. cricopharyngeus lokalisiert.
- Durch unphysiologische Druckerhöhungen im Hypopharynx während des Schluckaktes kommt es zur Ausbuchtung von Mukosa und Submukosa des Ösophagus im Bereich des Killian-Dreiecks (nur selten im Laimer-Dreieck).

OP-Indikation

- Die OP-Indikation ist mit dem Nachweis eines zervikalen Divertikels gegeben.

OP-Technik

- Kopf in Reklination und Rechtsdrehung
- Inzision entlang des Vorderrandes des M. sternocleidomastoideus, Abschieben des Schilddrüsenlappens und Darstellung des Ösophagus
- Präparation des Divertikels bis zur Basis und Anklemmen desselben
- Extramuköse Myotomie der Pars transversa des M. cricopharyngeus nach distal über eine Strecke von 3–4 cm
- Abtragung des Divertikels und Verschluss der Basis mit Einzelknopfnähten oder mit einem Klammergerät
- Alternativ zur offenen Operation kommt die transorale Spaltung der Schwelle zwischen Divertikelhals und Ösophagusmund mittels eines Linearstaplers in Frage. Das Verfahren eignet sich nur für ausreichend große Divertikel, da nur dann, bei voller Nutzung der Staplerlänge, eine vollständige Myotomie des oberen Ösophagussphinkters gewährleistet ist. Zudem muss der Kopf ausreichend reklinierbar sein, um das starre Klammergerät einführen zu können.

Komplikationen

- Rekurrensparese
- Speichelfistel

4.3.2 Epiphrenische Pulsionsdivertikel

Diese Divertikel liegen im distalen Ösophagus. Eine anatomische Schwachstelle gibt es in dieser Region nicht. Kausal wird eine Funktionsstörung des unteren Ösophagussphinkters angenommen.

OP-Indikation

- Eine OP-Indikation besteht nur bei großen Divertikeln mit Schmerzsymptomatik oder Blutungen.

OP-Technik

- Zugang über eine linksseitige Thorakotomie
- Darstellung, Präparation und Abtragung des Divertikels, wobei die Speiseröhre mit einer dicken Magensonde geschient ist
- Verschluss des Schleimhautdefektes und Kardiomyotomie an der Ösophagusvorderwand
- anschließend Fundoplicatio

4.3.3 Traktionsdivertikel

4.3.3.1 Therapie

OP-Indikationen

- Eine OP-Indikation ist nur bei eindeutig auf das Divertikel zurückzuführenden Beschwerden gegeben.
- Eine absolute Indikation besteht bei Fistelbildungen zum Bronchialsystem oder zum Mediastinum.

OP-Technik

- Zugang durch eine rechtsseitige Thorakotomie
- Darstellung des Divertikels, Durchtrennung evtl. vorhandener fibröser Stränge oder Versorgung einer bestehenden Fistel
- Ligatur und Abtragung des Divertikels
- Zweireihiger Verschluss des Ösophaguswanddefektes über einer liegenden Magensonde

4.4 Refluxkrankheit

Symptome und Diagnostik

- Die Refluxkrankheit kann sich rein symptomatisch (ohne endoskopisch nachweisbare Ösophagitis) mit retrosternalem Brennen, saurem Aufstoßen und epigastrischen Schmerzen oder – gravierender – als Refluxösophagitis manifestieren.
- Unter Refluxösophagitis versteht man morphologisch nachweisbare Läsionen der Ösophagusschleimhaut infolge eines pathologischen gastroösophagealen Refluxes. Aufgrund einer Verschlussinsuffizienz der Kardia strömt aggressiver Mageninhalt in die Speiseröhre zurück. Als Folge davon entstehen peptische Läsionen an der Ösophagusschleimhaut.
- Die Refluxösophagitis wird endoskopisch und histologisch diagnostiziert.
- Die Inkompetenz des unteren ösophagealen Sphinkters wird mit Hilfe der Manometrie erfasst und richtet sich nach Normwerten, die bei gesunden Probanden erhoben wurden.
- Das Refluxprofil der Speiseröhre kann mit Hilfe der 24-Stunden-Ösophagus-pH-Metrie bestimmt werden.
- Die 24-Stunden-Magen-pH-Metrie zeigt Funktionsstörungen des Magens auf, wie eine pathologische Hyperazidität oder einen pathologischen alkalischen duodenogastralen Reflux.

Endoskopische Klassifikation nach Savary und Miller

Grad I	nicht konfluierende Erosionen
Grad II	konfluierende Epitheldefekte
Grad III	zirkulärer Epithelverlust durch Erosionen und Ulzera
Grad IV	peptische Striktur bzw. narbige Stenose; Zylinderzellmetaplasie (Barrett-Syndrom oder Endobrachyösophagus)

Während man bei den Stadien I–III auf Biopsien verzichten kann, sollte beim Stadium IV histologisch nach Zelldysplasien gefahndet werden.

Verlauf und Komplikationen

- Oberflächliche Epitheldefekte (Erosionen) können vollständig ausheilen.
- Tiefergehende Ulzera heilen unter Narbenbildung ab und können zu Wandstarren führen. Durch narbige Schrumpfung kann es auch zu einer Verkürzung der Längsachse des Ösophagus (sekundärer Brachyösophagus) und zur Ausbildung peptischer Stenosen kommen.
- Zerstörtes Plattenepithel der Speiseröhre kann durch Zylinderepithel vom spezialisierten und intestinalisierten Typ ersetzt werden. Dies entspricht der Ausbildung eines **Barrett-Ösophagus**. Die weitere histologische Differenzierung der metaplastischen Barrett-Schleimhaut umfasst Befunde ohne Dysplasien, mit Dysplasien und mit Karzinom. Der Barrett-Ösophagus gilt als anerkannte Präkanzerose (in ca. 10 % Entstehung von Adenokarzinomen). Empfohlen werden regelmäßige endoskopische Kontrollen im Abstand von 1–2 Jahren (v. a. bei Rauchern).
- Das therapeutische Vorgehen bei Patienten mit Barrett-Ösophagus ist immer noch kontrovers. Es reicht von der medikamentösen Dauertherapie über die Refluxchirurgie bis hin zu verschiedenen weiteren Verfahren zur Ablation der Barrett-

Schleimhaut (Argon-Beamer, photodynamische Therapie, endoskopische Mukosektomie).

4.4.1 Konservative Therapie

- Neben einer evtl. Gewichtsreduktion wird dem Patienten empfohlen, nachts mit erhöhtem Oberkörper zu schlafen.
- Medikamentös werden Antazida und Protonenpumpeninhibitoren (PPI) verordnet.

Erfolgsquoten

- In der Regel werden die Patienten mit einer Refluxkrankheit ohne Schleimhautläsionen unter alleiniger konservativer Therapie in 80 % der Fälle beschwerdefrei.
- Die Refluxösophagitis kann unter konservativer Therapie mit PPI fast ausnahmslos zur Abheilung gebracht werden.

4.4.2 Operative Therapie

OP-Indikationen

- Patienten mit einer ulzerösen Ösophagitis und Strikturen
- sehr selten bei Versagen oder Unverträglichkeit der medikamentösen Therapie

Operationsverfahren

Die Auswahl des Operationsverfahrens orientiert sich an den nachgewiesenen Funktionsdefekten.
Grundsätzlich lassen sich 3 Gruppen unterscheiden:

- **Valvuloplastiken**
  - z. B. Fundoplicatio nach Nissen oder Nissen-Rossetti oder Hemifundoplicatio
  - Teres-Plastik
  - Silicon-Antirefluxprothese nach Angelchik (heute obsolet)
- **Gastropexien**
  - z. B. Fundophrenikopexie nach Höhle-Kümmerle
  - Ösophagofundopexie nach Lorat-Jacob

Als **Standardverfahren** gilt nach wie vor die Fundoplicatio, die heute in standardisierter Technik zumeist in minimal-invasiver Technik durchgeführt werden kann. Zudem kommen intraluminale endoskopische Techniken zur Anwendung, wie Erhitzen durch Radiofrequenztherapie, Injektion von Kunststoffpolymerisaten oder intraluminal angelegte Schleimhautplikaturen.

4.4.2.1 Laparoskopische Fundoplicatio

OP-Technik

- Schienung des Ösophagus mit einem dicken Bougie
- Darstellung des ösophagogastralen Übergangs nach Inzision der peritonealen Umschlagsfalte
- Ausreichende Mobilisierung des Magenfundus im Bereich der großen Kurvatur unter Schonung der beiden Vagusstämme
- Reposition einer evtl. bestehenden axialen Hiatushernie und Verschluss des Hiatus
- Bildung einer lockeren Fundusmanschette um den distalen Ösophagus
- Fixierung des distalen Manschettenrandes an der Magenwand (zur Verhinderung eines Teleskopphänomens)

Komplikationen

- Typische postoperative **Frühkomplikationen** sind:
  - Ösophagusperforation
  - Milzläsionen

- **Spätkomplikationen**
  - Dysphagie (Superkontinenz, Gas-bloat-Syndrom) infolge einer zu eng angelegten Manschette
  - „Teleskop-Phänomen“ bei ungenügender Fixierung des Magenfundus
  - Denervationssyndrom infolge einer Läsion von Vagusästen
  - Refluxrezidiv bei Manschettenlösung

4.5 Maligne Ösophagustumoren

Ätiologie

Die Ätiologie der Tumoren ist unklar. Statistisch gesicherte Beziehungen bestehen
- zu Alkohol- und Nikotinabusus
- Nitrosaminen
- Verätzungsstrikturen der Speiseröhre
- Achalasie
- Endobrachyösophagus

Das Verhältnis Männer zu Frauen liegt bei 5 : 1.

Histologie

- Plattenepithelkarzinome: ca. 85 %
- Adenokarzinome: ca. 5 %
- sonstige Tumoren (z. B. Sarkome): ca. 10 %

Problematisch gestaltet sich die Abgrenzung des Adenokarzinoms der distalen Speiseröhre vom Kardiakarzinom.

Lokalisation

- zervikaler Ösophagus: ca. 4 %
- intrathorakaler Ösophagus (suprabifurkal): ca. 56 %
- unterer Ösophagus (infrabifurkal): ca. 34 %

Symptome

Symptome, die zu einer weiterführenden Diagnostik veranlassen, sind:
- Dysphagie (sie tritt erst auf, wenn etwa 2/3 der Speiseröhre durch den Tumor verlegt sind)
- zunehmender Gewichtsverlust bis hin zur Kachexie
- retrosternale Schmerzen

Diagnostik

- Als erste diagnostische Maßnahme sollte eine **Röntgenuntersuchung** der Speiseröhre erfolgen (Ösophagus-Breischluck).
- Ergibt sich der Verdacht auf einen Ösophagustumor, ist eine nachfolgende **Endoskopie** zur genauen Lokalisation und histologischen Differenzierung des Tumors erforderlich. Weitere Informationen liefert eine **Endosonographie** des tumortragenden Speiseröhrenabschnittes.
- Weitere Informationen über die Tumorausdehnung und die Infiltration von benachbarten Organstrukturen liefert die **Computertomographie**.
- Beim Verdacht auf eine Mitbeteiligung des Bronchialsystems sollte ergänzend eine **Bronchoskopie** und zur Beurteilung des Lymphknotenbefalls eine Mediastinoskopie durchgeführt werden.
- Die weitere Diagnostik umfasst Röntgenaufnahmen des Thorax, eine Sonographie des Abdomens und die Bestimmung des Tumormarkers SCC (squamous cell carcinoma).

Metastasierung

Die Art der Metastasierung hängt von der Tumorlokalisation ab.

- Der Lymphabfluss erfolgt im **oberhalb der Trachealbifurkation** gelegenen Speiseröhrenabschnitt kranialwärts in die Nodi lymphatici paratracheales und zervikales („Rekurrenskette“).
- Im **mittleren Ösophagus** ist der Lymphabstrom bidirektional.
- Im **unteren Ösophagusabschnitt** fließt die Lymphe kaudalwärts in parakardiale und zöliakale Lymphknoten.
- Typisch sind ferner lymphogene Schleimhautmetastasen in der Speiseröhre selbst, infolge der longitudinalen intramuralen Lymphbahnen nach oben und unten.
- Das venöse Blut strömt aus den kranialen Abschnitten direkt in die obere Hohlvene (Lungenmetastasen), aus den kaudalen Abschnitten in die Pfortader (Lebermetastasen). Mit Abstand folgen Metastasen in Knochen, Niere und Nebenniere.

Prognose

Die mittlere Überlebenszeit des unbehandelten Ösophaguskarzinoms beträgt vom Zeitpunkt des Diagnosebeginns (Dysphagie-Abklärung) an ca. 8 Monate. Sowohl bei radikal operierten supra- und infrabifurkalen Ösophaguskarzinomen beträgt die 5-Jahres-Überlebensrate 30–40 %.

TNM-Klassifikation

T-Primärtumor	
TX	Primärtumor nicht beurteilbar
T0	kein Anhalt für Primärtumor
Tis	Carcinoma in situ
T1	Tumor infiltriert Lamina propria oder Submukosa
T2	Tumor infiltriert Muscularis propria
T3	Tumor infiltriert Adventitia
T4	Tumor infiltriert Nachbarstrukturen
N-Regionäre Lymphknoten	
NX	regionäre Lymphknoten nicht beurteilbar
N0	keine regionären Lymphknotenmetastasen
N1	regionäre Lymphknotenmetastasen
M-Fernmetastasen	
MX	Fernmetastasen nicht beurteilbar
M0	keine Fernmetastasen
M1	Fernmetastasen

4.5.1 Therapiegrundsätze

- Zur Therapie des Ösophaguskarzinoms stehen operative Verfahren, Strahlen- und Chemotherapie zur Verfügung.
- Die Behandlungsstrategie orientiert sich an Tumorstadium, Lokalisation des Tumors und Allgemeinzustand des Patienten.
- Bei einer Ösophagektomie wird stets die gesamte Speiseröhre vom Pharynx bis zum Magen entfernt.
- Die Lymphadenektomie umfasst beim **infrabifurkalen** Sitz des Ösophaguskarzinoms die Dissektion der mediastinalen Lymphknoten unterhalb der Bifurkation und die abdominelle Lymphadenektomie. Beim **suprabifurkalen** Sitz erfolgt die Dissektion der infrabifurkalen mediastinalen Lymphknoten, der paratrachealen Lymphknoten beidseits und der zervikalen Lymphknoten.
- Wesentliche **Kontraindikationen für eine operative Entfernung der Speiseröhre** sind Rekurrensparese, Tumoreinbruch in Trachea/Bronchien, Fernmetastasen und respiratorische Insuffizienz.

4.5.2 OP-Taktik

Transmediastinale Ösophagektomie

- **Indikationen:** frühe Stadien des Ösophaguskarzinoms (Carcinoma in situ und Mukosakarzinom) sowie bei primär-palliativer Intention, da eine exakte Lymphknotendissektion bei diesem Verfahren nicht möglich ist. Das Verfahren eignet sich auch für Adenokarzinome des distalen Ösophagus und des gastroösophagealen Übergangs, da diese Tumoren lymphogen überwiegend nach abdominal metastasieren.
- Das transmediastinale Vorgehen gilt als schonender, da eine Thorakotomie umgangen wird. Größere Serien zeigen aber inzwischen eine eher vergleichbare Komplikationsrate.

Transthorakale Ösophagektomie

- kurative Zielsetzung durch die Möglichkeit, das periösophageale Gewebe und die regionären Lymphknoten vollständig zu entfernen
- Zur Kontinuitätsherstellung mit einem kollaren Speiseröhrenrest wird in der Regel die Ausbildung eines Magenschlauches, alternativ ein Dickdarminterponat verwendet.
- Um beim Auftreten eines Lokalrezidives die Passage nicht erneut zu gefährden, wählt man meist einen retrosternalen Hochzug. Beim antesternalen Hochzug besteht zum einen eine längere Wegstrecke, zum anderen ist er kosmetisch ungünstiger.
- Das transthorakale radikale Vorgehen unter kurativer Intention (En-bloc-Ösophagektomie) umfasst die En-bloc-Resektion von Ösophagus, parietaler Pleura, Ductus thoracicus und V. azygos sowie die Dissektion des gesamten mediastinalen Fettgewebes mit den periösophagealen, paratrachealen, paraaortalen und bifurkalen Lymphknoten. Kranialwärts wird die Dissektion bis zur Aufzweigung von N. recurrens und N. vagus fortgesetzt. Abdominell erfolgt die Lymphknotendissektion im Bereich des Truncus coeliacus, der A. hepatica communis sowie perigastrisch und im Kardiabereich.

4.5.3 Operationsverfahren

4.5.3.1 Transthorakale Ösophagektomie

„Standard-Ösophagektomie" unter bewusstem Verzicht auf eine radikale mediastinale Lymphadenektomie.

OP-Technik

- Linksseitenlage des Patienten. Posterolaterale Thorakotomie im 5. ICR rechts
- nach der Spaltung der Pleura mediastinalis Unterfahren und Anschlingen des Ösophagus. Mobilisierung der Speiseröhre bis zur V. azygos, die ligiert und durchtrennt wird
- weitere Präparation des Ösophagus unter Ablösung von der Trachea und Dissektion der regionären Lymphknoten bis zum kranialen Abschnitt in der oberen Thoraxapertur
- dort Durchtrennung der Speiseröhre zwischen Klammerreihen. Verschluss der Thorakotomiewunde unter Einlage einer Thoraxdrainage
- Umlagerung des Patienten in Rückenlage. Mediane Oberbauchlaparotomie
- Mobilisierung des Duodenums, Skelettierung der großen Kurvaturseite des Magens außerhalb der gastroepiploischen Arkade und unter sicherer Schonung von A. und V. gastroepiploica dextra. Abtrennung des Omentum minus dicht an der Leber und partielle Mobilisierung der kleinen Magenkurvatur

- abdominelle Lymphknotendissektion (parakardiale und zöliakale Lymphknoten)
- Luxation des proximal abgesetzten Ösophagus in das Abdomen und Resektion der Kleinkurvaturseite des Magens über einer doppelten Klammernahtreihe
- Längsschnitt parallel zum Vorderrand des linken M. sternocleidomastoideus
- Darstellung des proximalen Ösophagusstumpfes
- digitale retrosternale Tunnellierung, retrosternaler Hochzug des vorbereiteten Schlauchmagens und Herstellung einer End-zu-Seit-(oder End-zu-End-)Ösophagogastrostomie
- zervikaler und abdomineller Wundverschluss unter Einlage von Drainagen

4.5.3.2 Transmediastinale Ösophagektomie

Bei diesem Verfahren wird die Speiseröhre subtotal transmediastinal ohne Thorakotomie entfernt. Inzisionen erfolgen somit nur zervikal und abdominell.

OP-Technik

- Man beginnt mit der Darstellung des distalen Ösophagus und mit einer ausreichenden Erweiterung des Hiatus oesophageus, u.U. mit Durchtrennung des linken Zwerchfellschenkels.
- Durch Palpation im Mediastinum wird die Resezierbarkeit des Tumors abgeklärt.
- Bildung eines Magenschlauches zum Ösophagusersatz und Dissektion aller perigastralen und suprapankreatischen Lymphknoten
- Es folgt die manuelle Aushülsung des Ösophagus, der mit einem dicken Magenschlauch geschient ist, bis zur Trachealbifurkation.
- Über eine Inzision am Vorderrand des linken M. sternocleidomastoideus wird der zervikale Anteil der Speiseröhre dargestellt.
- Der Ösophagus wird von kranial stumpf im hinteren Mediastinum soweit wie möglich nach intrathorakal ausgehülst. Die endgültige Auslösung erfolgt bimanuell von abdominell und zervikal.
- Nach der Durchtrennung des Ösophagus im zervikalen Abschnitt wird er über die abdominelle Inzision herausgezogen. Anschließend sorgfältige Blutstillung im Mediastinum.
- Die rekonstruktive Phase mit Ösophagusersatz durch den präparierten Magenschlauch entspricht dem Vorgehen bei der transthorakalen Ösophagektomie.

4.5.3.3 Palliativoperationen

- Bei lokal inoperablen Tumoren oder bei bereits erfolgter Fernmetastasierung kann die Passagewiederherstellung durch eine endoskopische Lasertherapie erfolgen.
- Nach einem Intervall von ca. einer Woche kann sich dann eine Afterloading-Behandlung anschließen.
- Wenn möglich kann die Passage auch durch einen Magenbypass wiederhergestellt werden, indem durch Magenhochzug die Tumorstenose umgangen wird.
- Als letzte palliative Maßnahmen kommen in Betracht: die endoskopische Implantation von selbstexpandierenden Metallstents oder die Anlage einer PEG (perkutane endoskopische Gastrostomie) oder Witzel-Fistel.

4.5.3.4 Postoperative Komplikationen

- Nachblutung
- Trachealäsion
- Anastomoseninsuffizienz
- Interponatnekrose

- Allgemeine Komplikationen umfassen vor allem respiratorische Probleme.
- Die **Letalität** der transthorakalen Ösophagektomie liegt bei ca. 6 %.

4.5.4 Strahlen- und Chemotherapie

- Die Indikation zur **Strahlentherapie** ergibt sich vor allem bei Inoperabilität des Patienten infolge schwerer Begleiterkrankungen und unter palliativer Zielsetzung.
- Die **Chemotherapie** (mit Cisplatin-haltigen Kombinationen) besitzt nur eine begrenzte Wirksamkeit, die Remissionen dauern durchschnittlich nur 4–6 Monate an.

4.6 Verletzungen des Ösophagus

4.6.1 Verätzungen

- Verätzungen des Ösophagus erfolgen im Kindesalter durch versehentliches Trinken von nicht oder falsch gekennzeichneten aggressiven Flüssigkeiten, bei Erwachsenen liegt oft eine suizidale Absicht zugrunde.
- Säuren führen zu Koagulationsnekrosen (Schorfbildung), Laugen zu Kolliquationsnekrosen (Verflüssigung des Gewebes). Das Ausmaß der Gewebsschädigung kann vom Schleimhautödem über Ulzera bis zur Perforation reichen.
- Die Ösophagusperforation mit akuter Mediastinitis besitzt eine Letalität von 50–70 %.

Diagnostik

- Anamnese und Inspektion des Mund-Rachen-Raumes
- Thoraxübersichtsaufnahme (freie Luft? Mediastinalemphysem?)
- radiologische Darstellung des Ösophagus mit wasserlöslichem Kontrastmittel
- endoskopische Beurteilung der Schleimhautläsionen

Akuttherapie

- Die Akuttherapie besteht in einer Intensivüberwachung des Patienten und Entlastung des Magens durch eine Sonde.
- hochdosierte Cortisontherapie (250 mg i.v.)
- antibiotische Abdeckung
- **Kontraindiziert** sind Magenspülungen, der Versuch einer Neutralisation der ingestierten Flüssigkeit und die Gabe von Emetika.
- Frühbougierung (Beginn zwischen dem 6.–12. Tag in 2–4tägigen Abständen)

Operative Therapie

- Eine **primäre Operationsindikation** besteht bei einer nachgewiesenen Perforation sowie bei schweren Verätzungen mit Verdacht auf eine transmurale Organschädigung.
- Bei einer **transmuralen Ösophagusverätzung** wird eine organnahe transmediastinale Dissektion durchgeführt.
- Bei einer transmuralen Verätzung des **Magens** erfolgt zunächst eine Gastrektomie mit Blindverschluss von Ösophagus und Duodenum unter Anlage einer Speichelfistel und einer jejunalen Ernährungssonde.
- Bei Patienten mit **Verätzungsstrikturen der Speiseröhre** ist oft eine Langzeit- oder gar Dauerbougierung notwendig. Außerdem müssen sie jährlich endoskopisch kontrolliert werden, da eine Verätzungsstriktur als Präkanzerose gilt.

4.6.2 Traumatische Perforationen

- Traumatische Perforationen der Speiseröhre sind zu 80 % iatrogen bedingt, ferner durch Fremdkörper, Stich- oder Schusswunden und Thoraxtraumen.
- Die **Diagnostik** entspricht dem Vorgehen bei Verätzungen.

Therapie

- Unter antibiotischer Abdeckung erfolgt je nach der Lokalisation des Leckes die operative Deckung mittels direkter Naht und zusätzlicher Deckung des Nahtlagers mit einer Fundoplicatio, einem Pleuralappen oder einem gestielten Zwerchfelllappen.

4.6.3 Spontane Ösophagusruptur (Boerhaave-Syndrom)

- **Ursache** ist ein plötzlich aufgetretenes, heftiges Erbrechen, das zur Ruptur einer morphologisch nicht vorgeschädigten Speiseröhre führt. Pathogenetisch ist ein rascher und hoher Druckanstieg im Ösophagus für das Trauma verantwortlich.
- Die Ruptur findet fast immer im subdiaphragmalen Ösophagus statt.
- **Klinisch** kommt es zur Ausbildung einer Mediastinitis mit rascher Entwicklung eines Mediastinalemphysems. Dyspnoe und Schocksymptome treten auf.
- Die **Diagnose** erfolgt durch ein Ösophagogramm mit einem wasserlöslichen Kontrastmittel.

Therapie

- Nach gesicherter Diagnose besteht eine **absolute OP-Indikation**.
- Nahtverschluss der Rupturstelle unter zusätzlicher Deckung des Nahtlagers mit einem gestielten Zwerchfell- oder Pleuralappen oder evtl. mit einer Fundoplicatio
- Pleuraraum und Mediastinum werden drainiert.
- Eine hochdosierte antibiotische Therapie ist obligat.

5 Zwerchfell

A. Dehne

5.1 Anatomie

Das Zwerchfell besteht aus einer Muskel-Sehnen-Platte, welche die Thoraxhöhle vom Bauchraum trennt. Das Centrum tendineum (herzförmige Sehnenplatte) ist von der Pars costalis, der Pars sternalis und der Pars lumbalis umgeben.

Innervation

N. phrenicus

Arterien

- A. pericardiacophrenica (mittleres Zwerchfell)
- A. musculophrenica (vorderes Zwerchfell), beide stammen aus der A. thoracica interna
- A. phrenica inf. aus der Aorta (hinteres, mittleres und seitliches Zwerchfell)

Venen

- Der venöse Abfluss erfolgt über die V. phrenica inf. in die V. cava inf. (oder über die Vv. renales oder die V. suprarenalis).

Anatomische Schwachstellen

- Trigonum sternocostale (Larrey-Spalte, Morgagni-Hernie)
- Trigonum lumbocostale (Bochdalek-Lücke)
- Hiatus oesophageus
- Centrum tendineum
- Foramen V. cavae
- Hiatus aorticus

5.2 Zwerchfellhernien

Von einer Zwerchfellhernie spricht man bei der Verlagerung von abdominellen Organen in den Thoraxraum durch eine Öffnung im Zwerchfell.

5.2.1 Einteilung

Angeborene Zwerchfellhernien

- Sie können von Teildefekten bis zur totalen Aplasie des Zwerchfells (selten) reichen.

Erworbene Zwerchfellhernien

- Durch Erweiterung der präformierten **anatomischen Schwachstellen**:
  - Hiatushernie (mit 90 % die häufigste Form aller Zwerchfellhernien):
    1. axiale Gleithernie (Kardia gleitet in Richtung der Ösophagusachse)
    2. paraösophageale Hernie (Kardia fixiert, Magenanteile werden nach intrathorakal verlagert, Extremvariante: Upside-down stomach, Thoraxmagen)
    3. Mischformen aus axialer und paraösophagealer Form
  - Larrey-Hernie: Hernia diaphragmatica sternocostalis (sinistra)
  - Morgagni-Hernie: Hernia diaphragmatica sternocostalis
  - Bochdalek-Hernie: Hernia diaphragmatica lumbocostalis
- **traumatische Zwerchfellhernien**

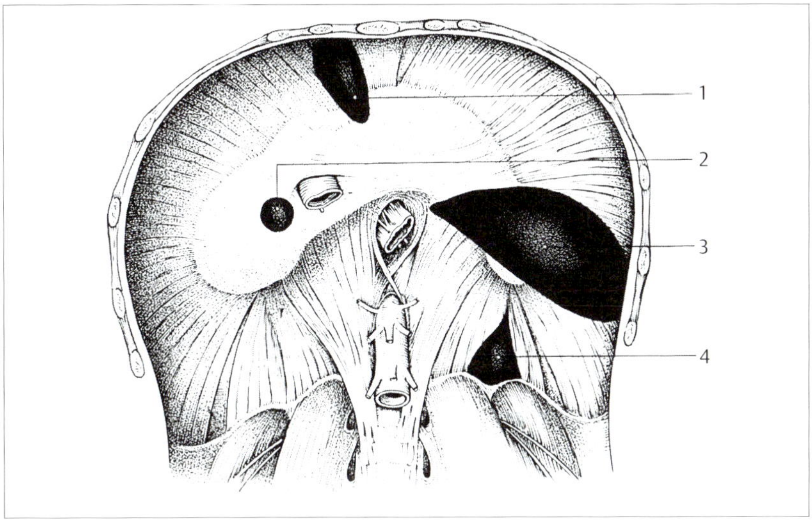

Abb. 5.1 Lokalisation der häufigsten Zwerchfelldefekte und -hernien
1 Morgagni-Hernie
2 parakavale Hernie (Defekt)
3 pleuroperitoneale Lücke (Defekt oder Hernie)
4 Bochdalek-Hernie

(aus: *Müller/Ulrich:* Chirurgie des Zwerchfells, Enke 1986)

- **atraumatische Zwerchfellrupturen**: durch subphrenische Abszesse und andere entzündliche Prozesse in den angrenzenden Organen und Geweben.

5.2.2 Diagnostik

Klinische Befunde

- Auskultation: Darmgeräusche im Thoraxraum
- Perkussion: Dämpfung im Thoraxbereich

Radiologie

- Magen- oder Darmgasansammlung in der Pleurahöhle, ggf. dort Spiegelbildung
- Verdrängung des Mediastinums
- Eine Kontrastdarstellung (MDP) ermöglicht die genaue Zuordnung der verlagerten Strukturen.
- Die Computertomographie kann bei der Differenzialdiagnose und der Unterscheidung der einzelnen Strukturen helfen.

Sonographie

- unterbrochene Zwerchfelllinie
- unmittelbare Nachbarschaft von Darmanteilen und Lungenparenchym
- Ein begleitender reizbedingter Pleuraerguss ist möglich.

Ergänzende Untersuchungen

- intraösophageale pH-Metrie zum Refluxnachweis bei Hiatushernien
- intraösophageale Druckmessung als 3-Punkte-Messung oder Durchzugsmanometrie
- Ösophagoskopie mit PE zur histologischen Abgrenzung von tumorbedingten Symptomen

5.2.3 Symptome und Komplikationen

Symptome

- unspezifische Beschwerden im Oberbauch bzw. im unteren Thoraxbereich
- retrosternales Druck- oder Schmerzgefühl
- Erbrechen
- ösophagealer Reflux (ggf. mit Erosionsblutung, Ulkusbildung oder Ösophagusstenosen)

- gastrointestinale Symptome durch Verlagerung, Abknickung oder Einengung der Verdauungsorgane mit Erbrechen, Subileus, Ileus, Blutung
- pulmonale Manifestationen durch Verdrängung der Lungen mit Dyspnoe, Tachypnoe und belastungsabhängiger Zyanose
- kardiale Symptome durch die intrathorakale Raumforderung: Arrhythmie, Tachykardie

Komplikationen

- Vortäuschung eines Spannungspneumothorax mit nachfolgender, nicht indizierter Punktion oder Drainage
- Inkarzeration von Magen- oder Darmanteilen mit akuter Blutung, Gangrän und Ileus

5.2.4 Therapie

Therapiegrundsätze

- Alle asymptomatischen Zwerchfellhernien (meist als röntgenologischer Zufallsbefund erhoben) bedürfen keiner Therapie.
- Alle symptomatischen Zwerchfellhernien werden zunächst konservativ behandelt.
- Aufgrund der hohen Rezidivrate ist ein operativer Eingriff nur bei ausgeprägten Beschwerden und bei Komplikationen indiziert.

Cave: Bei reinen paraösophagealen Zwerchfellhernien mit bedeutend höherer Komplikationsrate ist die OP-Indikation großzügiger zu stellen!

5.2.4.1 Konservative Therapiemöglichkeiten

- Therapieversuch mit Protonenpumpenhemmern (Antazida oder H_2-Blocker zeigen deutlich schlechtere Ergebnisse) wie bei der Refluxkrankheit, häufig ist eine Langzeitbehandlung notwendig.
- Bei kleinen Hiatushernien bestehen durch moderne endoskopische Verfahren (z. B. endoskopische Gastroplastie, Vollwandplikation) neue Behandlungswege. Langzeitergebnisse fehlen noch.
- Gewichtsreduktion (zur Verminderung des intraabdominellen Druckes!)
- Alkohol- und Nikotinverbot (zur Reduktion der damit verbundenen vermehrten Säureproduktion)

5.2.4.2 Operationsverfahren

Bei Hiatushernien

- Reposition des Bauchinhaltes, hintere oder vordere Hiatoplastik (nichtresorbierbares Nahtmaterial verwenden!), Fundoplicatio nach Nissen, Semifundoplicatio oder partielle hintere Fundoplicatio nach Toupet und ggf. Gastropexie (zur Rekonstruktion des His-Winkels)
- Die genannten Verfahren werden zunehmend auch laparoskopisch ausgeführt, dabei kommen die Verfahren nach Nissen oder nach Toupet häufig zur Anwendung.
- Weitere, jedoch praktisch nur noch selten angewendete Verfahrensvarianten sind:
  - Ligamentum-teres-Plastik
  - Angelchick-Prothese (Kunststoffprothese um die Kardia)
  - Transthorakale Plikation nach Belsey

Bei Defekten im übrigen Zwerchfell

- Bei Defekten im Zwerchfell ist meist ein plastischer Verschluss der Lücke durch Raffung oder Dopplung des Diaphragmas möglich. Bei großen Defekten erfolgt die

Implantation von alloplastischem Material (lyophilisierte Dura oder nichtresorbierbares Netz).

- **Cave**: Im Kindesalter wird von Netzimplantaten wegen der Gefahr von späteren Verziehungen im Wachstumsprozess abgeraten.

5.3 Seltene Erkrankungen des Zwerchfells

- angeborene Zwerchfellduplikatur (akzessorisches Diaphragma)
- angeborene Zwerchfellrelaxation: Relaxatio diaphragmatica (Megadiaphragma, idiopathischer Zwerchfellhochstand)
- erworbene Zwerchfellrelaxation (Paralyse des Diaphragma)
- Zwerchfelltumoren
- Zwerchfellzysten
- entzündliche Veränderungen des Zwerchfells (meist von benachbarten Strukturen übergreifend)
- funktionelle Störungen aufgrund einer Phrenikusreizung (Leitsymptom: Singultus): z. B. postoperativ nach einer Laparotomie oder als frühes Zeichen eines subphrenischen Abszesses.
  - Oft lässt sich die Ursache nicht klären.
  - Therapieversuch mit Sedativa, Bulbusdruck, pressen lassen

6 Magen – Duodenum

K.-H. Reutter

6.1 Anatomie

Arterien

- Arteriell wird der Magen ganz, das Duodenum zum Teil aus dem **Truncus coeliacus** versorgt. Bei der subtotalen distalen Magenresektion wegen eines Karzinoms müssen die Aa. gastricae breves erhalten werden, da sonst, bei obligater Ligatur der A. gastrica sin. am Stamm, eine ausreichende Durchblutung des Magenstumpfes nicht mehr gewährleistet ist.

Venen

- Die Venen verlaufen meist parallel zu den Arterien. Sie drainieren in die V. portae.

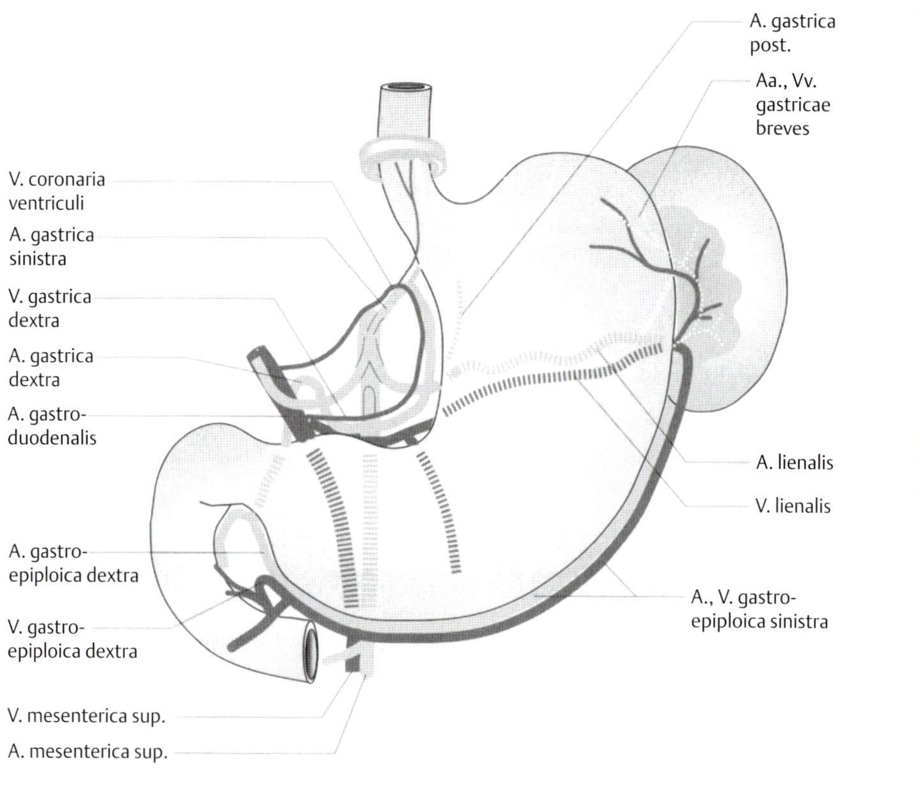

Abb. 6.1 Arterielle und venöse Versorgung des Magens

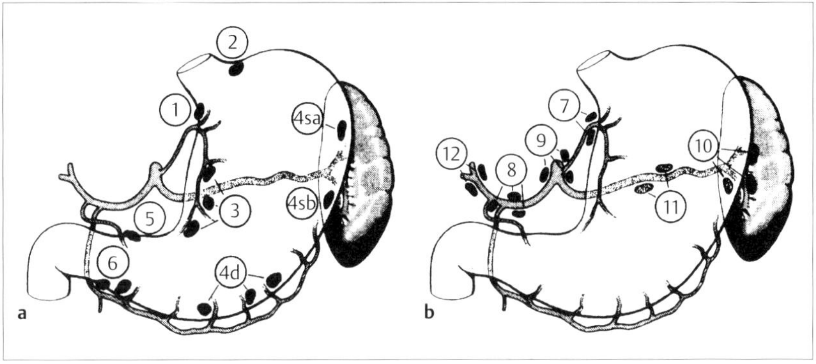

Abb. 6.2 Regionäre Lymphknotengruppen der Kompartimente I und II (aus: *Dennecke*, Lymphadenektomie beim Magencarcinom, in: Der Chirurg (1989) 60:134)

Lymphabfluss

- Am Magen gibt es **3 Lymphabflussgebiete**, die den Versorgungsgebieten der 3 großen Gefäße des Truncus coeliacus – A. gastrica sin., A. hepatica und A. lienalis – entsprechen.
- Die lymphogene Metastasierung des Magenkarzinoms erfolgt zunächst in die perigastrischen LK und von dort ins sog. Kompartiment II entlang der Gefäße, die vom Truncus coeliacus ausgehen.
- Die Lymphknotenstationen werden aus operationstechnischen Gründen in die Kompartimente I, II und III eingeteilt.
  - **Kompartiment I** (LK-Gruppen 1–6): alle LK direkt am Magen: parakardial (1, 2), an der kleinen und großen Kurvatur (3, 4), supra- und infrapylorisch (5, 6).
  - **Kompartiment II** (LK-Gruppen 7–11): LK entlang der großen Gefäße: A. gastrica sin. (7), A. hepatica communis (8), Truncus coeliacus (9), Milzhilus (10), A. lienalis (11).

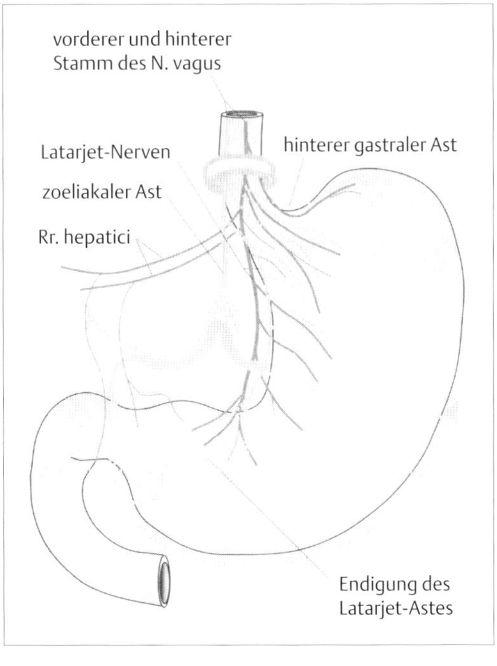

Abb. 6.3 N. vagus

- **Kompartiment III** (LK-Gruppen 12–16): LK am Lig. hepatoduodenale (12), hinter dem Pankreaskopf (13), an der Mesenterialwurzel und dem Mesenterium (14, 15) sowie entlang der Aorta abdominalis (16).

N. vagus

- Oberhalb des Zwerchfells bilden der vordere und der hintere Ast des N. vagus den **periösophagealen Plexus**.
- Knapp oberhalb des Hiatus teilt sich der Plexus in den vorderen und den hinteren **Truncus vagalis**. Manchmal (16 %) teilen sich die Trunci vor der Durchquerung des Zwerchfells in mehrere Äste auf. (In diesen Fällen wird der N. vagus durch eine trunkuläre Vagotomie nicht vollständig ausgeschaltet. Deshalb ist immer eine zirkuläre Dissektion des Ösophagus erforderlich.)
- Die sog. **Rami criminales** zweigen vom hinteren Truncus ab und ziehen zur Hinterseite des Magenfundus.
- Der **vordere Vagusast** verläuft an der Vorderseite der kleinen Kurvatur und versorgt die Magenvorderwand. Aus ihm entspringen die Rr. hepatici, welche auch das Antrum und den Pylorus versorgen.
- Der **hintere Vagusast** verläuft an der Rückseite der kleinen Kurvatur. Er bildet den meist kräftig ausgeprägten zöliakalen Ast und versorgt die Rückwand des Magens.

6.2 Pathogenese des gastroduodenalen Ulkus

- Die **beiden wesentlichen**, voneinander unabhängigen **Faktoren** für die Ulkusentstehung sind die Helicobacter-pylori-Infektion und die Einnahme von NSAR. Ohne das Vorhandensein mindestens eines der beiden Faktoren kommt es nur ausnahmsweise zu einem Ulkus. (Seltene Syndrome: z. B. Zollinger-Ellison-Syndrom; Stressulzera sind hauptsächlich ischämiebedingt).
- Bei 70 % aller Magenulzera und 95 % aller Duodenalulzera ist **Helicobacter pylori** nachweisbar.
- Die Helicobacter-pylori-Infektion führt zunächst zu einer akuten Gastritis, später zu einer chronischen Gastritis B, diese führt dann zu einem Aufbrechen der Schleimhautintegrität.
- Da aber nur 10 % der Patienten mit Helicobacter-pylori-induzierter Gastritis B ein peptisches Ulkus entwickeln, müssen nach wie vor noch andere Faktoren bei der Ulkusentstehung mitwirken.
- Die genauen Mechanismen sind nicht bekannt.
  - Einerseits nimmt man weiterhin an, dass eine Imbalance zwischen aggressiven und protektiven Schleimhautfaktoren für die Pathogenese des Ulkus von entscheidender Bedeutung ist („ohne Säure kein Ulkus"). Ein Übergewicht der aggressiven Faktoren führt über die Schädigung der Mukosabarriere zu einer Gastritis, zu einer Schädigung der Schleimhaut und zur Ulkusentstehung.
  - Andererseits sind komplexe Wechselwirkungen zwischen bakteriellen Virulenzfaktoren und der Immunantwort des Wirtes, Kofaktoren aus der Umgebung und die vermehrte Virulenz mancher Helicobacter-pylori-Stämme und damit der Schweregrad der induzierten Gastritis für die Ulkusentstehung mitverantwortlich.
  - Bei der Entstehung des Ulcus ventriculi wird auch eine Funktionsstörung des Magenantrums mit gesteigertem Duodenalsaftreflux diskutiert.
- Seltene Syndrome: z. B. Zollinger-Ellison-Syndrom (s. S. 291)
- Stressulzera sind hauptsächlich ischämiebedingt.
- **Protektiv wirken:**
  - Mukosabarriere durch Schleim- und Bikarbonatsekretion
  - Durchblutung der Schleimhaut, gute Mikrozirkulation

  - Prostaglandine
  - Epithelregeneration
- **Aggressiv wirken:**
  - HCl, Pepsin (beim Ulcus duodeni ist die erhöhte HCl-Produktion auch weiterhin unbestritten von zentraler Bedeutung für die Ulkusentstehung.)
  - Mucinase des Helicobacter pylori ⇒ akute Gastritis ⇒ chronische Gastritis B ⇒ Aufbrechen der Schleimhautintegrität
  - Duodenogastraler Reflux ⇒ Gallensäuren und Lysolecithin ⇒ Zellschädigung
  - Medikamente (z. B. NSAR hemmen die Prostaglandinsynthese, Glucocortikoide)
  - Alkohol, Nikotin
  - Ischämie der Schleimhaut (z. B. durch Stress oder Blutverlust)
  - Stase infolge einer Pylorusstenose ⇒ längere Kontaktzeit der Nahrung mit G-Zellen ⇒ erhöhte Gastrinproduktion

6.3 Symptome und Diagnostik bei Erkrankungen des Magens und des Duodenums

Symptome

- Ulcus duodeni: Nüchternschmerz, Nacht-, Spätschmerz. Besserung nach einer Nahrungsaufnahme
- Ulcus ventriculi: Sofortschmerz nach der Nahrungsaufnahme. Die Schmerzen können aber auch unabhängig von der Nahrungsaufnahme auftreten.

Diagnostik

- Sonographie
- Gastroskopie: PE, Histologie und Bakteriologie (Untersuchung auf Helicobacter pylori ist integraler Bestandteil jeder Endoskopie des oberen GI-Trakts!) Routinediagnostik der Gastritis: endoskopisch-bioptisch ⇒ 2 Biopsien aus dem Antrum u. Corpus, zusätzlich 2 Antrumbiopsien zum H.-p.-Nachweis mittels Urease-Schnelltest
  - **Urease-Schnelltest** mit PEs aus dem Antrum und Korpus. Beim Ulcus ventriculi zusätzlich vom Ulkusrand und -grund zur Bestimmung der Dignität. Der kulturelle Keimnachweis ist sehr aufwendig und für die Routinediagnoostik nicht geeignet.
- Die alleinige Durchführung des serologischen H.-p.-Tests oder des nichtinvasiven ^{13}C-Harnstoff-Atemtests kann zur Erstdiagnostik einer H.-p.-Infektion nicht empfohlen werden.
- Röntgen (Magen-Darm-Passage)
- Funktionsdiagnostik
- Ausschluss eines Zollinger-Ellison-Syndroms (hohe BAO, Gastrin ist basal und nach Provokation mit Sekretin stark erhöht)
- Stuhluntersuchung auf okkultes Blut

6.4 Ulcus ventriculi

Definitionen

- Ulkus: Läsion von Mukosa, Submukosa und Muscularis mucosae.
- Erosion: Die Läsion ist auf die Schleimhaut begrenzt.

6.4.1 Einteilung

Akutes Ulkus

- Stressulkus
  - tritt meist im Rahmen einer intensivmedizinischen Behandlung auf, nach Operationen, Polytrauma, Verbrennungen, Nierenversagen, Langzeitbeatmung ⇒ Prophylaxe wichtig
- Ulcus-simplex-Dieulafoy (auf die Mukosa beschränkt)
- medikamentös bedingtes Ulkus

Chronisches Ulkusleiden (Ulkuskrankheit)

- Ulcus ventriculi : Ulcus duodeni = 1 : 4
- Männer : Frauen = 4 : 1
- Altersgipfel: 50.–70. Lj.
- Lokalisation: zu 80 % an der kleinen Kurvatur, meist an der Übergangszone zwischen der antralen und der säurebildenden Schleimhaut. Nur 10 % der Ulzera entwickeln sich im Fundus.

Klassifikation des Ulcus ventriculi nach Johnson

- **Typ I:** Ulkus im Magenkorpus, meist an der kleinen Kurvatur proximal der Incisura angularis ohne pathologischen Befund im Duodenum und Pylorus. Der Magensaft ist hypoazid. Häufigste Form: ca. 60 %
- **Typ II:** Ulkus im Magenkorpus kombiniert mit einem Ulkus im Duodenum, hyperazider Magensaft, ca. 20 % der Fälle
- **Typ III:** präpylorisches Ulkus, hyperazid

Die Säurekapazität des Magens verringert sich vom Pylorus in Richtung Kardia.

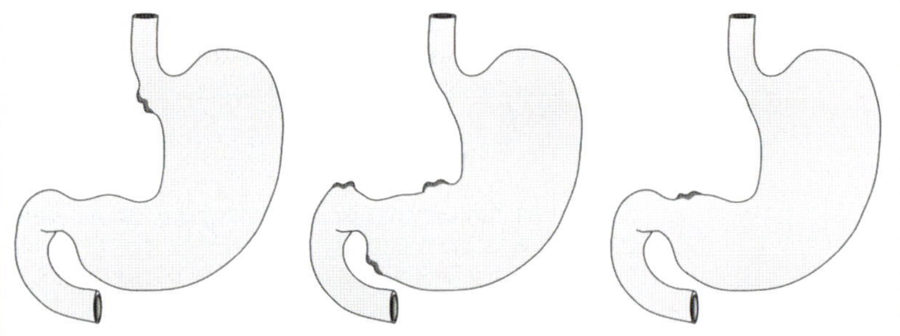

Abb. 6.4 Klassifikation nach Johnson

6.4.2 Therapie

Konservative Therapie

Die Therapie ist **primär konservativ.** Ein Karzinom muss zuvor endoskopisch ausgeschlossen werden. Nach der Eradikation des Helicobacter pylori kommt es in 75–80 % der Fälle zur Abheilung des Ulcus ventriculi.

- **Helicobacter-Eradikation** bei H.-p.-Nachweis und Vorliegen eines Ulkus: **Tripel-Therapie** für 7 Tage mit
  - Omeprazol (Antra) 2 x 20 mg
  - Clarithromycin 2 x 500 mg
  - Amoxicillin 2 x 1 g
  - oder **alternativ**: Omeprazol 2 x 20 mg, Clarithromycin 2 x 250–500 mg, Metronidazol 2 x 400 mg für 7 Tage

- Beseitigung aggressiver Faktoren wie Nikotin, Alkohol oder NSAR
- Antazida
  - Aluminium-/Magnesiumhydroxid 10–30 ml nach den Mahlzeiten
- Schleimhautprotektion, z. B. mit
  - Prostaglandinanaloga
  - Sucralfat
- Protonenpumpenhemmer (effektiv bei allen Ulzera), z. B.
  - Omeprazol (Antra)
- H_2-Blocker (Heilungsrate 70–90 % nach 6–8 Wochen)
  - Roxaditin (Roxit/-mite)
  - Cimetidin (Tagamet)
  - Ranitidin (Sostril)
  - Famotidin (Pepdul)

Kontrolle der Ulkus-Abheilung

- Ulcus ventriculi nach 4–6 Wochen endoskopisch-bioptisch
- Ulcus duodeni: ^{13}C-Schnelltest

OP-Indikationen

- Auftreten von Ulkuskomplikationen:
  - Blutungen (schwer, anhaltend, rezidivierend)
  - Perforation
  - Magenausgangsstenose
- Versagen der konservativen Therapie (wenn das Ulkus nach mehr als 8–12 Wochen konservativer Therapie noch nicht abgeheilt ist)
- rezidivierend auftretende Ulzera
- Karzinomverdacht

6.4.3 Operationsverfahren (Übersicht)

Resezierende Verfahren

- **Magenresektion nach BI oder BII**
  - Die BI-Resektion zeigt bei gleicher Effektivität weniger Nebenwirkungen und bessere Langzeitergebnisse als die BII-Resektion.
  - Ein duodenogastraler Reflux tritt nach beiden Verfahren nahezu immer auf. Hierdurch entstehen pathologische Schleimhautveränderungen bis hin zum Karzinom. Durch die Pufferung der Magensäure werden andererseits weniger Rezidivulzera beobachtet.
  - Letalität: 1–2 %
  - Funktionsstörungen nach BII: 20 %
  - Rezidive: 2 %
  - Magenstumpfkarzinomhäufigkeit bei BII 4mal höher als bei BI

Vagotomie

- Die Vagotomie (SPV) ist angesichts der hohen Rezidivhäufigkeit praktisch verlassen worden.

Kombinierte Verfahren

- kombinierte Verfahren: Antrumresektion und Vagotomie werden vor allem beim Ulkus-Typ III eingesetzt.
  - Letalität: 1 %
  - Rezidiv: 0,5–1,5 %

Refluxverhütende Rekonstruktionsverfahren

- **Roux-Y-Rekonstruktion:** Sie schaltet bei gleichem OP-Risiko wie BI oder BII den duodenogastralen Reflux aus. Durch die fehlende Neutralisation des Magensaftes besteht jedoch ein hohes Risiko von Anastomosenulzera. (Nach Untersuchungen von Walgenbach und Junginger sind es bis zu 15,9 %. Dies spricht nach Ansicht

der Autoren gegen eine standardmäßige Anwendung.) Meist wird die Roux-Rekonstruktion mit einer Vagotomie kombiniert, da dieses Vorgehen zu niedrigeren Ulkusrezidivraten führt.
- **Interposition einer Dünndarmschlinge** zwischen Restmagen und Duodenum. Dieses Verfahren kann wegen seiner hohen Rezidivrate (20,6 %) und der hohen Rate an postoperativen Beschwerden (35 %) nicht als Primäreingriff empfohlen werden.

6.4.4 OP-Taktik

Die Operationsverfahren werden in Abhängigkeit von der Lokalisation des Ulkus gewählt.
- **Ulcus ventriculi Typ I: distale Magenresektion** unter Mitnahme des Ulkus. Durch eine schlauch- oder treppenförmige Resektion können auch Ulzera proximal des Angulus entfernt werden.
  - **Standardtherapie beim Magenulkus ist die Rekonstruktion nach BI** durch eine terminoterminale Gastroduodenostomie. Die BI-Rekonstruktion ist bei gleichem OP-Risiko, geringeren Funktionsstörungen und niedriger Stumpfkarzinomrate der BII-Operation überlegen. Bei Hyperazidität, bei chronischen therapierefraktären Ulcera ventriculi oder duodeni kann evtl. zusätzlich eine selektiv proximale Vagotomie (SPV) durchgeführt werden.
  - Ist eine BI-Rekonstruktion aus anatomischen Gründen nicht möglich, dann kann eine **Rekonstruktion nach BII** oder eine **Rekonstruktion nach Roux** erfolgen.
- **Ulcus ventriculi Typ II:** Antrumresektion mit selektiv gastraler Vagotomie (SGV)
- **Ulcus ventriculi Typ III** (präpylorisches oder intrapylorisches Ulkus): **kombinierte Verfahren** erzielen die niedrigsten Rezidivraten:
  - SGV und Antrektomie
- SPV und Drainage-OP senken das Rezidivrisiko ebenfalls. Die alleinige Vagotomie oder die alleinige Resektion beim Typ III-Ulkus ist mit einer hohen Rezidivrate behaftet (9–30 %). **Rezidivulkus nach SPV**:
  - In 70 % der Fälle sind konservative Maßnahmen erfolgreich.
  - ansonsten distale Magenresektion
  - Revagotomie nur bei eindeutig erkennbarer inkompletter Denervierung
- **Rezidivulkus nach BI-Resektion**:
  - Anastomosen- bzw. Magennachresektion, Reparation nach BII mit Fußpunktanastomose oder nach BI mit SGV
  - transthorakale, trunkuläre Vagotomie
- **Rezidivulkus nach BII-Resektion**:
  - Resektion der Gastrojejunostomie, Reparation nach BII mit Fußpunktanastomose, Reparation nach BI oder nach Roux mit SGV
  - transthorakale, trunkuläre Vagotomie

6.5 Ulcus duodeni

- **Definition:** s. Ulcus ventriculi
- Ulcus duodeni : Ulcus ventriculi = 4 : 1
- Altersgipfel: 30.–50. Lj.
- 80 % männliche Patienten
- Lokalisation fast ausschließlich im Bulbus duodeni

6.5.1 Therapiegrundsätze

Konservative Therapie

Die Therapie ist primär konservativ. Siehe Ulcus ventriculi.

Kontrolle der Ulkus-Abheilung

- ^{13}C-Schnelltest
- nach kompliziertem Ulkus endoskopisch

OP-Indikationen

Die Indikation zur Vagotomie stellt sich heute angesichts der konservativen Therapiemöglichkeiten nur noch selten. Nach der H.-p.-Eradikation kommt es in 95 % der Fälle zur Abheilung des Ulcus duodeni.

- Ulkuskomplikationen
  - (schwere, anhaltende oder rezidivierende) Blutung
  - Perforation
  - Stenose
- Chronisch-rezidivierend auftretende Ulzera trotz Helicobacter-pylori-Eradikation.
- therapierefraktäre Ulzera, mehrere erfolglose Behandlungsserien
- Gastrinom (Zollinger-Ellison-Syndrom)

6.5.2 Operationsverfahren (Übersicht)

Nichtresezierende Verfahren haben sich durchgesetzt.

- Die **selektiv proximale Vagotomie** (SPV) ist das **Standardverfahren** zur operativen Behandlung des unkomplizierten Ulcus duodeni. Bei Stenosen wird sie mit einer Pyloroplastik kombiniert.
  - Letalität: 0,3 %
  - Funktionsstörungen: 2–11 % Dumping-Syndrom, 2–7 % Diarrhoe. 80–90 % der Patienten sind völlig beschwerdefrei.
  - Rezidivrate: 9–30 %, in erster Linie vom Operateur abhängig. Eine prinzipiell durchgeführte Pyloroplastik konnte das Rezidivrisiko nicht eindeutig senken.
- **trunkuläre Vagotomie** mit Pyloroplastik.
  - Bei 20 % der Patienten treten schwere postoperative Funktionsstörungen auf.
- **selektiv gastrale Vagotomie** mit Antrumresektion (kombiniertes Verfahren)
- **2/3-Resektion, Rekonstruktion nach BI oder BII** (kompliziertes Ulcus duodeni)
  - Nach einer BII-Operation findet man in 20 % der Fälle schwere postoperative Funktionsstörungen.

6.5.3 OP-Taktik

Das Ziel der Säure- und Pepsindepression kann durch resezierende und durch organerhaltende Verfahren erreicht werden.

- Bei entsprechender Indikation (s. o.) ist beim Ulcus duodeni die **selektiv proximale Vagotomie (SPV)** die **Therapie der Wahl**.
- Bei einer nichtaufdehnbaren Pylorusstenose wird zusätzlich eine Pyloroplastik, z. B. nach Heinecke-Mikulicz, durchgeführt.
- kompliziertes Ulcus duodeni: 2/3-Resektion und Rekonstruktion nach BI oder BII
- präpylorisches oder intrapylorisches Ulkus: kombinierte OP

6.6 Chirurgische Ulkustherapie

6.6.1 Nahttechniken an Magen und Duodenum

An Magen und Duodenum finden sowohl Hand- als auch Klammernähte Verwendung.

Handnaht

- Material: resorbierbare Fäden, geflochten oder monophil, synthetisch 3 x 0 bis 4 x 0
- Die Naht ist einreihig oder zweireihig, fortlaufend oder als Knopfnaht möglich.
- Durchgesetzt hat sich inzwischen die einreihige, serosubmukös gestochene Naht in Einzelknopf- oder fortlaufender Technik. Die Submukosa muss zur Blutstillung mitgefasst werden, die Mukosa kann ausgespart bleiben. „Viel Serosa, wenig Mukosa nehmen". Heilungsdauer ca. 6 Tage.
- Der Fadenabstand zum Wundrand und zum Nachbarfaden sollte ca. 5 mm betragen. Auf eine spannungsfreie Naht und eine ausreichende Durchblutung der Wundränder muss geachtet werden.
- Die Handnaht ist überall möglich.

Klammernaht

Für bestimmte Operationen oder OP-Abschnitte haben sich Klammernahtgeräte durchgesetzt, teils aus Gründen der Zeitersparnis, z. B. bei ausgedehnten Nähten (Magenresektion, Ersatzmagenbildung), oder zur Herstellung schwieriger und komplikationsträchtiger Anastomosen, z. B. bei der Ösophagojejunostomie.

- **gerade Nahtgeräte:** TA[1] , GIA (doppelläufig) ⇒ evertierte Nahtreihe
  - Magenschlauchbildung als Ösophagusersatz mit dem GIA
  - Ersatzmagenbildung mit dem GIA
  - einfacher Duodenalstumpfverschluss (v. a. Karzinomchirurgie). In der Ulkuschirurgie und beim komplizierten Duodenalverschluss liegen oft massive Wandveränderungen vor, sodass die Handnaht unverzichtbar ist.
  - Blutstillende Nähte können erforderlich sein.
  - Die Notwendigkeit der Serosierung der Klammernahtreihe wird kontrovers diskutiert.
- **zirkuläre Nahtgeräte:** EEA[2] ⇒ invertierte Nahtreihe
  - Ösophagojejunostomie. Erhebliche Senkung der Insuffizienzrate auf unter 10 %
  - Roux-Y-Rekonstruktion. Hier bringt das Klammernahtgerät allerdings kaum Vorteile.

6.6.2 Distale Magenresektion

OP-Indikationen

- Ulcus ventriculi
- kompliziertes Ulcus duodeni

OP-Technik

- **Zugangswege**
  - oberer Medianschnitt
  - Paramedianschnitt links, bei B I auch rechts
- **Skelettierung der großen Kurvatur** (Abb. 6.5)
  - Die Skelettierung beginnt man etwas unterhalb der gastroepiploischen Gefäßscheide; innerhalb der Arkade, nahe am Magen bleiben. Skelettieren nach pro-

---

1 TA 30, 55 und 90 und GIA-Geräte von Autosuture C. TA = Thorakoabdominale Anastomose, GIA = gastrointestinale Anastomose

2 EEA-Geräte von Autosuture C. oder Ethicon (LS und ILS)

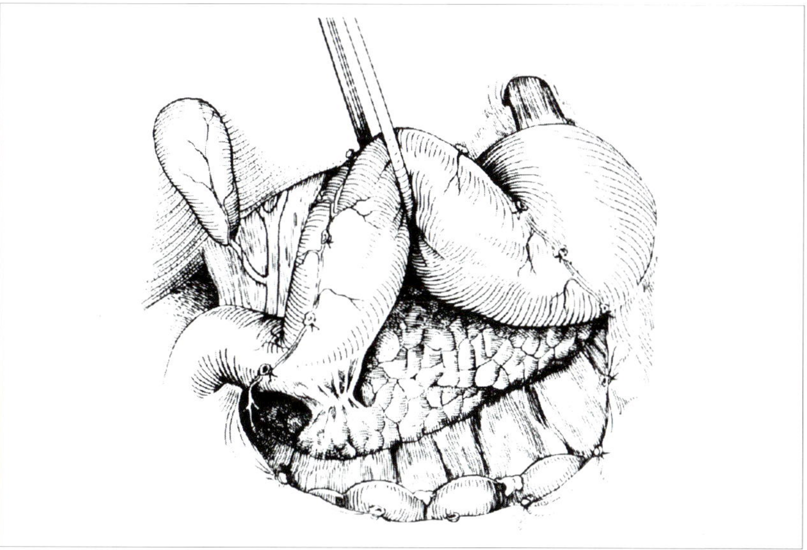

Abb. 6.5 Skelettieren der großen Kurvatur bis zur gastroepiploischen Gefäßscheide (aus: *Dahm/Rehner*, Der Billroth-I-Magen, Enke 1984)

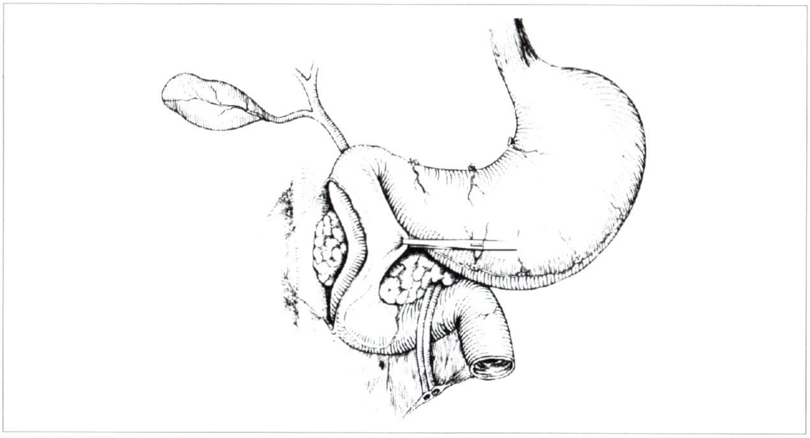

Abb. 6.6 Mobilisieren des Duodenums nach Kocher (aus: *Dahm/Rehner*, Der Billroth-I-Magen, Enke 1984)

ximal bis zur gastroepiploischen Gefäßscheide (Zusammenfluss von A. gastroepiploica dextra und sinistra)
- Skelettieren nach distal ca. 2–3 cm über den Pylorus hinaus bis zum peritonealen Umschlag auf dem Pankreaskopf

- **Mobilisieren des Duodenums nach Kocher** (Abb. 6.6)
  - nicht obligat. Diese Maßnahme ist nur erforderlich, wenn eine Rekonstruktion nach BI erfolgen soll oder ein schwieriger Duodenalstumpfverschluss erforderlich wird.
- **Skelettierung der kleinen Kurvatur**
  - Man beginnt mit der Ligatur der A. gastrica dextra unter Schonung des Lig. gastroduodenale und des Pankreas.
  - Skelettierung der kleinen Kurvatur bis ca. 5 cm unterhalb der Kardia
- **Absetzen des Magens** ca. 2 cm distal des Pylorus über einer Staplernaht oder offen
  - Haltefäden am Duodenum
  - Magenstumpf in ein Bauchtuch einschlagen
  - Hochklappen des Magens aus dem OP-Gebiet
- Verschluss des Duodenums bei geplanter Rekonstruktion nach B II

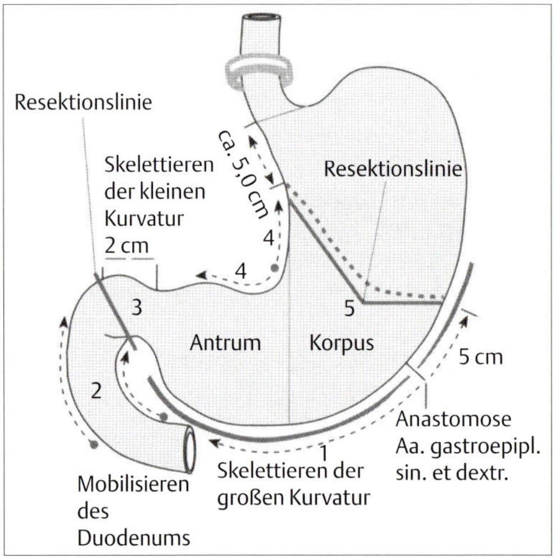

Abb. 6.7 Resektionslinie am Magen

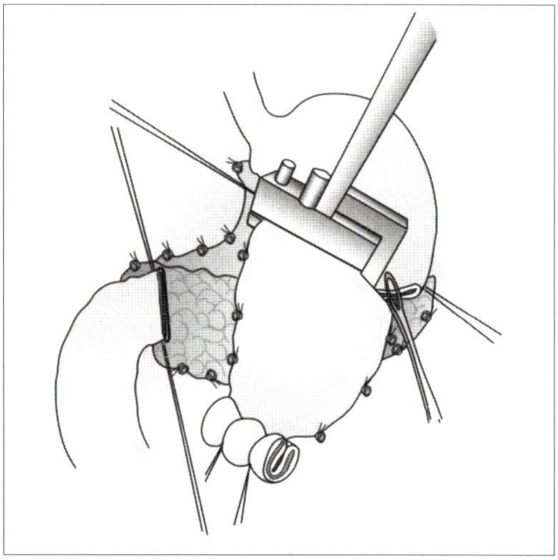

Abb. 6.8 Absetzen des Magens (B I)

- **Resektionslinie am Magen festlegen**, Haltefaden an die kleine Kurvatur
- queres Eintrennen der Großkurvaturseite in Höhe der Anastomose, bei geplantem BI in einer Länge, die etwa dem Lumen des Duodenums entspricht. Ist eine Rekonstruktion nach B II geplant, dann wird der Magen auf etwa 1/3 seiner Breite eingetrennt. Die Weite der Anastomose sollte ca. 6 cm betragen.
- Die **Resektionslinie** verläuft von dieser Ecke aus schräg zur kleinen Kurvatur bis ca. 5 cm unterhalb der Kardia (Abb. 6.**7**).
- **Absetzen des restlichen Magens** und Verschluss der Kleinkurvatur mit dem TA90. Serosierung der Klammernaht mit seromuskulären Knopfnähten (oder fortlaufend). **Alternativ** zum TA90-Einsatz kann der kleinkurvaturseitige Blindsackanteil auch mit einer zweireihigen Handnaht (innen fortlaufende allschichtige Naht 3 x 0 PGS, außen seroseröse Knopfnähte) verschlossen werden (Abb. 6.**8**).

6.6.3 Rekonstruktion nach B I

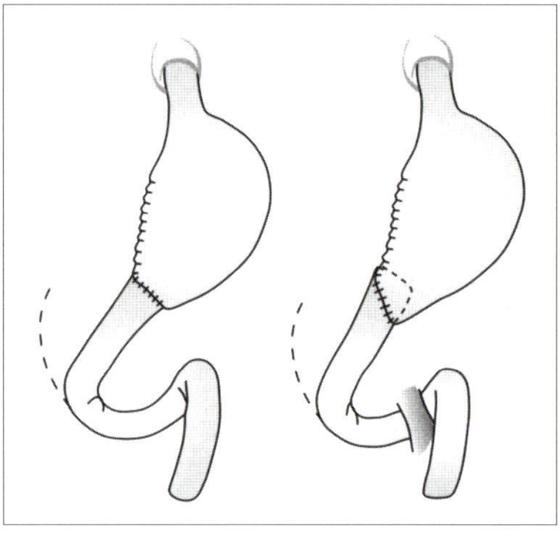

Abb. 6.9 Rekonstruktion nach BI. Terminoterminale oder terminolaterale Gastroduodenostomie

OP-Technik

- **distale Magenresektion**
- **Verschluss der kleinen Kurvatur**
- **Herstellung der Gastroduodenostomie** in zweireihiger Handnahttechnik. Auch eine einreihige, dichtgestochene Allschichtknopfnaht ist möglich.
  - Legen der seromuskulären Hinterwandnähte: Mit Dexon- oder Seidennähten wird das Duodenum End-zu-End fixiert (hintere Naht). Der Abstand der Nähte zueinander und zum Resektionsrand beträgt ca. 0,5 cm (Abb. 6.**10**).
  - PGS-Naht 3 x 0 (Einzelknopf oder fortlaufend) der Hinterwand, 0,5 cm Abstand zwischen den Einzelknopfnähten
  - PGS-Naht 3 x 0 der Anastomosenvorderwand. 0,5 cm Abstand, Serosa fassen, wenig Mukosa nehmen (Abb. 6.**11**)
  - Zweite, einstülpende Nahtreihe mit Vicryl oder Seide, kleinkurvaturseitig beginnend. 3-Punkt-Naht der „Jammerecke" (Abb. 6.**12**)
- Magensonde in Magen/Duodenum
- Easy-Flow-Drainage subhepatisch, anastomosennah

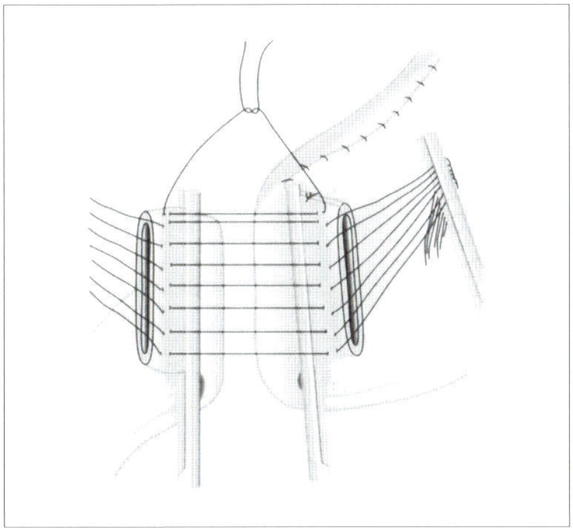

Abb. 6.10 Legen der Hinterwandnähte

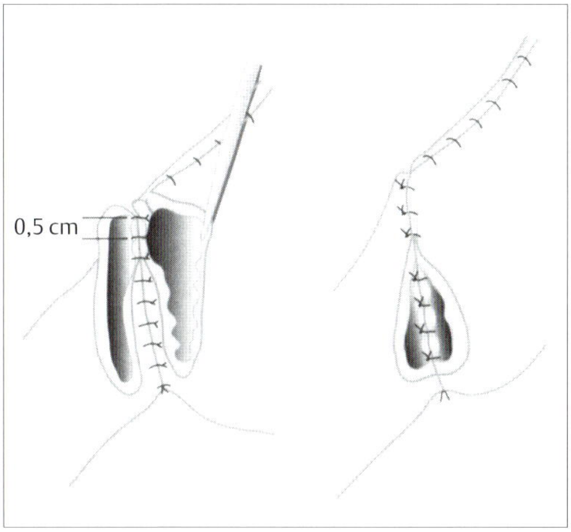

Abb. 6.11 2. Hinterwandnahtreihe, Naht der Vorderwand

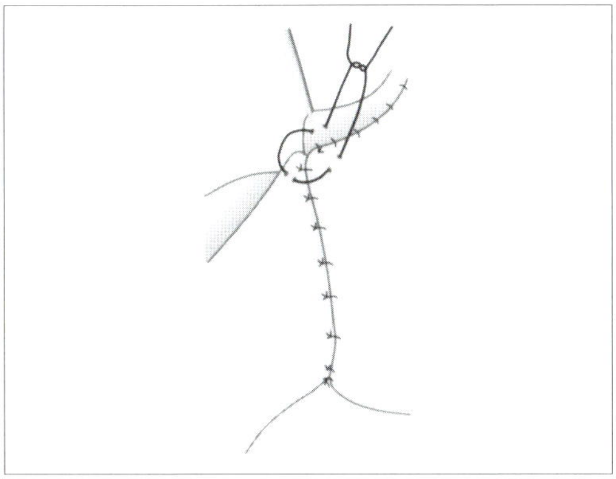

Abb. 6.12 Sicherung der „Jammerecke"

6.6.4 Rekonstruktion nach B II

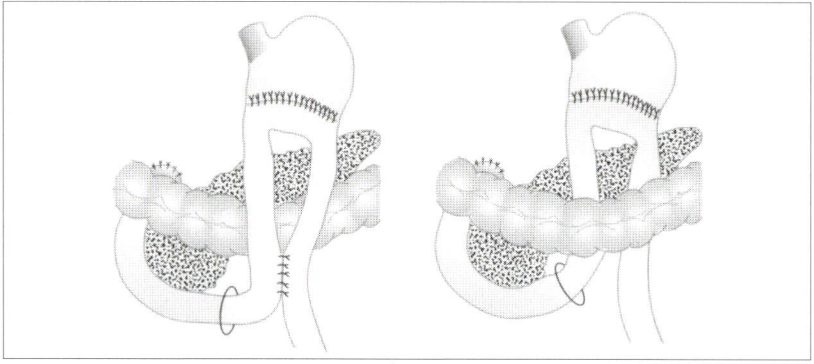

Abb. 6.13 Rekonstruktion nach BII antekolisch oder retrokolisch

Methoden

- **Antekolisch-anisoperistaltisch**
  - Braun-Fußpunktanastomose notwendig
  - Wenig Reflux ⇒ mehr Ulkusrezidive ⇒ weniger Karzinome
- **Retrokolisch-anisoperistaltisch** (Polya-Reichl s. Abb 6.**13** oder Hoffmeister-Finsterer)
  - technisch schneller
  - kurze zuführende Schlinge – keine Fußpunktanastomose erforderlich
  - totaler Gallereflux und alkalischer Duodenalsaft ⇒ weniger Ulkusrezidive ⇒ häufiger Karzinome
- Die Braun-Fußpunktanastomose zur Entlastung des Duodenalstumpfes und zur Reduzierung des duodenogastralen Refluxes muss nicht immer angelegt werden, z. B. nicht bei der retrokolischen anisoperistaltischen und der antekolischen isoperistaltischen Anastomose.

OP-Technik

- **distale Magenresektion**
- **Verschluss des Duodenalstumpfes**
  - Staplernaht mit TA55, die serosiert werden kann, oder
  - zweireihige Handnaht: dichtgestochene Allschichtnaht, gesichert durch seromuskuläre Knopfnaht, oder
  - fortlaufende, durchgeschlungene Kürschner-Naht, welche mit Hilfe der Pankreaskapsel gedeckt werden kann
- **Verschluss der kleinen Kurvatur**
- **Auswahl der proximalen Jejunumschlinge**
  - Aufsuchen der Flexura duodenojejunalis und Hervorholen des Jejunums kurz hinter dem Duodenum. Abmessungen siehe Abb. 6.**14**
  - antekolisches Hochziehen der Schlinge
  - zuführende Schlinge zur kleinen Kurvatur
- antimesenteriale Inzision des zur Anastomose ausgewählten Jejunumstücks zwischen Zügeln
- **Gastrojejunostomie (partielle, antekolische, anisoperistaltische)**:
  - dichtgestochene Allschichtknopfnaht zunächst der Hinterwand, dann der Vorderwand (viel Serosa, wenig Mukosa fassen) oder
  - Staplernaht
- Sicherung der Pole durch Dreipunktnähte
- **Braun-Fußpunktanastomose** ca. 25 cm unterhalb der GE. Lichte Weite ca. 6 cm. Einreihige Allschichtnaht oder Staplernaht

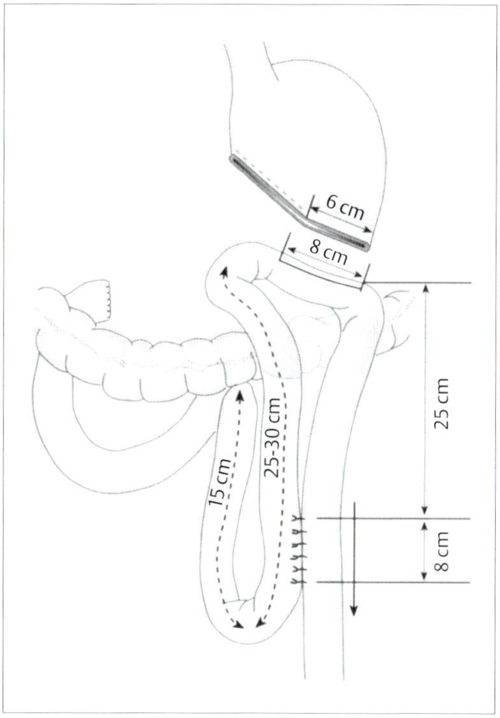

Abb. 6.14 BII-Resektion

6.6.4.1 Intraoperative Komplikationen

OP-Technik

schwieriger Verschluss des Duodenalstumpfes bei Hinterwandulzera mit Penetration ins Pankreas:

In dieser Situation fehlt ein freier Duodenalrand zum Verschluss des Stumpfes.

- Skelettierung des distalen Magens wie üblich
- Mobilisieren des oberen Duodenums
- offenes Absetzen des ulkustragenden Abschnitts unterhalb des Geschwürs oder sogar quer durch das Geschwür. Verschluss des Magenstumpfes mit einer Klemme und Hochschlagen desselben. Variante: Einschneiden der Duodenumvorderwand auf Höhe des unteren Ulkusrandes und Umschneidung des penetrierten Ulkus
- dichtgestochene Knopfnaht von Ulkusunterrand und Duodenumvorderwand. (Abb. 6.**15**) (resorbierbar oder nicht resorbierbar)
- 2. Nahtreihe: Ulkusoberrand – Duodenumvorderwand mit U-Nähten (Abb. 6.**16**)
- Wenn möglich, sollte die Naht mit Netz gedeckt werden.

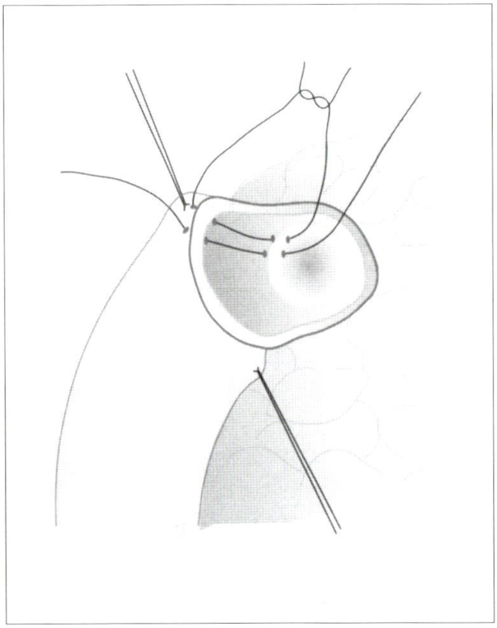

Abb. 6.15 Knopfnaht von Ulkusunterrand und Duodenumvorderwand

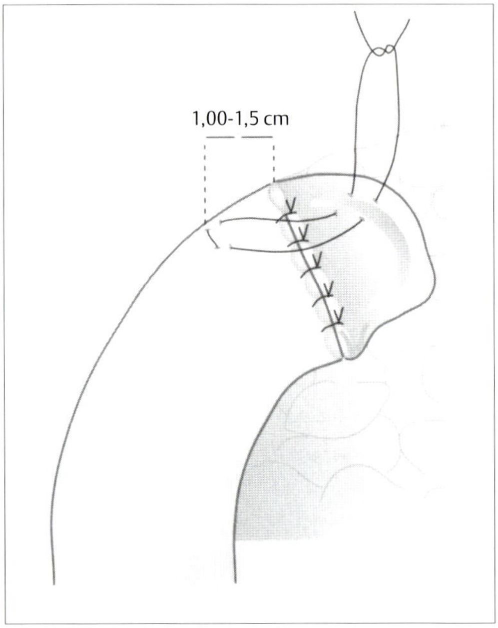

Abb. 6.16 2. Nahtreihe: Ulkusoberrand-Duodenum-vorderwand mit U-Nähten

6.6.5 Roux-Y-GE

Prinzip

- **distale Magenresektion**
- **Verschluss des Duodenalstumpfes**
- **End-zu-Seit-Roux-Anastomose** ca. 40 cm unterhalb der Gastrojejunostomie. Standardmäßig dichtgestochene einreihige Allschichtknopfnaht. Die Staplernaht bringt kaum Vorteile.

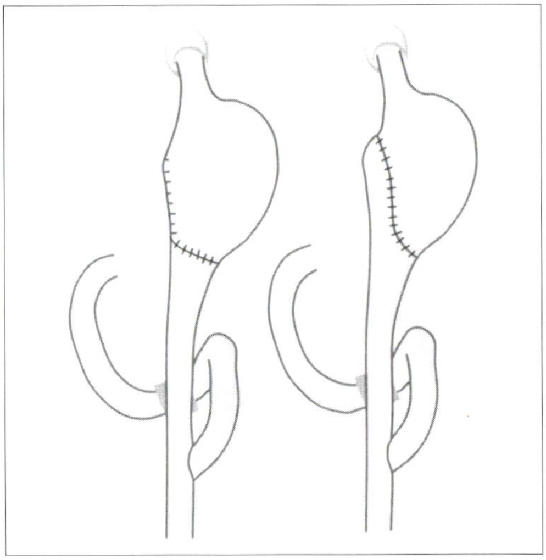

Abb. 6.17 Rekonstruktion nach Roux

6.6.6 Nachbehandlung der Magenresektion

OP-Tag	Infusionstherapie bis zum Kostaufbau, in der Regel genügen Elektrolythlösungen.
1. Tag	Mobilisieren, KG, Atemgymnastik
4. Tag	Magensonde abklemmen. Wenn weniger als 400 ml Sekret abfließen, wird sie entfernt; Tee.
5. Tag	Langsamer Kostaufbau, 6–8 kleine Mahlzeiten
8. Tag	Zieldrainage entfernen
10.–12. Tag	Fäden entfernen

6.6.7 Postoperative Komplikationen nach Magenresektionen

Nachblutung

- **intraluminär**
  - Revision bei persistierenden Blutungen, die mehr als 4 (–6) Konserven in 24 Std. zur Stabilisierung erfordern
  - wenn möglich endoskopische Blutstillung, ansonsten
  - Relaparotomie, Eröffnung des Magens 4 cm oberhalb der Anastomose und Umstechung der Blutungsquelle
- **extraluminär**
  - Relaparotomie und Versorgung der Blutungsquelle in typischer Weise

Nahtinsuffizienz

- Eine Nahtinsuffizienz im Anastomosenbereich tritt nach B-I-Operationen in 3–4 % der Fälle auf.
- Die **postoperative Magenatonie** kann 3–7 Tage dauern. Peritonitiszeichen bei einer länger anhaltenden Magenatonie deuten auf eine Nahtinsuffizienz hin.
- Bei lokalen Peritonitiszeichen und regelrechter Peristaltik sowie funktionierender Zieldrainage und Magensonde kann abgewartet werden. Parenterale Ernährung. Häufig spontaner Verschluss der Fistel.
- bei fortschreitendem Krankheitsbild – **paralytischem Ileus** ⇒ Relaparotomie
  - bei intaktem Nahtlager: Verschluss des Lecks mit einreihiger Allschichtknopfnaht. Deckung der Naht mit Netzzipfel. Intraluminale und peritoneale Drainage
  - bei nicht nahtfähigen Wundrändern: Versuch der lokalen Exzision und Naht. Drainage
  - wenn die lokale Reparation nicht möglich ist: Resektion der Anastomose, Verschluss des Duodenalstumpfes, Anlage einer Gastrojejunostomie nach BII oder Roux
  - wenn bei einer ausgeprägten Peritonitis eine sofortige Reparation nicht möglich ist: Abdichtung von Magen und Duodenum mit Ballonkathetern, Witzel-Fistel, definitive Sanierung später
  - bei Peritonitis: ausgiebige Spülung und Drainage

Postoperative Anastomosenstenose

Sie ist häufig die Folge eines Anastomosenödems.
Spontane Rückbildung nach 8–14 Tagen.

6.6.8 Vagotomieverfahren

Das Prinzip der Vagotomie ist die Denervierung der Belegzellen. Hierdurch wird bei allen Vagotomieformen eine Säurereduktion um 60–70 % erreicht. Eine Grundforderung für alle Vagotomieformen ist die vollständige Denervierung, die am schwierigsten bei der SPV zu erfüllen ist – intraoperative Qualitätskontrolle. Die Schleimhautdurchblutung wird um 50–80 % herabgesetzt.

- trunkuläre Vagotomie (TV)
- selektiv gastrale Vagotomie (auch selektiv totale V.) (SGV)
- selektiv proximale Vagotomie (SPV)

6.6.9 Trunkuläre Vagotomie (TV)

Prinzip

- Durchtrennung der Vagusstämme knapp unterhalb des Zwerchfells vor dem Abgang der hepatopylorischen Äste bzw. des R. coeliacus. Hierdurch kommt es zur vagalen Denervierung des Oberbauchs (Leber, Gallenblase, Magen, Dickdarm, Pankreas).
- Wegen der Störung der Magenmotorik mit Öffnungslähmung des Pylorus ist eine Drainageoperation (Pyloroplastik) erforderlich.

Indikationen

Aufgrund der ausgeprägten Nebenwirkungen sollte die trunkuläre Vagotomie nur noch als Notfalleingriff durchgeführt werden.

6.6.10 Selektiv gastrale Vagotomie und Antrektomie

Bircher 1920, Latarjet 1922

Prinzip

- Durchtrennung der Vagusstämme unterhalb des Zwerchfells, nach dem Abgang der hepatopylorischen Äste bzw. des R. coeliacus, also sämtlicher gastraler Äste des N. vagus
- Auch hier ist eine Drainageoperation (Pyloroplastik) erforderlich. In der Regel wird dieses Verfahren mit einer Antrumresektion kombiniert.

Indikationenen

- chronisches und kompliziertes Ulcus duodeni bei Nichtansprechen der Eradikationstherapie
- schwere Magenausgangsstenose
- technisch unmögliche SPV

6.6.11 Selektiv proximale Vagotomie (SPV)

Prinzip

Denervierung nur des proximalen Magens mit den säureproduzierenden Anteilen. Der vordere und hintere Latarjet-Nerv (R. antralis des Vagus) wird belassen. Die Innervation des Antrums bleibt somit erhalten, eine Drainageoperation ist nicht erforderlich (Abb. 6.**18**).

Indikation

Nichtansprechen der konservativen Therapie

OP-Technik

- medianer Oberbauchschnitt
- Rochard-Haken, Abpolstern der Milz
- **Skelettierung der kleinen Kurvatur**
  - Die Skelettierung des Magens beginnt an der kleinen Kurvatur. Der proximale Ast des Krähenfußes wird durchtrennt. (Manche Autoren durchtrennen auch den mittleren Ast. Es wird empfohlen, bis 6 cm an den Pylorus heran zu skelettieren. Der distale Ast des Krähenfußes muß aber auf jeden Fall erhalten werden.)
  - Skelettieren in 2 Schichten. Zunächst wird das vordere Peritonealblatt des Omentum minus vom Krähenfuß nach oral bis zur Kardia skelettiert, möglichst

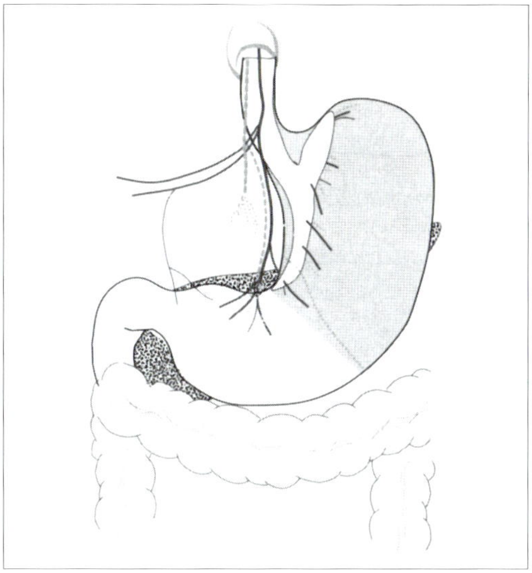

Abb. 6.18 Denerviertes Gebiet nach SPV

- magenwandnahe und in kleinen Schritten. Die einzelnen Nervenfasern werden mit der Rinne unterfahren und zwischen Ligaturen durchtrennt. Dann erfolgt die Durchtrennung des hinteren Omentumblattes.

- **Skelettierung von Kardia, Ösophagus und Fundus** (Abb. 6.**19**)
  - Präparation an der Kardia milzwärts. Freilegen der Ösophagus-Vorderwand. Evtl. Anschlingen des Ösophagus
  - Alle Gewebsverbindungen zwischen Kardia bzw. Fundus und Zwerchfell sowie dem retroperitonealen Raum werden bis zur Milz durchtrennt.
  - Zirkuläre Skelettierung des Ösophagus auf 6 cm Länge oral der Kardia. Cave: Läsion der Ösophaguswand. Manche Autoren empfehlen zusätzlich eine zirkuläre Myotomie nach Hedenstedt, andere halten diese nicht für erforderlich.
- evtl. intraoperative Vollständigkeitskontrolle
  - vagomotorischer Elektrotest
  - elektromanometrischer Stimulationstest
- **Reserosierung der kleinen Kurvatur**

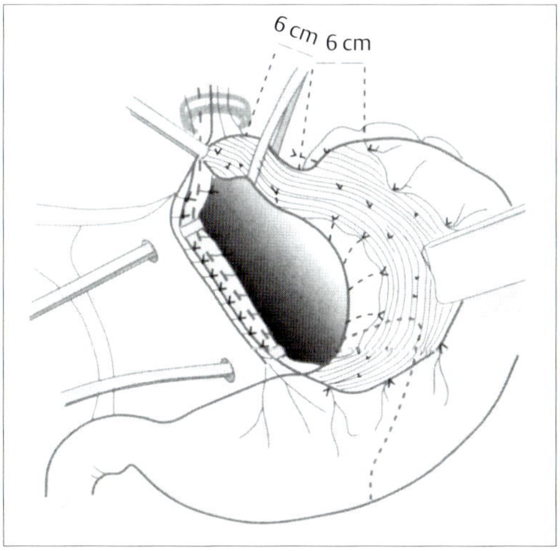

Abb. 6.19 Skelettierung von Ösophagus und Fundus

Intraoperative Komplikationen

- **Ösophagusverletzung**
  - Häufigkeit: 0,3–5 %
  - Die Verletzung entsteht häufig an der Hinterwand bei der Umfahrung des Ösophagus oder bei der Skelettierung meist rechts am Übergang von der Kardia zum Ösophagus. Die Hauptgefahr besteht darin, die Läsion zu übersehen. Dann beträgt die Letalität bis zu 50 %.
  - Reparatur der Läsion mit dichtgestochener, allschichtiger Einzelknopfnaht mit resorbierbarem Faden
  - Deckung der Naht durch eine lockere Fundoplicatio nach Nissen
- **Milzverletzung**
  - Häufigkeit: 0,5–4,1 %
  - in der Regel durch einen zu starken Zug am Magen verursacht
  - meist kontinuierliche Sickerblutung, die durch Tamponierung (evtl. unter Zuhilfenahme hämostyptischer Gaze) oder Infrarotkoagulation gestillt werden kann. Die Milz sollte unbedingt erhalten werden, einerseits wegen der immunologischen Folgen des Milzverlustes, andererseits weil die Ligatur der Aa. gastricae breves bei der Splenektomie negative Auswirkungen auf die Magendurchblutung hat.
- **Magenwandverletzung**
- **Pankreasverletzung** (ca. 0,3 %)
- **Omentumblutungen**

Postoperative Komplikationen

- **Nekrose der kleinen Kurvatur**
  - Häufigkeit: 0,2–0,7 %
  - meist verursacht durch eine lokale Ischämie infolge der Devaskularisierung der kleinen Kurvatur
  - Die Therapie ist zunächst konservativ mit Magenschlauch und parenteraler Ernährung. Häufig kommt es zu einer spontanen Abheilung; bei Peritonitiszeichen: Laparotomie und Übernähung.
- **Dysphagie**
  - Häufigkeit: 1–37 %
  - gewöhnlich spontaner Rückgang der Beschwerden nach Tagen oder Monaten
- **Refluxösophagitis**
  - keine spezifische Folge der Vagotomie
  - kann präoperativ schon bestanden haben und nicht erkannt worden sein
  - Therapie: evtl. Fundoplicatio
- **Rezidivulkus**
  - Häufigkeit: bis 10 %
  - primär konservative Behandlung
  - operative Therapie: Hemigastrektomie mit Gastroduodenostomie

6.6.12 Drainageoperationen und -verfahren

- Die Erweiterung des Magenausgangs mit einer Pyloroplastik führt zu
  - einer beschleunigten Entleerung des Magens. Hierdurch werden Dumping und Diarrhoe begünstigt.
  - einem erhöhten duodenogastralen Reflux.
  - einer Verminderung der Durchmischung und Zerkleinerung fester Nahrung. Maldigestion und dyspeptische Beschwerden können die Folge sein.
- Eine sorgfältige, **strenge Indikationsstellung** ist deshalb erforderlich.

6.6.12.1 Dilatationsverfahren

- offene Dilatation
- geschlossene Dilatation
- endoskopische Dilatation

Der Wert der Dilatation lässt sich heute noch nicht endgültig beurteilten.

6.6.12.2 Pyloroplastik (Erweiterungsplastik)

Extramuköse Pyloromyektomie (geschlossen)

- **Indikationen**
  - obligate Ergänzung zur SGV oder TV
  - evtl. zusätzlich nach einer SPV bei engem Pylorus und ggf. nach einer Kardiaresektion
  - Voraussetzung: endoskopisch nachgewiesene gesunde Mukosa des Pylorus
- **OP-Technik**
  - längsovaläre Inzision der Serosa an der Pylorusvorderseite
  - Abpräparieren der Serosa mitsamt der Muskulatur von der Mukosa. Die Mukosa wird nicht eröffnet.
  - Verschluss des muskulären Defekts quer durch dichtgestochene, seromuskuläre Einzelknopfnähte mit feinem, resorbierbarem Material (3 x 0)

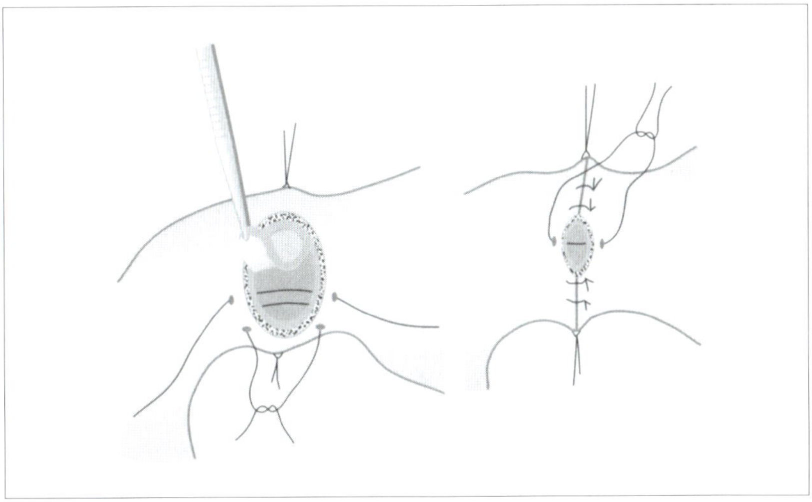

Abb. 6.20 Extramuköse Pyloromyektomie

Pyloroplastik nach Heinecke-Mikulicz (1886) (offen)

- **Indikationen**
  - Pylorusstenose
  - bei einer gastroduodenalen Blutung, wenn zur Lokalisation der Blutungsquelle eine Längseröffnung des pyloroduodenalen Übergangs nötig ist
  - Dieses Verfahren hat heute jedoch an Bedeutung verloren.
- **OP-Technik**
  - Längseröffnung der antroduodenalen Vorderwand auf einer Länge von 6–8 cm. Alle Wandschichten werden durchtrennt.
  - quere, dichtgestochene Allschichtknopfnaht mit feinen resorbierbaren Fäden von den Polen zur Mitte hin

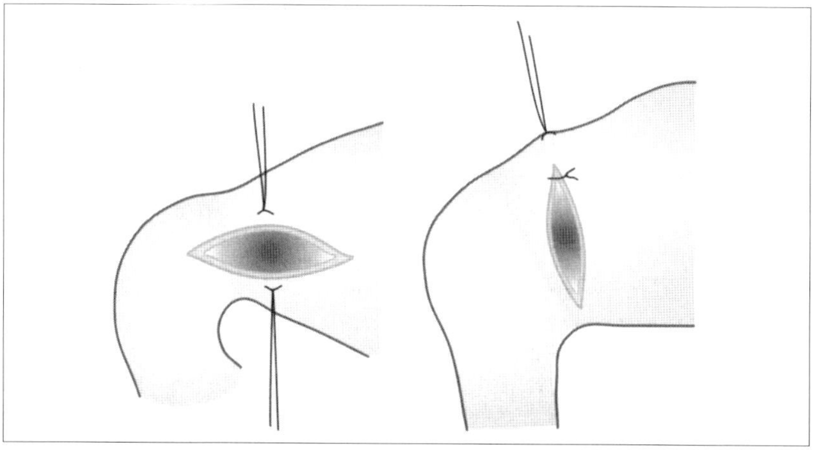

Abb. 6.21 Pyloroplastik nach Heinecke-Mikulicz

6.6.12.3 Anastomosierungsplastik (Gastroduodenostomie)

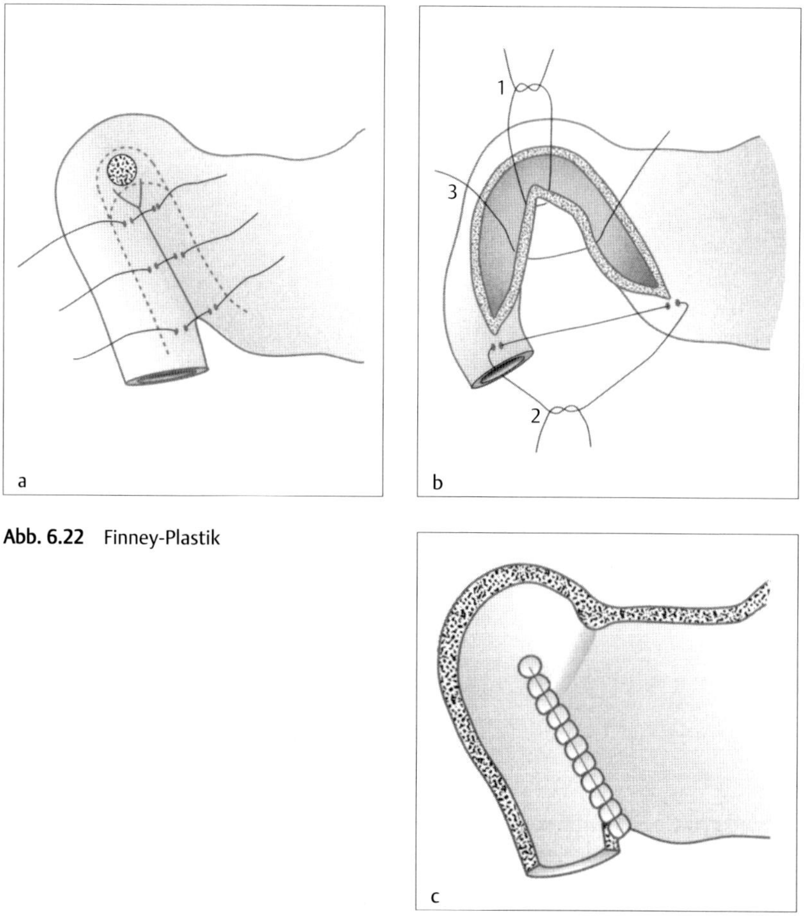

Abb. 6.22 Finney-Plastik

Verfahren nach Finney (1923) und Jaboulay (1892)

Kurzschluss des proximalen Duodenums mit dem distalen Magen. Dies ermöglicht eine weite Passage vom Antrum ins Duodenum. Ein Vorderwandulkus kann mitreseziert werden. Nachteilig sind die erhöhte Dumpingrate, der erhöhte Gallereflux und die vermehrte Diarrhoe. Die Methode nach Finney bezieht den Pylorus in die Anastomose mit ein (Abb. 6.**22**). Bei der Technik nach Jaboulay bleibt der Pylorus erhalten (Abb. 6.**23**).

- **Indikationen**
  - schwere narbige Veränderungen der Pylorusregion
  - langstreckige Stenosen
- **OP-Technik**
  - Mobilisieren des Duodenums
  - Adaptieren des Duodenums an den Magen. Situationsnähte
  - U-förmige Inzision von Magen und Duodenum, ein evtl. vorhandenes Vorderwandulkus wird exzidiert.
  - Naht von Hinter- und Vorderwand mit einreihiger Allschichtknopfnaht. Feines, resorbierbares Material

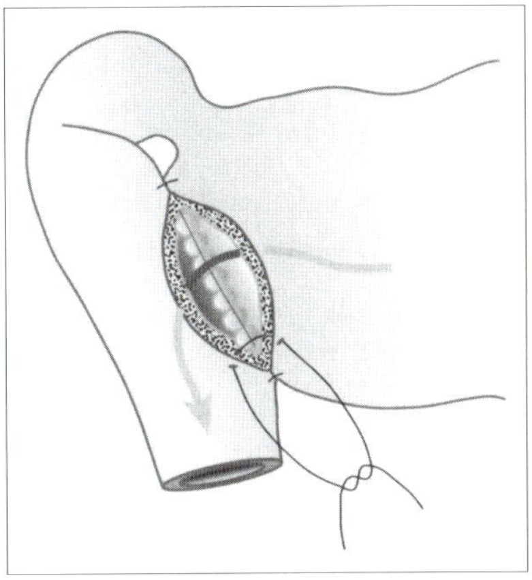

Abb. 6.23 Technik nach Jaboulay

6.6.13 Spätkomplikationen nach einer Magenresektion

- Syndrom der zuführenden Schlinge
- Syndrom der abführenden Schlinge
- postalimentäres Frühsyndrom (Früh-Dumping)
- postalimentäres Spätsyndrom (Spät-Dumping)
- Magenstumpfkarzinom
- Rezidivulkus
- Refluxgastritis
- atrophische Gastritis

6.6.13.1 Syndrom der zuführenden Schlinge (Afferent-loop-Syndrom)

Selten, nach B II-Resektionen

Pathogenese (2 Typen)

- zu enger Abfluss der zuführenden Schlinge, dadurch Stau von Pankreassekret und Galle
- Der Mageninhalt entleert sich in die zuführende statt in die abführende Schlinge.

Symptome

- Völlegefühl, Übelkeit, galliges Erbrechen
- Das Erbrechen bringt schlagartige Erleichterung.

Diagnostik

- Gastroskopie, MDP

Therapie

- Anlegen einer Braun-Fußpunktanastomose
- Herstellung einer Roux-Y-Anastomose
- Umwandlung von BII in BI

6.6.13.2 Syndrom der abführenden Schlinge (Efferent-loop-Syndrom)

Obstruktion der abführenden Jejunalschlinge nach einer Magenresektion oder GE. Diese Komplikation tritt Stunden bis Jahre nach der OP auf.

Pathogenese

- **akut**: innere Hernie, chirurgisch-technische Probleme im Anastomosenbereich
- **chronisch**: Ulzera, Narbenbildungen im Anastomosenbereich, Adhäsionen, innere Hernien oder jejunogastrale Invagination

Symptome

- **akut**
  - Krämpfe, meist um den Nabel lokalisiert
  - Erbrechen großer Mengen Flüssigkeit, die Galle enthält
- **chronisch**
  - intermittierendes Erbrechen ähnlich wie beim Afferent-loop-Syndrom. Lediglich die Beimischung grober Nahrungsbestandteile erlaubt die Differenzierung.

Diagnostik

- Die Röntgenuntersuchung liefert die Diagnose. Die chronische Form ist allerdings nur schwer zu diagnostizieren.

Therapie

- Beim Verschluss der abführenden Schlinge im Anastomosenbereich ist Abwarten möglich.
- **OP-Indikationen** sind ein akutes Syndrom, Zeichen des akuten Abdomens, eine jejunogastrale Invagination und die Inkarzeration innerer Hernien.
- Die **Reintervention** sollte nie vor dem 7. Tag, besser erst nach einigen Wochen erfolgen.
- **operative Möglichkeiten** bei einer Stenose im Bereich der GE:
  - zweite GE antekolisch oberhalb der ersten GE
  - Nachresektion mit neuer GE
  - bei gleichzeitigem Afferent-loop-Syndrom: Enteroanastomose

6.6.13.3 Postalimentäres Frühsyndrom (Früh-Dumping)

Es kann 3–4 Wochen hauptsächlich nach einer BII- oder einer Roux-Y-Resektion auftreten. Die gastrointestinale und kardiovaskuläre Symptomatik beginnt 10–30 Min. nach der Nahrungsaufnahme.

Pathogenese

- Die Ursache ist einerseits die Sturzentleerung des Magens, bei einem zu kleinen Magenrest und einer zu weiten Anastomose. Diese führt zu einer raschen, starken Überdehnung der abführenden Schlinge und als Folge davon zur Freisetzung vasoaktiver Substanzen aus der Dünndarmwand (Serotonin, Kallikrein, Bradykinin, Insulin, GIP (Gastric inhibitory polypeptide), GLI (Glucagon-like immunoreactivity).

- Andererseits führt die Hyperosmolarität des Speisebreis, vor allem nach kohlehydratreichen Mahlzeiten, zu einem Sekreteinstrom ins Jejunum und damit zu einem Entzug von Plasmavolumen und zu einer passageren Hypovolämie.

Symptome

- 10–30 Min. nach dem Essen: Völlegefühl, Übelkeit, Oberbauchschmerzen, Brechreiz, evtl. Diarrhoe, Herzklopfen, Schwitzen, Schwindel, Schwäche, Ohnmacht, Schock

Diagnostik

- Anamnese
- glukosereiche Standardmahlzeit zur Symptomprovokation
- Endoskopie und Radiologie zum Ausschluss anderer Ursachen

Therapie

- **konservativ**
  - eiweiß- und fettreiche Diät
  - häufige kleine Mahlzeiten
  - keine Flüssigkeit zu den Mahlzeiten
  - Vermeiden von kohlehydratreichen Speisen
  - evtl. Spasmolytika
- **operativ**
  - Umwandlung von B II in B I
  - evtl. Jejunuminterposition zwischen Magen und Duodenum nach B I-Resektion zur Vergrößerung der Magenreservoirs.
  - Ersatzmagenbildung

6.6.13.4 Postalimentäres Spätsyndrom (Spät-Dumping)

Das seltene Spät-Dumping kann ca. 6 Monate postoperativ beginnen. Die hypoglykämischen Attacken treten meist 2–3 Std. nach der Nahrungsaufnahme auf.

Pathogenese

- schnelle Nahrungspassage, schnelle Kohlehydratresorption. Hierdurch reaktive Hypoglykämie infolge einer verstärkten Insulinausschüttung nach kohlehydratreichen Mahlzeiten.

Symptome

- Schwitzen, Schwäche, Hunger, Kollaps, Bewusstlosigkeit durch Hypoglykämie

Diagnostik

- Der orale Glukosetoleranztest provoziert die typischen Symptome.

Therapie

- **konservativ**
  - diätetische Maßnahmen, kohlehydratarme Kost
  - Glukose im Anfall
- **operativ** (Ausnahmefälle)
  - Umwandlung von B II in B I
  - Maßnahmen zur Verlangsamung der Magenentleerung, z. B. durch eine anisoperistaltische Jejunuminterposition

6.6.13.5 Magenstumpfkarzinom

Karzinom im Restmagen nach einer Magenresektion. 2/3 der Karzinome entwickeln sich im Anastomosenbereich.

Pathogenese

- Ursache der Karzinomentstehung dürfte die chronisch-atrophische Gastritis sein, die sich im resezierten Magen nach einigen Jahren, wohl auch infolge des Gallerefluxes, bildet.
- Aber auch die Art des ursprünglich vorhandenen Ulkus hat Einfluss auf die Häufigkeit. So treten Stumpfkarzinome nach der Resektion eines Ulcus ventriculi häufiger auf.
- Die Häufigkeit insgesamt beträgt etwa 6–16 %. Die Latenzzeit zwischen Resektion und Karzinomentstehung beträgt etwa 15 Jahre. Deshalb sollten ab dem 10. postoperativen Jahr regelmäßig Endoskopien durchgeführt werden.

Diagnostik

- Endoskopie, Radiologie

Therapie

- Gastrektomie bei operablem Befund
- ansonsten Palliativoperation

Die Prognose ist schlecht. Die Patienten sterben in der Regel in den ersten 1–2 Jahren.

6.6.13.6 Rezidivulkus

Pathogenese

mangelhafte Säuredepression durch
- alleinige GE ohne Resektion oder Vagotomie (Rezidivquote ca. 34 %)
- inkomplette Vagotomie
- ungenügende Resektion mit zu großem Restmagen
- belassenen Antrumrest am Duodenalstumpf bei einer B II-Resektion (am häufigsten)
  - Hypersekretion (gesteigerte Gastrinproduktion) durch andauernd alkalisches Milieu wegen fehlender „Säurebremse“
- Zollinger-Ellison-Syndrom (nicht erkanntes Gastrinom), selten, 1,8 %

Häufigkeit

- nach B I- und B II-Resektionen 1–5 %
- bei Männern 5–10mal häufiger
- nach einem Ulcus duodeni häufiger als nach einem Magenulkus
- nach Vagotomien häufiger als nach Magenresektionen

Diagnostik

- Endoskopie, MDP, Blut im Stuhl
- Ausschluss eines Zollinger-Ellison-Syndroms durch Serumgastrinbestimmung

Komplikationen

- Perforation
- Penetration in das Kolon mit Ausbildung einer gastrojejunokolischen Fistel
- Blutung

Therapie

- zunächst **konservativer Therapieversuch** (wie beim präoperativen Ulkus), in 50 % der Fälle erfolgreich
- **nach B II-Resektion:**
  - Nachresektion mit Umwandlung in BI bei großem Restmagen und verbliebenem Antrumrest, evtl. zusätzlich SGV
  - Nachresektion und Neuanlage nach BII
  - Nachresektion und Rekonstruktion nach Roux
  - Nachresektion und SGV
- **nach B I-Resektion:**
  - Nachresektion mit Rekonstruktion nach BII und SGV
  - Nachresektion und SGV
  - Nachresektion und Rekonstruktion nach Roux

- **nach alleiniger GE:**
  - Vagotomie
  - Vagotomie und Antrektomie
- **nach Vagotomie:**
  - Magenresektion, ggf. Nachvagotomie
- bei einem **isolierten Gastrinom:** Pankreasteilresektion. Sonst konservative Therapie mit Protonenpumpenhemmern oder bei Metastasen mit Octreotid. Eine Gastrektomie bei erfolgloser Therapie ist heute kaum noch erforderlich.

6.7 Blutungen aus Magen und Duodenum

Blutungsaktivität nach Forrest

Forrest I: aktiv blutende Läsion:
- Ia: arteriell spritzende Blutung
- Ib: Sickerblutung, venös

Forrest II: Läsionen, die kürzlich geblutet haben:
- IIa: sichtbarer Gefäßstumpf
- IIb: Ulkus mit Koageln bedeckt
- IIc: Ulkus mit Hämatin bedeckt

Forrest III: Läsion ohne Blutungszeichen, Blutungsanamnese

Blutungsquellen

- Ulcus duodeni und Ulcus ventriculi, zusammen 68 %
- Ösophagusvarizen 12 %
- 30 % bis 50 % aller Patienten hatten vor der Ulkusblutung keine Ulkussymptome.
- Bei bekannter Leberzirrhose ist die Ösophagusvarizenblutung in 60 % der Fälle die Ursache der GI-Blutung.

Prognostische Faktoren

- 80 % aller Blutungen sistieren ohne Therapie spontan.
- 5–10 % der Blutungen sind ohne endoskopische oder chirurgische Intervention nicht zu stillen.
- Rezidivblutungsneigung:
  - Forrest I und II: ca. 30 %
  - Forrest III: wenig rezidivanfällig
  - In 10–15 % der Fälle treten rezidivierende Blutungen auf.
  - Ca. 90 % aller Rezidivblutungen treten innerhalb der ersten 2–3 Tage auf (Frührezidiv). Die Gefahr eines Frührezidives nach einer endoskopischen Blutstillung beträgt ca. 30 %. Innerhalb von 48 Std. sollte deshalb eine „Früh-OP“ durchgeführt oder mit der „programmierten“ endoskopischen Therapie begonnen werden. (Zur Diskussion Früh-OP – Endoskopie siehe S. 93)

Letalität

- Ulkusblutung insgesamt: ca. 10 %
- Die Letalität hängt von der Blutungsintensität ab:
  - Bei einem Ausgangs-Hb unter 5–7 mg % ist die Letalität doppelt so hoch wie bei einem höheren Ausgangs-Hb.
  - Die Letalität steigt mit der Anzahl der verbrauchten Blutkonserven. Bei Patienten, die mehr als 6 Konserven/24 Std. zur Kreislaufstabilisierung benötigen, ist sie doppelt so hoch wie bei solchen mit weniger als 6 Konserven.
- Forrest Ia: bis 40 %
- Forrest Ib: deutlich bessere Prognose, ca. 10 %. Die Blutung ist endoskopisch fast immer zu stillen.
- Forrest IIa: ca. 10 %
- Infolge der negativen Selektion des chirurgischen Patientengutes (zuvor immer endoskopischer Blutstillungsversuch) ist die chirurgische Blutstillung mit einer hohen Letalität belastet.

6.7.1 Symptome und Diagnostik

Symptome

- Blutungsanämie oder bei massiver Blutung hämorrhagischer Schock
- Bluterbrechen beim Magenulkus (nicht obligat)
  - rotes Blut: Massenblutung
  - kaffeesatzartiges Blut: verzögerte Blutung
- Teerstuhl

Diagnostik

- **chronische Blutung**
  - Ulkusanamnese
  - Hämoccult-Test
  - Labor
- **akute Blutung**
  - Magensonde, Absaugung – Nachweis von Blut
  - Schockindex, ZVD, Labor
  - Notfallendoskopie (innerhalb von 12 Stunden) zur Diagnosesicherung und Risikoabschätzung der Blutung, zur Festlegung der Therapie – endoskopisch oder chirurgisch

6.7.2 Endoskopische Therapie

Indikationen

Die Therapie erfolgt heute **primär endoskopisch**. Die Erfolgsquote der primären endoskopischen Blutstillung liegt bei 80–90 %. Bei Rezidivblutungen beträgt sie bis zu 57 %.

- **Forrest I**: endoskopische Blutstillung
- Bei **Forrest II** wird eine prophylaktische endoskopische Therapie durchgeführt, um Rezidivblutungen zu vermeiden („programmierte wiederholte endoskopische Therapie").
- Auch **Rezidivblutungen** können primär endoskopisch angegangen werden.

Kontraindikationen

- tiefe penetrierende Ulzera der Bulbushinterwand
- Ulzera mit Blutungen aus Hauptarterien

Methoden

- Laserkoagulation, Elektrokoagulation
- Injektionstherapie mit Adrenalinlösung und Polidocanol, Fibrinkleber, absolutem Alkohol oder hypertoner Kochsalzlösung mit Adrenalin

6.7.3 Operative Therapie

OP-Indikationen

- massive Ulkusblutung (die Blutungsintensität erfordert 4–6 Konserven/24 Std.) mit instabilen Kreislaufverhältnissen, die sich auch unter einer kurzfristigen intensiven Schocktherapie nicht bessern ⇒ absolute OP-Indikation
- endoskopisch nicht stillbare Blutung
- massive Blutung aus dem Bulbus duodeni, da dort eine endoskopische Blutstillung meist nicht möglich ist
- tiefe Ulzera der Bulbushinterwand
- blutende Ulzera, die mit einer Perforation einhergehen
- Rezidivblutungsgefahr – abgestimmt mit dem Endoskopiker s.u. (Alter > 60, Begleiterkrankungen; Forrest I und IIa sind Risikofaktoren für Rezidivblutungen mit einer hohen Letalität.)

6.7.3.1 Frühoperation als Prophylaxe der Rezidivblutung

Die Notwendigkeit einer Frühoperation, d. h. einer OP innerhalb von 48 Std. nach der Blutungsstillung, wird kontrovers diskutiert.

- Ein Lebensalter von über 60 Jahren, Begleiterkrankungen und eine Blutungsaktivität Forrest I oder IIa werden als Risikofaktoren für eine erhöhte Rezidivblutungsgefahr betrachtet. Viele Chirurgen halten eine Früh-OP für erforderlich, wenn diese Risikofaktoren vorhanden sind.
- Da aber auch die programmierte endoskopische Nachbehandlung Fortschritte gemacht hat, ist die OP-Indikation im Einzelfall genau abzuwägen. Dabei müssen der Allgemeinzustand des Patienten und die Lokalisation des Ulkus berücksichtigt werden.

6.7.3.2 OP-Technik

- oberer Medianschnitt
- Exploration und Bestätigung der Diagnose
- Gastrotomie oder Duodenotomie und Ulkusumstechung
- Blutstillung und sofortige definitive Therapie des Ulkusleidens
  - Vagotomie beim Ulcus duodeni
  - Resektion beim Ulcus ventriculi und beim komplizierten Ulcus duodeni

Unbekannte Blutungsquelle

- Exploration; Versuch, das Ulkus palpatorisch zu lokalisieren; Ausschluss einer anderen Blutungsquelle
- wenn die Lokalisation nicht gelingt: Gastrotomie im Bereich des Korpus-Antrum-Übergangs parallel zur kleinen Kurvatur, im Fundus quer, evtl. zusätzlich postpylorisch im Bereich des Duodenums
- weiteres Vorgehen in Abhängigkeit von der Ulkuslokalisation s.u.

Blutung aus einem Ulcus duodeni

Es handelt sich meist um ein tiefes, penetrierendes **Hinterwandulkus**.

- Eröffnung des Duodenums ca. 3–4 cm aboral des Pylorus, längs oder quer
- **intraluminäre** Umstechung des Ulkus (Abb. 6.**25**)
- **extraluminäre** Ligatur der A. gastroduodenalis am Abgang aus der A. hepatica communis am oberen Duodenalrand. Extraluminäre Versorgung der Aa. pancreaticoduodenalis sup., ant. und post. sowie der A. gastroepiploica dextra am unteren Duodenalrand. Oft gelingt dies wegen Verwachsungen nicht, dann nur intraluminäre Umstechung (Abb. 6.**26**).
- Versorgung des Ulkus mit Einzelknopfnähten, Mukosaadaptation, wenn möglich
- Verschluss der Duodenotomie durch allschichtige einreihige Knopfnähte (3 x 0 resorbierbar). Wird bei der Eröffnung des Duodenums der Pylorus tangiert, dann ist eine Pyloroplastik notwendig.
- bei Elektiveingriffen Anschluss einer selektiv proximalen Vagotomie

Blutung aus einem Ulcus ventriculi

- bei Elektiveingriffen: definitive Versorgung durch Magenresektion
- Notfallmäßig sollte, wenn möglich, ebenfalls eine Resektion erfolgen, ansonsten Exzision des Ulkus und Übernähung. Die alleinige Übernähung führt in ca. 10% der Fälle zu Rezidivblutungen.
- Das **Ulcus Dieulafoy** an der Fundushinterwand wird in der Regel endoskopisch versorgt.

Nichtulzeröse Blutung

Nichtulzeröse Blutungen, z. B. beim Mallory-Weiss-Syndrom, werden im allgemeinen endoskopisch gestillt.

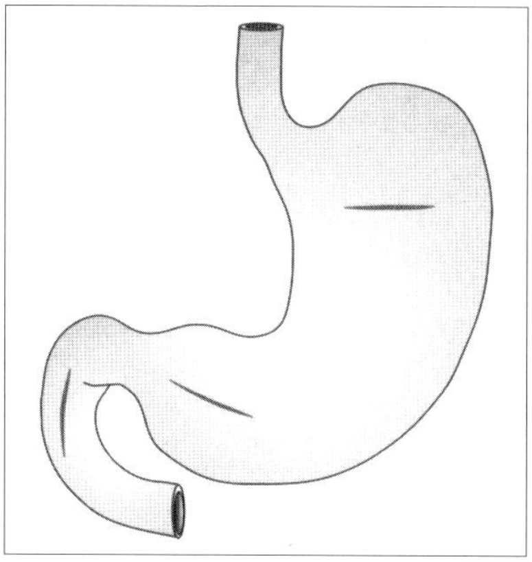

Abb. 6.24 Zugangsmöglichkeiten bei unbekannter Blutungsquelle

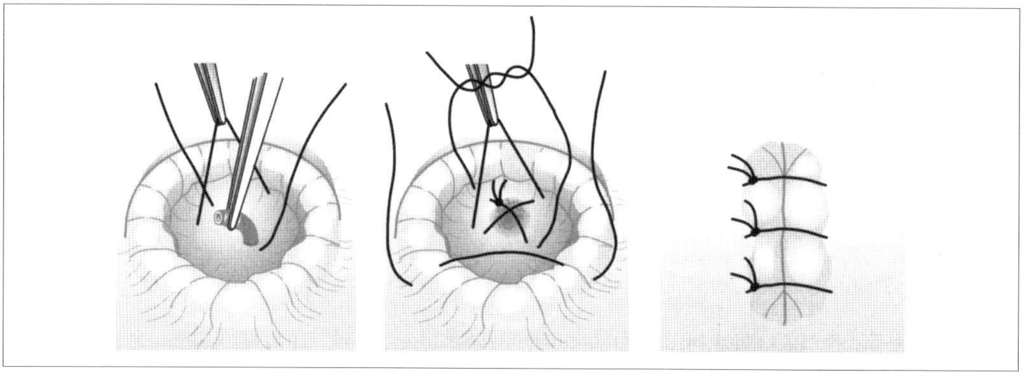

Abb. 6.25 Intraluminäre Umstechung des Ulkus

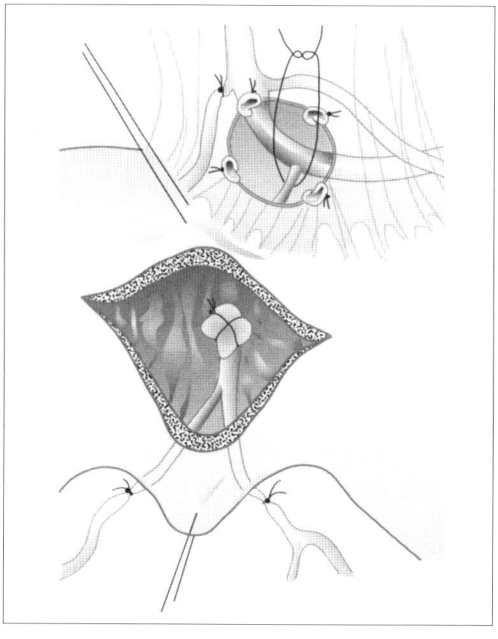

Abb. 6.26 Extraluminäre Versorgung der Aa. pancreaticoduodenalis und gastroepiploica dextra

6.8 Ulkusperforation

Häufigkeit

- Bei 10 % aller gastroduodenalen Ulzera kommt es zu einer Ulkusperforation.

Letalität

- Die Letalität beträgt, wenn keine Risikofaktoren vorliegen, ca. 10 %.
- Beim Vorliegen von Risikofaktoren (Alter > 60 Jahre, Zeitintervall zwischen Perforation und Operation > 8 Std., Begleiterkrankungen) beträgt die Letalität über 30 %.

Symptome

- Ulkusanamnese
- akutes Abdomen – Peritonitiszeichen

Röntgendiagnostik

- Abdomenleeraufnahme im Stehen. Nachweis von freier Luft unter dem Zwerchfell nur in 70–80 % der Fälle. ⇒ Das Fehlen von freier Luft schließt eine Perforation nicht aus!
- evtl. Luftinsufflation, danach gelingt der Nachweis von freier Luft in > 90 % der Fälle. Hierdurch können jedoch Verwachsungen gelöst und eine gedeckte Perforation in eine freie überführt werden.
- evtl. Gabe von wasserlöslichem Kontrastmittel und Nachweis der Undichtigkeit

Differentialdiagnosen

- Appendizitis, Pankreatitis, Perforation eines anderen Hohlorgans, Mesenterialinfarkt

6.8.1 Therapie

- Schockbekämpfung
- Magensonde, Absaugen des Magens
- Antibiotika
- **Absolute OP-Indikation**! Nur bei Patienten mit schwerster Zweiterkrankung, bei denen eine Operation nicht vertretbar ist, kommt ein konservativer Therapieversuch in Frage.

6.8.1.1 OP-Taktik

Einfache Übernähung oder gleich definitive Therapie?

- Inzwischen wird der Helicobacter-pylori-Infektion eine entscheidende Bedeutung bei der Pathogenese zumindest des Ulcus duodeni beigemessen. Da eine erfolgreiche Eradikationstherapie Ulkusrezidive weitgehend verhindert, wird heute zunehmend in der Notsituation die alleinige Übernähung des Ulkus nach Wundrandexzision empfohlen.
- Bisher strebte man eine definitive Therapie des Ulkusleidens zumindest bei Patienten mit Ulkusanamnese an, dies bedeutete beim
  - Ulcus duodeni zusätzlich zur Ulkusübernähung eine SVP
  - Ulcus ventriculi: Resektion.

6.8.1.2 Operationsverfahren

Ulcus duodeni

- Ulkusexzision und Nahtverschluss. Ist der Pylorus tangiert, erfolgt eine Pyloroplastik.
- Bei einer Stenose des Duodeums oder des Pylorus infolge eines Narbenbulbus sowie bei einem kombinierten Ulcus duodeni et ventriculi wird eine Magenresektion nach B I oder B II durchgeführt.

Ulcus ventriculi

- Ulkusexzision und Nahtverschluss.
- wenn möglich definitive Versorgung, d. h. Magenresektion nach B I oder B II
- Bei der Perforation eines kardianahen Ulkus erfolgt lediglich eine Exzision mit Nahtverschluss, evtl. zusätzlich eine Deckung der Naht durch Fundoplicatio.
- Im Anschluss an die Operation
  - Peritonealspülung
  - Antibiotika
  - Magensonde

Die **laparoskopische Übernähung** eines perforierten Ulkus ist technisch möglich, bringt aber nach Eypasch et al. für den Patienten kaum Vorteile.

6.8.1.3 Konservative Therapie

nur bei allgemeiner Inoperabilität:

- Dauerabsaugung des Magens mit Magenverweilsonde
- Antibiotikagabe

6.9 Ulkuspenetration

Eindringen des Geschwürs in ein Nachbarorgan (Pankreas, Kolon)

Symptome

- meist protrahierte, therapieresistente Schmerzen, selten akut
- Beim Einbruch ins Pankreas entsteht häufig eine Pankreatitis mit Amylaseerhöhung im Serum, Schmerzausstrahlung in den Rücken. Evtl. Ikterus beim Einbruch ins Lig. hepatoduodenale.
- gelegentlich Fistelbildung, z. B. gastrokolisch (beschleunigte Nahrungspassage)

Diagnostik

- Röntgen, Sonographie, Gastroskopie, Labor (Amylase ↑)

Therapie

- **primär konservativ**: Magensonde, Protonenpumpenhemmer, Antazida, Antibiotika
- Überwachung
- **operative Therapie bei Befundverschlechterung**: operativer Eingriff wie beim unkomplizierten Ulkus

6.10 Magenkarzinom

Hauptlokalisationen

- kleine Kurvatur, Antrum, seltener an der großen Kurvatur

Häufigkeit

- Männer : Frauen = 2 : 1
- Häufigkeitsgipfel zwischen dem 50. und 70. Lj.

Risikogruppen und Präkanzerosen

- chronische Gastritis mit proliferativer intestinaler Metaplasie
- Ein ätiopathogenetischer Zusammenhang der Helicobacter-pylori-induzierten chronischen Gastritis B mit dem Magenkarzinom wurde in großen epidemiologischen Studien bestätigt, so dass H.p. von der WHO als Keim mit kanzerogener Potenz eingestuft wurde. Eine prophylaktische Eradikationstherapie wird derzeit nicht empfohlen.
- perniziöse Anämie mit chronisch atrophischer Gastritis

- Magenpolypen, familiäre Krebsdisposition
- Morbus Ménétrier (8 %)
- operierter Magen (BI oder BII, GE) nach ca. 15-jährigem Bestehen
- Magenulkus
- Blutgruppe A bevorzugt

6.10.1 Klassifikationen

Lauren-Klassifikation (histologische Differenzierung)

- intestinaler Typ
- diffuser Typ

Histologische Einteilung (WHO)

- Adenokarzinom 95 %
  - papillär – tubulär – muzinös – Siegelringzellkarzinom
- adenosquamöses Karzinom 4 %
- Plattenepithelkarzinom < 1 %
- undifferenziertes Karzinom < 1 %
- unklassifiziertes Karzinom < 1 %

TNM-Klassifikation

T-Primärtumor	
TX	Primärtumor nicht beurteilbar
T0	kein Anhalt für Primärtumor
Tis	Carcinoma in situ: intraepitelialer Tumor ohne Infiltration der Lamina propria
T1	Tumor infiltriert Lamina propria oder Submukosa
T2	Tumor infiltriert Muscularis propria oder Subserosa
T2a	Tumor infiltriert Muscularis propria
T2b	Tumor infiltriert Subserosa
T3	Tumor durchbricht Serosa (viszerales Peritoneum), infiltriert aber nicht benachbarte Strukturen
T4	Tumor infiltriert benachbarte Strukturen
N-Regionäre Lymphknoten	
NX	regionäre Lymphknoten nicht beurteilbar
N0	keine regionären Lymphknotenmetastasen
N1	Metastasen in 1–6 regionalen Lymphknoten
N2	Metastasen in 7–15 regionalen Lymphknoten
N3	Metastasen in > 15 regionalen Lymphknoten
M-Fernmetastasen	
MX	Fernmetastasen nicht beurteilbar
M0	keine Fernmetastasen
M1	Fernmetastasen

Histopathologisches Grading

GX	Differenzierungsgrad nicht beurteilbar
G1	gut (hoch) differenziert
G2	mäßig differenziert
G3	schlecht differenziert

R-Klassifikation

RX	Residualtumors nicht beurteilbar
R0	kein Residualtumor
R1	mikrospoischer Residualtumor
R2	makroskopischer Resdiualtumor

Stadiengruppierung	Stadium 0	Tis	N0	M0
	Stadium IA	T1	N0	M0
	Stadium IB	T1	N1	M0
		T2	N0	M0
	Stadium II	T1	N2	M0
		T2	N1	M0
		T3	N0	M0
	Stadium IIIA	T2	N2	M0
		T3	N1	M0
		T4	N0	M0
	Stadium IIIB	T3	N2	M0
	Stadium IV	T1	N3	M0
		T2	N3	M0
		T3	N3	M0

Magenfrühkarzinom

Ein **Frühkarzinom** ist auf die Schleimhaut und die Submukosa des Magens beschränkt, unabhängig vom Vorhandensein oder Fehlen regionaler Lymphknotenmetastasen. Es hat nach einer operativen Entfernung gute Heilungschancen.

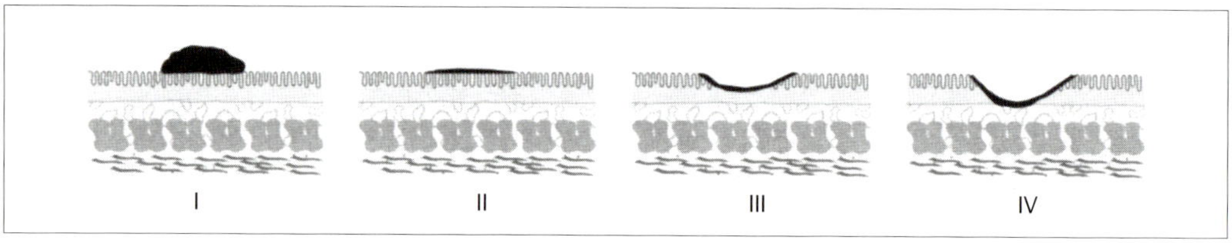

Abb. 6.27 Klassifikation des Frühkarzinoms

Fortgeschrittenes Magenkarzinom

Hier gilt die Klassifikation nach Borrmann.

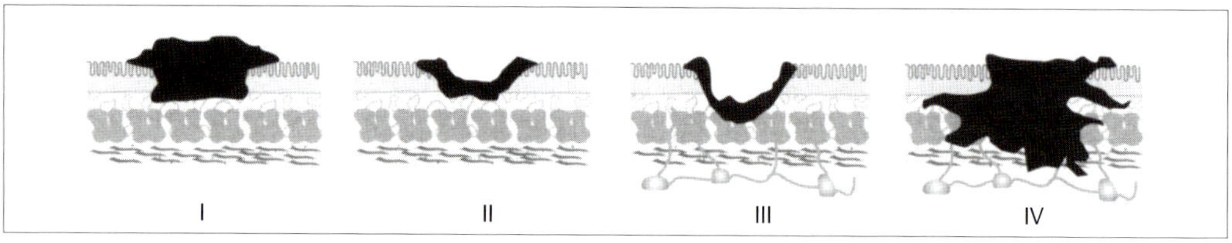

Abb. 6.28 Klassifikation nach Borrmann

6.10.2 Symptome und Diagnostik

Symptome

- Anamnese
- Inappetenz, Völlegefühl
- Aversion gegen Fleisch
- Gewichtsabnahme
- Leistungsknick
- Anämie, Teerstuhl

Diagnostik

- Ösophagogastroduodenoskopie mit mindestens 5 PEs
- Sonographie des Abdomens und des kleinen Beckens
- Endosonographie: Beurteilung der Infiltrationstiefe des Tumors und der Lymphknoten der Kategorie N 1–2
- Rö.-Thorax, evtl abdominales CT
- Labor
- Tumormarker, z. B. CEA, Ca 19–9, Ca 72–4
- Staging-Laparoskopie zum Ausschluss von intraabdominellen Fernmetastasen, z. B. in Peritoneum, Leber, Ovar, vor einer geplanten neoadjuvanten Therapie
  - evtl. zusätzliche Peritoneallavage zum Nachweis peritoneal disseminierter Tumorzellen (wesentlicher Prognosefaktor für frühe Rezidive).
  - vor allem bei Patienten mit potenziell R0-resektablem, lokal fortgeschrittenem Karzinom (T3)

6.10.3 Therapiegrundsätze

- **primär chirurgisch**
  - Kurativ wird eine R0-Resektion angestrebt.
  - palliative Maßnahmen bei Inoperabilität (siehe unten)
- Chemotherapie
  - präoperativ neoadjuvant bei primär nichtresektalem Tumor zum Downstaging oder
  - palliativ
- Bestrahlung ist nicht von Bedeutung.

6.10.4 Prinzipien der kurativen Chirurgie des Magenkarzinoms

- Prinzipiell werden das große und das kleine Netz sowie die regionalen Lymphabflussgebiete entfernt.
- Die **Standard-Lymphadenektomie** umfasst die Kompartimente I und II. Die erweiterte Lymphadenektomie (Kompartiment III) wird von der UICC für die pN-Klassifikation nicht gefordert. Sie ist keine Routinetherapie. Eine Verbesserung der Überlebenszeit durch die Lymphadenektomie ist nur für Patienten mit einer N1- oder frühen N2-Metastasierung, entsprechend den Tumor-Stadien II und IIIa, zu erwarten.
- Respektierung der **Sicherheitsabstände**:
  - beim intestinalen Typ 4–5 cm oraler Sicherheitsabstand
  - beim diffusen Typ 8–10 cm oraler Sicherheitsabstand
  - Der distale Sicherheitsabstand umfasst üblicherweise eine Duodenalmanschette von 3 cm in situ.
- Ablösen des vorderen Mesokolonblattes
- Ablösen der vorderen Pankreaskapsel
- zur Splenektomie-Diskussion siehe unten
- Kontrovers wird derzeit das Ausmaß der erforderlichen Lymphknotendissektion diskutiert, wobei die ausgedehnte Dissektion (Kompartiment D2) oder die eingeschränkte Dissektion (D1) möglich sind.
  - Eine kontrollierte Studie an 711 Patienten mit Magenkarzinom untersuchte die Unterschiede hinsichtlich Morbidität, postoperativer Mortalität, Langzeitüberleben und Rezidivrate.
  - In der D2-Gruppe war die Komplikationsrate mit 43 % signifikant höher als in der D1-Gruppe mit 25 %, ebenso zeigte sich eine erhöhte postoperative Mortalität (10 % versus 4 %).

- Bei der Rezidivrate schnitt die radikaler operierte Gruppe geringfügig besser ab als die restriktiv behandelte Gruppe (37 versus 43 %).
- Bei den 5-Jahres-Überlebensraten ergaben sich keine Unterschiede.
- Aufgrund dieser Ergebnisse empfehlen die Autoren der Studie, die eingeschränkte Lymphknotenresektion beim Magenkarzinom zu bevorzugen.

6.10.5 OP-Taktik

- Das Operationsverfahren wird in Abhängigkeit vom Lauren-Typ, von der Lage des Tumors und vom Tumorstadium gewählt.
- Grundsätzlich strebt man eine R0-Resektion an.
- Die Lymphadenektomie wird standardisiert durchgeführt.
- **Regeloperationen** sind
  - die subtotale, distale Resektion mit Lymphknoten-Dissektion der Kompartimente I und II
  - die Gastrektomie mit Lymphknoten-Dissektion der Kompartimente I und II
- Scheint primär eine sichere R0-Resektion nicht möglich, so kann nach der Durchführung einer Staging-Laparoskopie eine präoperative, neoadjuvante Chemotherapie zur Tumorverkleinerung durchgeführt werden, um Operabilität zu erreichen (z. Zt. nur an spezialisierten Zentren unter kontrollierten Bedingungen).
- Bei sicherer Inoperabilität ⇒ Palliativoperation

Subtotale distale Resektion mit regionaler LK-Dissektion

Indikationen sind:
- Frühkarzinom im Antrum
- Regel-OP beim intestinalen Typ im Antrum, wenn ein Sicherheitsabstand von 4 cm möglich ist und die Kardia-LK frei sind. Wenn diese Lymphknoten positiv sind, wird eine Gastrektomie durchgeführt.
- Wenn durch die subtotale distale Resektion lokale Tumorfreiheit erreicht wird, führt sie zu einer geringeren postoperativen Letalität als die Gastrektomie und zu einer besseren postoperativen Lebensqualität.

Gastrektomie mit regionaler LK-Dissektion

Indikationen sind:
- Antrumkarzinom und positive Kardia-Lymphknoten oder Lymphknoten des Kompartiments II positiv.
- Regel-OP beim diffusen Typ oder Mischtyp
- Frühkarzinom im Korpus oder Fundus
- Magenstumpfkarzinom

Gastrektomie mit Splenektomie und evtl. mit Pankreasresektion

- Eine zusätzliche Splenektomie wird von den meisten Autoren heute nicht mehr empfohlen. Eine positive Auswirkung auf die Überlebenszeit ist auch nicht nachgewiesen.
- Bei der subtotalen Resektion wird in der Regel die Milz erhalten, um eine ausreichende Durchblutung des Magenstumpfes über die kurzen Magenarterien zu gewährleisten. (→ LK im Milzhilus werden nicht entfernt.)

Laparoskopisch – endoskopische Verfahren

- bei **Magenfrühkarzinom** ohne Lymphknotenmetastasen
  - erhabene Karzinome mit einem Durchmesser von max. 2 cm
  - flache Karzinome mit einem Durchmesser von max. 1 cm
  - differenzierte Karzinome
- **endoskopische Mukosaresektion**, wenn der Tumor für diese Technik gut erreichbar ist und eine R0-Resektion möglich erscheint. Die R0-Resektionsrate liegt nur zwischen 45 % und 85 %.

- **laparoskopisch-endoskopische Kombinationsverfahren**
  - Die Verfahrenswahl ist hauptsächlich abhängig von der Lokalisation des Tumors und von den mit der Resektion verbundenen technischen Schwierigkeiten.
  - **laparoskopisch-endoskopische, lokale Wandexzision** bei Tumoren der Magenvorderwand, der großen und kleinen Kurvatur
  - **laparoskopisch-intragastrale Mukosaresektion** in allen Bereichen des Magens möglich, auch an Hinterwand, Kardia, Pylorus
- Ergibt sich bei der histopathologischen Aufarbeitung des Präparates eine venöse Invasion, eine Infiltration bzw. Überschreitung der Submukosa, so ist eine radikale chirurgische Therapie erforderlich.

Kontraindikationen der operativen Therapie

- nicht mehr resektionsfähiger Tumor, d. h. wenn das Karzinom die hintere Bauchwand breit infiltriert und die großen Gefäße wie A. hepatica, Truncus coeliacus und Aorta abdominalis umfasst hat und festsitzt
- bei diffuser peritonealer und mesenterialer Metastasierung
- wenn keine tumorfreie Darmschlinge als Magenersatz zur Verfügung steht

6.10.6 Operationsverfahren (Übersicht)

- endoskopische Mukosaresektion
- laparoskopisch-endoskopische, lokale Wandexzision
- laparoskopisch-intragastrale Mukosaresektion
- Gastrektomie
- erweiterte Gastrektomie
  - einschl. Pankreasresektion und partielle Ausräumung der LK des Kompartiment III
  - einschl. Colon-transversum-Resektion
  - einschl. partieller Duodenopankreatektomie
- subtotale Magenresektion, distale Magenresektion
- Palliativoperationen
  - Gastroenterostomie, auch laparoskopisch
  - Ösophagogastrostomie
  - Tubus
  - Witzel-Fistel
  - perkutan endoskopische Gastrotomie (PEG)
- Rekonstruktion nach Gastrektomie (siehe S. 105)

6.10.7 Laparoskopisch-endoskopische Verfahren

Endoskopische Mukosaresektion (EMR)

- Hier wird endoskopisch die Mukosa mit dem Tumor zunächst angesaugt, dann reseziert.

Laparoskopisch-intragastrale Mukosaresektion

- Der Tumor wird gastroskopisch markiert.
- Einbringen von 3 Trokaren in das Magenlumen. Einführen des Laparoskops in den Magen, Tumorinspektion und Bestimmung der Resektionsgrenzen
- Anheben der Mukosa durch Injektion von Kochsalzlösung
- Resektion des Tumors mit dem Thermokauter oder Ultraschalldissektor en-bloc
- Bergen des Resektats über das Gastroskop
- Diese Methode kommt zum Einsatz, wenn die EMR technisch zu schwierig ist.
- Größter Unterschied zur EMR ist die exakte Bestimmung der Resektionsgrenzen durch den simultanen Einsatz von Laparoskop und Gastroskop und damit die Gewährleistung eines ausreichenden Sicherheitsabstandes.

Laparoskopisch-endoskopische, lokale Wandexzision

- Laparoskopische, tangentiale Resektion der Magenwand („Wedge-Resektion") mit der „Lesion-lifting-Methode". Der Tumor wird gastroskopisch markiert. Durch die Bauchwand wird ein sog. T-Lifter in das Magenlumen vorgeschoben. Der Tumor darf nicht penetriert werden. Mit dem T-Lifter wird der Tumor angehoben und dann unter endoskopischer Kontrolle mit dem Klammerapparat tangential reseziert.
- Bergung des Resektats über einen Trokar
- Diese Methode kann eingesetzt werden, wenn die EMR technisch zu schwierig ist.
- Dieses Verfahren sollte der laparoskopisch-intragastralen Mukosaresektion vorgezogen werden. Vorteile sind die Vermeidung einer R1-Resektion durch Resektion der gesamten Magenwand und die Vermeidung eines postoperativen Ulkus.

6.10.8 Gastrektomie bei Magenkarzinom

Indikationen

Siehe OP-Taktik (S. 100)

OP-Technik

- **typisches Resektionsausmaß:** Von der Höhe der Kardia bis ca. 3 cm distal des Pylorus. Entfernung des Omentum majus en-bloc mit dem Magen. Standardmäßige Lympadenektomie der Kompartimente I und II
- **Zugangswege**
  - oberer Medianschnitt, evtl. Linksumschneidung des Nabels
  - quere Oberbauchlaparotomie
- **Exploration**
  - Tumorgröße und -lage
  - Resektionsfähigkeit
  - Suche bzw. Ausschluss von Metastasen
- **scharfes Abtrennen des Omentum majus** mit dem Lig. gastrocolicum vom Querkolon unter Mitnahme des vorderes Blattes des Mesokolon. Präparation bis zur Unterkante des Pankreas. Durchtrennen der Ligg. duodenocolicum und splenocolicum zwischen Ligaturen
- **Absetzen der A. gastroepiploica dextra** am Abgang aus der A. gastroduodenalis am Unterrand des Duodenums (Pylorus)
- **Mobilisieren des Duodenums nach Kocher**. Dissektion der parapylorischen LK (LK 5 + 6)
- **radikuläre Versorgung der A. gastrica dextra**
- **Ablösen des kleinen Netzes** möglichst nahe der Leber bis zur Kardia
- **Absetzen des Duodenums** 2 Querfinger (3 cm) distal des Pylorus. TA 55 oder zwischen Petzklipp-Reihen, anschließend Verschluss des Duodenalstumpfes (s. u.) in Abhängigkeit vom geplanten Rekonstruktionsverfahren
- Entfernung der Lymphknoten entlang der A. hepatica communis und des Truncus coeliacus (LK 8 + 9)
- **Durchtrennung der A. gastrica sin.** am Stamm. Doppelte Ligatur (LK 7)
- Stumpfe, zirkuläre **Mobilisierung des Ösophagus** unter Mitnahme der parakardialen LK (LK 1 + 3)
- Dissektion nach links entlang der A. lienalis (LK 11). Entscheidung, ob eine Splenektomie erforderlich ist oder nicht; ggf. Splenektomie.
  - Splenektomie: von links her Auslösen der Milz aus den fetalen Verwachsungen, Versorgen der unteren Polgefäße, Herausheben aus ihrem Bett und Anspannen nach medial. Darstellung und Versorgung der A. und V. splenica
- trunkuläre Durchtrennung des Vagus, hierdurch lässt sich der Ösophagus weit ins Abdomen verlagern.
- Durchtrennen des Ösophagus über einer weichen Darmklemme

6.10.9 Distale Magenresektion

Indikationen Siehe OP-Taktik (S. 100)

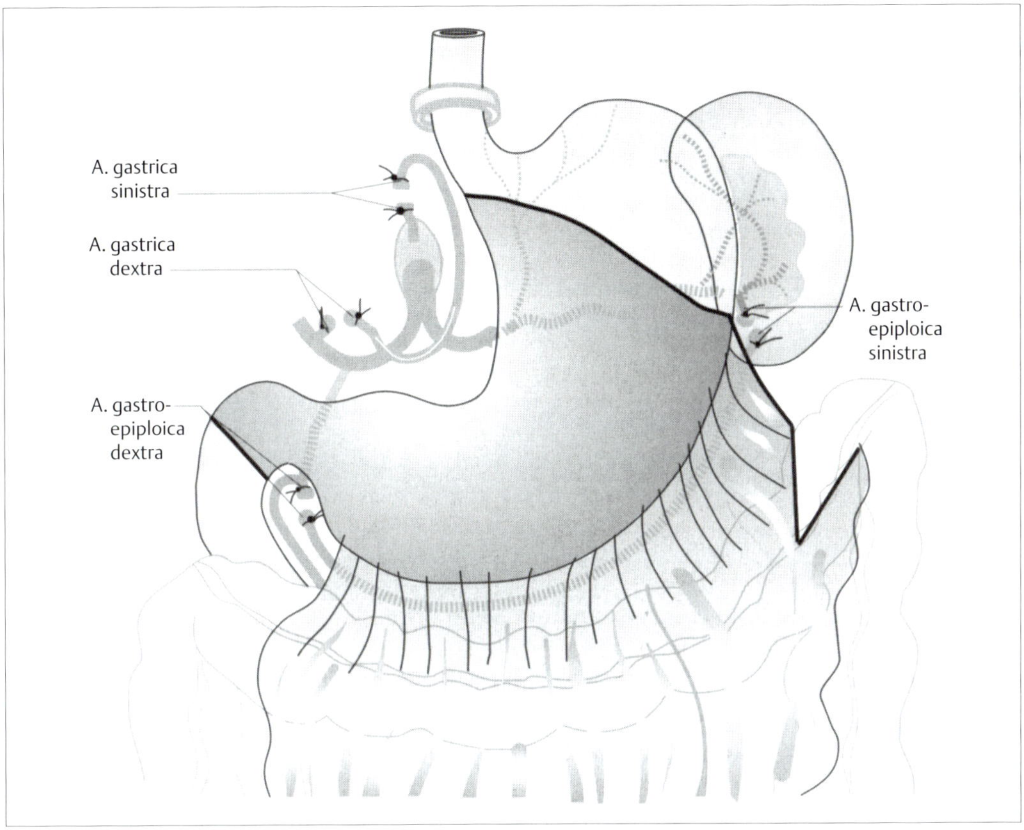

Abb. 6.29 Distale Magenresektion, typisches Resektionsausmaß

OP-Technik

- **typisches Resektionsausmaß:** distale 4/5-Resektion. Oral kleinkurvaturseitig 1–2 cm distal der Kardia, großkurvaturseitig abhängig von der Tumorlokalisation. Sicherheitsabstand: Aboral mindestens 2 cm distal des Pylorus. Entfernung des Omentum majus mit dem Magenteil en-bloc. Lymphadenektomie der Kompartimente I und II
- **Vorgehen wie bei der Gastrektomie**
- keine Splenektomie wegen der Durchblutungsverhältnisse des Magenstumpfes (s. Anatomie)
- **Rekonstruktion wie bei der B II-Resektion**
  - antekolische anisoperistaltische (oder isoperistaltische) Gastrojejunostomie, Braun-Fußpunktanastomose
  - Gastrojejunostomie nach Roux

6.10.10 Multiviszerale Resektion

6.10.10.1 Linksresektion des Pankreas

Indikationen

- Karzinome, die die Magenhinterwand überschritten und Kauda oder Korpus des Pankreas infiltriert haben
- Isolierte LK-Metastasen der Stationen 14 und 16. Diese können durch eine Pankreaslinksresektion komplett entfernt werden.

OP-Technik

- **Entfernung der Milz** (Abb. 6.**30**)
  - Auslösen der Milz von links her aus den fetalen Verwachsungen, Herausheben aus ihrem Bett und Anspannen nach medial
  - Darstellen und Versorgen der A. und V. splenica.
- Stumpfes **Auslösen des Pankreas** aus seinem Bett. Die seitlichen Hüllen werden mit der Schere durchtrennt (Abb. 6.**31**)
- **Absetzen des Pankreas** (mitsamt der Milz) linkslateral der V. mesenterica sup., fischmaulartig (Abb. 6.**32**)
- **Versorgung der Pankreasresektionsfläche** durch Umstechungen. Der Ductus pancreaticus wird mit einer Z-Naht versorgt.
- Revision der LK-Stationen 14 und 16 (paraaortal, linker Nierenhilus)
- **Drainage** des Pankreasstumpfes mit Easy-flow-Drainage. Fistelbildungen sind häufig, sie heilen bei intakter Drainage ab.

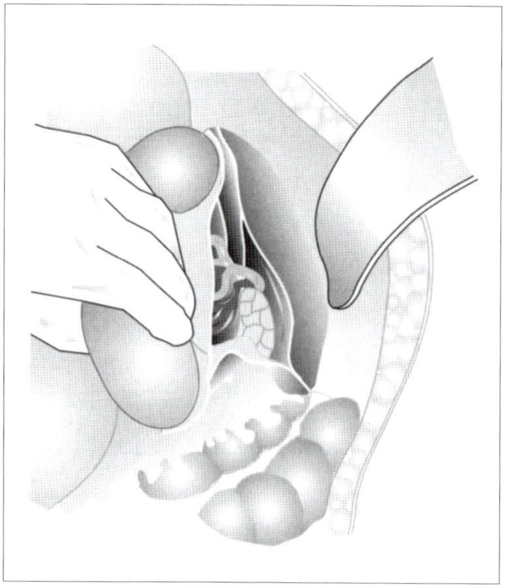

Abb. 6.30 Auslösen der Milz

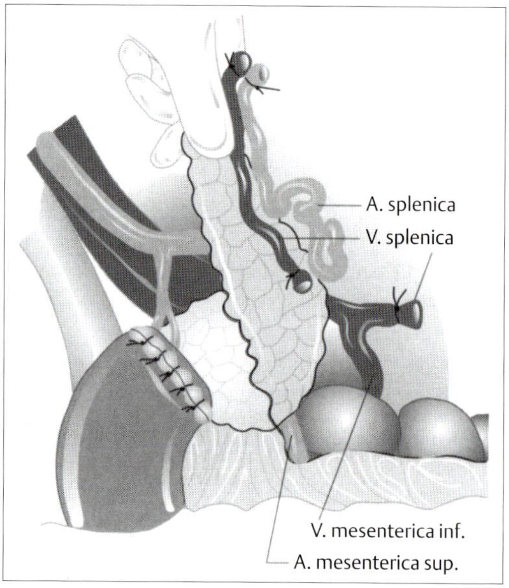

Abb. 6.31 Auslösen des Pankreas

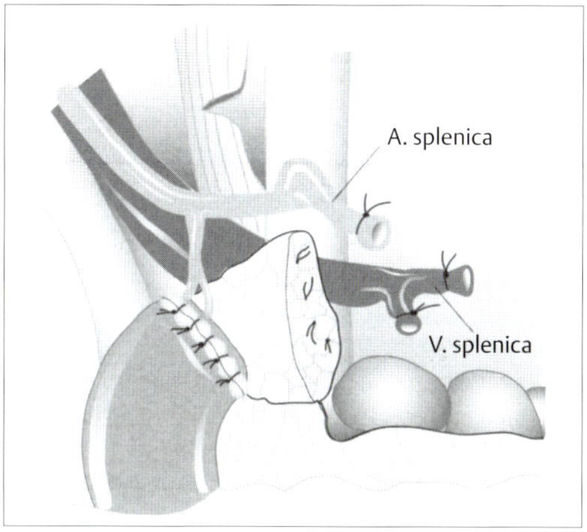

Abb. 6.32 Das Pankreas ist abgesetzt

6.10.10.2 Resektion des Querkolons

Indikation

Tumorinfiltration des Mesokolons oder des Querkolons

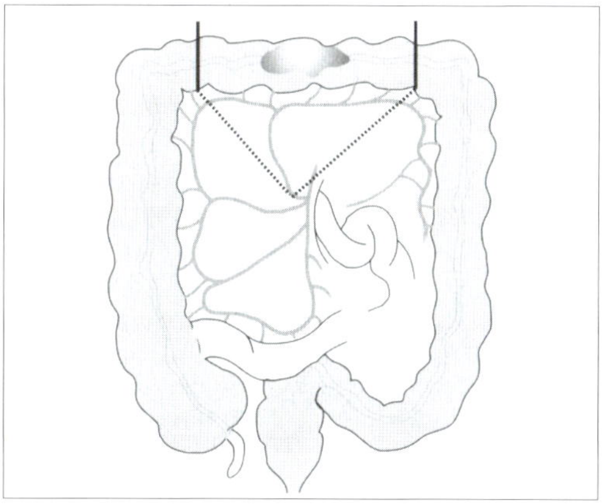

Abb. 6.33 Querresektion des Kolons

OP-Technik

- **Segmentresektion**
  - Mobilisieren der rechten und linken Flexur.
  - Resektion des tumortragenden Abschnittes. Radikuläre Ligatur der A. colica med. Keilförmige Resektion des zugehörigen Mesokolonteiles
  - Einreihige End-zu-End-Anastomose

6.10.11 Rekonstruktionsmethoden nach einer Gastrektomie (Übersicht)

Die Rekonstruktion nach einer Gastrektomie erfolgt im Allgemeinen durch eine **Ersatzmagenbildung**. Normalerweise wird wegen technischer und funktioneller Vorteile das obere Jejunum verwendet. Zur Erhöhung der Reservoirkapazität kann ein Pouch gebildet werden.

Ist die Verwendung eines Jejunumabschnittes in seltenen Fällen nicht möglich, so wird Dickdarm benutzt.

Für die Rekonstruktion mit Dünndarm wurden zahlreiche Verfahren entwickelt, von denen sich aber nur wenige durchgesetzt haben.

Die Aufgaben des Ersatzmagens sind

- Reservoirfunktion (am wichtigsten)
- Verhütung eines ösophagealen Refluxes
- portionierte Nahrungspassage in den Dünndarm ohne beschleunigten enteralen Durchgang

Wiederherstellung der Kontinuität

Die Wiederherstellung der Kontinuität kann grundsätzlich auf 2 Arten erfolgen:

- **ohne Duodenalpassage** (Abb. 6.**34**)
  - Die ersten Ersatzmagenbildungen, ohne Duodenalpassage, wurden von Schlatter (1897) durchgeführt. Es handelte sich um eine terminolaterale Ösophagojejunostomie, die heute aber wegen des exzessiven Refluxes obsolet ist.
  - Roux (1907) propagierte die Y-Anastomose der zuführenden Schlinge, die heute zur Refluxverhütung wenigstens 40 cm aboral der Ösophagojejunostomie implantiert wird.
  - Hunt (1952) ergänzte diese Technik durch eine Pouchbildung. Später erfolgte die Sicherung der gastrojejunalen Anastomose durch verschiedene Arten der Jejunoplikatio.
- **mit Duodenalpassage** (Abb. 6.**35**)
  - Die Ersatzmagenbildung mit Duodenalpassage unter Benutzung einer Jejunuminterposition wurde erstmals von Seo (1942) beschrieben und von Longmire, Gütgemann (Verlängerung der Schlinge zur Reservoirvergrößerung) und Schreiber (Jejunoplicatio zur Deckung der ösophagojejunalen Anastomose) weiterentwickelt.
  - Die Verfahren mit Erhaltung der Duodenalpassage und Interposition einer Jejunumschlinge kommen den physiologischen Bedingungen am nächsten. Die Jejunumschlinge sollte ausreichend lang gewählt werden (ca. 40 cm), einerseits zur Vergrößerung des Reservoirs, andererseits zur Vermeidung eines Refluxes. Der Erhalt der Duodenalpassage bietet pathophysiologische Vorteile, z. B. einen verbesserten Glukosemetabolismus, eine verbesserte Absorption von Eisen und Calcium sowie eine bessere Pankreasfunktion. Trotzdem treten bei 50 % der Patienten mit Jejunuminterposition ohne Pouch Refluxprobleme auf.
  - Die Ösophagojejunoplicatio wird einerseits zur Deckung und damit zur Sicherung der Anastomose durchgeführt, andererseits trägt sie aber auch zur Verminderung des enteroösophagealen Refluxes (Anti-Reflux-Plastik) bei. Trotzdem treten bei 50 % der Patienten mit Jejunuminterposition ohne Pouch Refluxprobleme auf.

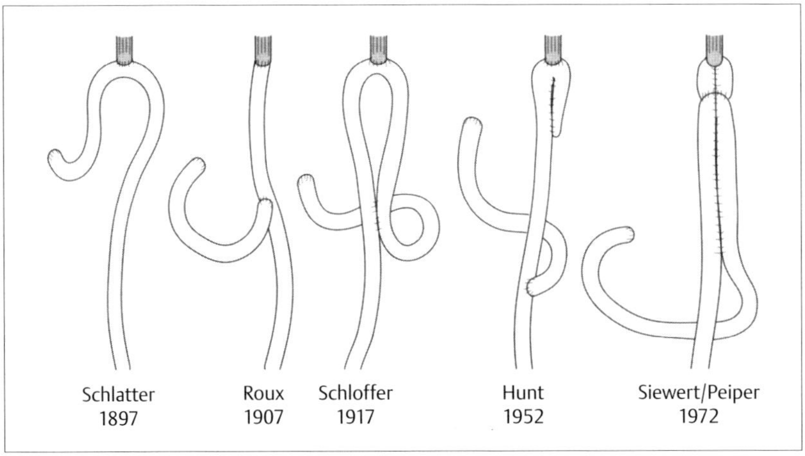

Abb. 6.34 Rekonstruktionsmethoden ohne Duodenalpassage

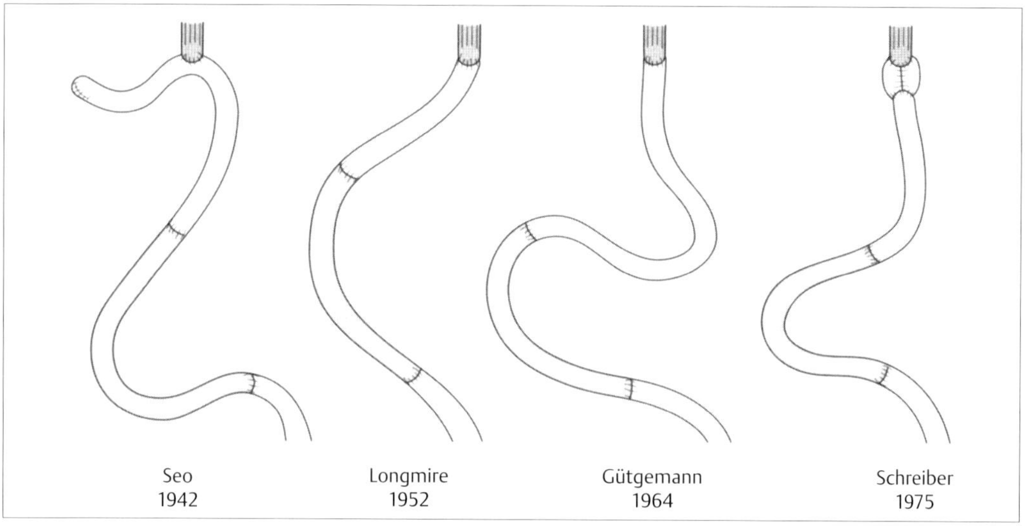

Abb. 6.35 Rekonstruktionsmethoden mit Duodenalpassage

Taktische Überlegungen

- Die Verfahrenswahl richtet sich nach dem Zustand des Patienten, der Radikalität der Operation und der Prognose.
- Heute wird bevorzugt bei radikal und kurativ resezierten Karzinomen die Duodenalpassage erhalten und eine Jejunuminterposition, evtl. mit Anlage eines größeren Reservoirs (Pouch), durchgeführt.
- Bei palliativen Operationen, bei Risikopatienten oder wenn eine Interposition anatomisch nicht möglich ist, wird eine Rekonstruktionsmethode ohne Duodenalpassage gewählt, z. B. nach Roux.

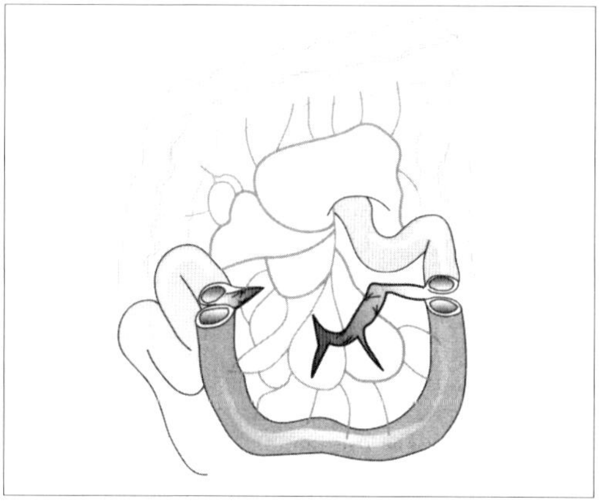

Abb. 6.36 Auswahl der 2. Jejunumschlinge

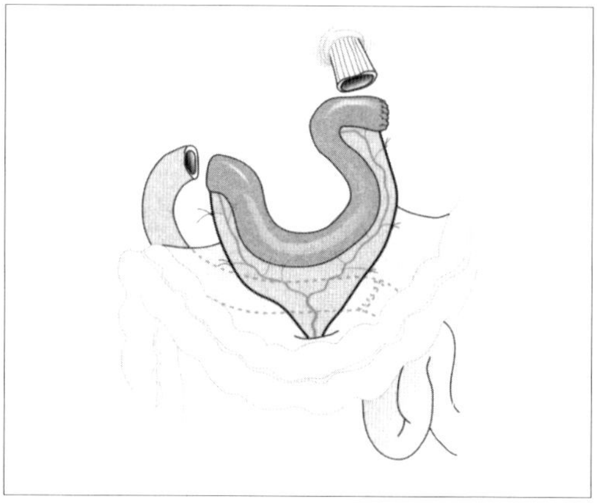

Abb. 6.37 Platzierung des Interponats

6.10.12 Jejuneminterposition (isoperistaltisch) nach Seo, Longmire, Gütgemann, Schreiber

Gewinnung des Interponates

- Auswahl der 2. Jejunumschlinge ca. 15–20 cm aboral des Treitz-Bandes. Länge des Interponates: ca. 35–45 cm. Die Resektionsgrenzen werden von der Gefäßversorgung bestimmt. Diese wird unter Diaphanoskopie kontrolliert. Das Interponat muss von einer kräftigen Mesenterialarterie über Arkaden versorgt sein (Abb. 6.**36**).
- Durchtrennen des Mesenteriums und Mobilisieren des Interponates unter Erhaltung der Randarkade
- Absetzen der Jejunumschlinge zwischen Klammernahtreihen

Platzierung des Interponates

- Inzision des Mesokolons in einem gefäßfreien Bereich. Retrokolisches Hochziehen der Jejunumschlinge (Abb. 6.**37**).
- terminoterminale Jejunojejunostomie der Entnahmestelle
- Verschluss des Mesenteriumschlitzes (3 x 0 PGS)

Ösophago-jejunostomie

terminoterminal oder terminolateral (s. u.), Handnaht oder zirkuläre Klammernaht

- **terminolaterale Ösophagojejunostomie in Klammernahttechnik** (Abb. 6.**38**)
  - Resektion der oralen Klammernahtreihe des Interponates. Kontrolle der Durchblutungsverhältnisse im Anastomosenbereich, evtl. Nachresektion
  - Aufdehnen des oralen Interponatendes mit Kornzangen. Einführen des EEA-Nahtgerätes, Magazingröße 25–28 mm. Kurze Inzision des Interponates antimesenterial 7 cm aboral des oralen Endes oder 15 cm aboral, wenn eine Jejunoplicatio geplant ist. Tabaksbeutelnaht. Durchführen des Dorns durch diese Inzision
  - Konzentrisches Aufdehnen des distalen Ösophagus mit Kornzangen. Tabaksbeutelnaht. Das distale Ösophagusende wird über die Druckplatte gestülpt, die Tabaksbeutelnaht zusammengezogen und geknotet.
  - Schließen des Instrumentes und Herstellen der Anastomose

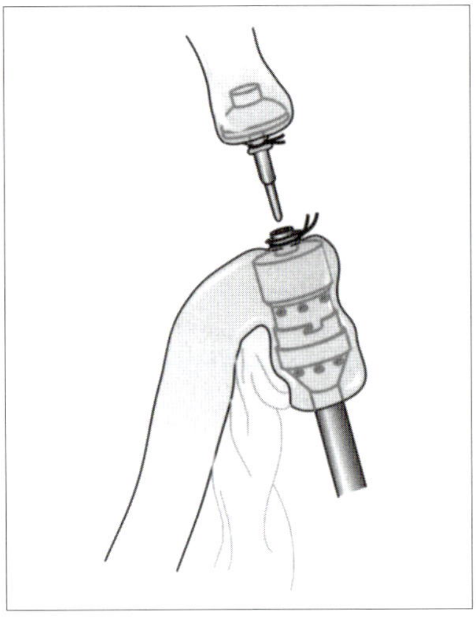

Abb. 6.38 Terminolaterale Ösophagojejunostomie (Klammernahttechnik)

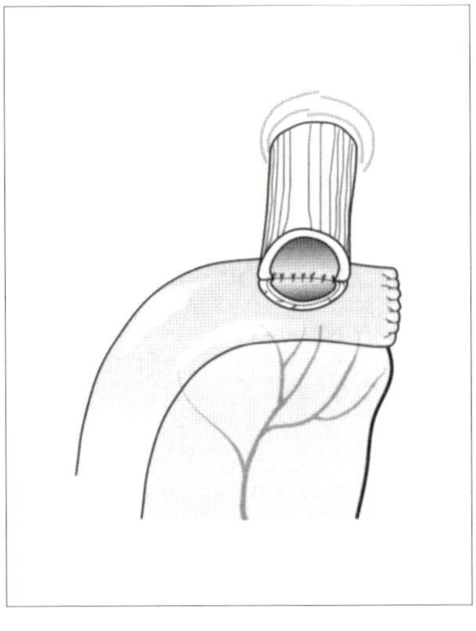

Abb. 6.39 Terminolaterale Ösophagojejunostomie (Handnahttechnik)

- **terminolaterale Ösophagojejunostomie in Handnahttechnik** (Abb. 6.39)
  - Anheften des Jejunums an die Hinterwand des Ösophagus mit PGS 3 x 0 (Die Naht erfasst Serosa und Muskularis bzw. Adventitia und Muskularis beim Ösophagus.)
  - Inzision des Jejunums, 3–5 cm breit, 4–6 cm vom Blindverschluss entfernt, bzw. 15 cm vom Blindverschluss entfernt, wenn eine Jejunoplicatio geplant ist
  - Hinterwandnaht allschichtig, dicht gestochen, Stichabstand 3 mm, Distanz zum Wundrand 5 mm. Die Fäden werden zuerst alle vorgelegt, dann geknüpft. Die Knoten liegen intraluminär. PGS 3 x 0
  - analog allschichtige, einreihige Vorderwandnaht. Die Knoten liegen extraluminär.
  - Prüfung der Anastomose. Sie muss spannungsfrei und gut durchblutet sein.
  - evtl. Jejunoplicatio s.u.

Jejunoduodenostomie

- End-zu-End-Jejunoduodenostomie in einreihiger Allschichtnahttechnik

6.10.13 Ösophagojejunostomie nach Roux

OP-Technik

- Verschluss des Duodenalstumpfes mit Klammernahtreihe oder durch eine 2-reihige Knopfnaht
- Auswahl der 2. Jejunumschlinge
- Durchtrennung des Jejunums wenigstens 20 cm aboral des Treitz-Bandes zwischen Klammernähten. Dissektion des angrenzenden Mesenteriums unter Erhaltung der Randarkade
- Der aborale, blind verschlossene Jejunumschenkel wird retrokolisch hochgezogen.
- End-zu-Seit- oder End-zu-End-Anastomose mit dem Ösophagus
- evtl. Jejunoplicatio
- Mindestens 40 cm (bis 60 cm) unterhalb der Ösophagus-Dünndarm-Anastomose wird die vom Duodenum kommende Dünndarmschlinge im Sinne einer Roux-Y-Anastomose End-zu-Seit implantiert (in maschineller Klammernahttechnik oder Allschichtnaht 3 x 0 PGS).
- Einnähen des Dünndarmes in den Mesokolonschlitz

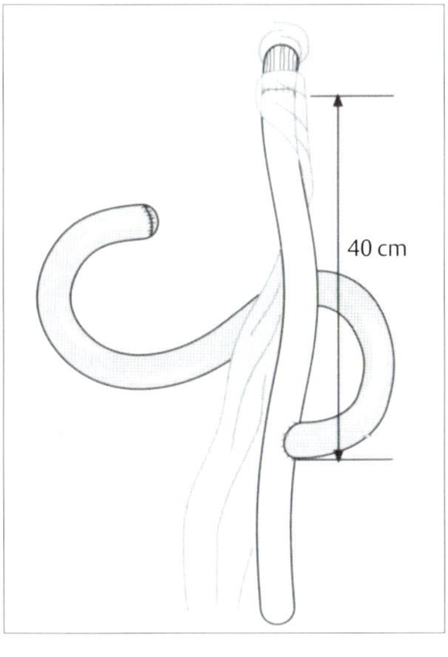

Abb. 6.40 Ösophagojejunostomie nach Roux

6.10.14 Jejunoplicatio (Schreiber)

- Terminolaterale Ösophagojejunostomie unter Belassung eines 15 cm langen überstehenden Segmentes
- Das überstehende Segment wird krawattenförmig um die ösophagojejunale Anastomose geschlagen und mit seromuskulären Nähten PGS 3 x 0 fixiert. Die Plikation soll spannungsfrei liegen und nicht einengen.

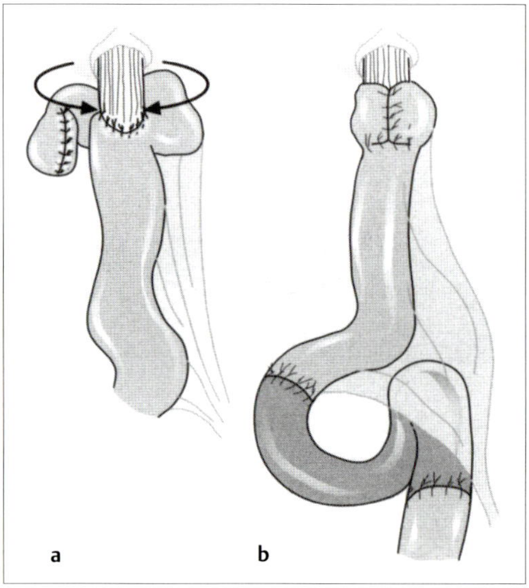

Abb. 6.41 Jejunoplicatio (Schreiber)

6.10.15 Hemijejunoplicatio

- Terminolaterale Ösophagojejunostomie unter Belassung eines ca. 7 cm langen Segmentes.
- Das überstehende Segment wird über die Anastomosen-Vorderwand geschlagen und spannungsfrei mit seromuskulären Nähten fixiert.

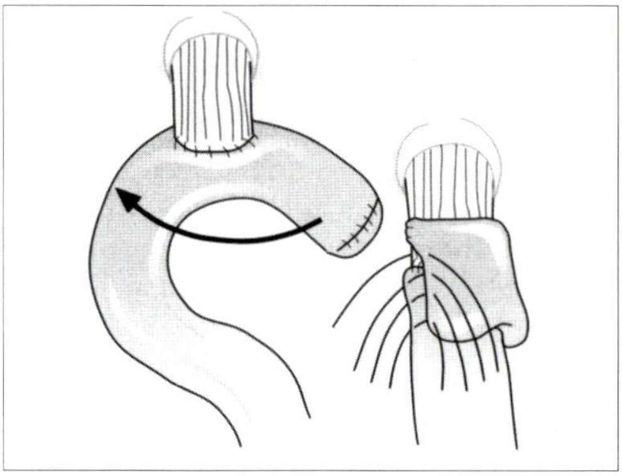

Abb. 6.42 Hemijejunoplicatio

6.10.16 Magenersatz mit Pouchbildung

Hunt-Lawrence-Rodino 1952

Es handelt sich um eine Modifikation der Roux-Y-Ersatzmagenbildung.
- End-zu-Seit-Ösophagojejunostomie. Das überstehende Segment ist etwa 15 cm lang.
- Laterolaterale Enteroanastomose zwischen dem überstehenden Segment und dem Jejunum, ca. 15 cm lang (keine Jejunoplicatio)

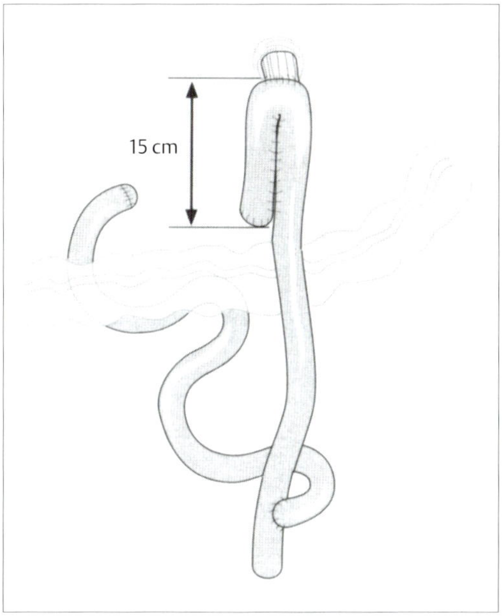

Abb. 6.43 Technik nach Hunt-Lawrence-Rodino

Herfarth 1986

Ergänzung der Pouchbildung nach Hunt-Laurence-Rodino durch eine Jejunoplicatio.
- Auswahl einer gut beweglichen, 50 cm langen oberen Jejunumschlinge. Retrokolisches Hochziehen der Schlinge in den Oberbauch
- Parallelschalten des Darmes und Anlage einer 15 cm langen Enteroanastomose unter Belassung einer großen Darmschlinge
- quere Inzision der abführenden Jejunumschlinge in Höhe des oberen Nahtpols
- Anastomose mit dem Ösophagus
- Bildung der Jejunoplicatio mit der oberhalb der Anastomose freigebliebenen Darmschlinge. Fixierung der Plikation durch Knopfnähte

Das Duodenum kann sich im Nebenschluss befinden oder eingeschaltet werden.

Siewert-Peiper 1972

- Auswahl einer gut beweglichen, oberen Jejunumschlinge. Retrokolisches Hochziehen der Schlinge in den Oberbauch.
- Parallelschalten des Darmes und Anlage einer breiten, laterolateralen Enteroanastomose unter Belassung einer 6–8 cm großen Darmschlinge. Der obere Pol der vorderen Enteroanastomose wird offengelassen. Hier wird der Ösophagus eingenäht.
- Bildung der Jejunoplicatio mit der oberhalb der Anastomose freigebliebenen Darmschlinge. Fixierung der Plikation durch Knopfnähte

Das Duodenum kann sowohl eingeschaltet sein als auch im Nebenschluss liegen.

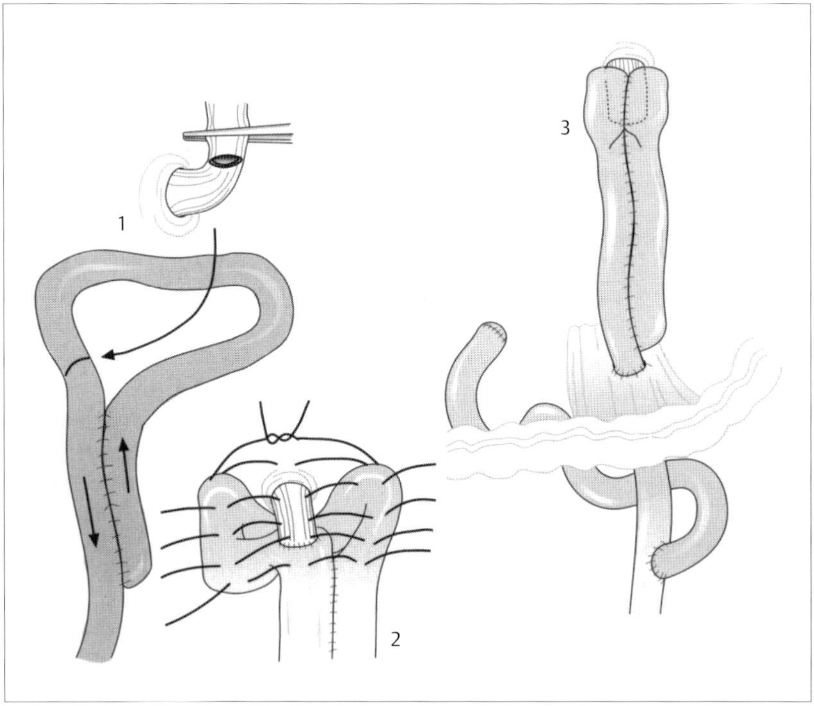

Abb. 6.44 Technik nach Herfarth, Duodenum hier im Nebenschluss

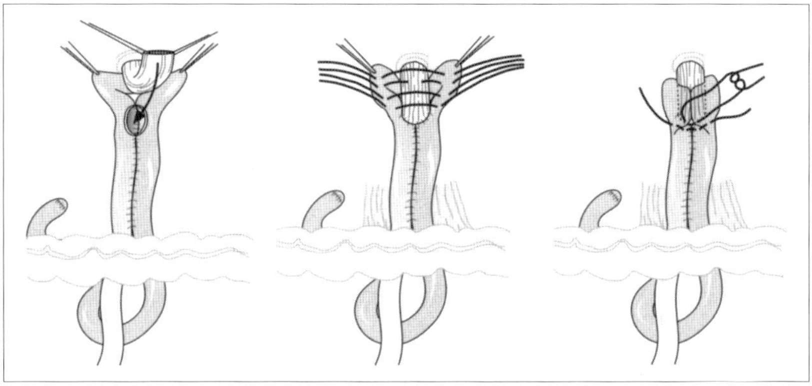

Abb. 6.45 Technik nach Siewert-Peiper, Duodenum hier im Nebenschluss

Kremer 1982

Duodenum im Nebenschluss
(Verwendung von Klammernahtgeräten)

- Auswahl einer gut beweglichen, 50 cm langen oberen Jejunumschlinge. Retrokolisches Hochziehen der Schlinge in den Oberbauch
- Anlage einer breiten Enteroanastomose wie oben beschrieben, unter Belassung einer Schlinge
- Durchtrennen der Schlinge zum abführenden Ende hin mit dem GIA-Gerät
- Ausführen der Anastomose zwischen dem abführenden Segment und dem Ösophagus mit dem EEA-Gerät wie oben beschrieben
- Decken der Anastomose mit dem zuführenden Segment im Sinne einer Jejunoplicatio. Fixieren der Manschette mit Knopfnähten

Abb. 6.46 Technik nach Kremer

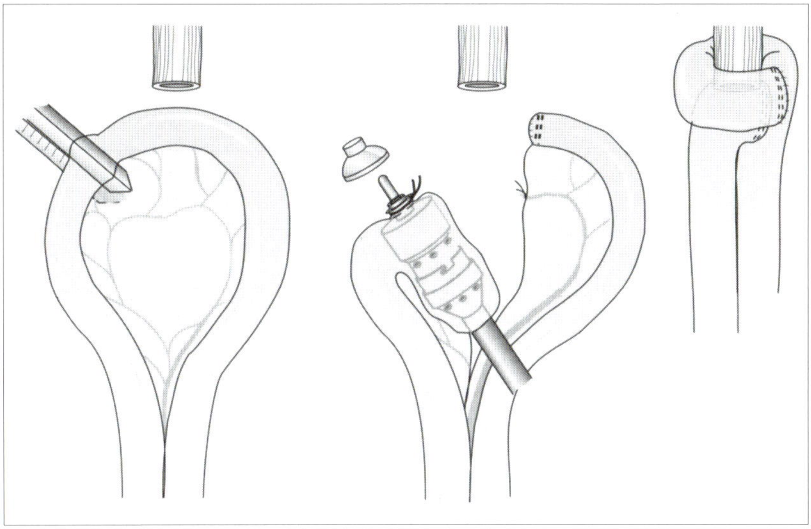

6.10.17 Folgen der Totalentfernung des Magens

- schwere, therapieresistente Refluxösophagitis
- Dumping-Syndrom
- Verlust der Reservoirfunktion sowie fehlendes Hunger- und Appetitgefühl

Zur Vorbeugung dieser Folgen wurden die verschiedenen Methoden der Rekonstruktion mit Ersatzmagenbildung und Plikation entwickelt.

6.10.18 Adjuvante und neoadjuvante Therapie

Präoperative neoadjuvante Chemotherapie

- Bei potenziell R0-resektablen, lokal fortgeschrittenen Tumoren ist die neoadjuvante Chemotherapie derzeit nicht Standard.
- bei primär nicht sicherer R0-Resektabilität oder bei nichtresektablem Magenkarzinom zur Tumorverkleinerung, sodass schließlich eine R0-Resektion möglich wird. Die Resektabilität muss primär durch eine Staging-Laparoskopie mit Peritoneallavage abgeklärt werden.
- Bei fortgeschrittenem Magenkarzinom (T3/4) gibt es Hinweise auf eine Prognoseverbesserung durch eine präoperative Chemotherapie. Bisher kein Nachweis durch randomisierte Studien. Diese Therapie soll ausschließlich im Rahmen kontrollierter Studien erfolgen.

Adjuvante Therapie

- Durch eine postoperative Chemotherapie oder Radiotherapie (als einzige Therapiemodalität) nach der R0-Resektion eines Magenkarzinoms konnte nach bisherigen Studien keine eindeutige Verbesserung der Prognose erzielt werden. Eine adjuvante Chemo- bzw. Radiochemotherapie nach R0-Resektion ist somit außerhalb von Studien derzeit nicht begründet.
- In einer amerikanischen (Intergroup-116) prospektiven randomisierten Studie konnte für Patienten mit lokal fortgeschrittenem Magenkarzinom durch adjuvante Radiochemotherapie ein Überlebensvorteil gegenüber der alleinigen chirurgischen Therapie nachgewiesen werden. Viele dieser Patienten erhielten aber keine

adäquate (D2) Lymphknotendissektion. Wegen zusätzlich hoher Toxizität dieser Therapie wurde diese Studie nicht als Grundlage einer allgemeinen Empfehlung einer adjuvanten Radiochemotherapie außerhalb von Studien angesehen.

- Der zytologische Nachweis von Tumorzellen in Peritonealspülungen oder der immunhistologische Nachweis isolierter Tumorzellen in Knochenmarkbiopsien oder Lymphknoten stellt keine Indikation für eine adjuvante Chemotherapie außerhalb von Studien dar.

6.10.19 Palliativmaßnahmen

- Bleibt nach der vermeintlichen R0-Resektion ein mikroskopischer Tumorrest (R1-Resektion ohne Fernmetastasen) zurück, sollte nachreseziert werden (R0-Resektion).
- Nach R2-Resektion oder bei Magenkarzinom mit Fernmetastasen ist die rein palliative Chemotherapie indiziert, durch die eine partielle Resektion erzielt werden kann. Nur wenn die Remission relativ groß ist, kommt es zu einer Verlängerung der Überlebenszeit.
- gängige Kombinationen zur palliativen Chemotherapie:
  - **ECF** (Epirubicin/Cisplatin/5-FU)
  - **FLP** (5-FU-Folinsäure/Cisplatin)
  - **MCF** (Mitomycin/Cisplatin/5-FU)
  - bei Patienten in schlechtem Allgemeinzustand: 5-FU und Folinsäure

6.10.20 Palliativoperationen

Ihr Ziel ist die Wiederherstellung der Nahrungspassage bei einem **stenosierenden** und **nichtresezierbaren Karzinom**. Es stehen mehrere Methoden zur Verfügung.

- **Gastroenterostomie** (bei Stenose in der unteren Magenhälfte) (Abb. 6.**47**)
- **Ösophagogastrostomie** nach Heyrowsky (bei Stenose in der oberen Magenhälfte) (Abb. 6.**48**)

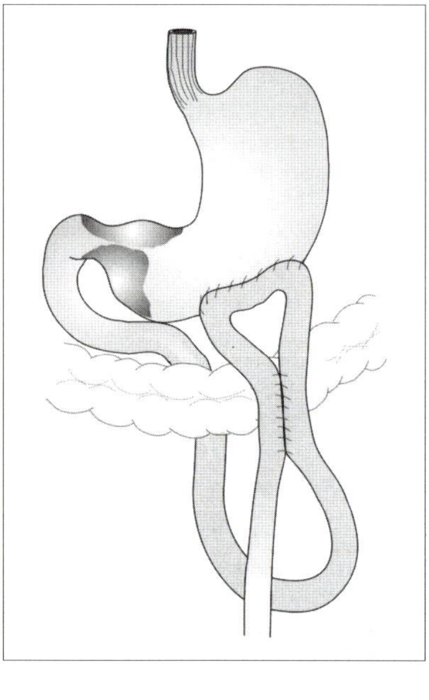

Abb. 6.47 Gastroenterostomie, antekolisch mit Braun-Fußpunktanastomose

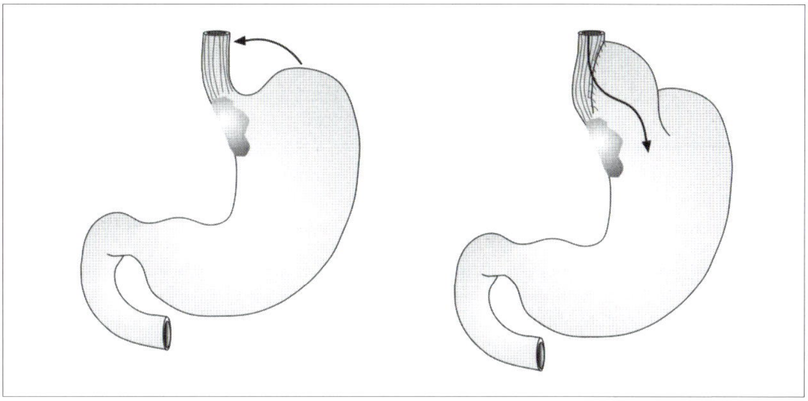

Abb. 6.48 Ösophagogastrostomie nach Heyrowsky

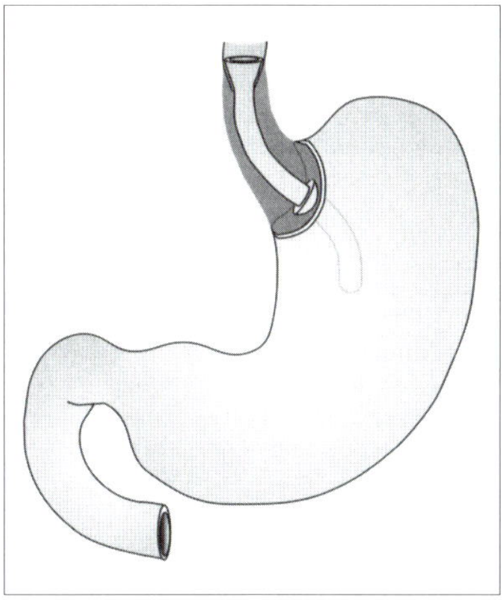

Abb. 6.49 Häring-Tubus

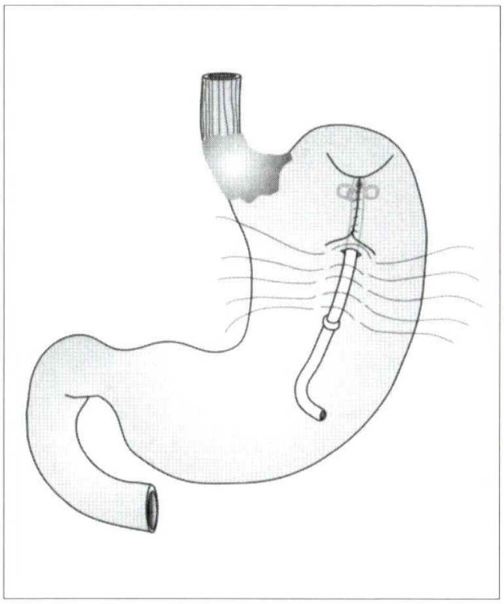

Abb. 6.50 Witzel-Fistel

- **Tubus**, operativ oder endoskopisch
  - Metallstent, evtl. ummantelt
  - Häring (Abb. 6.**49**)
  - Celestin
- **Witzel-Fistel** (Abb. 6.**50**)
- **PEG** (perkutan endoskopische Gastrostomie): Endoskopisch gesteuert wird eine transkutane, äußere Magenfistel angelegt.

6.11 Malt-Lymphom

Definition

- MALT = **m**ucosa **a**ssociated **l**ymphatic **t**issue
- Non-Hodgkin-Lymphome (NHL) werden in nodale und primär extranodale Lymphome unterteilt. Die Lymphome des MALT gehören zu den **primär extranodulären Non-Hodgkin-Lymphomen**. Die meisten primären Lymphome des Magens stellen MALT-Lymphome dar.

Lokalisation

- Die extranodalen Lymphome manifestieren sich bevorzugt im Gastrointestinal-Trakt, wobei hier wiederum der Magen mit 60–70 % am häufigsten betroffen ist.
- Der **Magen** verfügt primär über kein lymphatisches Gewebe (im Gegensatz zum physiologischen MALT des Dünn- und Dickdarmes). Das MALT des Magens ist sekundär erworben. Es entsteht fast immer auf dem Boden einer Immunreaktion im Rahmen einer chronischen H.-p.-induzierten Gastritis. Diese führt zur Ausbildung von B-Lymphfollikeln in der Mukosa.
- MALT-Lymphome zeigen lange Zeit ein organgebundenes Wachstum. Kommt es zu Absiedlung, so sind zunächst andere MALT-Organe befallen, z. B. der übrige GI-Trakt oder die Tonsillen. Erst im weiteren Verlauf erfolgt dann der LK-Befall oder die Generalisation.

Histologie

- Histopathologisch werden niedrig- und hochmaligne B-Zell-Lymphome des MALT unterschieden. Weiterhin sind von den B-Zell-MALT-Lymphomen die sehr seltenen, aggressiven T-Zell-Non-Hodgkin-Lymphome des Magens (immunhistochemisch) abzugrenzen.

6.11.1 Einteilung

Klassifikation der primären gastrointestinalen NHL (nach Isaacson 1994)

B-Zell-Lymphome

- Lymphome vom Typ des MALT
  - niedrigmaligne Lymphome (überwiegend im Magen)
  - hochmaligne Lymphome mit oder ohne niedrigmalignen Tumoranteil (überwiegend im Magen)
  - immunproliferative Dünndarmerkrankung (IPSID), niedrig-, gemischt-, hochmaligne
- Mantelzell-Lymphom (lymphomatöse Polyposis)
- Burkitt- und burkittähnliches Lymphom
- andere B-Zell-Lymphome, die äquivalenten nodalen Lymphomen entsprechen

T-Zell-Lymphome

- Enteropathie-assoziierte T-Zell-Lymphome (EATL)
- andere, nicht Enteropathie-assoziierte Typen

Stadieneinteilung (modifiziert nach Musshoff)

EI1	uni- oder multilokulärer Magenbefall, das Lymphom ist auf die Mukosa und Submukosa begrenzt (sog. Frühlymphom)
EI2	wie EI1, das Lymphom überschreitet jedoch die Submukosa (Infiltration der Muscularis propria oder der Serosa oder Ausbreitung per continuitatem in ein Organ)
EII1	uni- oder multilokulärer Magenbefall jeder Infiltrationstiefe einschl. eines Organbefalls per continuitatem und/oder synchroner Befall des Intestinums gleicher Ausdehnung und zusätzlicher Befall der regionalen Lymphknoten (Kompartiment 1 und 2)
EII2	wie EII2, jedoch Befall der Lymphknoten in Kompartiment 3
EIII	Lymphombefall des Magens und Lymphknotenbefall beidseits des Zwerchfells einschl. eines weiteren lokalisierten Organbefalls im Gastrointestinaltrakt einschl. Waldeyer-Ring
EIV	Magenlymphom, alle zugehörigen Lymphknoten betroffen und diffuser disseminierter Befall eines oder mehrerer extragastraler Organe

6.11.2 Diagnostik

- Anamnese, klinische Untersuchung
- Labor:
  - komplettes Blutbild, LDH, Transaminasen, Elektrophorese, cholestaseanzeigende Enzyme
  - harnpflichtige Substanzen, Urinstatus, Paraproteine
  - HIV-Bestimmung
  - Vitamin B12, Folsäure, Serum-Fe, Ferritin
- Endoskopie mit multiplen PEs aus verdächtigen und unverdächtigen Bezirken
- Endosonographie zur Bestimmung der Infiltrationstiefe
- histopathologische Klassifikation mit Abgrenzung des B-Zell-MALT vom hochmalignen NHL und vom Karzinom. Helicobacter-pylori-Status (ausführlicher G71)
- Röntgen-Thorax, Knochenmarksbiopsie, Sonographie des Abdomens, CT des Abdomens und des Thorax

6.11.3 Therapie

- Eine allgemeingültige Behandlungsstrategie kann mangels entsprechender Daten noch nicht angegeben werden. Die Therapiestrategien werden noch kontrovers diskutiert. Im Mittelpunkt steht die Frage: Operative oder konservative Behandlung?
- Wegen mangelnder Erfahrungen sollte die Therapie möglichst nur im Rahmen von kontrollierten Studien durchgeführt werden.
- **niedrigmaligne Lymphome:**
  - Bei Lymphomen EI1 scheint nach neueren Studien die alleinige Helicobacter-pylori-Eradikation ausreichend zu sein, wobei engmaschige Kontrollen erfolgen sollten. Nur innerhalb von Studien!
  - Ansonsten wird bei EI2- und EII2-Lymphomen die R0-Resektion empfohlen, mit postoperativer Radiatio. Bei Inoperabilität alleinige Bestrahlung.
  - bei EIII- und IV-Lymphomen: Chemotherapie und Radiatio, evtl. palliative OP
- **hochmaligne Lymphome:**
  - bei EI1- und EII2-Lymphomen: Resektion und Chemotherapie
  - bei EIII- und IV-Lymphomen: Chemotherapie und Radiatio

Operative Therapie

- Die Operation verfolgt therapeutische und diagnostische Ziele. Zur exakten Stadiendefinition sollten die Anforderungen an eine Staging-Laparotomie erfüllt werden.
- Die angestrebte R0-Resektion erfordert, in Abhängigkeit von der Tumorlokalisation, eine subtotale Magenresektion oder eine Gastrektomie einschließlich Lymphknotendissektion der Kompartimente I und II. Eine grundsätzliche Splenektomie ist nicht indiziert.

Chemotherapie

Zur Anwendung kommen das CHOP- oder das CVI- Schema (Cyclophosphamid, Vincristin, Prednisolon). Gute Ergebnisse wurden bei hochmalignen nodalen Lymphomen erreicht. Über die Ergebnisse beim MALT-Lymphom liegen noch nicht genügend Erkenntnisse vor.

Radiotherapie

Die postoperative Radiotherapie beim niedrigmalignen Magenlymphom EI und EII ist etabliert.

7 Dünndarm

K. H. Reutter

7.1 Morbus Crohn

- Chronisch-entzündliche Darmerkrankung (CED), Ätiologie unbekannt.
- Die Entzündung betrifft die gesamte Darmwand. Auch das mesenteriale Gewebe und regionäre Lymphknoten sind in den Entzündungsprozess einbezogen. Die Entzündung tritt diskontinuierlich, segmental auf.
- Alle Teile des Magen-Darm-Traktes können befallen sein, bevorzugt das terminale Ileum:
  - nur Kolon ca. 30 %
  - nur Dünndarm ca. 40 %
  - Kolon und Dünndarm (ileozäkal) ca. 30 %
- Eine Heilung kann weder durch eine konservative Therapie noch durch chirurgische Eingriffe erreicht werden.
- **Häufigkeit:**
  - 30–50 Erkrankungen pro 100.000 Einwohner
  - 3–9 Neuerkrankungen pro 100.000 Einwohner pro Jahr

7.1.1 Symptome

- **Abdominalschmerzen**, häufig kolikartig im rechten Unterbauch (können dann eine Appendizitis vortäuschen)
- **tastbare** Resistenz im rechten Unterbauch
- leichtes Fieber
- **Durchfälle** meist *ohne* Blutbeimengung.
- bei chronischem Verlauf rezidivierende Ileuszustände, septische Temperaturen, Fistelbildungen
- extraintestinale Manifestationen (bei 10–20 % der Patienten)
  - Arthritis der großen Gelenke 4–16 %
  - Sakroileitis 4–20 %
  - Gallensteine bis 30 %
  - Nierensteine 10 %
  - fibrosierende Alveolitis
  - Erythema nodosum 15–25 %
  - Pyoderma gangraenosum
  - aphthöse Stomatitis 10–20 %
  - Pankreasfibrose (keine klinischen Symptome) 30 %
  - Konjunktivitis, Iritis, Uveitis

7.1.2 Diagnostik

- **Endoskopie** (Dickdarm und terminales Ileum)
  - Nebeneinander von entzündlichen Veränderungen und gesunder Schleimhaut
  - charakteristische Läsionen (Erosionen, Aphthen, Pflastersteinrelief, Fisteln, longitudinale Ulzera)

  - diskontinuierliche Ausbreitung, meist Ileitis terminalis, 20% Rektumbefall
  - Biopsieentnahme
- **Röntgen-Dünndarmpassage, Kolon-Kontrasteinlauf**
  - segmentaler, diskontinuierlicher Befall – im Gegensatz zur Colitis ulcerosa
  - typische Veränderungen: Pflastersteinrelief, fadenförmige Stenosen
  - zur Beurteilung der Ausdehnung
  - röntgenologische Kriterien siehe Differenzialdiagnose
- **Sonographie**: Nachweis von Abszessen, evtl. Wandverdichtungen
- **Labordiagnostik** zur Beurteilung der Krankheitsaktivität und des Therapieerfolges: BSG, CRP, Elektrophorese, Blutbild, Serumeisen, Ferritin

7.1.3 Klassifikation von Aktivität und Schweregrad des Morbus Crohn

- Verwendet wird meist der **Aktivitätsindex nach Best** (Disease Activity Index = CDAI).
- Es werden 8 Parameter erfasst, die den klinischen Zustand das Patienten betreffen
  - Stuhlfrequenz
  - Grad der Bauchschmerzen
  - Allgemeinbefinden
  - extraintestinale Symptome
  - symptomatische Durchfallbehandlung
  - Resistenz im Abdomen
  - Hämatokrit
  - Körpergewicht
- Diese Variablen werden mit unterschiedlichen Multiplikatoren gewichtet. Daraus wird ein Punktwert ermittelt.
  - < 150 leichtes oder inaktives Krankheitsbild
  - 150–200 mäßig schweres Krankheitsbild
  - 200–350 schweres Krankheitsbild
  - > 350 sehr schweres Krankheitsbild

7.1.4 Differenzialdiagnosen

- Colitis ulcerosa
- Divertikulitis, Appendizitis
- ischämische Kolitis
- therapieinduzierte Kolitis durch Medikamente, Bestrahlungen, operative Eingriffe
- infektiöse Darmerkrankungen

DD: Morbus Crohn – Colitis ulcerosa

	Morbus Crohn	Colitis ulcerosa
Lokalisation	bevorzugt terminales Ileum und Colon ascendens	Rektum, Kolon (aszendierend)
Ausbreitung	diskontinuierlich, segmental	kontinuierlich
Entzündung betrifft	ganze Darmwand	Schleimhaut
Dicke der Darmwand	erhöht	–

	Morbus Crohn	Colitis ulcerosa
Hyperplasie des lymphatischen Gewebes	ganze Darmwand	Mukosa
Histologie	epitheloidzellige Granulome, lymphoide Aggregate	Kryptenabszesse, unregelmäßige Kryptenarchitektur
Radiologische Befunde	Pflastersteinrelief Wandstarre Stenosen rillenartige Ulzera	Kragenknopfulzera, Pseudopolypen, atone Weitstellung, Weiten- und Längenschrumpfung
Endoskopische Befunde	„Aphthen" in einer entzündungsarmen Schleimhaut, pflastersteinartiges Relief	Hyperämische Schleimhaut, kleinknotiges Relief, Pseudopolypen, nicht scharf abgegrenzte Ulzera

Merke:
- Morbus Crohn ist eine Darmwanderkrankung.
- Colitis ulcerosa ist eine Schleimhauterkrankung.

7.1.5 Komplikationen

- **Stenosen**
- **entero-kutane Fisteln**
  - selten, meist Folge einer Nahtinsuffizienz oder eines Anastomosenrezidives
  - Sie sind meist vor einer Stenose lokalisiert.
  - Zur definitiven Heilung ist in der Regel ein operativer Eingriff erforderlich.
- **interenterische Fisteln**
  - oft lange Zeit symptomlos
  - Sie können zu einem Malabsorptions- oder Maldigestionssyndrom führen.
- **entero-vesikale Fisteln**
  - Gefahr der fortgeleiteten Entzündung in die Harnblase oder in die Nieren
  - absolute OP-Indikation
- **entero-genitale Fisteln**
  - meist zwischen Rektum und Vagina
- **perianale Fisteln**
  - Tiefe perianale Fisteln liegen meist submukös und ziehen von der Linea dentata zur Haut. Sie sind häufig asymptomatisch.
  - Hohe Fisteln nennt man ischiorektale Gangsysteme.
  - häufigste Komplikation des Morbus Crohn, oft die erste Manifestation der Erkrankung
  - hohe Spontanheilungsrate, häufig auch Abheilung nach kleinen Eingriffen, aber auch hohe Rezidivrate
  - Gelegentlich kommt es zur Rückbildung perianaler Fisteln nach der Resektion eines erkrankten proximalen Darmabschnitts.
- **retroperitoneale Fisteln**
  - blind endende Fisteln mit retroperitonealer Abszedierung
- **Abszessbildung**
  - intraabdominell, retroperitoneal, perianal
- **Perforation**
- **toxisches Megakolon**
- **Blutung**

7.1.6 Konservative Therapie

- Die konservative Therapie sollte so lange wie möglich und sinnvoll durchgeführt werden.
- Eine Heilung ist nicht möglich.
- Komplikationen stellen häufig eine OP-Indikation dar (s.u.).
- Die Therapie ist abhängig von
  - der aktuellen klinischen Situation (akuter Schub, Remission, chronische Aktivität)
  - Verlauf (chronisch-aktiv, rezidivierende Schübe, stenosierend, fistulierend usw.)
  - Befallsmuster (Crohn-Kolitis, Ileitis terminalis, Befall von Dünn- und Dickdarm)
- Bei der Messung des Therapieerfolges steht die klinische Krankheitsaktivität im Vordergrund. Sie muss nicht unbedingt mit Mukosaabheilung verbunden sein.

Therapie im akuten Schub

leicht bis mittelschwer
- abhängig von der Lokalisation
- Budesonid lokal bei Befall des terminalen Ileums oder des rechten Kolons oder
- Mesalazin 3–4 g/die
- bei Therapieversagen: Corticoide – 30–60 mg Prednisolonäquivalent (ÄQ)

schwer
- systemisch Glucocorticoide zunächst oral – 60 mg/die oder 1 mg/kg mit wöchentlicher Dosisreduktion um 10–5 mg. Remission in 60–90 %
- bei Nichtansprechen – Steroide i.v. plus Azathioprin 2,5 mg/kg oder 6 MP, parenterale Ernährung, nach Besserung ballastfreie Flüssignahrung
- Ein Rezidiv nach Absetzen der Therapie wird wie ein akuter Schub behandelt.
- bei Abszessen oder Fisteln unter Mitbeteiligung des Kolons und Rektums Metronidazol (z. B. Clont 2 x 400 mg/die), Behandlungsdauer bei Fisteln bis zu 4 Monaten
- bei therapierefraktären, schwere Schüben Infliximab (Antikörper gegen TNF-α)

Remissionserhaltende Therapie

unkomplizierter Verlauf
- Corticosteroide und Mesalazin haben keine sichere Wirksamkeit in der Remissionsbehandlung.
- deshalb Ausschleichen der Corticosteroide über mehrere Monate, Mesalazin beenden

Therapie bei chronisch-aktiven Verlaufsformen

- Die Standardtherapie ist Azathioprin oder 6-Mercaptopurin – 2,5 g/kg bzw. 1,5 mg/kg/die.
- Nach Remission sollten diese Medikamente langfristig weitergegeben werden.
- Therapie bei Nichtansprechen: Methotrexat – 25 mg i.m. pro Woche initial – nach Remission 15 mg/Woche. Unter Methothrexat-Therapie wird die Gabe von Folsäure 2,5–5 mg/Woche empfohlen.
- chirurgische Therapie
- bei Malabsorptionssyndrom Substitution von Kalorien, Proteinen, Elektrolyten, Vitaminen und Eisen
- Die Wirkung diätetischer Maßnahmen ist nicht gesichert.

7.1.7 Operative Therapie

- Früher oder später wird bei 90 % der Patienten ein operativer Eingriff erforderlich.
- Die chirurgische Therapie ist nur symptomatisch und beschränkt sich auf die Behandlung von Komplikationen. Eine Heilung ist nicht möglich.
- Hohe Rezidivraten machen häufig weitere Eingriffe erforderlich.

- Die Operation sollte maximal organerhaltend und minimal traumatisierend sein. Der Eingriff sollte sich auf die symptomatischen Darmabschnitte beschränken.
  - sparsame Resektion im makroskopisch Crohn-freien Areal.
  - darmwandnahe Skelettierung
  - End-zu-End-Anastomose in einreihiger Nahttechnik mit resorbierbarem Faden
  - bei kurzen Stenosen nur Strikturoplastik
  - möglichst keine Drainage (Vermeidung von Fistelbildungen)

OP-Indikationen

- Fisteln:
  - enterokutan (relative OP-Indikation)
  - interenterisch (relativ)
  - perianal (relativ)
  - enterovesikal (absolut)
  - enterogenital (absolut)
  - retroperitoneal (absolut)
- Stenosen mit chronisch-rezidivierendem Ileus (nach ca. 80 %)
- Abszess
- Perforation
- Blutung (selten, ca. 1 %)
- toxisches Megakolon
- anhaltende klinische Symptome trotz medikamentöser Therapie

Operationsverfahren (Übersicht)

- Dünndarmresektion
- Ileozäkalresektion
- Strikturoplastik an Dünndarm oder Kolon
- Kolonresektion sparsam im Gesunden
- Häufig ist eine Kolektomie oder Proktokolektomie erforderlich.
- bei komplizierten, perianalen Fisteln passageres Ileo- oder Kolostoma bis zur Abheilung

7.1.8 OP-Taktik

Stenosen

- im Duodenum
  - Umgehungs-OP mit Gastrojejunostomie oder Duodenojejunostomie plus Vagotomie
  - Strikturoplastik
- im Dünndarm
  - Resektion des befallenen Darmabschnittes
  - Ileozäkal-Resektion
  - Strikturoplastik
- im Kolon
  - Segmentresektion mit kolokolischer Anastomose
  - Strikturoplastik
  - Ileosigmoidostomie oder Ileorektostomie bei Schrumpfung des Kolons (geht häufig mit dem Crohn-Befall einher)
- im Rektum
  - Ileorektostomie
  - Proktokolektomie
  - Hartmann-Operation

Fisteln (allgemein)	• häufig günstiger Spontanverlauf des Fistelleidens • Bei hoher Aktivität des Morbus Crohn sollte man den Spontanverlauf unter einer konservativen Therapie eher abwarten. • bei niedriger Aktivität: OP-Planung
Enterokutane Fisteln	• Resektion des erkrankten Darmabschnittes, danach wird der Fistelgang mit dem scharfen Löffel gesäubert. • Man kann die Fistel auch breit nach außen eröffnen und nach innen durch eine gestielte Omentum-Plastik abdecken. • Antibiotikagabe
Interenterische Fisteln	• Resektion des erkrankten Ursprungssegmentes • Exzision und Übernähung der Fisteleinmündung, welche in einem gesunden Darmabschnitt liegt
Enterovesikale Fisteln	• Resektion des erkrankten Darmabschnittes • Übernähung der Fisteleinmündung an der Blase
Enterogenitale Fisteln	• Resektion des erkrankten Darmabschnittes • Übernähung der Fisteleinmündung an der Vagina, evtl. zusätzlich plastische Deckung mit gestieltem Netzlappen
Retroperitoneale Fisteln	• Resektion des erkrankten Darmabschnittes • Entleerung des Abszesses, das Retroperitoneallager wird mit einem gestielten Netzteil gedeckt.
Perianale Fisteln	• keine Beschwerden: konservative Therapie • beim Vorliegen eines Abszesses: Abszessinzision mit breiter Freilegung • rezidivierende Abszesse: lokale Fistelspaltung, keine breite Freilegung des Sphinkterapparates • Gefährdung des Sphinkters durch ein ausgedehntes Fistelsystem: Deviationsstoma (Loop-Ileostoma) • Bei ausgedehntem Rektumbefall und zerstörtem Sphinkter: Proktektomie
Toxisches Megakolon	• subtotale Kolektomie, Stumpfverschluss und Anlegen eines Ileostomas (Hartmann-Situation)
Blutung	• Wenn die Lokalisation der Blutung gelingt: Resektion des betroffenen Darmabschnittes

7.1.9 Dünndarmresektion

OP-Technik

- mediane Laparotomie
- Exploration
- Festlegen der Resektionsgrenzen: Resektion eben im gesunden Darmabschnitt, wobei dies nicht unbedingt zwingend ist
- Dünndarmresektion ohne regionäre Lymphadenektomie
- End-zu-End-Anastomose
- Verschluss des Mesenterialschlitzes

7.1.10 Ileozäkalresektion

OP-Technik

- mediane Laparotomie
- Exploration
- Mobilisieren des rechten Kolons, Festlegen der Resektionsgrenzen
- Resektion von Dünn- und Dickdarm, Skelettierung darmnahe ohne regionale Lymphadenektomie
- End-zu-End-Anastomose (Ileoaszendostomie)
- Verschluss des Mesenterialschlitzes
- laparoskopisch limitierte Resektion

7.1.11 Strikturoplastik

OP-Technik

- mediane Laparotomie
- Exploration
- Längseröffnung des stenotischen Darmabschnittes (Abb. 7.**1**). Querer Verschluss des Darmes, einreihig (Abb. 7.**2**)

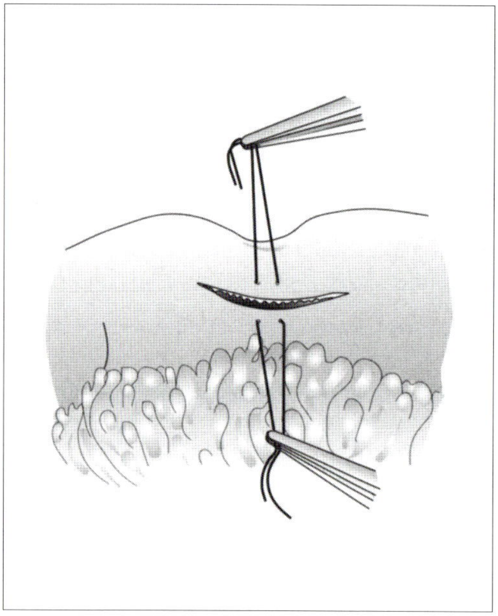

Abb 7.1 Strikturoplastik, Längseröffnung

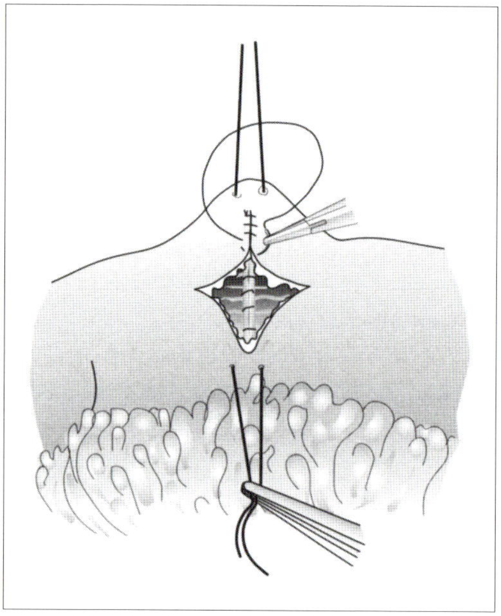

Abb 7.2 Strikturoplastik, querer Darmverschluss

7.2 Dünndarmdivertikel

- Im Dünndarm sind Divertikel selten (0,5–1 % der Bevölkerung)
- Sie kommen in der Regel multipel vor, meist im Jejunum mesenterialseitig.

Symptome

- meist keine Beschwerden
- Symptome bei Komplikationen:

- Divertikulitis mit Blutung, Perforation, Peritonitis
- Malabsorption durch Keimansiedlungen

Therapie

- bei Malabsorption: Antibiotikagabe
- bei Komplikationen: Resektion des divertikeltragenden Darmabschnittes End-zu-End-Anastomose

7.3 Meckel-Divertikel

- Fetaler Dottergangrest, entstanden durch die fehlende Obliteration des Ductus omphaloentericus
- Lage: am Ileum, 60–90 cm von der Ileozäkalklappe entfernt, auf der antimesenterialen Seite
- Häufigkeit: 2–3 %

Symptome

- meist keine Beschwerden, Zufallsbefund bei der Laparotomie
- Symptome bei Komplikationen:
  - Blutung, meist aus Ulzera in heterotoper Magenschleimhaut
  - Perforation
  - Entzündung
  - Ileus
  - Invagination, Volvulus

Therapie

- Abtragen des Meckel-Divertikels

OP-Indikationen

- Die Laparotomie erfolgt normalerweise aufgrund eines Appendizitisverdachtes oder bei einem unklaren akuten Abdomen.
- Ein Meckel-Divertikel muss gesucht und ausgeschlossen werden (bei akuter Appendizitis nicht obligat).
- Ein zufällig entdecktes Meckel-Divertikel wird immer entfernt, da auch ein makroskopisch unauffälliges Divertikel zu Beschwerden führen kann.

OP-Technik

- Exstirpation des Divertikels
- zweireihiger Verschluss der Darmwunde
- Alternative: Klammernaht
- Auch eine laparoskopische Divertikelentfernung ist möglich.

8 Appendix vermiformis

A. Dehne

8.1 Anatomie

Die auslaufende Verlängerung der 3 Tänien des Zäkums führt zur Appendix vermiformis hin.

- **Länge**: variabel, zwischen 2 und 20 cm
- **Blutversorgung:** A. appendicularis aus der A. ileocolica
- **Lagevarianten:**
  - retrozäkal, mediozäkal, laterozäkal
  - im kleinen Becken (Douglas)
  - subhepatisch
  - im linken Unterbauch bei Situs inversus (sehr selten!)
  - **Cave:** Zäkumhoch- oder -tiefstand mit entsprechenden zusätzlichen Appendixverlagerungen
  - **Cave:** Während der Schwangerschaft kommt es zu einer kranialen Verlagerung des Zäkalpols.

8.2 Appendizitis

Häufigkeit

- In den westlichen Ländern erkrankt jeder 15. im Verlauf seines Lebens an einer Appendizitis, etwa 10 % der Bevölkerung innerhalb der ersten 3 Lebensdekaden.

Pathogenese

Für die Entstehung einer Appendizitis sind in den meisten Fällen mechanische Faktoren verantwortlich.

- Obstruktion des Appendixlumens mit Sekretstau durch
  - Koprolithen oder viskösen Stuhl (weitaus häufigste Ursache!)
  - Fremdkörper (z. B. Obststeine)
  - intraluminale Parasiten (Kinder: 3–5 % der Appendizitiden mit Oxyurennachweis, auch Schistosomiasis möglich, selten Entamoeba)
  - narbige Veränderungen
  - lymphatische Hyperplasie (Kindesalter)
  - enges Lumen und zusätzliche Abknickung
  - sehr lange Appendix
- Der Sekretstau führt zu einer Virulenzsteigerung ansonsten physiologischer Darmkeime, der intraluminale Druckanstieg bedingt Mukosaulzerationen und Hypoxie. Da die Durchblutung der Appendix zur Spitze hin schlechter wird, kann sich die Entzündung dort besonders schnell ausbreiten.

Einteilung

- **klinisch:** akut, subakut, chronisch-rezidivierend (mit akuten Schüben)
- **pathohistologisch**
  - katarrhalisch
  - ulzerophlegmonös
  - gangränös
  - perforiert (gedeckt oder frei)
  - perityphlitisches Infiltrat / Abszess

- neurogene Appendikopathie (histologisch: Nervenproliferate in der Appendixwand)
- Appendixendometriose (selten)
- Mukozele der Appendix (selten) – bei Perforation: Pseudomyxoma peritonei

8.2.1 Diagnostik

Klinische Befunde

- Die Diagnose wird **primär klinisch** gestellt!
- Typische, häufig angewandte **Schmerzpunkte** und **Zeichen** sind:
  - Sherren-Dreieck: Perkussionsschmerz zwischen den Eckpunkten Nabel Symphyse – rechte Flanke
  - McBurney: Mittelpunkt der Verbindungslinie zwischen Nabel und Spina iliaca ant. sup. (Monro-Linie)
  - Lanz: rechtsseitiger Drittelpunkt der Lenzmann-Linie (Verbindung der beiden vorderen oberen Darmbeinstachel)
  - Blumberg-Zeichen: kontralateraler Loslassschmerz (Schmerzzunahme rechts beim Loslassen auf der linken Seite)
  - Rovsing-Zeichen: Appendixschmerz beim Ausstreichen des Colon descendens gegen den Zäkalpol
  - Douglas- bzw. Portiolüftungsschmerz bei der rektal-digitalen Untersuchung
  - Psoas-Zeichen: Schmerzen im rechten Unterbauch beim Anheben des gestreckten rechten Beines gegen Widerstand
  - Baldwin-Zeichen: Flankenschmerz bei der Beugung des rechten Beines
- **Cave:** Durch die häufigen Lagevariationen der Appendix müssen die Druckpunkte nicht oder nicht alle positiv sein!
- Temperaturerhöhung axillär >38,0 °C (axillär-rektale Temperaturdifferenz >1,0 °C)

Labor

- Leukozytose >10.000 mit Linksverschiebung (Eine extreme Leukozytose deutet entweder auf eine Perforation mit Peritonitis oder auf andere entzündliche Erkrankungen wie Enteritis, Pneumonie oder Pankreatitis hin.)
- CRP erhöht auf über 1,2 mg/dl
- Ein pathologischer Urinbefund ist möglich, insbesondere bei einer blasenwandnahen Appendixlage (**Cave:** Zystitis als häufige Fehldiagnose!).

Sonographie

- mögliche Befunde sind
  - Kokardenphänomen / Target-Zeichen: Es stellt sich die im Querschnitt getroffene entzündlich verdickte Appendix dar.
  - Appendixdurchmesser größer als 9 mm
  - Wandverdickung von Zäkum und terminalem Ileum
  - freie Flüssigkeit im rechten Unterbauch
  - Darmatonie im terminalen Ileum bzw. im rechten Unterbauch
- Sensitivität: 75–93 %, Spezifität: 92–100 %
  - Bei diesen Zahlen wird jedoch eine große Erfahrung des Untersuchers vorausgesetzt.
- Die Sonographie dient auch zum Ausschluss wichtiger Differenzialdiagnosen.
- **Cave:** Eine sonographisch nicht darstellbare Appendix schließt eine Appendizitis jedoch nicht aus!

Appendikographie (Kolonkontrastdarstellung)

- Indikation: besonders chronisch-rezidivierende Formen
- Eine negative, d. h. ausgeschlossene Appendix als Zeichen einer Lumenobliteration durch Entzündung oder Vernarbung kann die Entscheidung zur Operation im Ein-

zelfall bekräftigen, entscheidend ist jedoch – wie immer – der klinische Gesamteindruck!

8.2.2 Symptome

- abdomineller Schmerz, welcher häufig im Epigastrium oder im rechten Oberbauch beginnt und sich dann in den rechten Unterbauch verlagert (Wanderschmerz)
- Initial ist der Schmerzcharakter oft kolikartig, später eher kontinuierlich.
- Erschütterungsschmerz (Kinder hüpfen lassen)
- **Cave:** Nach einer Perforation ist ein schmerzfreies Intervall von einigen Stunden möglich, besonders bei Kindern und alten Patienten!
- Übelkeit und Erbrechen
- klassische Trias: lokale Peritonitis, Erbrechen, Leukozytose
- Koprostase, zunehmende Darmatonie, später Subileuszeichen als Folge der peritonitischen Reizung
- lokale Abwehrspannung (défense musculaire) im rechten Unterbauch
- Lumbalschmerz besonders bei retrozäkaler Appendixlage, Linderung durch Anziehen des rechten Beines (Psoasentlastung)

Komplikation: freie oder gedeckte Perforation der Appendix
Perforationsrate insgesamt: 10–20 % (Säuglinge 50–70 %, Kleinkinder 30 %, > 60-jährige Patienten 55 %)

8.2.3 Therapie

Ein **konservativer Behandlungsversuch** kommt nur bei subakuten Formen in Betracht. Dabei muss eine engmaschige klinische, laborchemische und ggf. auch sonographische Kontrolle erfolgen. Der Patient sollte grundsätzlich nüchtern bleiben, damit jederzeit ein operativer Eingriff durchgeführt werden kann. Eine Entscheidung über das weitere Vorgehen muss in den nächsten 6–8 Stunden getroffen werden.

- lokale Kühlung
- Nahrungskarenz
- ggf. Beseitigung einer Koprostase
- **Cave:** keine Schmerzmittel in dieser Phase der Entscheidungsfindung, da sonst eine Beurteilung des abdominellen Befundes nicht möglich ist!
- **Cave:** klinisch stumme Phase nach erfolgter Perforation!

OP-Taktik

Ergeben klinische und apparative Untersuchungen kein eindeutiges, übereinstimmendes Bild, sollten immer **primär die klinischen Aspekte** beachtet und im Zweifelsfall eher frühzeitig ein operativer Eingriff durchgeführt werden.

- Bei hochakuten Befunden ist immer eine perioperative Antibiotikagabe ratsam (ggf. single shot).
- Kürzere Operationszeiten reduzieren auch die Wundinfektionsraten.
- Frühzeitige Schnitterweiterung geht vor unübersichtlicher Präparation!
- Bei unerwarteten intraabdominellen Befunden (z. B. akute oder perforierte Cholezystitis, Dickdarmtumor, Divertikelperforation, ausgedehnter gynäkologischer Befund) sollte der Verschluss des Wechselschnittes und eine anschließende Eröffnung über einen Mittelschnitt erwogen werden.

- bei einer perforierten Appendix und/oder gangränösen Befunden: Einlage einer Drainage in den rechten Unterbauch und Fortsetzung der antibiotischen Therapie für mindestens drei Tage p. o.
- bei Perforation: ggf. lokale Spülung (Taurolin oder Ringer-Lösung), wenn gesichert ist, dass eine lokal begrenzte Kontamination damit nicht in andere Quadranten ausgeschwemmt werden kann.

8.2.3.1 Konventionelle Appendektomie

OP-Technik

- Wechselschnitt
- bei differenzialdiagnostisch unklaren Befunden und/oder extremer Adipositas primärer Zugang über einen Pararektalschnitt (**cave:** höhere Inzidenz von Narbenbrüchen) oder Unterbauchmittelschnitt
- Einstellen des Zäkalpols, Luxieren der Appendix, ggf. schrittweise antegrad oder retrograd über Kletterligaturen
- Skelettieren über doppelte Ligaturen, Quetschen, Unterbinden, Abtragen
- Versenkung des Appendixstumpfes durch Tabaksbeutel- und darüberliegende Z-Naht (bei technischen Schwierigkeiten ggf. auch Übernähung des Stumpfes durch seroseröse Einzelknopfnähte mit Vicryl 2 x 0)
- besonders bei blandem Befund an der Appendix: Exploration des terminalen Ileums (Entzündung eines Meckel-Divertikels, Morbus Crohn, Lymphadenitis mesenterialis) und Inspektion des inneren Genitale bei weiblichen Patienten

Komplikationen

- **intraoperativ**
  - Darmverletzung
  - Blasenläsion
  - Gefäßverletzungen (Beckenachse: A. iliaca comm., A. iliaca ext., Mesenterialgefäße)
  - Zerreißung der Appendix (**Cave**: unvollständige Entfernung der Appendixanteile)
  - Umstechung der A. iliaca ext. bei unkontrollierter Umstechung von Blutungen
  - Ureterligatur als seltene Komplikation bei nichtbeherrschter lokaler Situation
- **postoperative Frühkomplikationen**
  - oberflächliche Wundheilungsstörungen, subkutane Serome oder Abszesse
  - tiefe (subfasziale) Bauchdeckenabszesse
  - intraperitoneale Abszesse: Douglas, lokal im Zäkalbereich, subhepatisch/subphrenisch rechts, interenterisch
  - Nachblutung (A. appendicularis!)
  - ‚Stumpfinsuffizienz' als häufige Komplikation: durch periappendizitische primäre Wandveränderungen, durch ischämische Nekrosen nach zu fester Tabakbeutel- oder Z-Naht oder durch eine zu tief gestochene Naht am Zäkum
  - Zäkalnekrose nach unbemerkter Ligatur von Ästen der A. colica dex. bei der Skelettierung des Mesenteriolums
  - Frühileus (bis zur 4. postoperativen Woche in 0,7 % der Fälle)
  - Letalität: insgesamt 0,2–1 % (bei Perforationen 1–5 %, bei der Altersappendizitis bis 23 %)
- **postoperative Spätkomplikationen**
  - Spätileus (3 %)
  - kotige Fisteln (cave: Darmwanderfassung durch zu tiefe Naht am Peritoneum) und nichtkotige Fisteln (Unverträglichkeit des Nahtmaterials)
  - Narbenbrüche (häufiger nach sekundärer Wundheilung)
  - Spätabszesse

- persistierender Narbenschmerz
- Narbenneurom

8.2.3.2 Endoskopische Appendektomie

Der routinemäßige Einsatz der endoskopischen Appendektomie ist weiterhin umstritten.

Nachteile

- hoher technischer und materieller/ökonomischer Aufwand
- längere OP-Zeit als konventionell (durchschnittlich 60 Min. statt 20 Min.)
- ungesteuerte Hitzeübertragung auf das Zäkum bei der Koagulation (kein monopolarer Strom!)
- höhere adhäsive Ileusrate durch nichtversenkten Appendixstumpf (während dies bezüglich der Infektionsrate keine Nachteile bringt)

Vorteile

- laparoskopische Beurteilung der gesamten intraperitonealen Strukturen
- gleichzeitige Behandlung von zusätzlichen Befunden wie Adhäsionen oder Ovarialzysten möglich
- geringere stationäre Verweildauer möglich
- kürzere Arbeitsunfähigkeit des Patienten
- bessere differenzialdiagnostische Beurteilung der chronisch-rezidivierenden Appendizitis
- günstigeres Verfahren bei adipösen Patienten

Kontraindikationen

Übergang zur konventionellen Appendektomie bei:

- basisnahen Perforationen
- Übergreifen der Entzündung auf den Zäkalpol

OP-Technik

- Versorgung des Mesenteriolums durch Clips oder mit Endo-GIA oder bipolare Elektrokoagulation
- Unterbindung der Appendixbasis durch Endo-Schlinge-PDS oder Durchtrennung durch Endo-GIA
- Extraktion der Appendix über einen 10- oder 20-mm-Trokar (dadurch deutliche Senkung der Wundinfektionsrate)

Komplikationen

- **intraoperativ**
  - Gefäß- oder Darmverletzung mit Verresnadel oder Trokar (Kinder und schlanke Personen sind besonders gefährdet!)
  - **Cave:** unerkannte Hinterwandverletzung an A. iliaca com. oder Vasa ovarica bei erkannter und versorgter Vorderwandläsion! – **Vermeidung:** Eingehen durch Minilaparotomie, danach Einbringen der Trokarhülse ohne scharfen Trokar
  - bei der monopolaren Koagulation unkontrollierte Parallelstromverläufe, Hitzewirkung auf den Zäkalpol mit Nekrosebildung und Perforationsgefahr (bipolare Koagulation ist sicherer)
- **postoperative Frühkomplikationen**
  - Hitzeirritationen am Zäkalpol führen oft zu anhaltenden Schmerzen ohne objektivierbaren Befund im Sonogramm.
  - Bei ausgedehnter thermischer Schädigung ist eine Darmwandnekrose mit Perforation möglich.
  - Appendixstumpfinsuffizienz durch abgerutschte Clips oder Ligaturen mit lokaler Abszessbildung oder lokaler/diffuser Peritonitis
  - Nachblutung

   - Wundinfektion
   - Ileus
- **postoperative Spätkomplikationen** wie konventionelle Appendektomie

8.2.4 Perityphlitischer Abszess, perityphlitisches Infiltrat

Ursache

- abgekapselte Perforation einer Appendizitis mit lokaler Abszessbildung im Unterbauch und regional begrenzter, rechtsseitiger Unterbauchperitonitis. Es zeigt sich oft der Befund einer teilweise oder vollständig ‚aufgebrauchten' Appendix.

OP-Taktik

- Bei ausgedehnter Abszessbildung erfolgt in der ersten Sitzung nur eine lokale Spülung (ggf. mit Taurolin) und Abszessdrainage, die definitive Sanierung geschieht in einer zweiten OP.
- Wenn die lokalen Verhältnisse überschaubar sind, sollte der Versuch einer sofortigen Sanierung mit sicherer Versorgung der Appendixbasis, ggf. mit Ileozäkalresektion, unternommen werden.

8.2.5 Differenzialdiagnosen der Appendizitis

- Perforation eines peptischen Ulkus
- akute Cholezystitis
- Pankreatitis
- Nieren- oder Uretersteinkolik
- akute Zystitis
- Entzündungen im Bereich des Darmes: Enteritis, Yersiniose, Entzündung eines Meckel-Divertikels, Divertikulitis, Morbus Crohn
- innere, inkarzerierte Hernie
- torquierte oder infarzierte Netzanteile oder Appendices epiploicae
- Ileus
- Kolonkarzinom rechts
- Zäkaltumoren einschließlich Karzinoid
- Pseudoappendicitis (Pseudoperitonitis) diabetica
- Psoasabszess
- frühe Beckenschaufelosteomyelitis (vor Eintritt radiologischer Veränderungen)
- Rektusscheidenhämatome („Hustenhämatome")
- gynäkologische Erkrankungen: Adnexitis, perforierter Tuboovarialabszess, Ovarialzysten (Spontanperforation, Torsion von gestielten Zysten), Ovarialtumor, Follikelblutung, Endometritis, Extrauteringravidität, Dysmenorrhoe
- bei Männern: Hodentorsion, Epididymitis/Prostatitis (sehr selten)

8.3 Seltene Erkrankungen der Appendix

8.3.1 Appendixkarzinom

Appendixkarzinome vom Kolontyp findet man in den untersuchten Appendektomiepräparaten in 0,01–0,08 % der Fälle.

Einteilung nach Quizilbash

- Muzinöse Zystadenokarzinome (maligne Mukozelen)
- Appendixkarzinome vom Kolontyp (Adenokarzinome)
- Linitis plastica der Appendix (szirrhöses Karzinom)

Therapie

- Hemikolektomie rechts mit Lymphadenektomie

8.3.2 Karzinoid der Appendix

- **Häufigkeit:** ca. 0,7 % unter allen Appendektomien (ca. 1 % in Sektionsstatistiken) – In den meisten Fällen handelt es sich um einen Zufallsbefund.
- **Lokalisation:** meist in der Appendixspitze (siehe auch Kap. 19 Neuroendokrine Tumoren)

Therapie

- Hemikolektomie rechts mit Lymphadenektomie als Zweiteingriff bei
  - Tumordurchmesser größer als 2 cm
  - Verdacht oder Nachweis eines Lymphknotenbefalls
  - Mesoappendixinvasion
- bei Tumorgröße < 1 cm: Appendektomie
- bei basisnahem Tumor < 1cm: Ileozäkalresektion

8.3.3 Morbus Crohn der Appendix

Symptome

Die Erkrankung manifestiert sich
- als akute Appendizitis
- als intestinale Blutung
- als chronisch-rezidivierende Schmerzen im Zäkalbereich
- oder als Zufallsbefund bei der Appendektomie. Meist erkennt man bereits intraoperativ eine entzündlich veränderte verdickte Wand mit oder ohne entzündlichem Pseudotumor.

Bei einem **isolierten Befall der Appendix** werden relativ häufig über sehr lange Zeitintervalle keine anderen Manifestations- bzw. Exazerbationsorte des Morbus Crohn beobachtet.

Komplikationen

Fistelbildungen oder Perforationen sind selten.

Therapie

- Ein Morbus Crohn der Appendix wird zunächst immer medikamentös behandelt (siehe S. 120)
- Wenn beim klinischen Verdacht auf eine Appendizitis intraoperativ ein Morbus Crohn der Appendix diagnostiziert wird, wird keine Appendektomie durchgeführt (**Cave**: Fistelinduktion).
- Eine chirurgische Therapie des Morbus Crohn ist erst beim Auftreten von Komplikationen (z. B. Abszessen, Fisteln, Stenosen, Blutungen) indiziert.

9 Kolon

K.-H. Reutter

9.1 Anatomie

Das Kolon lässt sich in 5 Abschnitte einteilen:

- Das **Zäkum** ist ein Blindsack unterhalb der Einmündungsstelle des Dünndarmes. Es kann mit dem Peritoneum parietale verwachsen (Caecum fixum, selten) oder an einem Mesozäkum beweglich sein (Caecum mobile). Die Abgrenzung zum Colon ascendens ist willkürlich, meist wird das Ileumende angegeben.
- Das **Colon ascendens** liegt retoperitoneal. Die rechte Flexur bildet den Übergang zum Colon transversum.
- Das **Colon transversum** liegt intraperitoneal. Es ist in Form und Lage variabel. Das Mesocolon transversum ist an der hinteren Bauchwand etwa in Höhe des rechten Nierenhilus, des Duodenums (Pars descendens) und des Pankreaskopfes fixiert. Die linke Flexur bildet den Übergang zum Colon descendens.
- Das **Colon descendens** liegt retroperitoneal. Es geht etwa in Höhe der Crista iliaca in das Sigma über.
- Das **Colon sigmoideum** liegt intraperitoneal. Die Grenze zwischen Kolon und Rektum liegt etwa in Höhe des 3. Sakralwirbels und entspricht einer rektoskopischen Höhe von ca. 16 cm (s. Rektum)

Arterien

Es gibt zahlreiche Varianten (Abb. 9.**1**):

• Zäkum und Colon ascendens:	A. ileocolica (2)	aus A. mesenterica sup.
	A. colica dextra (3)	aus A. mesenterica sup.
• Colon transversum:	A. colica media (4)	aus A. mesenterica sup.
• Colon descendens:	A. colica sinistra (6)	aus A. mesenterica inf. (5)
• Sigma:	Aa. sigmoideae (7)	aus A. mesenterica inf.

Besonderheiten

- Die **Riolan-Anastomose** (8) ist eine inkonstant vorkommende Kollaterale, die die A. mesenterica superior mit der A. mesenterica inferior verbindet.
- Als **Drummond-Arkade** (9) (auch Marginalarterie) wird die randnah verlaufende Gefäßarkade im Bereich der linken Flexur und des linken Hemikolons bezeichnet. Sie weist häufig eine Kontinuitätsunterbrechung im Bereich der linken Flexur auf.
  - Über diese Gefäßverbindungen kann die arterielle Versorgung von der A. mesenterica sup. bis in den Sigmabereich erfolgen. Wird im Rahmen einer Sigmaresektion die A. mesenterica inf. zentral ligiert, so erfolgt die Durchblutung des Colon descendens über diese Verbindungen. Fehlt die Riolan-Anastomose und weist die Drummond-Arkade eine Kontinuitätsunterbrechung im Bereich der linken Flexur auf, so ist nach einer zentralen Ligatur der A. mesenterica inf. das Colon descendens nicht mehr ausreichend durchblutet.
- **Sudeck-Punkt:** Zwischen den Aa. sigmoidales und der A. rectalis sup. (alle entspringen aus der A. mesenterica inf.) fehlt eine anastomosierende Arkade. Wird bei der Sigmaresektion mit Ligatur der A. mesenterica inf. der Darm nicht weit genug nach distal reseziert, so wird der distale Stumpf der Anastomose vermindert durchblutet.

Venen

- Die Venen folgen im Wesentlichen den Arterien und münden in die Pfortader.

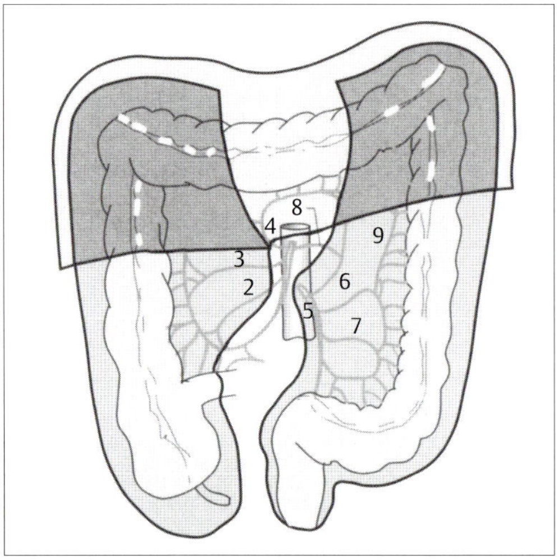

Abb 9.1 Arterielle Versorgung und Lymphabflussgebiete

Lymphabfluss

- Der Lymphabfluss erfolgt entlang der zugehörigen Arterien.
- Man unterscheidet epikolische, parakolische (im Bereich der Randarkade), intermediäre (entlang der Hauptgefäße) und zentrale Lymphknoten (im Bereich der Aorta).

9.2 Allgemeine Diagnostik

- klinische Untersuchung mit Inspektion und digitaler Austastung des Rektums
- Stuhluntersuchung auf Blut
- Koloskopie mit PE, Kolon-Kontrasteinlauf mit Rektoskopie und PE bei auffälligem Befund (15 % aller kolorektalen Tumoren sind digital tastbar, 75 % können durch eine Rektosigmoidoskopie erfasst werden)
- endoluminale Sonographie
- Sonographie, Röntgen-Thorax
- Tumormarker (CEA, CA 19-9) zur Therapiekontrolle. Präoperativ erhöhte CEA-Werte normalisieren sich nach der Tumorentfernung und steigen bei einem Rezidiv wieder an.
- evtl. ergänzend CT des Abdomens zur Beurteilung des Tumorleidens und der Metastasierung bei unklarem sonographischem Befund. CT des Thorax bei V. a. Lungenmetastasen
- ergänzend beim Sigmakarzinom: Ausscheidungsurographie bei V. a. Infiltration der Harnwege oder Erythrozyten im Urin
- Zystoskopie bei Verdacht auf Harnblaseninfiltration

9.3 Anastomosentechniken

Übersicht

- End-zu-End-, End-zu-Seit- oder Seit-zu-Seit-Anastomose
- Handnaht
  - einreihig bis dreireihig
  - extramukös oder allschichtig
  - Einzelknopfnaht oder fortlaufende Technik

- Klammernahttechniken
- Kompressionstechniken

Allgemeine Prinzipien

- Eine ausreichende Mobilisierung des Darmes ist wichtig, damit eine völlig spannungsfreie Anastomose möglich wird.
- Bei der Ileokolostomie wird zum Ausgleich des Lumenunterschiedes die Resektionslinie am Dünndarm schräg angelegt, am Dickdarm gerade.
- Die Skelettierung sollte sparsam durchgeführt werden und noch gut vaskularisierte Darmenden erhalten (am Dünndarm wenig skelettieren, etwa 1,5 cm, am Dickdarm nicht oder höchstens 0,5–1 cm).
- Überprüfung der Durchblutung der Darmenden vor Anfertigung der Anastomose
- Die End-zu-End-Anastomose ist am günstigsten. Ihr sollte, wann immer möglich, der Vorzug gegeben werden.
- Nahtmaterial: resorbierbare, monofile, synthetische Fäden, z. B. PGS[1]
- intramurale Hämatome vermeiden

9.3.1 Handnaht

- Heute wird meist die **einreihige Technik** verwendet. Hinsichtlich der Anastomosensicherheit ist sie mit der zweireihigen Technik vergleichbar oder dieser sogar überlegen.
- In letzter Zeit setzt man zunehmend auch am Dickdarm und am intraperitonealen Rektum die **fortlaufende Anastomosentechnik** ein. Sie stellt eine weitere Vereinfachung dar. Die Anastomosenheilung zeigt tierexperimentell und auch klinisch keinen Unterschied zur Einzelknopfnaht.
- Die dreireihige Naht wird praktisch nicht mehr verwendet.

Einreihige Darmnaht

- **Knopfnaht**
  - z. B. PGS 4 x 0/3 x 0
  - Armieren der Pole mit Haltefäden
  - dichtgestochene Knopf-Allschichtnaht. Die Mukosa wird nur am Rand gefasst. Manche Autoren bevorzugen die extramuköse Naht.
  - Die Naht der Hinterwand kann vom Lumen her erfolgen, dann liegen die Knöpfe auf der Mukosa. Die Naht der Hinterwand ist auch von außen möglich (äußere Knopfnaht), in diesem Fall ist nach der Naht der halben Zirkumferenz ein Drehmanöver erforderlich.
- **fortlaufende Naht**
  - doppelt armierter Faden, z. B. PGS 4 x 0
  - Beginn der Naht am Mesenterialansatz (seromuskulär). Knüpfen der Naht, dabei wird eine Fadenhälfte als Haltezügel verwendet.
  - Anbringen eines Haltefadens antimesenterial (am Gegenpol)
  - fortlaufende, seromuskuläre oder allschichtige Naht mit schrägem Durchstich bis zum antimesenterialen Pol. Hier wird der fortlaufende Faden durch eine Einzelknopfnaht arretiert. Eine lockere, gleichmäßige Adaptation der Darmenden ist wichtig, die Naht darf nicht zu stark angezogen werden. Stichabstand seitlich ca. 4–5 mm und zum Resektionsrand ca. 5 mm.
  - Wendemanöver. Fortlaufende Naht mit dem feien Faden von antimesenterial nach mesenterial (vom Operateur weg)
  - Knüpfen der Fadenenden 6x (Knotensicherheit bei monofilem Faden) und Sichern des Knotens mit einem Metallclip über den 6. Knoten

---

1 Polyglykolsäure

9.3.2 Klammernahttechnik

- **Kolonanastomosen** (Ileokolostomien oder Kolokolostomien) werden, wenn nicht von Hand, meist mit linearen Klammernahtgeräten als End-zu-End-Anastomosen hergestellt.
  - Verschluss der beiden zu anastomosierenden Darmenden mit linearen Klammernahtgeräten
  - antimesenteriales Aneinanderlegen der zu anastomosierenden Darmenden
  - Die antimesenterialen Enden der Klammerreihe werden so weit abgeschnitten, dass jeweils die Branche eines GIA-Geräts eingeführt werden kann. Auslösen des Mechanismus.
  - Verschluss des verbleibenden Lochs mit dem TA-Gerät
- **Kolorektale Anastomosen** werden als einfache Stapleranastomosen oder im Doppel-Staplerverfahren durchgeführt (siehe Kapitel Rektum).

9.3.3 Kompressionsanastomosen

Es werden derzeit zwei Verfahren angewandt: Anastomosen mit den Anastomosen-Geräten AKA II bzw. AKA IV und solche mit biofragmentierbaren Valtrac-Ringen.

AKA-Geräte

- Bei den AKA-Geräten werden Plastikringe verwendet. Das Prinzip dieser Kompressionsanastomose besteht darin, dass die beiden Darmenden zwischen 2 Ringen, die im Darmlumen platziert sind, invertiert und durch Kompression fixiert werden. Die komprimierten Darmlefzen werden nekrotisch und lösen sich mit den Ringen etwa ab dem 6. postoperativen Tag ab. Es bleibt letztlich keinerlei Fremdmaterial zurück. Die Anastomosentechnik unterscheidet sich nicht wesentlich von der Staplertechnik.

Valtrac-Ring

- Der Valtrac-Ring besteht aus 2 pilzförmigen Halbringen. Diese sind über eine Brücke verbunden und arretieren nach manueller Kompression in einem festen Abstand. Durchmesser und Ringabstand können gewählt werden. Die Ringe fragmentieren ab dem 12. postoperativen Tag. Auch hier bleibt kein Fremdmaterial zurück.
  - Skelettieren der Darmenden (max. 10 mm)
  - Tabaksbeutelnaht, an Kolon und Rektum meist überwendlich mit monofilem Faden 2 x 0
  - Einbringen des einen Rings in den proximalen Darmschenkel und Knüpfen der Tabaksbeutelnaht über der Brücke
  - gleiches Vorgehen am anderen Darmende
  - Fertigstellung der Anastomose durch Kompression der Halbringe

9.4 MIC in der Kolonchirurgie

9.4.1 Indikationen

Entzündungen

Die minimal-invasive Kolonchirurgie empfiehlt sich besonders bei **akuten und chronischen Entzündungen:**
- Divertikulitis
- kolovesikale Fisteln aufgrund einer Divertikulitis

- Strikturen, z. B. nach Endometriose
- Adhäsiolysen

Maligne kolorektale Erkrankungen

- Die laparoskopische Operation beim **kolorektalen Karzinom** wird noch kontrovers diskutiert. Hauptgrund hierfür ist die Frage, ob mit einem laparoskopischen Eingriff der onkologische Standard der offenen OP erreicht werden kann. Dieser Standard muss natürlich gefordert werden, d.h. die onkologischen Prinzipien müssen auch bei der laparoskopischen Operation gewährleistet sein:
  - Einhalten der Resektionsgrenzen
  - adäquate Radikalität bei der Lymphadenektomie, totale Ausräumung des Mesorektums bei allen Rektumkarzinomen des mittleren und unteren Drittels
  - Vermeidung von Impfmetastasen an der Trokareintrittsstelle (Port-site-Metastasen) durch Verwendung von Resektatbeuteln
  - Vermeidung der Aussaat von Tumorzellen durch inadäquate Operationstechnik, Einhaltung der „No-touch-Technik"
- Die laparoskopische Resektion beim kolorektalen Karzinom sollte deshalb nur innerhalb prospektiver klinischer Studien eingesetzt werden. Sie stellt noch kein etabliertes Therapieverfahren dar.
- Die o.g. Anforderungen können am ehesten bei der laparoskopischen Sigmaresektion erfüllt werden.
- Lararoskopische Eingriffe am Rektum sind technisch viel anspruchsvoller.
- Weitere Indikationen sind maligne, sessile Polypen, villöse Adenome und kurativ resektable Frühkarzinome.
- Bei palliativen Eingriffen ist die laparoskopische Resektion nicht sinnvoll, da aufgrund der meist sehr großen Tumoren zur Bergung des Tumors sowieso eine große Bauchdeckeninzision erforderlich ist.

9.4.2 Resektionsverfahren

Bei der laparoskopischen Kolonresektion lassen sich grundsätzlich mehrere Verfahren unterscheiden:

- laparoskopisch assistierte Resektion
- fast vollständige laparoskopische Resektion
- vollständige laparoskopische Resektion
- kombinierte laparoskopische Resektion

Laparoskopisch assistierte Resektion

- Diese Technik wird heute von allen MIC-Techniken am Kolon am häufigsten angewandt. Hierbei werden Resektion und Anastomose extrakorporal ausgeführt.
- Das Kolon wird laparoskopisch mobilisiert und präpariert.
- Dann erfolgt eine kleine Bauchdeckeninzision, durch die das zu resezierende Darmsegment vor die Bauchdecke vorgelagert wird.
- Resektion und Anastomose erfolgen extrakorporal in üblicher Technik.
- Diese Technik ermöglicht es, mit vergleichsweise kleinen Bauchdeckeninzisionen auszukommen.

Fast vollständige laparoskopische Resektion

- Resektion und Anastomose werden laparoskopisch intrakorporal ausgeführt.
- Über eine kleine Bauchdeckeninzision (meist vergrößerte Trokareinführungsstelle) wird das Resektat geborgen und die Gegendruckplatte für die Stapleranastomose in das proximale Kolon eingebracht.
- Da der Stapler per anum eingeführt wird, ist das Verfahren nur im Bereich des linken Hemikolon anwendbar.

Vollständige laparoskopische Resektion

- Resektion und Anastomose werden laparoskopisch intrakorporal ausgeführt.
- Das Resektat wird durch das Darmlumen oder durch einen 33-mm-Trokar geborgen.
- Da der Stapler per anum eingeführt wird, ist das Verfahren nur im Bereich des linken Hemikolon anwendbar.

Kombinierte laparoskopische Resektion

- Kombination von konventioneller und laparoskopischer Technik, z. B. bei der abdominoperinealen Rektumresektion

9.5 Kolonadenome

Adenome sind neoplastische Polypen. Man unterscheidet tubuläre (ca. 75 %), villöse (zottige), tubulovillöse und flache Adenome, welche histologisch leichte, mäßige oder schwere Zellatypien (Dysplasie) zeigen können.

Häufigkeit

- Die Inzidenz steigt mit zunehmendem Alter, Häufigkeitsgipfel im 5. Lebensjahrzehnt.
- Männer sind bevorzugt betroffen.

Symptome

- Peranaler Schleimabgang (Bei großen villösen Polypen kann es in Einzelfällen zu einem beträchtlichen Flüssigkeits- und Elektrolytverlust kommen.)
- peranale Blutung

Komplikationen

- maligne Entartung: Die Entartungswahrscheinlichkeit hängt vom Grad der Dysplasie und von der Polypengröße ab.
  - Tubuläre Adenome unter 1 cm entarten selten (< 1 %).
  - 2 cm große tubuläre Polypen: ca. 30 %.
  - größere tubuläre Polypen: > 50 %.
  - villöse Adenome: ca. 30 %.
- Invagination
- Stieldrehung
- Darmobstruktion
- Prolaps

Diagnostik

- digitale Palpation des Rektums (cave: Villöse Adenome sind weich und werden deshalb häufig nicht erfasst!)
- Rektoskopie und Histologie: Eine genaue histologische Beurteilung ist allerdings erst möglich, wenn der gesamte Polyp entfernt ist.
- radiologische Doppelkontrastdarstellung: Durch Stuhlreste können kleinere Polypen der Diagnose entgehen.

9.5.1 Therapie

Endoskopische Therapie

endoskopische Polypektomie mit histologischer Untersuchung

- limitierender Faktor: Polypengröße (Die meisten Autoren nennen 3 cm als Grenze.)
- Die Polypen werden mit Diathermiezangen (bis 5 mm große Polypen) oder mit Diathermieschlingen (größere Polypen) abgetragen.
- Der Eingriff ist schmerzlos, da die Darmmukosa nicht sensibel innerviert ist.
- Primär diagnostischer Eingriff!
  - Die endoskopische Abtragung des Polypen ist ausreichend, wenn die Adenome komplett entfernt wurden (tumorfreier Stiel).

- Beim histologischen Nachweis eines invasiven Karzinoms (Einbruch in die Submukosa) ist eine operative Nachresektion erforderlich.
- mögliche Komplikationen der endoskopischen Therapie:
  - Blutungen (besonders bei großen Polypen)
  - Perforationen
  - Rezidivgefahr bei unvollständiger Entfernung

Operative Therapie

- **OP-Indikationen:** Polypenbasis größer als 2 cm
- **Operationsverfahren**
  - transanale Polypektomie: besonders Adenome im distalen Drittel des Rektums
  - posteriore transsphinktere Polypektomie
  - transabdominale Polypektomie (wenn die Polypen nur so erreichbar sind und wenn die endoskopische Polypektomie nicht ausreicht)
  - endoskopisch-laparoskopische Rendezvousmanöver
- **obligat:** jeweils Schnellschnittuntersuchung

Nachbehandlung

regelmäßige endoskopische Kontrolle des gesamten Kolons, da über 20% der Patienten später Polypen in anderen Darmabschnitten entwickeln

9.6 Kolonkarzinom

Häufigkeit

Häufigkeitsverteilung der kolorektalen Karzinome: heute an 2. Stelle aller Organmalignome

• Sigma	30%
• Colon ascendens	10%
• restliches Kolon	10%
• Rektum	50%

Alters- und Geschlechtsverteilung

- Altersgipfel 70–75 Jahre
- Männer und Frauen sind etwa gleich häufig betroffen.

Ätiologie

- Etwa 90% aller kolorektalen Karzinome entstehen aus Adenomen (Adenom-Karzinom-Sequenz).
- Ein hoher Fleisch- und Fettkonsum und ein geringer Rohfasergehalt in der Nahrung scheinen die Entstehung von kolorektalen Tumoren zu begünstigen.
- Genetische Disposition: Bei 10–15% der Patienten liegen erbliche Risikoerkrankungen wie FAP (familiäre, adenomatöse Polyposis) oder HNPCC (hereditary non-polyposis colon-cancer) vor. Hier ist das Risiko, ein Karzinom zu entwickeln, sehr hoch. Siehe dort.

Histologie

• Adenokarzinom	85%
• muzinöses Adenokarzinom	10–15%
• Siegelringzellkarzinom	1%
• undifferenziertes Karzinom	1%

Als Raritäten kommen Plattenepithel- und adenosquamöse Karzinome sowie Lymphome und Leiomyome vor.

Prognose

- 5-Jahres-Überlebensrate: 50–60% in Abhängigkeit vom Tumorstadium

– Stadium I	ca. 85%
– Stadium II	50–60%
– Stadium III	ca. 30%
– Stadium IV	ca. 5%

9.6.1 Präkanzerosen

Präkanzeröse Bedingungen

- resezierte oder ektomierte kolorektale Karzinome und Adenome
- resezierte Karzinome anderer Organe (Mamma, Uterus, Harnblase)
- kolorektale Karzinome bei Blutsverwandten
- chronische Colitis ulcerosa
- Uretersigmoidostomien

Präkanzeröse Läsionen

- Adenomatosis coli (FAP, HNPCC, Gardener-, Turcot-, Oldfield-Syndrom)
- kolorektales Adenom
- schwere Dysplasie bei chronisch-entzündlichen Darmerkrankungen

9.6.1.1 Familiäre adenomatöse Polyposis coli (FAP)

- Die autosomal-dominant vererbte Erkrankung ist eine **obligate Präkanzerose.** Im gesamten Kolon (besonders im Rektum und Sigma) treten multiple Adenome auf.
- Sie manifestieren sind ab dem 3. Lebensjahrzehnt durch Diarrhoe mit Schleim- und Blutabgang und kolikartigen Bauchschmerzen.
- < 1 % aller Kolonkarzinome
- **multilokuläre maligne Entartung:** durchschnittlich 10–15 Jahre nach Erkrankungsbeginn
- Das Durchschnittsalter der Patienten beträgt bei der Diagnose eines Kolonkarzinoms ca. 42 J.
- **Prävention:**
  - Kontinenzerhaltende Proktokolektomie mit ileoanaler Pouchanastomose bei jungen Patienten ab dem 20. Lj.
  - endoskopische Kontrolle der Verwandten

9.6.1.2 Hereditäres Non-Polyposis-Colon-Carcinom (HNPCC)

- Das HNPCC ist die häufigste Form des erblichen kolorektalen Karzinoms.
- Es wird autosomal-dominant vererbt. In 70 % der Fälle können Mutationen in Mismatch-repair-Genen MSH2 und MLH1 nachgewiesen werden. Dadurch ist die Beseitigung von Replikationfehlern gestört. Dies führt zu einem hohen Risiko (ca. 80 %), im Laufe des Lebens an einem kolorektalen oder anderen Karzinom zu erkranken. Das Erkennen der genetischen Disposition und die Durchführung entsprechender Vorsorgeuntersuchungen ist deshalb entscheidend für den Patienten und dessen Familie.
- HNPCC ist für 5–10 % aller Kolonkarzinome verantwortlich.
- In den betroffenen Familien treten vorwiegend Kolonkarzinome auf (Lynch-I-Syndron), aber auch gehäuft Karzinome des Gastrointestinaltrakts und Urogenitaltrakts (Lynch-II-Syndrom).
- Die Kolonkarzinome entwickeln sich vorwiegend im proximalen Teil des Dickdarmes.
- Das Manifestationsalter liegt bei ca. 45 Jahren.

Diagnostik

- Klinisch kann die Diagnose nicht an einem einzelnen Patienten gestellt werden. Eine Häufung von Darmkrebs oder anderer Tumorerkrankungen in einer Familie sowie die frühe Tumormanifestation oder das Auftreten mehrerer Tumoren beim selben Patienten sollten an HNPCC denken lassen.

- Zur Sicherung der Diagnose ist eine ausführliche Anamnese und Familienanamnese erforderlich. Die Amsterdam-Kriterien (und die Bethesda-Kriterien) müssen erfüllt sein. Weiterhin sind molekolargenetische Untersuchungen möglich.

Amsterdam-Kriterien zur Diagnose des HNPCC nach Ausschluss FAP
(alle Punkte müssen erfüllt sein):

1. mindestens 3 betroffene Verwandte, wobei einer dieser Patienten Verwandter 1. Grades der beiden anderen Patienten sein muss
2. mindestens 2 aufeinanderfolgende Generationen betroffen
3. Erstmanifestation eines kolorektalen Karzinoms vor dem 50. Lebensjahr bei mindestens einem Patienten

Bethesda-Kriterien (Symposium des NCI 1996, einer der Punkte muss erfüllt sein):

1. Patientenfamilien, die die Amsterdam-Kriterien erfüllen
2. HNPCC-verwandte Tumoren, einschließlich synchroner und metachroner kolorektaler Tumoren oder assoziierter extrakolonischer Tumor
3. Patienten mit einem kolorektalen Tumor und einem Verwandten 1. Grades mit einem kolorektalen Tumor oder einem HNPCC-assoziierten extrakolonischen Tumor und/oder einem kolorektalen Adenom, wobei die Diagnosestellung eines der Tumoren vor dem 45. Lebensjahr bzw. des Adenomes vor dem 40. Lebensjahr erfolgen muss
4. Diagnosestellung eines kolorektalen oder Endometriumskarzinoms vor dem 45. Lebensjahr
5. ein rechtsseitiger kolorektaler undifferenzierter (G4-)Tumor
6. Kolonkarzinome vom Siegelringzell-Typ
7. Patienten mit einem vor dem 40. Lebensjahr diagnostizierten Adenom

9.6.2 Klassifikationen

TNM-Klassifikation

T-Primärtumor	
TX	Primärtumor nicht beurteilbar
T0	kein Anhalt für Primärtumor
Tis	Carcinoma in situ
T1	Tumor infiltriert die Submukosa
T2	Tumor infiltriert Muscularis propria
T3	Tumor geht durch die Muscularis propria in die Subserosa oder in nicht peritonealisiertes perikolisches oder perirektales Gewebe.
T4	Tumor infiltriert das viszerale Peritoneum oder breitet sich direkt in andere Organe oder Strukturen aus.
N-Regionäre Lymphknoten	
NX	regionäre Lymphknoten nicht beurteilbar
N0	keine regionären Lymphknotenmetastasen
N1	Metastasen in 1–3 perikolischen oder perirektalen LK
N2	Metastasen in mindestens 4 perikolischen oder perirektalen LK
M-Metastasen	
M0	keine Evidenz für Metastasen
M1	Fernmetastasen vorhanden

pTNM: Pathologische Klassifikation

Die pT-, pN- und pM-Kategorien entsprechen den T-, N- und M-Kategorien.

Klinische Stadieneinteilung (Staging)	Stadium 0	Tis	N0	M0	
	Stadium I	T1	N0	M0	Dukes A
		T2	N0	M0	Dukes A
	Stadium II	T3	N0	M0	Dukes B[2]
		T4	N0	M0	Dukes B
	Stadium III	jedes T	N1	M0	Dukes C
		jedes T	N2	M0	Dukes C
	Stadium IV	jedes T	jedes N	M1	
Dukes-Klassifikation	A	Tumor reicht maximal bis zur Muscularis propria (Rektumwand)			
	B	Tumor überschreitet Muscularis propria, infiltriert perirektales Gewebe			
	C	LK-Metastasen sind histologisch nachweisbar			
	D	mit Fernmetastasen			
R-Klassifikation	RX	Residualtumor nicht beurteilbar			
	R0	kein Residualtumor			
	R1	Mikroskopischer Residualtumor			
	R2	Makroskopischer Residualtumor			
Histopathologisches Grading	GX	Differenzierungsgrad nicht beurteilbar			
	G1	gut differenziert			
	G2	mäßig differenziert			
	G3	schlecht differenziert			
	G4	undifferenziert			

9.6.3 Symptome der kolorektalen Tumoren

- Anämie
- rektale Blutung in 75–80 % der Fälle (DD: häufigste Ursache sind Hämorrhoiden)
- Änderung der Stuhlgewohnheiten, Wechsel zwischen Diarrhoe und Obstipation
- Ileuszustände (im Spätstadium)
- allgemeine Symptome einer konsumierenden Erkrankung wie Leistungsminderung, Müdigkeit, Gewichtsabnahme
- Schmerzen im Rektum bei Infiltration des sakralen Plexus

9.6.4 Tumorkomplikationen

- kompletter Ileus
- Darmperforation (selten)
- Fistelbildung
- Blutung

2 Dukes B setzt sich aus einer Gruppe mit besserer (T3 N0 M0) und schlechterer (T4 N0 M0) Prognose zusammen, ebenso Dukes C (jedes T N1 M0 bzw. jedes T N2 M0).

9.6.5 Diagnostik

- Anamnese, wichtig auch zur Diagnose eines HNPCC (siehe dort)
- klinische Untersuchung
- Labor, Tumormarker CEA, Ca 19–9
- Sonographie (+ Endosonographie beim Rektumkarzinom)
- Nachweis von okkultem Blut im Stuhl
- Koloskopie, Entnahme von Biopsien oder evtl. Doppelkontrasteinlauf
- Röntgen-Thorax

evtl. ergänzende Diagnostik in Form von
- Kernspintomographie oder Spiralcomputertomographie
- Zystoskopie bei V.a. Harnblaseninfiltration
- gynäkologische Untersuchung

9.6.6 Therapiegrundsätze

- **Grundsätzlich stellt jedes Kolonkarzinom eine OP-Indikation dar.**
- Kontraindikationen zur Operation:
  - allgemeine Inoperabilität des Patienten
  - kurative Inoperabilität des Tumors (z. B. bei diffuser peritonealer Metastasierung, Infiltration der großen Gefäße)
- **adjuvante Therapiemöglichkeiten**
  - Chemotherapie mit 5-Fluorouracil (5-FU) und Leucovorin in Stadium III bzw. Dukes C
- Über die Wirksamkeit einer **präoperativen, neoadjuvanten Therapie** liegen keine beweisenden Untersuchungen vor.
- Resektion von Lebermetastasen bei Ausschluss einer extrahepatischen Tumormanifestation oder eines Zweittumors

9.6.7 OP-Vorbereitung

- bei reduziertem AZ: präoperativ hochkalorische parenterale Ernährung
- Ausgleichen einer präoperativen Anämie
- präoperativ i.v. antibiotische Kurzzeitprophylaxe
  - z. B. mit Cefotaxim (Claforan® 2 g) und Metronidazol (Clont® 500 mg). Bei längerer OP-Dauer (>2–4 Std.) wiederholte Gabe
- Blasenkatheter oder suprapubischer Katheter intraoperativ
- evtl. vorsorgliche Markierung eines Stomas

Keine wesentliche Stenose

- orthograde Darmspülung
  - Ringerlösung, 6–10 l in 2 Std. mit Magensonde oder
  - isotone Mannitlösung („Fortdran-Lösung") 3 Liter in 3–4 Std. getrunken oder
  - Polyethylenglykol (PEG) 2–8 Liter über Magensonde oder getrunken oder
  - 3–5 Liter hypertoner Lösung (Golytely) getrunken
- statt Spülung auch nur Prepacol (starkes Laxans)

Ausgeprägte Stenosierung

- Orthograde Darmspülung kontraindiziert!
- Astronautenkost und parenterale Ernährung
- mechanische Darmreinigung distal der Stenose durch mehrere Einläufe
- Beim Notfalleingriff (Perforation, Ileus) wird auch die intraoperative orthograde Darmspülung angewandt: Hierzu wird die Appendix abgetragen und ein dicklu-

miger Blasenkatheter eingeführt. Nach der Mobilisierung des Dickdarmes Inzision unmittelbar proximal des Hindernisses und Einführung eines dicklumigen Schlauches.

Komplette Obstruktion, Ileus

- Eine präoperative prästenotische Darmreinigung ist nicht möglich.
- Bei der notfallmäßigen Anlage eines passageren Anus praeter (-transversalis oder Zökostomie) als Notfalleingriff ist die Spülung des prästenotischen Schenkels vor der Resektion über das Stoma möglich.
- intraoperative orthograde Darmspülung mit primärer Resektion und Anastomosierung bei einem linksseitigen obstruierenden Kolonkarzinom

9.6.8 OP-Taktik

Wahleingriffe

- **Die R0-Resektion wird angestrebt.** Eine Tumorresektion sollte aber, wann immer möglich, auch dann durchgeführt werden, wenn kein kurativer Eingriff möglich ist, schon um evt. später auftretenden Komplikationen vorzubeugen.
- Das Resektionsausmaß wird von der Tumorlokalisation und den hierdurch gegebenen Lymphabflussgebieten bestimmt. (Zum Zeitpunkt der Operation haben 25–50 % der Patienten bereits LK-Metastasen.)
- **Standardverfahren** ist die radikale Tumorresektion mit systematischer Entfernung des Lymphabflussgebietes en-bloc. Dies geschieht am ehesten durch radikuläres Absetzen der entsprechenden Gefäße. Ein minimaler Sicherheitsabstand am Darm von 2 cm ist ausreichend. Es existieren verschiedene Standardoperationen, deren Resektionsgrenzen durch das Lymphabflussgebiet vorgegebenen werden (siehe unten).
- Bei Tumoren, die in Zonen mit verschiedenen Lymphabflussgebieten liegen, sind sog. **erweiterte radikale Operationen** indiziert, bei denen beide Lymphabflussgebiete reseziert werden. Dies betrifft v.a. Tumoren der rechten und linken Flexur sowie des Colon transversum.
- Gelegentlich besteht eine Infiltration von benachbarten Strukturen oder Organen. Dies bedeutet nicht automatisch Inoperabilität. Meist liegt sowohl eine entzündliche als auch eine tumoröse Infiltration vor, was sich makroskopisch oft nicht unterscheiden lässt. In Abhängigkeit vom Zustand des Patienten und der übrigen OP-Situation (z. B. Risiken, technische Schwierigkeiten) sollte die dann oft erforderliche **multiviszerale Resektion** (z. B. Mitnahme von Gallenblase, Milz, Teilen des Pankreas, Harnblase, inneres Genitale) angestrebt werden.
- **Fernmetastasen** sollten mitentfernt werden, wenn hierdurch eine R0-Resektion möglich ist.
- **Verfahren eingeschränkter Radikalität** haben in der Chirurgie des Kolonkarzinoms eine untergeordnete Bedeutung.
  - Die tubuläre Resektion, bei der das Lymphabflussgebiet belassen wird, kommt nur bei gutartigen Tumoren in Frage.
  - Die endoskopische Polypektomie ist nach Herfarth bei endosonographisch als uT1 klassifizierten *Low-risc*-Tumoren allerdings die Therapie der Wahl.
  - Eine Standard-Resektion wird jedoch erforderlich, wenn sich nach der Operation die präoperative Stadienzuordnung als falsch herausstellt.
  - Die Segmentresektion mit Entfernung benachbarter LK ist als Palliativmaßnahme bei Patienten mit diffuser Fernmetastasierung, selten auch bei Patienten mit schlechtem AZ, indiziert.
- Bei Notfalloperationen (z. B. Ileus, Perforation) sollten nach Möglichkeit die Erfordernisse der onkologischen Chirurgie eingehalten werden.

Therapiemöglichkeiten bei kompletter Obstruktion, Ileus

- Die Lokalisation der Stenose sollte, wenn möglich, präoperativ durch einen Peritrast-Einlauf oder endoskopisch gesichert werden.
- **mehrzeitige OP:** Notfallmäßig wird eine prästenotische Entlastungskolostomie in Form einer Zäkostomie oder einer Transversostomie angelegt. In einer zweiten Sitzung erfolgt dann die Tumorresektion mit Wiederherstellung der Kontinuität (zweizeitig). Die Kolostomie kann zum Schutz der Anastomose auch zunächst noch belassen und später entfernt werden (dreizeitige OP).
- Die **Diskontinuitätsresektion nach Hartmann** wird v.a. bei einer Obstruktion im Bereich des linken Hemikolons durchgeführt. Hierbei wird der Tumor primär reseziert und ein passageres endständiges Kolostoma mit Blindverschluss des distalen Darmendes angelegt. In einer zweiten Sitzung kann dann die Kontinuität, nach entsprechender Darmvorbereitung, wiederhergestellt werden.
- primäre (einzeitige) Resektion
  - bei linksseitigem Kolonkarzinom: Hemikolektomie links nach intraoperativer orthograder Darmspülung oder sutotale Kolektomie ohne Spülung
  - bei rechtsseitigem Kolonkarzinom: Hemikolektomie rechts ohne Spülung

Therapie bei FAP und HNPCC

- Proktokolektomie, soweit möglich unter Erhaltung der Kontinenz, mit ileopouchanaler Anastomose. Von manchen Autoren wird bei HNPCC eine subtotale Kolektomie empfohlen, weil bevorzugt das Colon ascendens betroffen ist.

9.6.9 Operationsverfahren (Übersicht)

Verfahren eingeschränkter Radikalität

- **lokale Therapie**
  - endoskopische Polypektomie
  - chirurgische lokale Exzision (submuköse Exzision oder Vollwandexzision)
- **limitierte Resektion**
  - tubuläre Resektion: Resektion des tumortragenden Darmsegmentes ohne Lymphadenektomie
  - Segmentresektion: Resektion des Darmsegmentes mit beschränkter lokaler Lymphadenektomie

Radikale Verfahren

- **radikale Resektion:** Entfernung des tumortragenden Darmabschnittes weit im Gesunden, en-bloc mit dem regionären Lymphabflussgebiet, inclusive der N3-LK. Zentrale Gefäßligatur
  - Hemikolektomie rechts
  - Hemikolektomie links
  - Transversumresektion
  - Sigmaresektion
- **erweiterte Radikaloperation** (erweiterte Hemikolektomie oder subtotale Kolektomie): Bei Tumoren, die im Gebiet verschiedener Lymphabflussgebiete liegen, wie Kolonflexuren oder laterales Colon transversum, werden beide Lymphabflussgebiete entfernt, inclusive der N3-LK.
- **multiviszerale Radikalresektion:** Radikal-OP, Mitentfernung von infiltrierten Nachbarorganen

Allgemeine Prinzipien der Tumorchirurgie am Kolon

- Verhütung der intraoperativen Tumorzellverschleppung durch „No-touch-isolation-Technik" nach Turnbull et. al. 1967
  - Präparation von zentral (Gefäße) nach peripher (Darm). Radikuläre Unterbindung der Gefäße, zuerst der Arterie, dann der Vene, erst danach Mobilisierung

des betroffenen Darmanteiles. Diese Vorgehensweise hat sich bisher nicht allgemein durchgesetzt.
  - Abbinden des tumortragenden Darmabschnittes an den Resektionsgrenzen
  - Zentrale Ligatur der Lymphbahnen
  - Instillation einer zytostatischen Spüllösung ins Darmlumen
  - Abdecken des Tumors
  - keine Traumatisierung des Tumors. Vermeidung von Inzisionen in das Tumorgewebe und von Einrissen im Tumor, welche zu Impfmetastasen führen könnten.
- Entfernung der N3-Lymphknoten ist obligat.

9.6.10 Hemikolektomie rechts

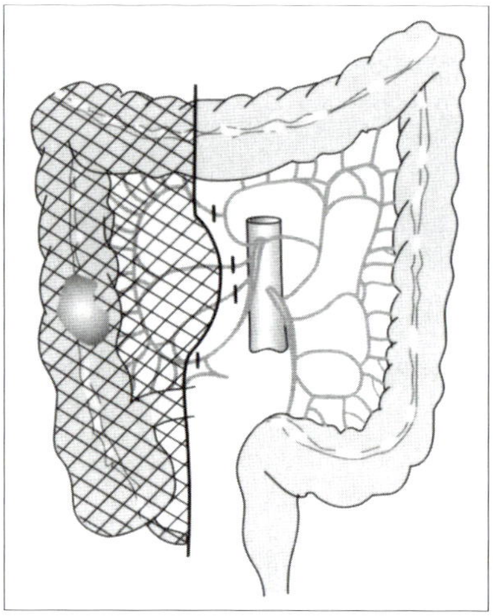

Abb. 9.2 Hemikolektomie rechts

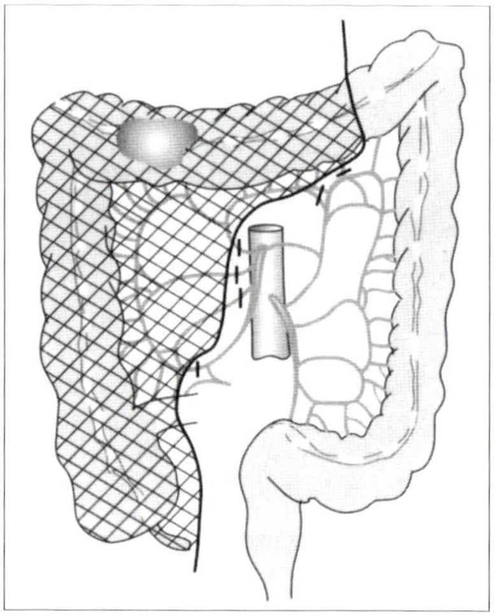

Abb. 9.3 Erweiterte Hemikolektomie

- **typisches Resektionsausmaß**
  - **Hemikolektomie rechts** (Abb. 9.**2**): radikuläres Absetzen der A. colica dextra und A. ileocolica und Ausräumen der entsprechenden Lymphabflussgebiete
  - **erweiterte Hemikolektomie rechts** (Abb. 9.**3**): zusätzlich zentrale Ligatur der A. colica media und Ausräumen des entsprechenden Lymphabflussgebietes
- **Indikationen:**
  - Karzinom des Zäkums und des Colon ascendens: Hemikolektomie rechts
  - Karzinom der rechten Flexur und des proximalen Colon transversum: erweiterte Hemikolektomie rechts

OP-Technik

- **Zugangsweg:** Medianschnitt unter Linksumschneidung des Nabels oder Transrektalschnitt
- **Exploration:**
  - Tumorgröße und -lage
  - Operabilität
  - Suche bzw. Ausschluss von Metastasen
- **Festlegen der Resektionsgrenzen,** Anschlingen des Darmes mit Zügeln und mechanische Blockade der Resektionsgrenzen
- **Mobilisieren des Zäkums, des Colon ascendens und des terminalen Ileums** nach links, durch Inzision des Peritoneums lateral des Zäkums und des Colon ascendens. Darstellen des rechten Ureters (Abb. 9.**4**)

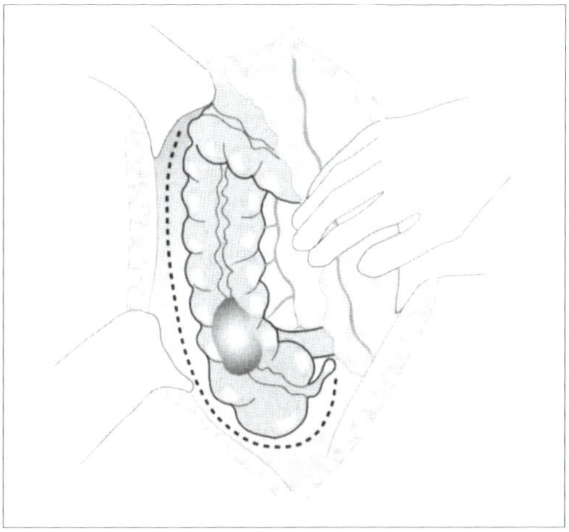

Abb. 9.4 Mobilisierung des Zäkums

- **Mobilisieren der rechten Flexur** unter Durchtrennung der Ligg. hepatocolicum und duodenocolicum. Hierbei sind häufig Ligaturen erforderlich. Behutsames Ablösen der Kolonflexur vom Duodenum
- **Durchtrennen des Lig. gastrocolicum** kaudal der gastroepiploischen Gefäße. Anschließend Abtrennen des rechten Anteils des großen Netzes zwischen Ligaturen, welcher en-bloc am rechten Hemikolon bleibt. Der linke Teil wird am Kolon belassen (Abb. **9.5**).
- Eintrennen des Mesenteriums (von der geplanten Ileumdurchtrennungsstelle bis zur Querkolon-Abtragungsstelle)
- Durchtrennen des Mesenteriums zwischen Ligaturen (Abb. 9.**6**)

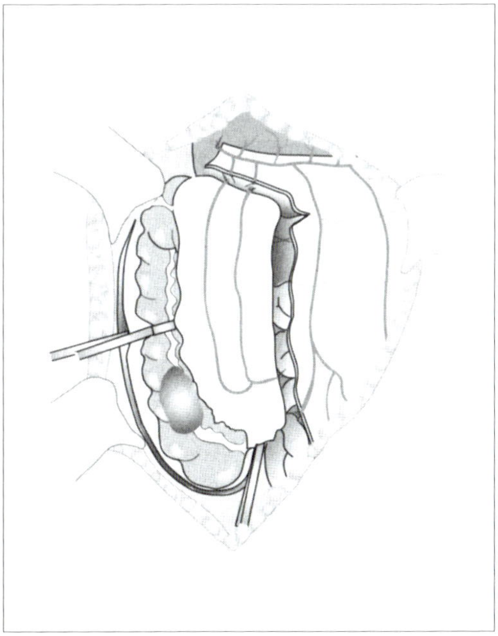

Abb. 9.5 Durchtrennung des Lig. gastrocolicum

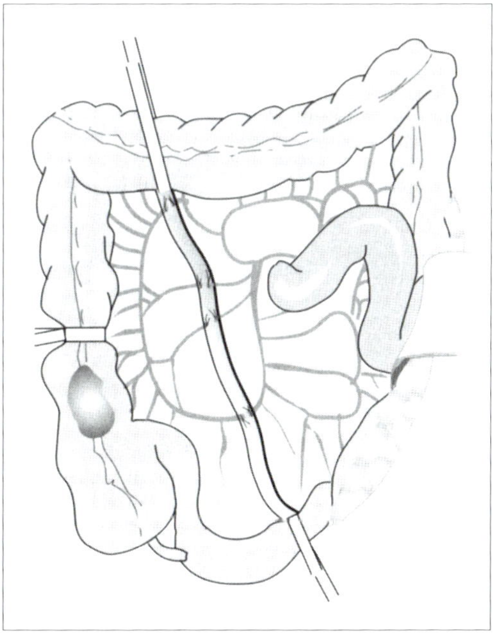

Abb. 9.6 Durchtrennen des Mesenteriums

- **Ligatur der A. und V. ileocolica und der A. colica dextra.** Die A. colica media wird belassen. (Bei der erweiterten Hemikolektomie wird sie ligiert.)
- **Absetzen des Darmes** an der vorbestimmten Stelle nach sparsamer Skelettierung. Zum Ausgleich des Lumenunterschiedes wird der Dünndarm schräg abgesetzt, der Dickdarm gerade.
- **Ileotransversostomie, End-zu-End-Anastomose.** Technik siehe S. 134f
- Verschluss des Mesenteriumschlitzes mit fortlaufender Naht

9.6.11 Hemikolektomie links

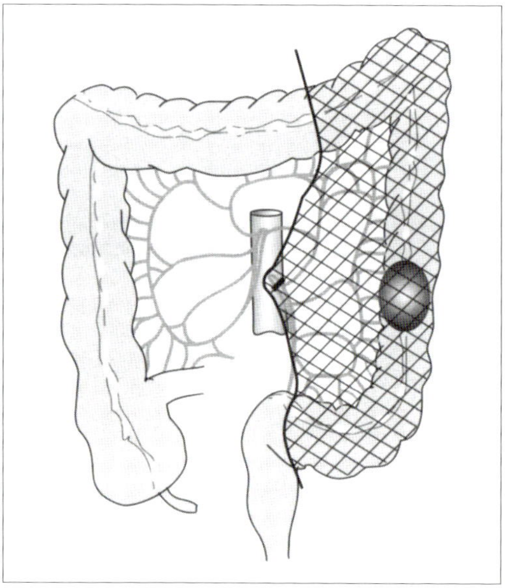

Abb. 9.7 Hemikolektomie links

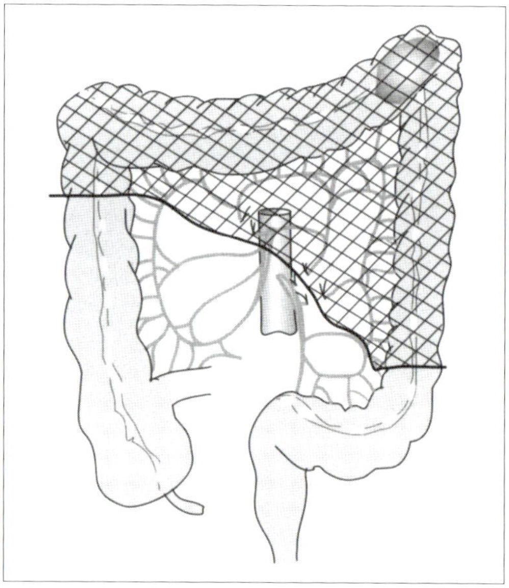

Abb. 9.8 Erweiterte Hemikolektomie links

- **typisches Resektionsausmaß:**
  - **Hemikolektomie links** (Abb. 9.7): radikuläre Ligatur der A. mesenterica inferior
  - **erweiterte Hemikolektomie links** (Abb. 9.8): zentrale Ligatur der A. colica media, der A. colica sinistra und der kranialen Aa. sigmoideae
- **Indikationen:**
  - Karzinom des Colon descendens und des Sigmas: Hemikolektomie links
  - Karzinom der linken Flexur: erweiterte Hemikolektomie links

OP-Technik

- **Zugangsweg:** Medianschnitt, Linksumschneidung des Nabels
- **Exploration:**
  - Tumorgröße und -lage
  - Operabilität
  - Suche bzw. Ausschluss von Metastasen
- **Festlegen der Resektionsgrenzen**: aboral oberhalb der peritonealen Umschlagfalte. Die orale Resektionsgrenze ist abhängig von der Lage des Tumors. Anschlingen des Darmes mit Zügeln und mechanische Blockade der Resektionsgrenzen.

- **Mobilisieren des Colon descendens und des Sigmas.** Man beginnt mit der Inzision der peritonealen Umschlagfalte lateral am Übergang vom Sigma zum Colon descendens. Mobilisieren des Kolons nach rechts in einer weitgehend avaskulären Schicht. Darstellen des linken Ureters
- Kurzstreckiges Ablösen des großen Netzes vom Colon transversum im Bereich der geplanten proximalen Resektionslinie und Durchtrennung in Längsrichtung
- Durchtrennen des Lig. gastrocolicum links lateral
- **Mobilisieren der linken Flexur** unter Durchtrennung der Ligg. splenocolicum und phrenocolicum zwischen Ligaturen. Mobilisieren des linken Hemikolons
- **Inzision des Mesokolons** entlang der geplanten Resektionslinie. Durchtrennen der A. mesenterica inf. bzw. der A. colica sin. möglichst zentral, Durchtrennen der V. mesenterica inf. am unteren Pankreasrand (Abb. 9.**9**)

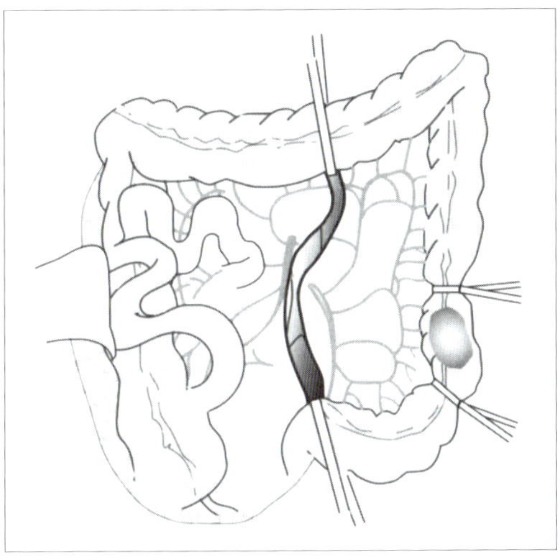

Abb. 9.9 Inzision des Mesokolons

- Exstirpation der aortalen und kavalen Lymphknoten (nur bei Befall), nicht obligat
- **Absetzen des tumortragenden Darmes** an vorbestimmter Stelle nach dem Anlegen von weichen Darmklemmen oral und aboral des zu resezierenden Darmabschittes.
- evtl. Mobilisieren der rechten Flexur und des Colon ascendens
- **Transversorektostomie.** End-zu-End-Anastomose. Auf eine gute Durchblutung des distalen Darmendes muss geachtet werden. Evtl. ist eine tiefere Resektion erforderlich. Anastomosen-Technik siehe S. 134f
- (Bei der tiefen Resektion wird die Anastomose wie bei der anterioren Resektion durchgeführt, ansonsten Standardtechnik.)
- Verschluss des Mesokolonschlitzes mit fortlaufender Naht

9.6.12 Transversumresektion

- **typisches Resektionsausmaß** (Abb. 9.**10**)
  - zentrale Ligatur der A. colica media mit Ausräumung der entsprechenden Lymphbahnen
- **Indikation**
  - nur bei Karzinomen in der Mitte des Colon transversum. Bei flexurnahem Sitz ist die erweiterte Hemikolektomie Standard.

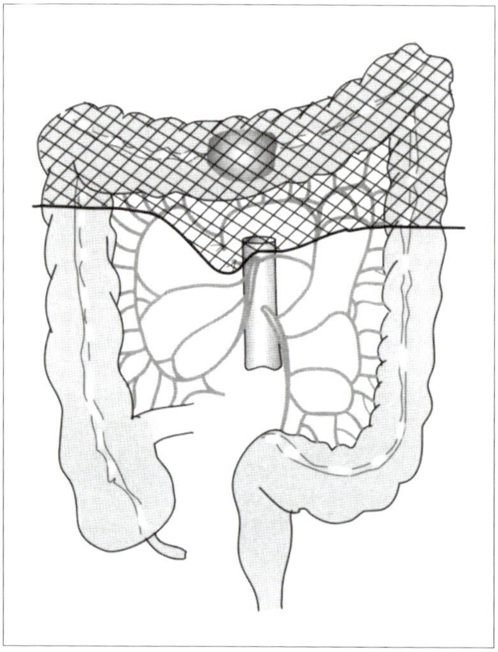

Abb. 9.10 Transversumresektion

OP-Technik

- **Zugangsweg**
  - mediane Laparotomie mit Linksumschneidung des Nabels
- **Exploration:**
  - Tumorgröße und -lage
  - Operabilität
  - Suche bzw. Ausschluss von Metastasen
- **Festlegen der Resektionsgrenzen,** Anschlingen des Darmes mit Gummizügeln und mechanische Blockierung der Resektionsgrenzen durch Verknoten der Zügel
- **Durchtrennung des Lig. gastrocolicum** zwischen Ligaturen
- **Mobilisieren der rechten Flexur** (wie bei der Hemikolekomie rechts)
- **Mobilisieren der linken Flexur** und des proximalen Colon descendens
- **radikuläres Absetzen der A. und V. colica media**: Hochschlagen des großen Netzes. Inzision des mesenterialen Peritoneums am Abgang der A. colica med., zentrales Absetzen und Ligieren von A. und V. colica med.
- **Inzidieren und Skelettieren des mesenterialen Peritoneums** nach beiden Seiten auf die festgelegten Resektionsgrenzen zu
- **Absetzen des tumortragenden Darmabschnittes**
- **Aszendodeszendostomie.** End-zu-End-Anastomose (Technik siehe S. 134f)
- Verschluss des Mesokolonschlitzes mit fortlaufender Naht

9.6.13 Sigmaresektion

- **typisches Resektionsausmaß** (Abb. 9.11)
  - Ligatur der A. mesenterica inf. distal des Abgangs der A. colica sin.
- **Indikationen:** Karzinome im mittleren und distalen Drittel des Sigmas

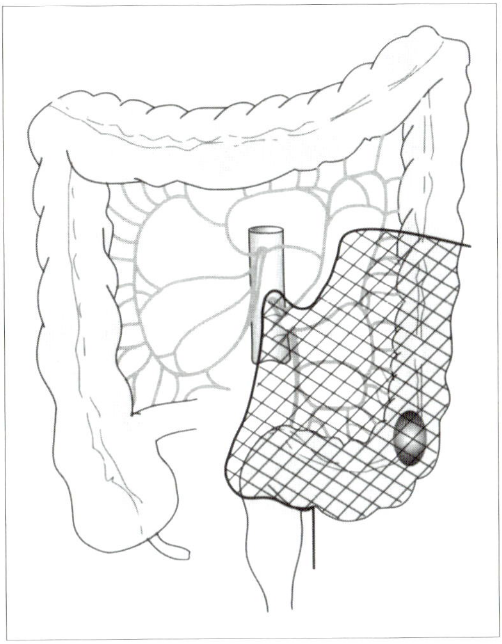

Abb. 9.11 Sigmaresektion

OP-Technik

- **Zugangsweg**
  - mediane Unterbauchlaparotomie, Linksumschneidung des Nabels
- **Exploration:**
  - Tumorgröße und -lage
  - Operabilität
  - Suche bzw. Ausschluss von Metastasen
- **Festlegen der Resektionsgrenzen:**
  - proximal: Übergang zwischen Colon descendens und Sigma
  - distal: rektosigmoidaler Übergang, einige cm proximal der Umschlagfalte
  - Anschlingen des Darmes mit Gummizügeln und mechanische Blockierung der Resektionsgrenzen durch Verknoten der Zügel
- **Mobilisieren des Sigmas.** Beginn lateral an der peritonealen Umschlagfalte. Eintrennen des Peritoneums nach proximal mit der Schere. Stumpfes Auslösen des Sigmas aus dem Retroperitoneum in einer avaskulären Schicht
- Darstellen des linken Ureters und der A. mesenterica inf. bis zu ihrem Abgang aus der Aorta
- **Absetzen der A. mesenterica inf.** unterhalb des Abgangs der A. colica sin. (oder radikulär – wird kontrovers diskutiert)
  - Prüfung der Durchblutung des proximalen Darmendes, wenn die A. mesenterica inf. oberhalb des Abgangs der A. colica sin. durchtrennt wurde (Riolan-Anastomose, Drummond-Arkade). Evtl. Nachresektion
- Luxieren von Sigma und Mesosigma nach oben seitlich. Inzision des medialen Blattes des mesenterialen Peritoneums (und Skelettieren des Mesokolons) entlang der geplanten Resektionslinie. Durchtrennen des Mesosigmas unter Ligatur der A. rectalis sup.
- Entfernung der paraaortalen und der kavalen **LK-Gruppen.** Schonung des Plexus hypogastricus.
- Bei einem Tumor am rektosigmoidalen Übergang reicht die dorsale Mobilisierung bis zur peritonealen Umschlagfalte oft aus, um einen Sicherheitsabstand von 3 cm in situ zu erhalten. Ansonsten: erweiterte Sigmaresektion (= Rektosigmoidresektion)

- **Mobilisieren des proximalen Rektums** (vgl. Rektumresektion).
  - U-förmige Inzision des Beckenbodens
  - stumpfes Auslösen des Rektums, zunächst dorsal, dann ventral
  - ggf. Durchtrennung der kranialen Anteile der Paraproktien beidseits lateral zwischen Ligaturen (Ligatur der A. rectalis med. beidseits)
  - Präparation bis in Höhe der Prostata bzw. des oberen Scheidengewölbes
  - stumpfes Ablösen des Mesorektums
- Absetzen des tumortragenden Darmabschnittes
- Adaptation der Darmenden. Bei starker Spannung kann die Mobilisierung der linken Flexur erforderlich sein.
- **Deszendorektostomie.** End-zu-End-Anastomose. Keine Skelettierung am terminalen Rand des Colon descendens
- Verschluss des Mesokolonschlitzes

9.6.14 Nachbehandlung einer Kolonresektion

OP.-Tag	parenterale Ernährung bis zum Kostaufbau
1. Tag	Mobilisieren, Krankengymnastik, Atemgymnastik
2. Tag	evtl. Tee
4. Tag	Schleim, Zwieback, evtl. noch Astronautenkost Abführen mit Zäpfchen, kein Einlauf, kein Prostigmin o.ä.
7. Tag	Drainagen entfernen

9.6.15 Komplikationen

Intraoperative Komplikationen

- Blutung
- Hämatome
- Verletzung von Nachbarorganen
- Harnleiterverletzung ⇒ Rekonstruktion
- Peritonitis bei Perforation

Postoperative Komplikationen

- Nahtinsuffizienz
  - Peritonitis ⇒ Relaparotomie, Spülung. Proximalen Kolonstumpf als Stoma ausleiten, distaler Blindverschluss (Hartmann-Situation). Oder, meist aber nicht möglich, Darstellung und Verschluss des Leckes. Ggf. bei nicht nahtfähigen Wundrändern Nachresektion. Anlage eines passageren Anus praeter
  - Stuhlfistel ⇒ heilt meist spontan unter Nahrungskarenz bzw. Astronautenkost
- Nachblutungen
- mechanischer Ileus des Dünndarmes durch Verklebungen oder Briden ⇒ Relaparotomie und Lösen des Hindernisses
- Wundheilungsstörung

9.6.16 Adjuvante Therapie

Chemotherapie

- Voraussetzung für eine adjuvante Therapie ist die R0-Resektion des Primärtumors.
- Grundlage für die Empfehlung einer Chemotherapie ist die histopathologische Stadienbestimmung. Hierbei soll pN0 nur diagnostiziert werden, wenn mindestens 12 regionäre LK untersucht wurden.
- Bei Patienten mit Kolonkarzinom im Stadium I und II oder nach R0-Resektion von Fernmetastasen ist eine adjuvante Therapie außerhalb von Studien nicht indiziert.

- Patienten mit Kolonkarzinom im Stadium III sollten adjuvant behandelt werden.
- Außerhalb von Studien wird bei Kolonkarzinomen im Stadium III bzw. Dukes C eine 6-monatige Behandlung mit 5-FU/FS empfohlen. (Sie ist der Therapie mit 5-FU/Levamisol überlegen.) Durch diese Maßnahmen werden Rezidive und Fernmetastasen reduziert und die Überlebenszeit verlängert.
- Die lokoregionale Chemotherapie über einen implantierten A.-hepatica-Katheter kommt nur bei ausschließlicher Lebermetastesierung in Frage. Ein Überlebensvorteil gegenüber der systemischen Chemotherapie ist nicht erwiesen.
- Die adjuvante Gabe des monoklonalen Antikörpers 17 1A wird derzeit in Studien im Vergleich zur Chemotherapie oder in Kombination mit Chemotherapie überprüft.

9.6.17 Palliativmaßnahmen

- Bei einem resektablen Tumor mit nachgewiesenen Fernmetastasen sollte der Tumor zur Sicherstellung der Darmpassage entfernt werden, z. B. in Form einer Segmentresektion.
- Bei einem inoperablen Primärtumor sind evtl. Umleitungsverfahren notwendig.
- Patienten mit fortgeschrittenem Kazinom, bei denen eine kurative Resektion nicht möglich ist, sollte eine palliative Chemotherapie angeboten werden. Hierdurch kann eine Verlängerung der Überlebenszeit erreicht werden. Therapie der Wahl ist derzeit die Gabe von 5-FU/Folinsäure allein oder in Kombination mit Oxaliplatin oder Yrinotecan. Bei Nichtansprechen erfolgt eine Änderung der Therapie. Als Second-line-Therapie bei Tumorprogression wird derzeit eine protrahierte Infusion mit 5-FU/FS oder CPR-11, CPT11/5-FU/FS oder Oxaliplatin/5-FU/FS empfohlen.
- Eine Radiotherapie ist beim Kolonkarzinom nicht etabliert.

9.6.18 Nachsorge

- Patienten **nach R0-Resektion im TU-Stadium I** haben eine günstige Prognose und niedrige Rezidivraten, sodass von einer regelmäßigen Nachuntersuchung kein prognostischer Gewinn zu erwarten ist. Eine Koloskopie nach 2 und 5 Jahren zur Erkennung eventueller Zweitkarzinome wird empfohlen.
- Bei Patienten im **TU-Stadium II und III** werden regelmäßige postoperative Kontrollen nach Schema empfohlen.
  - Klinik
  - Hämoccult
  - Labor, v.a. CEA, Ca 19–9
  - Koloskopie oder Kolonkontrasteinlauf
  - Sonographie des Abdomens
  - Röntgen-Thorax
  - bei Rezidivverdacht: evtl. Abdomen-CT
- Bei **HNPCC-Patienten** wird nach Hemikolektomie bzw. subtotaler Kolektomie alle 2 Jahre eine Koloskopie bzw. Rektoskopie empfohlen.
- Bei **FAP-Patienten** mit Ileumpouch ist eine jährliche Pouchoskopie, ab dem 30. Lj. eine Gastroduodenoskopie im Abstand von 3 Jahren indiziert. Nach einer Ileorektostomie wird eine jährliche Rektoskopie empfohlen.

9.7 Divertikulose und Divertikulitis

Patienten mit Divertikulose weisen zahlreiche Pseudodivertikel auf, das sind Ausstülpungen der Schleimhaut durch Lücken in der Muskulatur. (Bei echten Divertikeln ist die gesamte Darmwand ausgestülpt. Solche echten Divertikel kommen selten angeboren im Zäkum vor).

Ätiologie

- **erworbene Divertikulose**
  - segmental verstärkter Muskeltonus mit Erhöhung des intraluminalen Druckes im Kolon
  - geringer Ballaststoffanteil in der Nahrung
- **Divertikulitis**: Stuhlstau in den Divertikeln führt zunächst zur Entzündung der Darmwand im Divertikelbereich. Im weiteren Verlauf wird die übrige Darmwand erfasst ⇒ Peridivertikulitis ⇒ Darmwandphlegmone ⇒ Perikolitis

Häufigkeit

Zunahme mit dem Lebensalter. Bei über 70-Jährigen finden sich in ca. 70 % Kolondivertikel.

Lokalisation

80 % im Sigma

Symptome

- Die **Divertikulose** ist symptomlos, sie besitzt keinen Krankheitswert.
- **Divertikulitis** und **Peridivertikulitis** führen zu:
  - linksseitigem Unterbauchschmerz (Leitsymptom: „Linksappendizitis")
  - Häufig ist eine „druckschmerzhafte Walze" im linken Unterbauch tastbar.

Komplikationen

- **Blutung**
  - Arrosionsblutungen können auch bei nur geringen entzündlichen Veränderungen auftreten. Sicherung der Diagnose durch Koloskopie, Szintigraphie oder DSA
  - Sickerblutungen
- **Perforation**
  - gedeckt ⇒ perikolischer Abszess
  - frei ⇒ Peritonitis
- **Stenose**, evtl. Ileus
- **Fistelbildungen** z. B. in Blase, Vagina, Ureter, Rektum, Bauchdecke, (DD: Morbus Crohn)

Diagnostik

- klinisches Bild
- Sonographie
- Abdomenleeraunahme
- Kolonkontrasteinlauf
  - bei Divertikulose: typische Darstellung der Divertikel
  - Bei einer Peridivertikulitis stellt sich eine Sigmakontraktur („état d' accordeon") dar, die auch durch Spasmolytikagabe nicht beseitigt werden kann.
  - Bei Divertikulitis mit lokaler Peritonitis und Perforationsgefahr sollte möglichst kein Kontrasteinlauf durchgeführt werden. In Zweifelsfällen muss wasserlösliches Kontrastmittel (Gastrografin) verwendet werden. Kein Barium!
- Endoskopie zum Ausschluss eines Karzinoms. Im akuten Stadium möglichst keine Endoskopie wegen der Perforationsgefahr.

Differenzialdiagnosen

- Morbus Crohn
- Kolonkarzinom
- irritables Kolon

Stadieneinteilung der akuten (perforierten) Divertikulitis nach Hinchey

Stadium I:	perikolische, auf das Mesokolon beschränkte Entzündung (extraperitoneale Divertikelperforation oder Penetration)
Stadium II:	abgekapselter Abszess im Unterbauch, das Mesokolon überschreitend (gedeckte Perforation der Divertikel)
Stadium III:	lokalisierte eitrige Peritonitis bei rupturiertem perikolischem Abszess
Stadium IV:	generalisierte kotige Peritonitis nach freier Perforation

9.7.1 Konservative Therapie

- **akute Divertikulitis:** Nahrungskarenz, parenterale Ernährung, Antibiotika, Eisblase. Wenn diese Maßnahmen innerhalb von 48 Stunden nicht zu einer deutlichen Besserung führen, muss operiert werden.
- **Divertikulose:** schlackenreiche Kost, Stuhlregulierung

9.7.2 Operative Therapie

OP-Indikationen

- **absolut:**
  - freie Perforation, Abszess
  - Peritonitis
  - Ileus, Stenose
  - akute Blutung
  - Fistelbildungen
- **relativ:**
  - rezidivierende Divertikulitis, OP im freien Intervall bei jüngeren Patienten nach dem 1. Schub, bei Patienten > 50 Jahren nach dem 2. Schub

OP-Vorbereitung

- i.v.-Pyelogramm zur Darstellung der Harnleiter
- Antibiotikaprophylaxe z. B. mit Cefotiam (Spizef) 2 g und Metronidazol (Clont) 500 mg oder mit Cefotaxim (Claforan)
- Blasenkatheter
- evtl. orthograde Darmspülung, wenn keine Stenose vorliegt

9.7.3 OP-Taktik

Unkomplizierte Divertikulitis, 1. oder 2. Schub:

- OP im freien Intervall, nach dem Abklingen der akuten Entzündung: einzeitige Sigmaresektion

Komplizierte Divertikulitis:

- Angestrebt wird eine primäre Kontinenzresektion, evt. unter Vorschaltung eines doppelläufigen Anus praeter transversalis.
- Nach erfolgreicher konservativer Therapie im freien Intervall einzeitige Sigmaresektion.
- bei lokaler Peritonitis ohne Perforation:
  einzeitige Sigmaresektion in Abhängigkeit von Risikofaktoren
- bei lokaler Peritonitis mit Perforation:
  - einzeitige Sigmaresektion oder
  - zweizeitig: Sigmaresektion, End-zu-End-Anastomose, Anlage eines passageren, doppelläufigen Anus praeter transversalis oder
  - Hartmann-OP

- bei diffuser Peritonitis und Ileus:
  - zweizeitig: Sigmaresektion, End-zu-End-Anastomose, Anlage eines passageren, doppelläufigen Anus praeter transversalis
  - zweizeitig: Diskontinuitätsresektion nach Hartmann: primär keine Anastomose. Sigmaresektion, Anus praeter des Colon descendens, Blindverschluss des Rektums. Nach frühestens 6 Wochen, besser nach 3 Monaten Aufhebung des Anus praeter und End-zu-End-Anastomose
- bei Ileus, nach Ausschluss einer Perforation und bei schlechtem Zustand des Patienten: dreizeitige Operation

9.7.4 Operationsverfahren

9.7.4.1 Sigmaresektion bei Divertikulitis (konventionell)

OP-Technik

- **Zugangsweg**
  - mediane Unterbauchlaparotomie, Linksumschneidung des Nabels
- **Exploration**
  - Bestätigung der Diagnose
  - Abgrenzung des entzündlichen Prozesses und Festlegung der Resektionsgrenzen
- Mobilisieren des Sigmas
- Mobilisieren des Colon descendens sowie evtl. der linken Flexur
- Mobilisieren des proximalen Rektums
- Resektion von Sigma und Mesosigma
- End-zu-End-Deszendorektostomie
  - Handnaht, z. B. einreihige, allschichtige Knopfnaht PGS 3x0
  - keine Naht in entzündetem Gewebe, sonst erhöhte Gefahr der Anastomoseninsuffizienz
  - Die Naht muss spannungsfrei sein.

9.7.4.2 Laparoskopische Sigmaresektion

OP-Technik

- Anlegen des Pneumoperitoneums über eine Inzision am Nabelunterrand, Einbringen von 3 Arbeitstrokaren kreisförmig im Unterbauch
- Mobilisieren von Sigma und Mesosigma
- Darstellen des linken Ureters
- Festlegung der Resektiongrenzen
- Schrittweise Durchtrennung des Mesosigmas (Schere oder Elektrohaken oder, ENDO-GIA) und dorsale Mobilisation des Mesorektums bis zur distalen Resektionsgrenze
- Durchtrennen des Rektums mit dem Endostapler
- Minilaparotomie und Resektion des Darmabschnittes extraperitoneal
- Einknüpfen der Andruckplatte des Klammernahtgeräts in den proximalen Stumpf, Reposition des Darmes in den Bauchraum
- Vorschieben des Staplers rektal in den Rektumstumpf
- Anastomose in Doppel-Staplertechnik S. 179
- Entfernen der Trokare, Entlasten des Pneumoperitoneums, Faszien- und Hautnähte

9.7.4.3 Diskontinuitätsresektion nach Hartmann

OP-Technik

- Die Technik entspricht zunächst der Sigmaresektion.
- nach der Sigmaresektion Verschluss des Rektumstumpfes
- Ausleiten des Colon descendens als endständigen Anus praeter

9.7.4.4 Anlage eines doppelläufigen Anus praeter transversalis

OP-Technik

- kurze quere Laparotomie über dem Colon transversum
- Luxieren des Querkolons vor die Bauchwand und Fixieren der Kolonschlinge über einem Reiter
- quere Kolotomie
- zusätzliche Fixierung des Darm durch einige Nähte

9.7.4.5 Anlage eines endständigen Anus praeter

OP-Technik

- präoperative Festlegung der Position des Anus praeter
- Hochziehen der Haut über der Markierung mit einer Klemme
- kreisrunde Exzision der Haut, Durchmesser ca. 2 cm
- Exzision des subkutanen Fettgewebes und sternförmige Inzision der Rektusscheide
- stumpfes Auseinanderdrängen der Fasern des M. rectus abdominis
- Eröffnen des Peritoneums
- Ausleiten des Darmes, Resektion der Klammernaht, Fixieren des Darmes im Hautniveau mit Nähten

9.7.5 Komplikationen

- **intraoperativ**
  - Peritonitis bei Perforation: Spülung der Bauchhöhle, in Abhängigkeit von der Schwere der Peritonitis, evtl. kontinuierliche postoperative Lavage oder Etappenlavage
- **postoperativ**
  - Nahtinsuffizienz mit nachfolgender Peritonitis
  - mechanischer Ileus

9.8 Colitis ulcerosa

- Chronisch-entzündliche Erkrankung (CED), Ätiologie unbekannt
- Die Entzündung ist auf die Mukosa und Submukosa beschränkt. Die Läsionen dehnen sich von distal nach proximal aus, das Rektum ist stets befallen.
- schubweiser Verlauf (80 %), kontinuierlich (5–10 %) oder akut fulminant (5–10 %, Letalität 30 %)
- **Häufigkeit**:
  - ca. 50 Erkrankungsfälle pro 100.000 Einwohner
  - 5 Neuerkrankungen pro 100.000 Einwohner pro Jahr
- **Leitsymptom:** blutig-breiige Durchfälle

Spezielle Diagnostik

- Rektoskopie und Koloskopie mit mehreren Biopsien in verschiedenen Abschnitten (Stufenbiopsien)
- Kolon-Kontrasteinlauf
  - zur Beurteilung der Ausdehnung
  - röntgenologische Kriterien siehe S. 120

Komplikationen

- Pseudopolyposis
- massive Blutungen
- Perforation
- Karzinom
- toxisches Megakolon
- Stenosen
- extraintestinale Symptome: Erythema nodosum, Augenentzündungen, Arthritis, sklerosierende Cholangitis, Pankreatitis, Thrombophlebitis

Differenzial-diagnosen

- Morbus Crohn
- infektiöse Kolitis
- Divertikulitis
- Karzinom
- irritables Kolon
- ischämische Kolitis
- therapieinduzierte Kolitis: durch Medikamente, Bestrahlung, operative Eingriffe (z. B. Kolitis in einem ausgeschalteten Darmabschnitt wie blindverschlossenem Rektumstumpf)

DD: Morbus Crohn – Colitis ulcerosa siehe Morbus Crohn, S. 119

9.8.1 Konservative Therapie

Medikamente im akuten Schub

- **bei leichten Formen**: 5-Aminosalicylsäure (5-ASA) oder Salazosulfapyridin (z. B. Azulfidine) 3 g/d oder mehr
- **bei mittelschweren Formen**: Glucocorticoide, 1 mg/kg Prednisolonäquivalent, langsam ausschleichen, ballastfreie Nahrung
- **in schweren Fällen:** parenterale Ernährung, Glucocorticoidtherapie zunächst i.v. 1 mg/kg Prednisolonäquivalent, dann langsam ausschleichen mit einer wöchentlichen Reduktion der Dosis um 5–10 mg

Medikamente in der Remissionsphase

- 5-ASA 1,5 g/die oral oder 1–2 g Salazosulfapyridin
  - Die 5-Aminosalicylsäure ist die eigentliche Wirksubstanz des Salazosulfapyridins. Salazosulfapyridin wird erst im Kolon in 5-Aminosalicylsäure und Sulfapyridin (Trägersubstanz) gespalten.
- Eine allgemeine Diät ist nicht erforderlich.
- bei Malabsorptionssyndrom: Substitution von Kalorien, Proteinen, Elektrolyten, Vitaminen und Eisen
- apathogene E. coli nissle

Refraktäre und chronisch aktive Verlaufsform

- zusätzlich zur Cortisontherapie Gabe von Immunsuppressiva (AZT, 6-MP oder Methotrexat)
- chirurgische Therapie: definitive Heilung möglich

Sonderfall: Proktosigmoiditis

- akuter Schub: Einläufe mit 5-Aminosalicylsäure oder mit Corticosteroiden z. B. Betnesol

- bei Therapieresistenz oral SASP/5-ASA und lokale Corticoide oder systemische Prednisontherapie (30 mg absteigend über 2–4 Wochen)
- Remissionsphase: 5-Aminosalicylsäure-Suppositorien
- **Cave:** Corticosteroide können die Symptome einer Perforation maskieren.

Pouchitis

- Metronidazol oder
- Budesonid-Einläufe

Toxisches Megakolon

- Stabilisierungsversuch durch Intensivtherapie mit
- parenteraler Ernährung
- Flüssigkeitsausgleich, Korrektur der Elektrolytverschiebungen, Humanalbumin
- Breitbandantibiotika
- Bluttransfusionen
- OP-Indikation: Nichtansprechen der konservativen Therapie und Komplikationen wie Perforation

9.8.2 OP-Indikationen

Notfall-Operation

- freie Perforation
  - im Rahmen einer toxischen Dilatation
  - bei schwerkranken Patienten unter Steroidtherapie
- schwere, unstillbare Blutung (relativ selten)
- toxisches Megakolon (2 %)
  - wenn die konservative Therapie innerhalb von 12–24 h nicht anspricht
  - fulminanter Krankheitsverlauf mit Sepsis

Elektive Operation

- maligne Entartung (wichtigste Spätkomplikation)
  - Das Entartungsrisiko steigt bei einer totalen Kolitis nach 8–10 Jahren um ca. 0,5 % pro Jahr. Es sind auch Patienten betroffen, die schon längere Zeit in Remission sind.
  - erhöhtes Risiko multipler Karzinome (12 % gegenüber 3 % beim üblichen Kolon-Ca.). Frühes Auftreten, Altersgipfel bei 40 Jahren
- therapierefraktärer Verlauf, 3 Krankenhausaufenthalte, 6 Monate AUF/Jahr (relative OP-Indikation)
- evtl. wegen erhöhtem Karzinom-Risiko bei Pankolitis mit mehr als 10-jährigem Verlauf und Nachweis von Epitheldysplasien. s. o.

9.8.3 Operationsverfahren (Übersicht)

- Proktokolektomie mit pouchanaler Anastomose unter dem Schutz einer Loop-Ileostomie (zweizeitig)
- Proktokolektomie mit endständigem, endgültigem Ileostoma nach Brooke
- Proktokolektomie mit kontinentem Ileostoma (Kock 1967)
- subtotale Kolektomie mit Ileostoma (evtl.doppelläufig) und erhaltenem Rektumstumpf (Hartmann) oder Sigmafistel. Dies ist eine Notfall-OP mit der Möglichkeit, später eine IPAA durchzuführen (dreizeitig).
- Turnbull-Verfahren bei toxischem Megakolon – Notfall-OP (heute selten)

9.8.4 OP-Taktik

- Im Gegensatz zur onkologischen Resektion ist die Beachtung der Lymphabflussgebiete nicht erforderlich. Die Resektion kann sparsam erfolgen, sie richtet sich nach den Durchblutungsverhältnissen.

- möglichst keine Anastomose in entzündlich verändertem Gebiet
- Die Wahl des OP-Verfahrens hängt wesentlich davon ab, ob es sich um eine Notfall-OP oder um einen Elektiveingriff handelt.

Elektiveingriff

- Bei Elektiveingriffen wird heute in der Regel als Therapie der ersten Wahl die zweizeitige Proktokolektomie mit pouchanaler Anastomose unter dem Schutz einer Schlingen-Ileostomie (Loop-Ileostoma) durchgeführt. Diese Operation ist heute der Standard bei der schweren Colitis ulcerosa und bei der familiären adenomatösen Polyposis.

Notfallsituation

- In der Notfallsituation (15–20 % aller Eingriffe bei Colitis ulcerosa) oder bei erheblich reduziertem AZ
  dreizeitiges Vorgehen: subtotale Kolektomie mit doppelläufigem Ileostoma. Das Sigma kann als Schleimfistel ausgeleitet werden oder der Rektumstumpf wird nach Hartmann blind verschlossen. Vorteil einer Sigmafistel ist die Möglichkeit, Spülungen durchzuführen (z. B. mit Cortison). Außerdem ist durch den fehlenden Stumpfverschluss keine Nahtinsuffizienz möglich. Als 2. OP erfolgt dann nach ca. 12 Wochen die Pouchanlage. Schließlich nach ca. 10–12 Wochen die Auflösung des Ileostomas
  - subtotale Kolektomie mit Anlage eines endständigen Ileostomas und Rektumverschluss nach Hartmann. (Der Rektumstumpf muss später entfernt werden!)
  - Bei massiven Blutungen sollte eine Proktokolektomie durchgeführt werden, da die Blutungen häufig das Rektum betreffen.
  - beim **toxischen Megakolon**: Turnbull-Verfahren (doppelläufige Ileostomie mit 2 Kolonfisteln zur Entlastung des Enddarmes) in den ersten 2 Tagen nach einer Exazerbation.
- bei **manifestem Karzinom:** Onkologisches Operieren geht vor Funktionserhalt!

Kontraindikationen einer kontinenzerhaltenden Proktokolektomie

- **Morbus Crohn**
  - Im Gegensatz zur Colitis ulcerosa kann der Morbus Crohn durch eine Proktokolektomie nicht geheilt werden, hohe Rezidivgefahr mit Fistelbildung im Pouch.
- **schwere Sphinkterinsuffizienz**
  - Der Grad der Analkontinenz ist wichtig, da nach einer ileoanalen Pouch-OP an den Sphinkterapparat besondere Anforderungen gestellt werden und eine Spinkterinsuffizienz die Funktion des ileoanalen Pouchs gefährdet. Bei geringfügiger Inkontinenz ist eine Verbesserung oftmals durch Sphinktertraining möglich (Biofeedback).
- **relative Kontraindikation:** Alter > 60 Jahre, perianales Fistelleiden (Risiko der Remanifestation)

9.8.5 Proktokolektomie

- **Allgemeines**
  - darmwandnahe Durchtrennung des Mesokolons (im Gegensatz zur Karzinom-Chirurgie) unter Schonung der A. ileocolica.
  - Erhaltung des Omentum majus (Abpräparation vom Querkolon, die Gefäßversorgung des Omentum bleibt intakt)
- präoperative Markierung des Stomas

OP-Technik

- **Zugangsweg:** mediane Laparotomie unter Linksumschneidung des Nabels (typ.)
- **Exploration:** insbesondere Ausschluss eines Morbus Crohn
- **Resektionsgrenzen festlegen**
- **Mobilisieren des rechten Kolons**
  - wie bei der Standard-Hemikolektomie entlang der peritonealen Umschlagfalte. Darstellung und Schonung des Duodenums und des rechten Ureters
- **Mobilisieren des linken Kolons und der linken Flexur**
- **Absetzen des Ileums** zäkumnahe mit GIA
- **Dissektion des Sigmas** (Mesosigmas) darmwandnah, um die Nerven nicht zu gefährden
- **Mobilisieren des Rektums**
  - rektumnahe Inzision des Peritoneums und rektumnahe Dissektion des Rektums unter Schonung des autonomen Nervengeflechts im kleinen Becken
  - dorsal scharfe Präparation
  - Lateral wird die A. rectalis med. jeweils rektumnah ligiert und durchtrennt.
  - Das Rektum wird von Blase, Samenblase und Prostata bzw. Zervix und Vaginahinterwand vorne z. T. stumpf, z. T. scharf abgelöst.
  - Präparation bis in Höhe der Levatormuskulatur
- **Absetzen des Rektums** im mittleren Drittel mit TA-55 oder TA-30
- danach **Rekonstruktion** mit pouchanaler Anastomose (siehe S. 164) oder perineale Resektion bei einer endgültigen Ileostomaanlage

9.8.6 Endständiges Ileostoma nach Brooke

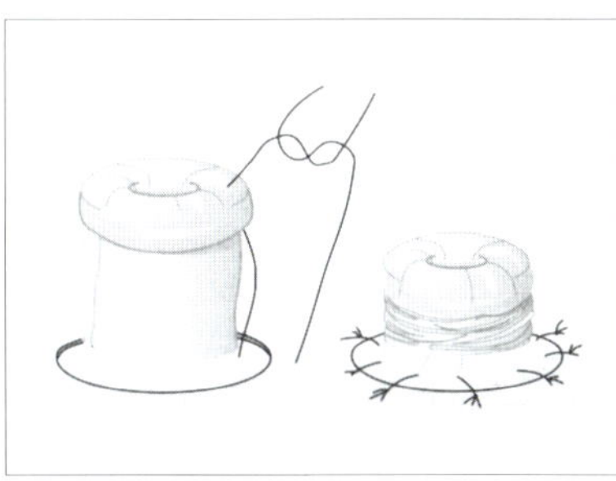

Abb 9.12 Endständiges Ileostoma

- **Allgemeines**
  - Da der Ileumstuhl zu einer erheblichen Reizung der Haut führt, muss das Ileostoma prominent angelegt werden, so dass sich der Stuhl direkt in den Stomabeutel entleeren kann.
  - Ist die Ileostomaanlage schon präoperativ sicher notwendig, so wird die Bauchwand-Durchtrittstelle als erstes präpariert!

OP-Technik

- präoperative Markierung der Lage am Unterbauch im Stehen und im Liegen
- kreisrundes Ausschneiden der Haut, Durchmesser etwa 2 cm
- Längsspalten der Rektusscheide. Stumpfes Auseinanderdrängen der Fasern des M. rectus abdominis. Das hintere Blatt der Rektusscheide und das Peritoneum werden zusammen durch Kreuzinzision eröffnet (nicht zu eng und nicht zu weit). Die Stomaöffnung sollte für 2 Finger durchgängig sein.
- Das Ileum wird ca. 4 cm weit durch die Bauchwand gezogen und durch 4 faszioseromuskuläre Einzelknopfnähte fixiert.
- Eröffnen des Darmlumens

- Umklappen des Dünndarmes (evertieren) und Fixierung durch Dreipunktnähte, die zunächst die Haut, dann seromuskulär das Ileum und schließlich seromuskulär das Ileumende fassen. Hierdurch entsteht ein etwa 2 cm evertiertes Ileostoma.

9.8.7 Doppelläufiges Ileostoma

- Soll ein doppelläufiges Ileostoma angelegt werden, wird eine entsprechende Ileumschlinge durch die Bauchwand gezogen. Der orale Schenkel muss kaudal zu liegen kommen. Einführen des Reiters und semizirkuläre Eröffnung der aboralen Schlinge. Der orale Schlingenanteil wird evertiert und prominent eingenäht, der distale Schenkel im Hautniveau verankert. Fixieren der Position des Stomas für die erste Woche durch den Reiter.

Komplikationen

- Stomanekrose, Stomaretraktion, Stomaprolaps, parastomale Hernie. In allen Fällen Reoperation, evtl. Neuanlage des Stomas

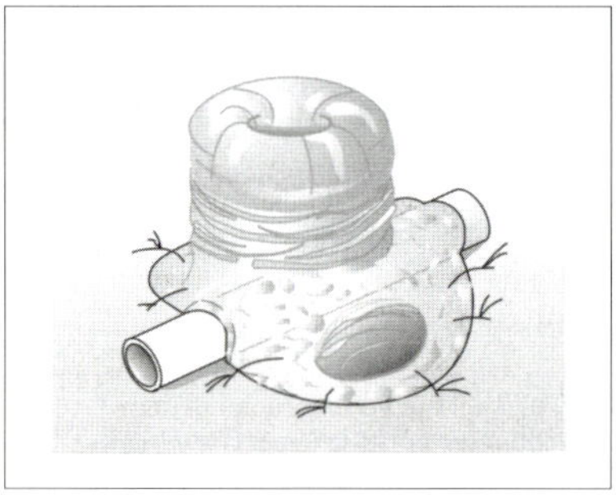

Abb. 9.13 Doppelläufiges Ileostoma

9.8.8 Proktokolektomie mit kontinentem Ileostoma nach Kock (1967)

Kock hat ein durch Nippelbildung in einem Ileumreservoir kontinentes Stoma entwickelt. Wegen zahlreicher Komplikationen ist dieses Verfahren aber nicht allgemein zu empfehlen, es wird heute nur noch ausnahmsweise in wenigen Zentren angewandt.

Abb. 9.14 Kock-Ileostoma (aus: *Schumpelick* et.al., Chirurgie, 3. Aufl., Enke 1994)

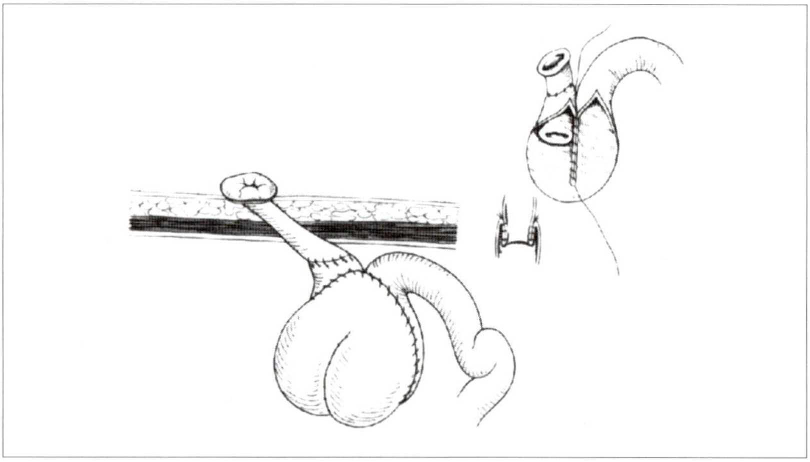

9.8.9 Kontinenzerhaltende Proktokolektomie mit Ileumpouch und passagerem Loop-Ileostoma

Proktokolektomie siehe S. 160

Transanale Prokto-mukosektomie

- peranale Einstellung des Rektumstumpfes mit Sperrern (Parks)
- Unterspritzen der Rektumschleimhaut oberhalb der Linea dentata (Einstich in Höhe der Linea dentata) mit Ornipressin-Kochsalzlösung oder 1 : 60 verdünnter Por-8-Lösung
- Inzision der Mukosa mit der Schere an der Linea dentata auf einer Strecke von 2–3 cm nach kranial und Abpräparieren der Mukosa von der Muskulatur zirkulär oder in Streifen
- transabdominale oder transanale Durchtrennung der Rektumwand. Es wird ein kurzer Rektumcuff von 2–3 cm belassen.
- Alternative (Schumpelick 1993): maschinelle Anastomose, kein Rektumcuff, direkte ileoanale Anastomose

Reservoir-bildung

- Heute wird üblicherweise ein J-Pouch von ca. 15 cm Schenkellänge angelegt. Dazu wird meist ein Klammernahtgerät benutzt. Wichtig ist eine spannungsfreie Anastomose, weshalb eine Mobilisierung des Ileum-Mesenteriums erforderlich ist.
- **Mobilisieren des Ileums:**
  - Die Vasa recta des zugehörigen Mesenteriums werden unter Erhaltung der Arkade durchtrennt (Abb. 9.**15**). Hierbei ist die Diaphanoskopie hilfreich.

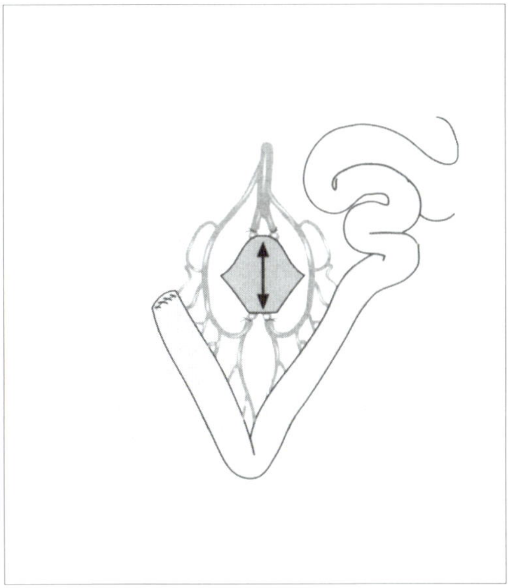

Abb. 9.15 Mobilisieren des Ileums

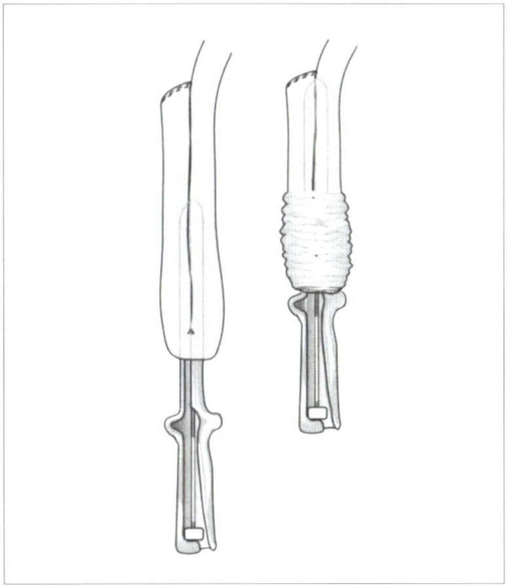

Abb. 9.16 J-Pouchbildung mittels Klammernahtgerät

- **J-Pouchbildung:** (Abb. 9.**16**) Seit-zu-Seit-Anastomose mit GIA90
  - Die distale Ileumschlinge wird als „J" aneinandergelegt und an ihrer Kuppe, an der später die Anastomose mit dem Analring vorgenommen wird, quer eröffnet.

- Über diese Inzision führt man das Klammernahtinstrument GIA90 ein (antimesenterial) und löst den Mechanismus aus.
- Um eine Anastomosenlänge von 15 cm zu erhalten, muss das Gerät zweimal eingesetzt werden. Das Reservoir sollte ein Fassungsvermögen von etwa 160–200 ml haben.

- **peranale Anastomosierung** (Abb. 9.17)
  - Durchzug des Pouchs von transanal in den Rektumcuff
  - Pouchanale Anastomose in Einzelknopfnahttechnik. 12–14 Nähte. Die Naht sollte die Schleimhaut der Linea dentata, den M. sphincter internus und alle Dünndarmschichten erfassen.
- Protektives Loop-Ileostoma ca. 15 cm proximal des Reservoirbeginns (wird trotz der Komplikationsmöglichkeiten allgemein als wichtig erachtet)
- Drainage ins Reservoir

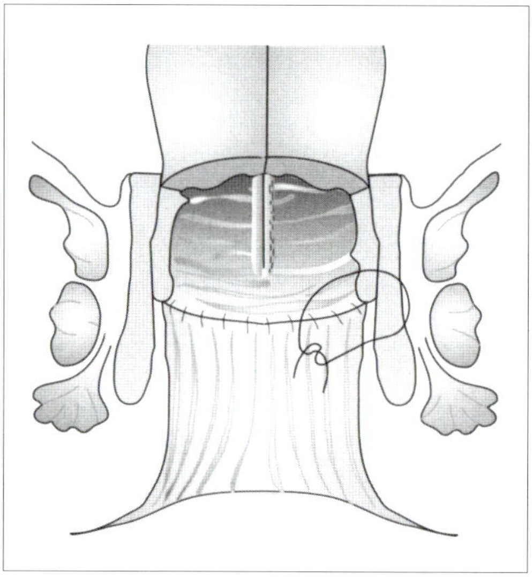

Abb. 9.17 Pouchanale Anastomose

Nachbehandlung

- Rückverlagerung des Ileostomas nach ca. 2–3 Monaten, nach der Überprüfung des Reservoirs mit Gastrogafin und Testung der Kontinenz

Komplikationen

- Nachblutungen
- Ileus
- lokal septische Prozesse
- Anastomosenstenosen
  - In der Regel reichen Bougierungen als Therapie. Die Ursache sind Ischämien im Rektumcuff.
- Pouchitis
  - Bei schweren entzündlichen Veränderungen ist eine Antibiotikagabe über 2–3 Wochen meist erfolgreich.

Funktionelle Ergebnisse

- postoperativ zunächst häufige Stuhlentleerungen. Die Frequenz sinkt im Laufe des ersten Jahres von 8–10 Stühlen/d auf 4–6 bei der Colitis ulcerosa (bei familiärer Polyposis 3,8/d).
- Die Diskriminationsfähigkeit bleibt überwiegend erhalten
- Die Kontinenz ist ca. 1 Jahr nach OP bei CU-Patienten in 60 % sehr gut (bei familiärer Polyposis in 94 %). Nachts werden durchschnittlich 0–2 Stühle entleert.

9.8.10 Subtotale Kolektomie mit Ileostoma (evtl. doppelläufig) und erhaltenem Rektumstumpf (Hartmann) oder Sigmafistel

Es handelt sich hierbei in erster Linie um eine Notfall-Operation, bei der die OP-Dauer auf ein Mindestmaß beschränkt sein sollte.

OP-Technik

- präoperative Bestimmung der Position des endgültigen oder passageren Ileostomas
- Kolektomie. Vorsichtige Mobilisierung des Kolons. Schonung der A. ileocolica, um evtl. später die Kontinuität wieder herstellen zu können (mit Reservoir)
- Sigma-Schleimfistel (Utsunomiya, Yamamura)
  - Ausleiten des präparierten Darmanteiles am unteren Ende der Bauchwunde und Fixierung des Sigmas mit mehreren serokutanen Nähten
  - Abtrennen des übrigen Kolons oberhalb des Hautniveaus mit dem Klammernahtgerät
  - Der Stumpf kann nach einigen Tagen als Schleimfistel geöffnet werden.
- ansonsten Anlegen eines extraperitonealen Hartmann-Stumpfes
- Anlage eines Ileostomas, endständig oder als Loop-Ileostomie
- Das Rektum muss später in jedem Fall, wegen der Gefahr einer unbemerkten Karzinomentwicklung, entfernt werden.

9.8.11 Turnbull-Verfahren beim toxischen Megakolon

- Hierbei werden zusätzlich zur doppelläufigen Ileostomie 2 Kolonfisteln angelegt, um den dilatierten Dickdarm zu entlasten (üblicherweise im Bereich des Colon transversum und des Sigmas). Über die Fistel können Gase entweichen und flüssiger Darminhalt abgesaugt werden. Die Fixierung der Darmwand als Fistel an der Haut ist allerdings mitunter schwierig.
- Die Letalität beträgt nur 2–5 % gegenüber bis zu 30 % bei der notfallmäßigen Kolektomie.

10 Rektum

K.-H. Reutter

10.1 Anatomie

Das Rektum erstreckt sich vom Oberrand des Analkanals (4 cm ab ano) bis 16 cm ab ano.

- Es wird in 3 Etagen eingeteilt: 4–8 cm; 8–12 cm; 12–16 cm.
- Die obere Rektumhälfte liegt intraperitoneal, die untere extraperitoneal.

Faszienverhältnisse im kleinen Becken

- **Dorsal und lateral:** Die Fascia pelvis parietalis (Waldeyer) kleidet das kleine Becken dorsal aus. Sie geht vom Beckenring bis nahe zur Steißbeinspitze, schlägt dort um und bedeckt das Mesorektum dorsolateral als Fascia pelvis visceralis (sog. Hüllfaszie).
- **Ventral** heißt die Faszie Denonviller-Faszie. Sie umkleidet beim Mann die Blasenhinterwand, die Samenblasen und die Prostatahinterwand. Am Diaphragma urogenitale schlägt sie um und bedeckt das Rektum ventrolateral als Fascia pelvis visceralis.
- Die dorsale und ventrale Mobilisation des Rektums erfolgt im Spaltraum zwischen der Fascia pelvis parietalis und visceralis.

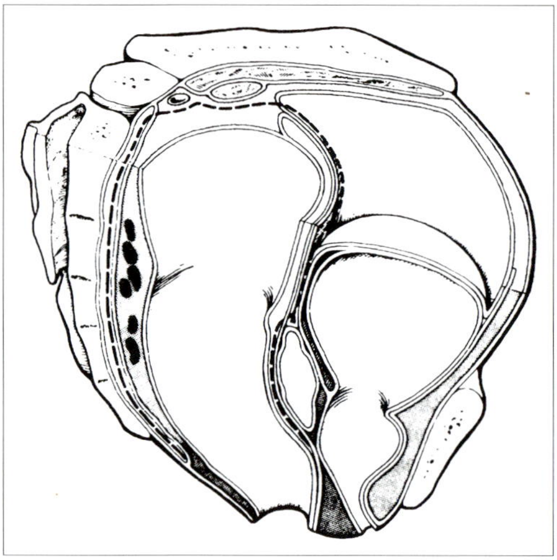

Abb. 10.1 Faszienverhältnisse in kleinen Becken. Grenzschichten für die Rektumresektion und Exstirpation (aus: *Köckerling, Gall,* Chirurgische Standards beim Rectumcarcinom, in: Der Chirurg [1994] 65:598)

Arterien

- **A. rectalis superior** (unpaar) aus der A. mesenterica inferior versorgt das obere Drittel des Rektums. Sie teilt sich an der Rückwand des Rektums in 3 Endäste, die in den Hämorrhoidalplexus bei 3, 7 und 11 Uhr enden.
- **Aa. rectales mediae** (paarig) aus der A. iliaca interna verlaufen supralevatorisch und versorgen zusammen mit den
- **Aa. rectales inferiores** (aus den Aa. pudendae, Äste der A. iliaca int.), die infralevatorisch verlaufen, die distalen 2/3 des Rektums.
- Die Aa. rectales med. versorgen die muskuläre Wand der unteren Ampulle und teilweise die Beckenbodenmuskulatur. Sie verlaufen in den seitlichen Bändern des

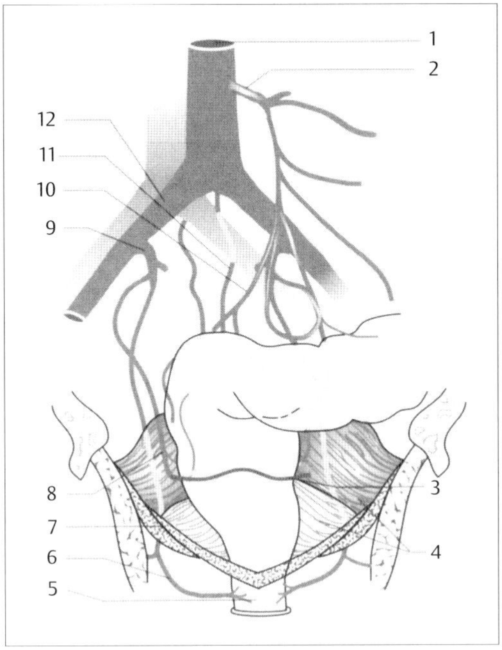

Abb. 10.2 Gefäßversorgung des Rektums
1 Aorta
2 A. mesenterica inf.
3 Peritoneum
4 M. levator ani mit Puborektalisschlinge
5 Analkanal
6 A. rectalis inf.
7 M. levator ani
8 A. rectalis med.
9 A. iliaca int.
10 A. rectalis sup.
11 A. sacralis med.
12 A. iliaca com.

Rektums. Die Aa. rectales inf. versorgen die Muskelwand und die Schleimhaut des Analkanals sowie den M. sphincter ani ext.

Blutversorgung und Ausdehnung der Rektumresektion

- Bei der **Ligatur der A. mesenterica inferior am Stamm** wird der Sigmastumpf nur noch über die Riolan-Anastomose und die Drummond-Arkade aus der A. colica media ernährt. Deshalb ist die Schonung der Randarkade wichtig. Das Mesokolon muss mindestens 5 cm vom Kolon entfernt durchtrennt werden.
- Das **Rektum** und der **untere Teil des Colon pelvinum** werden durch die Aa. rectales med. und die Aa. rectales inf. versorgt. Die A. rectalis media verläuft im Seitenband, das vom Rektum in die seitliche Beckenwand zieht. Bei der Auslösung des Rektums wird das Seitenband durchtrennt und damit auch die A. rectalis media. Der Rektumstumpf wird dann über die A. rectalis inf. noch ausreichend mit Blut versorgt.

Venen

- Der venöse Abfluss erfolgt über das Pfortadersystem in die Leber.
- Die untere Rektumhälfte stellt einen Übergangsbereich hinsichtlich der arteriellen Blutzufuhr und des venösen Abflusses dar. Hier grenzt der Einzugsbereich der V. portae an den der V. cava inf.

Lymphabfluss

In der TNM-Klassifikation werden folgende **regionäre Lymphknotenstationen** definiert:
1. perikolisch/perirektal (N1, N2)
2. LK entlang der A. colica sinistra, der A. mesenterica inf. und der A. rectalis sup.

Zentrale LK an der Aorta (früher N4) sind Fernmetastasen (M1).

Man unterscheidet **3 Abflussrichtungen** und 2 regionäre LK-Stationen. Der Lymphabfluss verläuft entlang der Arterien, wobei (bei allen Tumorlokalisationen) der Abfluss entlang der A. rectalis superior die wichtigste Richtung darstellt.

- Der Abfluss aus dem **kranialen** Anteil des Rektums erfolgt entlang der A. rectalis sup. und der A. mesenterica inf. zu den paraaortalen Lymphknotenstationen.

- Der Abfluss aus dem **kaudalen** Teil des Rektums verläuft zusätzlich entlang der Aa. rectales mediae und der Aa. iliacae internae (seitliche Beckenwand) zu den paraaortalen Lymphknoten. Beim tiefersitzenden Karzinom erfolgt die lymphogene Aussaat also hauptsächlich aufwärts entlang der A. rectalis sup., aber auch seitwärts längs der Mm. levatores ani und in die Fossa ischiorectalis.
- Der **Analkanal** wird in 3 Richtungen drainiert: zusätzlich zu den bereits genannten in die LK der Leistengegend.

10.2 Rektumkarzinom

Alters- und Geschlechtsverteilung

- Altersgipfel zwischen 65 und 75 Jahren
- Männer : Frauen = 2 : 1

Ätiologie, Risikogruppen und Präkanzerosen

Siehe Kolonkarzinom

Klassifikationen und Histologie

Siehe Kolonkarzinom

Prognose

- 5-Jahres-Überlebensrate: 50 % (in Abhängigkeit vom Tumorstadium)
  - Stadium I: 80 %
  - Stadium II: 60 %
  - Stadium III: 40 %
  - Stadium IV: 10 %

Symptome, Tumorkomplikationen und Diagnostik

Siehe Kolonkarzinom
Vor einer geplanten lokalen Exzision ist eine **Endosonographie** zur Bestimmung der Eindringtiefe des Tumors erforderlich.

OP-Vorbereitung

Siehe Kolonkarzinom

10.2.1 OP-Taktik

- Eine R0-Resektion wird angestrebt.
- **totale mesorektale Exzision (TME)** bis zum Beckenboden bei Karzinomen der unteren zwei Drittel. En-bloc-Entfernung des tumortragenden Darmabschnittes mit dem Rektosigmoid, dem Mesorektum und den regionären Lymphknoten
- Sicherheitsabstand aboral in situ 5cm im oberen Rektumdrittel, und 2 cm in den unteren zwei Dritteln. Bei High-risc-Karzinomen wird ein Sicherheitsabstand von 3–4 cm in situ empfohlen.
- Koloanale Anastomosen sollten nur bei präoperativ nicht eingeschränkter Kontinenzleistung durchgeführt werden.

Klassische Radikal-OP oder Verfahren eingeschränkter Radikalität?

- Nur 10–15 % der Rektumkarzinome kommen für eingeschränkte Verfahren (Tumorentfernung ohne Exzision der Lymphabflusswege) in Frage.
- Tumoren in den **oberen 2/3 des Rektums** können kontinenzerhaltend reseziert werden. ⇒ Radikal-OP: anteriore Resektion
- Tumoren im **unteren Drittel des Rektums** können unter Berücksichtigung bestimmter Kriterien (s.u.) für eingeschränkte Verfahren in Frage kommen und somit eine Rektumexstirpation überflüssig machen.

Kriterien für Verfahren eingeschränkter Radikalität

- pT1-Low-risc-Karzinome, G1 oder G2
- **Makroskopische Wachstumsform:** nur polypoide und plateauartige Läsionen mit ebener oder leicht konkaver Oberfläche
- **Tumordurchmesser** < 3 cm
- **Eindringtiefe:** Die Tumoren müssen in der Rektumwand mobil und gut verschieblich sein. Die Infiltration darf nicht über die Submukosa hinausgehen. Endosonographisch uT1.
- **N0**, Fehlen von metastasenverdächtigen pararektalen LK (Endosonographie)
- Nach einer eingeschränkt radikalen Operation hängt das weitere Vorgehen vom Ergebnis der histologischen Untersuchung ab. Eine **nachträgliche radikale chirurgische Resektion** ist in folgenden Fällen notwendig:
  - High-risc-Ca. (G3 und G4) oder
  - Low-risc-Ca. mit Lymphgefäßeinbrüchen
  - Karzinom nicht im Gesunden entfernt

Abdominoperineale Exstirpation oder anteriore Resektion?

- Kriterien für die Therapieauswahl
  - Tumorlokalisation und damit möglicher Sicherheitsabstand sowie Abstand der unteren Tumorgrenze vom Anus
  - Tumorstadium mit Invasionstiefe und lymphatischer Ausbreitung
- **Anteriore Rektumresektion bzw. tiefe vordere Rektumresektion**
  - bei allen Rektumkarzinomen, bei denen ein distaler Sicherheitsabstand von 2–3 cm in situ möglich ist, d.h. deren unterer Rand 4–5 cm von der Anokutanlinie entfernt ist
  - Kann ein Mindest-Sicherheitsabstand von 2 cm nicht eingehalten werden, so besteht noch die Möglichkeit einer abdominoperanalen Resektion mit koloanaler Anastomose. Diese Operation sollte allerdings bei T3- und T4-Tumoren nicht durchgeführt werden.
- Die **abdominoperineale Exstirpation** beschränkt sich vornehmlich auf fortgeschrittene Karzinome im unteren Rektumdrittel mit Infiltration der Levatormuskulatur.

Karzinome auf dem Boden einer Colitis ulcerosa, FAP oder HNPCC

- Proktokolektomie, soweit möglich unter Erhaltung der Kontinenz, mit ileopouchanaler Anastomose. Von manchen Autoren wird bei HNPCC, weil bevorzugt das Colon ascendens betroffen ist, eine subtotale Kolektomie empfohlen

Fernmetastasen

Fernmetastasen sollten reseziert werden, sofern eine R0-Resektion möglich und das Risiko des Eingriffes vertretbar ist.

Die laparoskopische Tumorresektion

- kann derzeit noch nicht abschließend beurteilt werden.
- Das größte Problem ist das erhöhte Risiko einer intraoperativen Tumorzellverschleppung. Implantationsmetastasen wurden bei bis zu 7 % der laparoskopisch operierten Patienten beschrieben.
- Anwendung nur im Rahmen von Studien

10.2.2 Operationsverfahren (Übersicht)

85 % der Rektumkarzinome können heute kontinent operiert werden.
Hierbei liegt die Lokalrezidivrate unter 10 %.

10.2.2.1 Verfahren eingeschränkter Radikalität

Lokale Therapie

- endoskopische Polypektomie mit Diathermieschlinge bei polypoiden Tumoren mit einer Basis <2–3 cm

- submuköse Exzision nur bei makroskopisch vermutlich gutartigen Tumoren
- allschichtige Exzision (Vollwandexzision) bei V. a. tiefreichende Wandinfiltration. Zirkulärer Abstand vom Tumor >1 cm.
- TEM (= transanale endoskopische Mikrochirurgie): Durch die TEM sind auch das mittlere und obere Rektumdrittel für eine lokale Tumorexzision zugänglich.
- konventionelle Operation mit Einsatz von Spreizern

Limitierte Resektion (mit oder ohne regionale Lymphadenektomie)

- **abdominal**
  - Segmentresektion
  - tubuläre Resektion
- **perineal** (für mittleres Rektumdrittel geeignet): Rectotomia posterior
  - Rektumresektion nach Kraske (1885) (ohne Sphinkterdurchtrennung)
  - transsphinktäre Rektumresektion nach Mason (1970)

10.2.2.2 Radikale Verfahren

Prinzipien

- radikuläres Absetzen der A. mesenterica inferior
- totale mesorektale Exzision bei Karzinomen des mittleren und unteren Drittels bis zur Puborektalisschlinge, d. h. Entfernung des gesamten Mesorektums in toto unter Respektierung der Faszien
- Einhaltung des Sicherheitsabstandes von 5 cm in situ im oberen Rektumdrittel und 2 cm in situ in den unteren zwei Dritteln. Bei High-risc-Karzinomen wird auch hier ein Abstand von 3–4 cm empfohlen.
- Entfernung des Tumors im Gesunden en-bloc mit dem regionären Lymphabflussgebiet. En-bloc-Resektion von tumoradhärenten Organen (multiviszerale Resektion)
- Bezüglich der erweiterten Lymphadenektomie (zusätzliche Entfernung der aortoiliakalen und pelvinen LK) laufen Studien. Eine Erhöhung der 5-Jahres-Überlebensrate ist nicht gesichert. Sicher ist diesen Verfahren aber eine erhöhte postoperative Komplikationsrate und Letalität sowie eine Schädigung der autonomen Nervenstrukturen, was zu Blasen- und Sexualstörungen führt. Anwendung nur innerhalb von Studien.
- möglichst Schonung der autonomen Nervenstränge (Plexus hypogasricus, Plexus pudendus)

Verfahren

- abdominelle oder anteriore Rektumresektion
  - tiefe, anteriore Resektion mit primärer Anastomose nach Dixon (1948) (Die Resektionslinie liegt unterhalb der peritonealen Umschlagfalte.)
  - tiefe, anteriore Resektion mit primärer, transanaler Anastomose nach Parks
  - Diskontinuitätsresektion nach Hartmann
- abdominoperineale Rektumexstirpation nach Miles
- intersphinktäre Rektumresektion mit koloanaler Anastomose oder kolonpouchanaler Anastomose.
- abdominoperanale Rektumresektion (Durchzugmethoden) mit koloanaler Anastomose nach Hochenegg, Parks, Turnbull-Cutait. Durch die Möglichkeiten zur Herstellung tiefer Anastomosen mit Staplern sind diese Methoden heute jedoch überholt.
- erweiterte Radikaloperation: z. B. bei Zweitkarzinom, Colitis ulcerosa oder FAP
  - Rektumresektion mit Hemikolektomie links oder
  - Kolektomie oder
  - Proktokolektomie
- multiviszerale Radikaloperation: Radikaloperation, Mitentfernung von infiltrierten Nachbarorganen

10.2.3 Anteriore Rektumresektion

OP-Technik

- **typisches Resektionsausmaß:** radikuläres Absetzen der A. mesenterica inf. (Abb. 10.3)
- **Zugangsweg:** mediane Laparotomie mit Linksumschneidung des Nabels
- **Exploration:** Abklären der Operabilität und des OP-Verfahrens (Radikalität)
- **Mobilisation der Sigmaschlinge** von links her durch Ablösen des Mesosigmas von der lateralen Bauchwand. Darstellung des linken Ureters
- **Darstellen des Abgangs der A. mesenterica inf. aus der Aorta** (Inzision des Peritoneums am Treitz-Band zwischen Aorta und V. cava inf. bis zum kleinen Becken) und **hohe Ligatur der Arterie** (aortennah oder unterhalb des Colica-sinistra-Abgangs). Die Vene wird in Höhe des Pankreasunterrandes ligiert. Beim Verzicht auf die hohe Ligatur werden die Gefäße in Höhe der Aortenbifurkation unterhalb des Abgangs der ersten A. sigmoidea unterbunden. Dieses Vorgehen wird hauptsächlich bei einer offensichtlich palliativen Resektion angewandt, z. B. bei nachgewiesenen Lebermetastasen.
- **Eintrennung des Mesosigmas** von der Unterbindungsstelle im Bereich der A. mesenterica inf. medial und lateral **auf den Douglas zu**
- quere Durchtrennung des Mesokolons bis an den Rand des Colon sigmoideum bzw. Colon descendens. Die arterielle Randarkade, der einzige noch bestehende Versorgungsweg des Stumpfes, muss unbedingt geschont werden.
- Mobilisierung der linken Kolonflexur
- **U-förmige Umschneidung des Douglas und Eröffnung des kleinen Beckens**
- **Mobilisieren des Rektums beim Mann**
  - **zuerst dorsal.** Bei einem Tumor des rektosigmoidalen Übergangs reicht die dorsale Mobilisierung bis zur peritonealen Umschlagfalte oft aus, um einen Sicherheitsabstand von 5 cm in situ zu erhalten. Ansonsten ist die komplette Auslösung des Rektums mit Durchtrennung der Paraproktien erforderlich.
- **Auslösen des Rektumschlauchs aus der Kreuzbeinhöhle.** Der Rektumschlauch wird **scharf** am Kreuzbein ausgelöst, zwischen Fascia pelvis visceralis und parie-

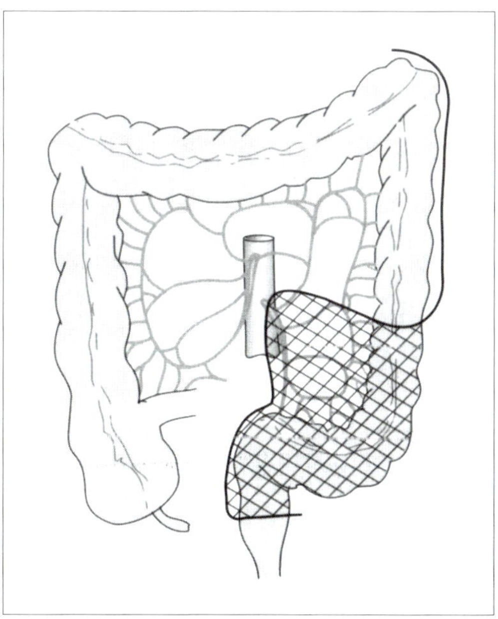

Abb. 10.3 Rektumresektion

talis (Waldeyer-Faszie, siehe Faszienverhältnisse). Das Mesorektum (hier verläuft die A. rectalis sup.) in der Kreuzbeinhöhle muss unbedingt zusammen mit dem Rektum komplett, bis zum Beckenboden, entfernt werden, denn hier liegt die erste wichtige LK-Station.

- **vordere Auslösung des Rektums**: Unterfahrung des Peritoneums unmittelbar hinter der Harnblase mit dem Zeigefinger und Durchtrennung der Gewebsbrücke, möglichst weit vom Rektum entfernt, um Blutungen zu vermeiden. Von hier aus weiter in die Tiefe, zwischen der prärektalen Denonvillier-Faszie und der Fascia pelvis visceralis. Bei ventralem Tumorsitz Mitnahme der Denonvillier-Faszie unter Darstellung der Samenblasen
- **seitliche Auslösung des Rektums:** Durchtrennung der seitlichen Aufhängebänder (in diesen verläuft die A. rectalis med.) am Ansatz der seitlichen Beckenwand zwischen Ligaturen. Oder ausschließlich scharf unter gezielter Elektrokoagulation. Die A. rectalis media ist durchaus inkonstant. Damit ist das Rektum bis an den durch den M. levator ani gebildeten Beckenboden ausgelöst.

- **Mobilisieren des Rektums bei der Frau**
  - Der Hauptunterschied zum Vorgehen beim Mann besteht in der vorderen Auslösung des Rektums.
  - Zwischen dem **hinteren** Scheidengewölbe und der Rektumvorderwand lässt sich eine Rinne darstellen, durch die die vordere Umschneidung des Peritoneums läuft. Die Dissektion erfolgt in dem obliterierten Rezessus der Denonvillier-Faszie, die die Scheidenhinterwand bis hinunter zum Beckenboden, die Rektumvorderwand und die Paraproktien umgibt.
  - simultane Hysterektomie nur bei einer Tumorinfiltration. In diesen Fällen ist oft auch eine Entfernung der Scheidenrückwand erforderlich.
- **Tumorentfernung:** Einhalten des Sicherheitsabstandes von 2–3 cm. Entfernen des tumortragenden Darmabschnittes bis in das obere Sigma bzw. untere Colon descendens. Verschluss der Darmenden durch Klemmen
- **Wiederherstellung der Kontinuität** durch End-zu-End-Anastomose.
  - Handnaht, einreihig, extramukös, resorbierbares Nahtmaterial bzw. Klammernaht
  - Durch die Doppelklammertechnik sind tiefere Anastomosen möglich.
  - Bei sehr tiefem Tumorsitz: intersphinktäre Resektion mit koloanaler Anastomose (s. u.)
- Easy-Flow-Drainage extraperineal in die Sakralhöhle
- Verschluss des Beckenbodenperitoneums (nicht obligat)

10.2.4 Intersphinktäre Resektion und koloanale Anastomose

- Rektummobilisation innerhalb des Levatortrichters bzw. des M. sphincter ani externus und Absetzen im Analkanal in Höhe der Linea dentata
- Anschließend koloanale Anastomose

10.2.5 Transanale Anastomose nach Parks (1972)

OP-Technik

- **abdominelle Phase:**
  - Sie entspricht dem Vorgehen bei der anterioren Rektumresektion, wobei die tiefe Rektumdurchtrennung suprasphinktär (ein kurzer Rektumstumpf wird belassen) in Höhe des M. puborectalis oder intersphinktär, an der Linea dentata, erfolgt.

- **transanale Phase:**
  - Durchziehen des Kolons nach distal
  - transanale Anastomosierung des Kolonrandes mit dem Rektumrest oder dem M. sphincter ani internus, allschichtige Knopfnaht
  - meistens protektive Ileostomie oder Transversostomie, um postoperative Anastomosenkomplikationen möglichst gering zu halten

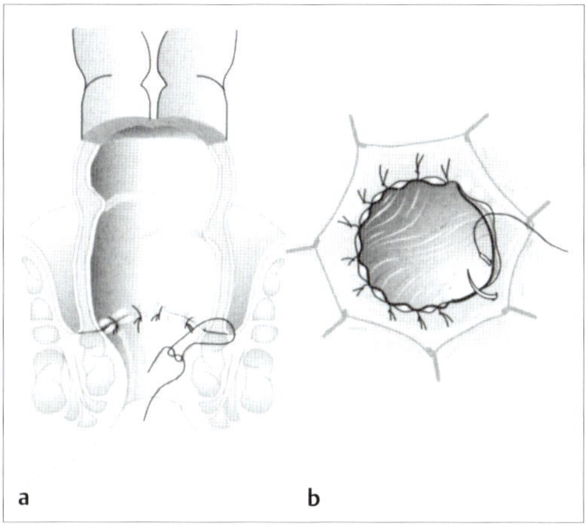

Abb. 10.4 Transanale Anastomose nach Parks

10.2.6 Koloanale Pouchanastomose

- In Analogie zur ileupouchanalen Anastomose kann auch bei der koloanalen Anastomose zur Vergrößerung des Reservoirs und damit zur Verbesserung der Kontinenz ein Pouch angelegt werden.
- meist J-Pouch, angelegt mit Klammernahtgeräten
- Transversale Koloplastie
- Der Pouch führt zu einer signifikanten Reduktion der täglichen und nächtlichen Stuhlgänge. Die Komplikationsrate ist gegenüber der koloanalen Anastomose nicht erhöht.
- Manche Autoren empfehlen die Anlage einer protektiven Transversostomie oder Ileostomie.

10.2.7 Diskontinuitätsresektion nach Hartmann

Indikationen

- Notfalleingriff bei
  - perforierter Divertikulitis oder perforiertem Karzinom. Unter Verzicht auf die primäre Anastomose lassen sich Anastomosenprobleme mit gefährlichen septischen Komplikationen verhüten.
  - Ileus oder ausgedehnten Rektumverletzungen
- Risikopatienten mit einem Rektumkarzinom in den oberen 2/3, denen eine große Operationswunde am Beckenboden nicht zugemutet werden soll (keine Rückverlagerung)
- Patienten mit derselben Tumorlokalisation und diffusen Metastasen auf dem Beckenboden, bei denen keine Rekonstruktion vorgesehen ist.

OP-Technik

- Resektion des Tumors über einen Bauchschnitt. Die Technik entspricht zunächst der Rektumresektion.
- Der Rektumstumpf wird blind verschlossen, Klammernaht oder ein/zweireihige Handnaht.

- Das Sigma wird als endständiger Anus ausgeleitet
- evtl. in einer zweiten Sitzung Rückverlegung mit Aufhebung des Stomas und End-zu-End-Anastomose (nicht beim Karzinom des alten Patienten)
- Die Rückverlegung kann technisch aufwendig sein. Letalität bis 3 %.

10.2.8 Abdominoperineale Resektion mit vollständiger Entfernung des Sphinkters und bleibender linksseitiger Kolostomie nach Miles (1908)

OP-Technik

- Der erste Teil der Operation entspricht bis zum Punkt Tumorentfernung der anterioren Rektumresektion.
- **Umlagerung des Patienten** oder simultane OP (mit 2 OP-Teams)
- **Bei der nicht simultanen OP: Abschluss des abdominalen Teils mit Anlage einer permanenten Kolostomie**
  - Dissektion des Mesosigmas am Übergang vom proximalen zum mittleren Drittel
  - Sigmadurchtrennung zwischen Klammernähten
  - Der distale Rektumstumpf wird mit einer Mullbinde (oder Bauchtuch) umwickelt und in der Sakralhöhle versenkt.
  - Verschluss des Beckenbodenperitoneums
  - kreisförmiges Ausschneiden der Haut an der vorbestimmten Stelle. Kreuzförmiges Einkerben der Rektusscheide
  - Die korrekte Position des Stomas liegt am Rande des M. rectus, der stumpf längs gespalten wird. Der Kanal in der Bauchdecke sollte gerade die Passage von 2 Fingern ermöglichen. Einschneiden des Peritoneums.
  - Durchziehen und Einnähen des oralen Sigmastumpfes mit mukokutanen Knopfnähten
  - Revision der Bauchhöhle und Verschluss der Bauchwunde

- **perineale Dissektion beim Mann**
  - Lagerung in Steinschnittlage
  - Verschluss des Anus durch eine subkutane Schnürnaht nach dem Einlegen eines mit PVJ-Lösung oder Chlorhexidin getränkten Streifens
  - elliptische Umschneidung des Anus in 2 cm Abstand
  - komplette Ausräumung der Fossa ischiorectalis mit vollständiger Entfernung des Fettgewebskörpers und der darin befindlichen LK
  - Durchtrennen des M. levator ani, lateral des Übergangs zu seinem ischiokokzygealen Anteil, von dorsal nach ventral
  - ventrale Auslösung unter Durchtrennung der ventralen Beckenbodenmuskulatur (Mm. pubococcygeus, puborectalis, rectourethralis) an Urethra und Prostata. Hier besteht die Gefahr der Urethraverletzung oder der Eröffnung des Rektums.

- **perineale Dissektion bei der Frau**
  - Unterschiede bestehen nur an der vorderen Zirkumferenz, wo die Vagina von der vorderen Rektumwand getrennt werden muss.

- primärer Wundverschluss nach Draineinlage in die Sakralhöhle (Redondrain, Robinsondrain)

10.2.9 Rectotomia posterior nach Kraske (1885)

- **nichtradikale Operation**, da nur eine ungenügende Entfernung des kranialen Lymphabflussgebiets möglich ist ⇒ die Kriterien für Verfahren eingeschränkter Radikalität müssen erfüllt sein.
- am besten geeignet für Tumoren des mittleren Rektumdrittels

OP-Technik

- Hautschnitt in der Mittellinie zwischen Steißbeinspitze und Anus
- quere Durchtrennung des Steißbeines. Dieses wird gemeinsam mit dem Lig. anococcygeum analwärts umgeschlagen.
- Längsspaltung des M. levator ani in der Mittellinie und Markierung mit Haltefäden. Die Sphinkter werden nicht durchtrennt. Das Rektum liegt frei.
- stumpfes Mobilisieren des Rektums und Resektion oder
- Längseröffnung des Rektums zur Tumorexstirpation

10.2.10 Transsphinktäre Rektumresektion nach Mason (1970)

- **nichtradikale Operation**, da nur eine ungenügende Entfernung des kranialen Lymphabflussgebiets möglich ist ⇒ die Kriterien für Verfahren eingeschränkter Radikalität müssen erfüllt sein.
- geeignet für Tumoren im mittleren Rektumdrittel

OP-Technik

- Der Hautschnitt beginnt links parasakral und zielt genau auf den dorsalen Scheitelpunkt des Analringes. Freilegen der Raphe anococcygea. Einkerben des M. glutaeus max.
- Durchtrennen der einzelnen Schichten der Beckenbodenmuskulatur, M. sphincter ani ext. und int., M. puborectalis
- stumpfes Mobilisieren des Rektums und Resektion oder
- Längseröffnung des Rektums zur Tumorexstirpation
- Rekonstruktion der Beckenbodenmuskulatur und der Sphinkteren

Die Spaltung des Levatortrichters und seiner kaudalen Verstärkung, der Puborektalisschlinge, kann in der hinteren Raphe ohne Schädigung der Innervation und ohne Beeinträchtigung der Kontinenz vorgenommen werden.

10.2.11 Peranale, lokale Verfahren (unteres Rektumdrittel)

10.2.11.1 Endoskopische Polypektomie mit Diathermieschlinge

- Indikation: polypoide Tumoren, deren Basis < 2–3 cm beträgt

10.2.11.2 Submuköse Exzision nach Parks

- **TEM** oder **konventionelle OP** mit Spreizern. Die konventionellen Verfahren sind für das untere Rektumdrittel (4–8 cm) geeignet.
- nur bei mobilen, makroskopisch vermutlich gutartigen Tumoren, z. B. villösen Adenomen, die die Muscularis propria nicht infiltrieren
- Die Submukosa wird mit einer Lösung aus Kochsalz und Vasopressin infiltriert.
- Exzision des Adenoms mit einem Abstand von 5–10 mm
- Schleimhautnaht mit resorbierbaren Einzelknopfnähten

10.2.11.3 Allschichtige Exzision (Vollwandexzision)

Bei kleinen Karzinomen unter Einhaltung der Kriterien für Verfahren eingeschränkter Radikalität.

TEM (Transanale endoskopische Mikrochirurgie)

- Durch die TEM sind auch das mittlere und obere Rektumdrittel für eine lokale Tumorexzision zugänglich. Die Vollwandexzision darf jedoch nur am extraperitonealen Teil des Rektums erfolgen. D.h. der orale Tumorrand darf an der Rektumvorderwand höchstens 10 cm oral der Anokutanlinie liegen, an den Seitenwänden bis zu 15 cm, an der Rückwand maximal 20 cm.
- **Op-Technik**
  - Markieren der Resektionslinie mit Sicherheitsabstand vom Tumor mit Koagulationspunkten
  - Beginn der Präparation am unteren Tumorrand; es werden alle Wandschichten durchschnitten.
  - Hochhalten des Tumors und Präparation der Basis, beim Karzinom sollte ein Teil des perirektalen Gewebes mit den Lymphknoten entfernt werden; Blutstillung
  - Fortlaufende Naht (3 x 0 PDS-Faden mit SH-Nadel) in querer Richtung

Konventionelle Exzision mit Einsatz von Spreizern

- Die konventionellen Verfahren mittels Spreizern sind für das untere Rektumdrittel geeignet.
- **Op-Technik**
  - Einstellen des Situs mit dem Analsperrer nach Parks oder dem Sims-Sperrer
  - Anbringen von 4 Markierungspunkten rund um den Tumor im Sicherheitsabstand (von mindestens 1 cm)
  - Fassen des Tumorrandes mit der Allis-Klemme (der Tumor selbst sollte nicht gefasst werden) und Vollwandexzision des Tumors mit der Schere oder dem monopolaren Elektromesser
  - Allschicht-Einzelknopf-Naht (3 x 0 Vicryl) in querer Richtung

10.2.12 Nachbehandlung einer Rektumresektion

OP-Tag	Parenterale Ernährung bis zum Kostaufbau
1. Tag	Mobilisieren, Krankengymnastik, Atemgymnastik
2. Tag	evtl. Tee
4. Tag	Schleim, Zwieback, evtl. noch Astronautenkost Abführen mit Zäpfchen, kein Einlauf, kein Prostigmin o.Ä.
7–10. Tag	Drainagen entfernen

10.2.13 Nachsorge

- Patienten nach R0-Resektion im TU-Stadium I haben günstige Prognose und niedrige Rezidivraten, so dass von einer regelmäßigen Nachuntersuchung kein prognostischer Gewinn zu erwarten ist. Eine Koloskopie nach 2 und 5 Jahren zur Erkennung eventueller Zweitkarzinome wird empfohlen.
- nach lokaler Tumorexzision oder endoskopischer Polypektomie Rektoskopie evtl. mit Endosonographie in 6-monatigen Abständen, da möglicherweise ein höheres lokoregionäres Rezidivrisiko besteht
- Bei Patienten im TU-Stadium II und III werden regelmäßige postoperative Kontrollen nach Schema empfohlen.

- Klinik
- Labor, v.a. CEA, Ca 19-9
- Röntgen-Thorax
- Abdomen-Sonographie
- nach Rektumresektion, Rektoskopie oder Sigmoidoskopie, evtl Endosonographie, Koloskopie

10.2.14 Komplikationen

Intraoperative Komplikationen

- Blutungen
- Harnleiterverletzung 1-8 % ⇒ Rekonstruktion
- Verletzung der Blasenhinterwand ⇒ Naht
- undichte Klammernahtreihe ⇒
  - 2. Nahtreihe von Hand oder
  - Neuanlage der Anastomose oder
  - Hartmann-OP

Postoperative Komplikationen

- Nahtinsuffizienz bis 10 %, meist am 4.-7. Tag
  - Stuhlfistel mit Peritonitis ⇒ Relaparotomie, Spülung. Herstellung einer Hartmann-Situation oder, wenn möglich, Verschluss des Lecks und Anlage eines passageren Anus praeter
  - Stuhlfistel ohne Peritonitis ⇒ heilt meist spontan unter Nahrungskarenz, evtl. ausschaltende Transversostomie
- Rektum-Scheiden-Fistel ⇒ Anlage einer Transversostomie
  Später Reparation (nach 3-6 Mon.)
- Nachblutung
- Kontinenzstörung, in Abhängigkeit von der Tiefe der Anastomose
- Wundheilungsstörung

10.2.15 Klammernahttechnik in der kolorektalen Chirurgie

- Die Klammernahttechnik wird bei der tiefen Rektumanastomose, besonders bei Männern mit engem Becken, im Rahmen einer anterioren Resektion häufig eingesetzt.
- In vielen Fällen ist es erst mit dieser Technik möglich, beim tiefsitzenden Rektumkarzinom noch eine koloanale Anastomose vorzunehmen und damit eine Rektumamputation zu vermeiden.
- Weitere bevorzugte Anwendungsgebiete sind die Wiederherstellung der Kontinuität nach einer Hartmann-OP sowie die Pouch-Herstellung mit einer oder mehreren Dünndarmschlingen bzw. dem Restkolon.
- Bei der tiefen kolorektalen Stapleranastomose werden heute hauptsächlich 2 Techniken angewandt, die einfache Staplertechnik mit EEA oder CEEA und das Doppelstapler-Verfahren mittels EEA und TA 55.

10.2.15.1 Einfache Stapleranastomose

Technik

- Das gewünschte Darmsegment wird reseziert.
- An beiden zu anastomosierenden Darmenden legt man eine Tabaksbeutelnaht, normalerweise mit einer Spezialklemme mit wellenförmigen Branchen. Ist dies

technisch nicht möglich, muss die distale Tabaksbeutelnaht überwendlich, allschichtig von Hand gestochen werden.

- transanales Einführen des EEA in das Darmlumen, Auseinanderschrauben von Magazin und „Ambos“. Das proximale Darmende wird über die Andruckplatte gestülpt. Die Tabaksbeutelnähte werden angezogen, sodass sich die Darmenden zentrisch um den zentralen Dorn des Gerätes anordnen und in den direkten Bereich der Clips kommen.
- Durch Anziehen einer Flügelmutter führt man Magazin und Ambos zusammen, dadurch wird das Gewebe komprimiert.
- Die Clips werden geschlossen und das Gewebe durchtrennt. Das Gerät wird geöffnet und zurückgezogen.
- Kontrolle der beiden ausgestanzten Darmzylinder auf Vollständigkeit

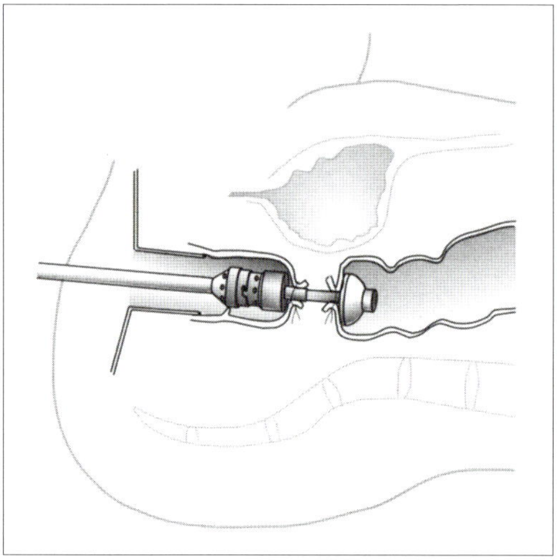

Abb. 10.5 Einfache Stapleranastomose

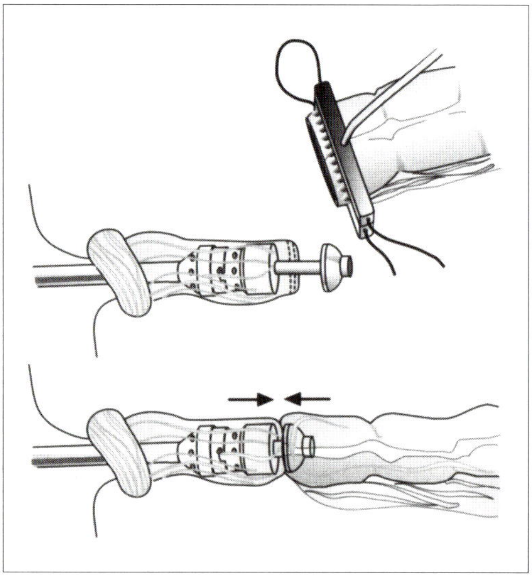

Abb. 10.6 Doppelstapler-Verfahren. Nachdem der zentrale Dorn die Mitte der Klammernaht durchbohrt hat, wird der Nahtkopf wieder aufgeschraubt.

10.2.15.2 Doppelstapler-Verfahren

Hierbei wird eine Weiterentwicklung des normalen EEA-Gerätes verwendet (CEEA), bei dem Ambos und Dorn vom eigentlichen Schaft des Gerätes getrennt werden können (Abb. 10.6).

Technik

- Blindverschluss des Rektumstumpfes mit dem TA-55-Gerät. Tabaksbeutelnaht am Kolon
- Vor dem Einführen des Gerätes wird der Ambos abgeschraubt.
- Einführen des Gerätes, dessen zentraler Dorn im mittleren Bereich der querliegenden Klammerreihe die Rektumwand durchbohrt
- Einbringen des Ambos in den zuführenden Kolonschenkel, Zuziehen und Knoten der Tabaksbeutelnaht
- Schließen des Gerätes und Anastomosierung wie oben

Sind die Stanzzylinder nicht komplett, besteht die Gefahr eines Lecks, das gesucht und übernäht werden muss.

10.2.16 Adjuvante Therapie

10.2.16.1 Chemotherapie

Präpoerativ (neoadjuvante Therapie)

- Bei T3- und T4-Karzinomen wird inzwischen eine simultane Radio-Chemotherapie bevorzugt. Mehrere Studien haben eine Überlegenheit gegenüber der postoperativen adjuvanten Therapie gezeigt. Die Rate der R0-Resektionen und die Lokalrezidivrate konnten signifikant gesenkt werden. (Der interdisziplinäre Konsens der Deutschen Krebsgesellschaft, der sich für postoperative Radio-Chemotherapie ausspricht, ist noch gültig.)
- Bei fortgeschrittenen Tumoren kann eine Verkleinerung des Tumors erreicht werden, um Resektabilität oder Sphinktererhalt zu ermöglichen.
- zur Devitalisierung von Tumorzellen, um eine intraoperative Dissemination zu verhindern
- Eingesetzt wird 5-FU, wobei die kontinuierliche Applikation der Bolusinjektion überlegen sein soll. Neuere Substanzen, Irinotecan, Oxaliplatin, Capecitabine sind in Erprobung. Studien laufen.
- Der zeitliche Abstand zwischen Abschluss der Radio-Chemotherapie und Operation soll 6 Wochen betragen.

Postoperativ

kombiniert mit Radiotherapie

- Derzeit ist die postperative Radio-/Chemotherapie nach den Leitlinien der Deutschen Krebsgesellschaft Standard für die Stadien pT3–4/pN0/pM0 oder pT1–4/pN1–3/M0.
- R0-Resektion ist Voraussetzung für die adjuvante Therapie.
- Für Patienten im Stadium I ist eine adjuvante Therapie außerhalb von Studien nicht indiziert. Dies gilt auch nach R0-Resektion von Lokalrezidiven und Fernmetastasen.
- Bei Patienten des Stadiums II und III sollte die adjuvante Therapie im Rahmen von Studien erfolgen.
- Außerhalb von Studien wird im Stadium II oder III standardmäßig eine kombinierte adjuvante Radiochemotherapie empfohlen:
  - **5-Fluorouracil** (5-FU) als Bolusapplikation oder, wahrscheinlich effektiver, als niedrig dosierte Dauerinfusion während der Strahlentherapie und

- **fraktionierte Bestrahlung** von Tumorbett und regionalen Lymphknoten im Wechsel
- Durch die Chemotherapie kann die Rate der Fernmetastasen signifikant gesenkt und die Überlebenszeit verlängert werden (in Stad. II um 30%).
- Beginn: 4–5 Wochen postoperativ

Die lokoregionale Chemotherapie über einen implantierten A.-hepatica-Katheter kommt nur bei ausschließlicher Lebermetastasierung in Frage. Ein Überlebensvorteil gegenüber der systemischen Chemotherapie ist nicht erwiesen.

Die adjuvante Gabe des monoklonalen Antikörpers 17-1A wird derzeit in Studien gegenüber der Chemotherapie oder in Kombination mit Chemotherapie überprüft.

10.2.16.2 Radiotherapie

- adjuvant beim Rektumkarzinom in Kombination mit Chemotherapie
- als alleinige Maßnahme zur Vermeidung von Lokalrezidiven, ohne Einfluss auf die Überlebenszeit
- Die Strahlentherapie reduziert die lokale Rezidivrate um 40–50% und führt so zu einer deutlichen Verbesserung der Lebensqualität. Die Überlebensrate beeinflusst sie nicht.
- Die intraoperative Radiotherapie wird derzeit im Rahmen von Studien geprüft.

10.2.17 Palliativmaßnahmen

Lokale Palliativmaßnahmen sind bei einer lokalen oder allgemeinen Inoperabilität sowie bei der Verweigerung resezierender Verfahren durch den Patienten indiziert. In Frage kommen die transanale Elektrokoagulation, die Infrarotkoagulation, die Lasertherapie, die Kryotherapie sowie die Radiotherapie. Als letzter Ausweg bleibt die Anlage eines doppelläufigen, linksseitigen Kolostomas.

Elektrokoagulation

- **Indikationen** sind
  - kleine, gestielte Karzinome bei allgemeiner Inoperabilität und
  - stenosierende, inoperable Karzinome im distalen Rektumbereich.
- Es sind meist mehrere Sitzungen erforderlich.
- Ein Vorteil liegt in der relativ einfachen Geräteausstattung.
- Nachteilig sind die relativ schlechte Blutstillung und die hohe Nachblutungsgefahr.

Infrarotkoagulation

- Der wichtigste Vorteil der Infrarotkoagulation gegenüber der Elektrokoagulation liegt in der raschen Ableitung der Oberflächenwärme in die Tiefe, wodurch eine größere Eindringtiefe erzielt wird. Durch die Einwirkdauer kann die Koagulationstiefe bestimmt werden.
- Der Saphir besitzt für die Blutstillung günstige Antihafteigenschaften, wodurch einer der größten Nachteile der Elektrokoagulation, der relativ hohe Blutverlust, entfällt.
- Weiterhin scheint es durch die Tumorzerstörung, ähnlich wie bei der Kryotherapie, zu einer Immunantwort zu kommen, wofür die IgM-bildenden B-Lymphozyten verantwortlich gemacht werden.

Kryotherapie

- Die Therapie erfolgt mit einem Kryo-Generator, der mit flüssigem Stickstoff betrieben wird. Die eingeführte Sonde wird in weniger als 20 sec auf bis zu –185 °C

abgekühlt. Die Tumorvereisung dauert 30–60 sec. Es sind meist mehrere Sitzungen erforderlich.
- Durch die Kryotherapie kann man in 80 % der Fälle dem meist gebrechlichen Patienten einen Anus praeter ersparen und eine lokale Destruktion, Reduktion oder ein Wachstumsstillstand des Tumors erreichen. Unangenehme Tumorsymptome wie Tenesmen, Schleimabgang und Sickerblutungen gehen meist zurück.
- Bei der Kryotherapie wird eine durch die Tumorzerstörung bedingte, immunologisch günstige Reaktion des Gesamtorganismus auf tumorspezifische Antigene diskutiert.
- Nachteilig ist der hohe apparative Aufwand dieser Therapie mit entsprechend hohen Anschaffungskosten.

Chemotherapie, Radiotherapie

- bei inoperablem lokoregionärem Rezidiv evtl. Strahlentherapie oder systemische Chemotherapie
- bei diffusen, nichtresektablen Metastasen
  - Chemotherapie mit 5-FU und Folinsäure oder 5-FU und Folinsäure in Kombination mit CPT-11 oder Oxaliplatin
  - bei Tu-Progression, Second-line-Therapie in Abhängigkeit von der Primärtherapie mit 5-FU/FS, CPT-11, CPT-11/5-FU/FS oder Oxalipalatin/5-FU/FS

10.3 Rektumprolaps

- vollständige oder teilweise Ausstülpung aller Wandschichten des Rektums durch den Analkanal
- In Einzelfällen kann auch das Sphinkterorgan mit vorfallen.

10.3.1 Ätiologie

Die Ursachen eines Rektumprolapses sind vielschichtig. Selten entsteht er bei Patienten mit einem gesunden Kontinenzorgan. Der Rektumprolaps betrifft überwiegend Frauen, meist ältere Patientinnen.

- Meist liegt eine **Beckenbodenschwäche** zugrunde. Deren Ursache ist eine Lähmung des Beckenboden-Sphinkter-Komplexes als Folge einer Nervenzerrung (Porter 1960), z. B. durch Geburten oder Pressen bei chronischer Obstipation. Sekundäre Muskelatrophien im Beckenbodenbereich sind in solchen Fällen histologisch nachweisbar (Parks et al. 1967).
- Durch die Sphinkterparese kommt es zur **Inkontinenz**, die aber gegenüber den Belastungen durch den Prolaps in den Hintergrund tritt.
- Die meistens vorliegende **chronische Obstipation** begünstigt die Prolapsentstehung. Beim Pressen wird der Darm nach außen gedrückt und das gelähmte Beckenbodenmuskelsystem zusätzlich überdehnt.
- Ein **Sigma elongatum** kann bei gleichzeitig vorliegendem tiefem Douglas durch spitzwinkliges Abknicken im rektosigmoidalen Übergang beim Pressakt zu schweren Entleerungsstörungen führen (Cul-de-sac-Syndrom). Auch hier kann exzessives Pressen einen Prolaps begünstigen.
- Insuffizienz des Aufhängeapparates des Beckenbodens
- Anatomisch kann der Rektumprolaps als (Gleit-)Hernie des Beckenbodens betrachtet werden. Die Rektumvorderwand bildet dabei den Bruchsack.

10.3.2 Symptome und Diagnostik

- Die vorgefallene Rektumschleimhaut ist oft geschwollen, gerötet und leicht blutend.
- Zirkulärer Faltenverlauf (DD: Analprolaps mit radiären Falten)
- Die Vorfalllänge kann bis zu 20 cm betragen.
- Stuhlinkontinenz

10.3.3 Therapiemöglichkeiten bei Kindern

- Säuglinge: Redressierende Verbände und eine Stuhlregulation reichen in der Regel aus (hohe spontane Heilungsrate).
- Eine Bindegewebsverfestigung kann mit dem perirektalen Depot einer 20%igen NaCl-Lösung erreicht werden.
- Perianaler Thiersch-Ring aus Draht oder Nylon für 8 Wochen

10.3.4 Therapiemöglichkeiten bei Erwachsenen

- **extraabdominell** anal, perianal oder peranal
  - Raffplastiken
  - Operation nach Delorme
  - Perineale Rektum-Sigmaresektion
  - umschlingende Implantate
- **abdominell**, resezierend oder nichtresezierend, konventionell oder laparoskopisch (MIC)
  - Versteifungs-Operation der Ampulle nach Wells
  - Rektopexie nach Ripstein oder nach Sudeck
  - Sigma-Rektumresektion

10.3.5 OP-Taktik

- Bei Patienten in ordentlichem AZ werden aufgrund der niedrigeren Rezidivraten vor allem abdominelle Verfahren eingesetzt. Am häufigsten werden die sakralen Pexieverfahren angewandt.
- Bei Patienten mit hohem OP-Risiko bieten die extraabdominellen Verfahren den Vorteil, dass sie in Spinal- oder Periduralanästhesie durchgeführt werden können. Sie haben eine deutlich höhere Rezidivrate.
- Rektosigmoidkontinenzresektion: Hauptsächlich bei jüngeren Patienten mit Überlänge des Sigmas (Sigma elongatum, Cul-de-sac-Syndrom), evtl. in Verbindung mit einer Levator-Plastik
- In zunehmendem Maße werden heute auch minimal-invasive Techniken eingesetzt.

10.3.6 Operationsverfahren

Rektopexie

Prinzip: Fixierung des Rektums am Sakrum; Rezidivrate: <10 %. Die Operation wird heute auch minimal-invasiv durchgeführt.

- **Versteifungsoperation der Rektumampulle nach Wells (sog. „Ivalonsponge nach Wells“)**; Rezidivrate: ca. 3 %

  - Zugang: transabdominell
  - Mobilisieren des Rektums dorsal bis auf den Beckenboden
  - Befestigen eines Netzes aus Vicryl, Prolene, Marlex (früher Ivalonschwamm, Teflon) am Sakrumperiost und beidseits ventrolateral am Rektum. Der Fremdkörper soll zu Verwachsungen führen.
  - Verschluss des Peritoneums
- **anteriore Rektopexie nach Ripstein**
  - Eine T-förmige Schlinge aus Prolene, Marlex (früher Teflon-Manschette) wird ventral über das Rektum gelegt. Die freien Ränder werden am Sakrumperiost fixiert. Rezidivrate: 5%
  - Komplikation: Obstruktion der Schlinge
- **Rektopexie nach Sudeck**
  - Fixieren des Rektums am Promontorium
  - Rezidivrate: 3%

Rektosigmoidkontinenzresektion
Hauptsächlich bei jüngeren Patienten mit Überlänge des Sigmas (Sigma elongatum, Cul-de-sac-Syndrom), evtl. in Verbindung mit einer Levator-Plastik

Resektion des vorgefallenen Darmabschnittes (v. Mikulicz)
mit oder ohne Beckenbodennaht

Mukosektomie und Plikatur der Rektumwand nach Delorme
- Luxieren des Prolaps und Mukosektomie an der Außenseite bis zur Linea dentata
- Auffädeln und Raffen der Rektummuskulatur mit V-förmigen Nähten. Hierdurch wird das Rektum suprasphinktär zurückverlagert.
- Vereinigung von Mukosa und Anoderm mit Einzelknopfnähten
- Rezidivrate: 12%

Umschlingende Implantate (Kunststoffband)
bei klaffendem Analkanal und Sphinkterschwäche; Rezidivrate: 25%

Laparoskopische Techniken
In zunehmendem Maße werden laparoskopische Techniken eingesetzt. Die sakralen Pexieverfahren und die Sigmaresektion mit Rektopexie werden laparoskopisch durchgeführt. Die OP-Technik erfolgt in analoger Weise zu den konventionellen Verfahren.

11 Anus

K.-H. Reutter

11.1 Anatomie

Einteilung der Analregion

- Analkanal: von der Linea anocutanea bis zum Oberrand der Morgagni-Falten (Columnae anales)
- Analrand: Linea anocutanea und angrenzendes, 5–6 cm breites Hautareal

Arterien

- Die unpaare **A. rectalis sup.** (aus der A. mesenterica inf.) teilt sich am Rektum in einen linken und einen rechten Ast und versorgt den oberen Teil der Muskulatur und nahezu die ganze Schleimhaut. Die 3 Endäste versorgen das Corpus cavernosum recti und münden dort bei 3, 7 und 11 Uhr in SSL.
- Die **Aa. rectales mediae** (aus der A. iliaca int.) und die **Aa. rectales inferiores** (aus der A. pudenta int.) versorgen („vorzugsweise") die Muskulatur des Anus.
- **Corpus cavernosum recti**: arteriovenöses Gefäßgeflecht in einem Gitter aus kollagenen und elastischen Fasern. Es liegt in Höhe der Columnae anales und ist für den Feinverschluss des Anus wichtig.

Venen

- oberer Teil in Höhe der Columnae anales ⇒ V. rectalis sup. ⇒ V. mesenterica inf. ⇒ V. portae
- unterer Teil ⇒ Vv. rect. mediae und Vv. rectales inf. ⇒ V. iliaca int.
- Plexus venosus subcutaneus ⇒ Vv. rectales inf. ⇒ V. iliaca int.
- Plexus venosus submucosus ⇒ V. rectalis sup. ⇒ V. mesenterica inf. ⇒ V. portae

Lymphabfluss

- Analrand: bevorzugt in die inguinalen, aber auch in die iliakalen Lymphknoten
- Analkanal: überwiegend in die mesorektalen LK
- Regionäre Lymphknoten sind die perirektalen LK, die LK an der A. iliaca int. und die Leistenlymphknoten.

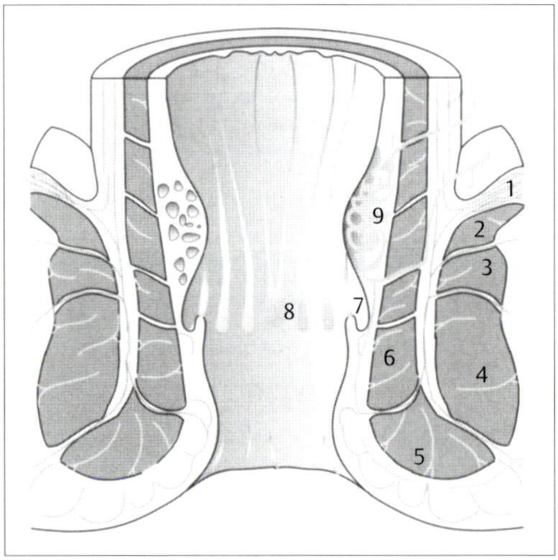

Abb. 11.1 Anatomie der Analregion
1 M. levator ani
2 M. puborectalis
3 M. sphincter ani externus profundus
4 M. sphincter ani externus superficialis
5 M. sphincter ani externus subcutaneus
6 M. sphincter ani internus
7 Analkrypte
8 Columnae rectales
9 Corpus cavernosum recti

Verschluss-mechanismus

- M. sphincter ani int.: glatte Muskulatur ohne Ganglien ⇒ Dauerkontraktion
- M. sphincter ani ext.: willkürliche Kontraktion
- M. levator ani und Puborektalisschlinge
- Corpus cavernosum recti = Plexus haemorrhoidalis
- anorektaler Winkel

11.2 Hämorrhoiden

Pathogenese

- Die Feinabdichtung des Analkanals wird durch den arteriovenös versorgten Corpus cavernosum recti (Plexus rectalis internus) erreicht. Durch Koordinationsstörungen bei der Defäkation, einen erhöhten Sphinktertonus und nachlassende Elastizität der die Gefäße umgebenden Fasernetze kommt es zur Hyperplasie des Corpus cavernosum und damit zum Hämorrhoidalleiden.
- Das Corpus cavernosum recti ist für die Kontinenz unverzichtbar. Eine Hämorrhoiden-OP muss deshalb immer schonend erfolgen.

Einteilung

- **Stadium I**
  - voll reversible Knotenbildung
  - keine Schmerzen
  - nur proktoskopisch diagnostizierbar
- **Stadium II**
  - Die Knoten prolabieren beim Pressen.
  - spontan nicht mehr rückbildungsfähig
- **Stadium III**
  - Die Knoten prolabieren spontan.
  - Häufig kommt es zur Inkarzeration und Blutung.
- **Stadium IV**
  - **Analprolaps**, fixiert, Reposition nicht mehr möglich (Durch Lockerung der bindegewebigen Verankerung des Corpus cavernosum auf dem Muskel reißt dieses ab und prolabiert.)

Lokalisation

Die Blutversorgung des Corpus cavernosum recti erfolgt durch die Äste der A. rectalis superior.
Entsprechend dem Verlauf der versorgenden Endarterien kommt es zur Hämorrhoidalknotenbildung bei 3, 7 und 11 Uhr (in SSL). Später können dazwischen noch kleinere „Satellitenknoten“ entstehen.

Symptome

- Leitsymptom: hellrote, schmerzlose Defäkationsblutung
- evtl. Perianalekzem mit Pruritus

Komplikationen der Hämorrhoiden

- Blutung
- inkarzerierter Prolaps
- Kontinenzstörung

Diagnostik

- Inspektion
- Palpation: nur bei einer Thrombose oder Inkarzeration kann ein Tastbefund erhoben werden.
- Proktoskopie
- Rektoskopie: Ein Karzinom muss immer als Blutungsquelle ausgeschlossen werden.

11.2.1 Konservative Therapie

11.2.1.1 Hämorrhoidenligatur nach Barron

- Unterbindung der Schleimhaut oberhalb der Hämorrhoide mit einem Teil der Hämorrhoidenbasis mit einem Gummiring. Hierdurch entsteht eine narbige Fibrose am Gefäßstiel, die die Mukosa fixiert und ein Abgleiten des Plexus haemorrhoidalis in den Analkanal verhindert.
- Die früher praktizierte Gummibandligatur der Hämorrhoide selbst ist sehr schmerzhaft und wird deshalb kaum mehr angewandt.

11.2.1.2 Sklerosierungsbehandlung

- **nach Blond** (Verödung der Hämorrhoidalknoten)
  - submuköse, paravasale Injektion von Aethoxysklerol 1 % oder
  - von je 1 ml 20%iger Chininlösung oder
  - von 2,4%igem Chinin-Urethan (0,5–1 ml)

- **nach Bensaude** (Verödung des zuführenden Gefäßes)
  - submuköse Injektion supranodulär im Bereich des zuführenden Gefäßes von Aethoxysklerol 1 % oder
  - von 5%igem Phenolmandelöl (2–3 ml) oder
  - von 5%iger Chininlösung (2–3 ml)

Kontrolle des Behandlungserfolges nach 1–2 Wochen, evtl. Wiederholung

11.2.1.3 Infrarotkoagulation

- günstig bei blutenden Hämorrhoiden Grad I–II
- nur oberhalb der Linea dentata einsetzbar

11.2.2 Operative Therapie

11.2.2.1 Hämorrhoidektomie nach Millgan-Morgan

OP-Technik

- Narkose, Steinschnittlage (SSL)
- Sphinkterdehnung (4 Finger)
- Anklemmen der 3 Hämorrhoidalpfeiler am Haut-Anoderm-Übergang
- Eine zweite Klemme an jedem Pfeiler oberhalb der Linea dentata klemmt gleichzeitig die tastbare Arterie ab.
- Durchstichligatur oberhalb der proximalen Klemme mit Catgut
- Einschnitt an der Haut-Schleimhaut-Grenze mit der Schere. Eintrennen der Schleimhaut entlang des Pfeilers (beidseits) bis zur proximalen Klemme
- Abpräparieren des Gefäßplexus vom M. sphincter ani internus
- Eventuell vorhandene Satellitenknoten werden vom Hauptknoten aus subanodermal ausgelöst.
- Abnehmen der proximalen Klemme und nochmaliges Verknoten unter Einschlagen des abpräparierten Gefäß-Schleimhaut-Konvoluts
- Abschneiden des Lappens distal des Knotens

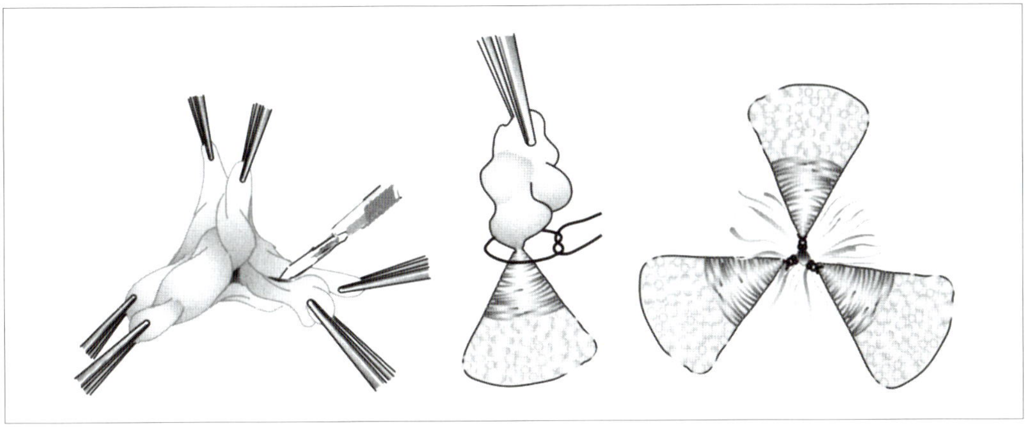

Abb. 11.2 Hämorrhoidektomie nach Milligan-Morgan

- Zuwendung zum nächsten Pfeiler. Eine ausreichende Schleimhautbrücke (mindestens 6 mm) zwischen den Pfeilern ist wichtig, um eine Stenose zu vermeiden.
- Salbenstreifen, Pflasterverband
- Bei der **Modifikation nach Ferguson** wird der entstandene Defekt primär fortlaufend vernäht.

11.2.2.2 Submuköse Hämorrhoidektomie nach Parks

OP-Technik

- Infiltration im Bereich des Knotens mit vasokonstriktorischer Lösung
- Anklemmen des Knotens
- Inzision des Anoderms von beiden Seiten über der Klemme, dann radial bis zur Linea dentata
- Aufklappen der Mukosa und subkutanes Abpräparieren des Gefäßplexus vom M. sphincter ani internus
- Zentrale Ligatur des Pfeilers
- Naht der Mukosa, beginnend am Haut-Schleimhaut-Übergang
- Die anderen Hämorrhoidalknoten werden in gleicher Weise versorgt.

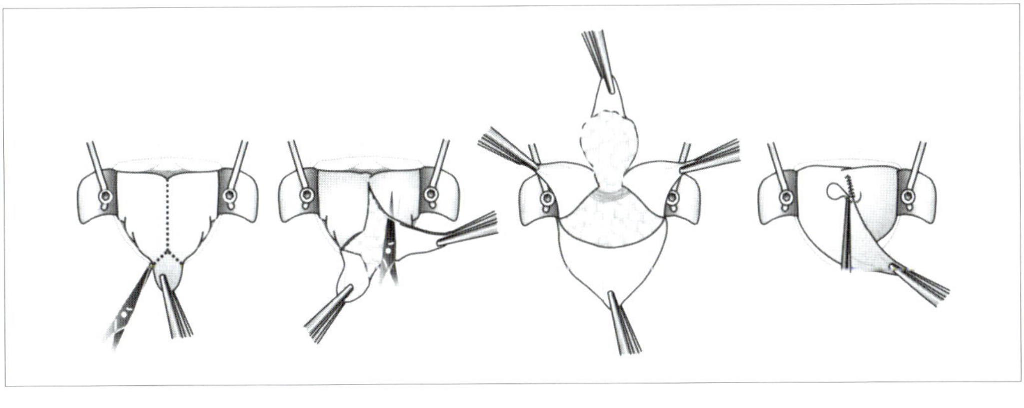

Abb. 11.3 Submuköse Hämorrhoidektomie nach Parks

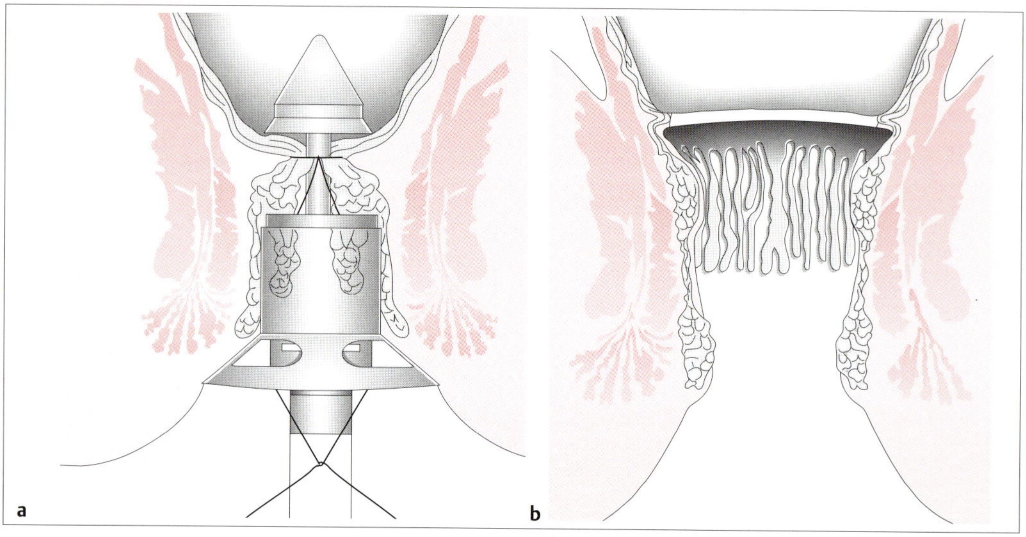

Abb. 11.4 **a** Eingeführter Stapler (nach: B. Lingemann: Proktologische Praxis, Hans Marseille Verlag, 2. Aufl. 2001) **b** Klammernahtreihe nach Auslösung des Staplers

11.2.2.3 Stapler – Hämorrhoidektomie nach Longo (1993)

Prinzip: zirkuläre Mukosektomie oberhalb der Linea dentata mit dem Stapler

OP-Technik

- Legen einer Tabaksbeutelnaht durch die Mukosa 3 cm oral der Linea dentata
- Einführen eines zirkulären 33-mm-Staplers (mit vergrößertem Gehäuse)
- Zusammenziehen der Tabaksbeutelnaht
- Schließen des Staplers. Hierdurch zirkuläre Durchtrennung der Mukosa und Abtrennung der vom Stapler erfassten Mukosa mit Teilen des Plexus hämorrhoidalis sowie Vereinigung der oralen und aboralen Mukosa mit doppelter Klammernahtreihe

11.2.2.4 Whitehead-Operation

Ausgedehnte Hämorrhoidektomie mit Ausschneidung der anorektalen Haut unter Freilegung des M. sphincter ani internus. Annähen der herabgezogenen Rektumschleimhaut an der Hilton-Linie.
Aufgrund der erhöhten Striktur- und Inkontinenzgefahr wird diese **Methode heute nicht mehr angewandt.**

11.3 Perianalthrombose

Komplikation im Bereich des (fälschlicherweise als „äußere Hämorrhoiden" bezeichneten) nichtkavernösen subanodermalen Venenplexus (Plexus haemorrhoidalis externus)

Therapie

- Exzision und primäre Naht oder
- Inzision und Exprimierung des Thrombus

11.4 Analfissur

- längsverlaufendes Ulkus, in 90 % der Fälle bei 6 Uhr in Steinschnittlage gelegen
- Die Ursache ist meist eine chronische Entzündung und Überdehnung des Anus bei der Defäkation, hauptsächlich bei Obstipation, oder ein kryptoglandulärer Abszess.
- Es besteht ein verstärkter Sphinktertonus, der einerseits die Schmerzen verursacht, andererseits die Heilung der akuten Fissur verhindert.
- Wird die akute Fissur nicht behandelt, geht sie im Allgemeinen in eine **chronische** Fissur über. Hierbei handelt es sich um ein kallöses Ulkus mit der Tendenz zur Sphinktersklerosierung. Hieraus kann sich eine narbig-fibröse Stenosierung des M. sphincter ani int., eine sog. Pektenosis, entwickeln.

Symptome

- Defäkationsschmerz, der zunächst nachlässt, sich nach Minuten aber erneut zu einem krampfartigen, heftigen Nachschmerz steigert.
- gelegentlich leichte Blutungen
- schmerzbedingte Obstipation

Diagnostik

- Inspektion: Mariske in der hinteren Kommissur (sog. Vorpostenfalte), die Fissur wird hinter der Vorpostenfalte sichtbar. In Höhe der Linea dentata findet sich eine hypertrophe Analpapille.
- starker Sphinktertonus, schmerzhafte Palpation

11.4.1 Therapie

Akute Fissur

- Prinzip: Beseitigung des Sphinkterspasmus
- **konservative Maßnahmen**
  - Salbeneinlagen (antiphlogistisch, lokalanästhetisch)
  - Unterspritzung mit einem Lokalanästhetikum
  - Selbstbougierung
  - Dehnung des Sphinkters in Narkose
- **operative Therapiemöglichkeiten**
  - laterale, submuköse Sphinkterotomie (Notaras) oder offene Methode nach Parks
  - Die dorsale Sphinkterotomie (Eisenhammer) führt infolge einer sich bildenden spaltförmigen Narbe in 5–8 % der Fälle zu einer Schmierinkontinenz (Schlüssellocheffekt). Die Methode wird heute nicht mehr verwendet.

Chronische Fissur

- Exzision der Fissur und Sphinkterotomie

11.4.2 Submuköse laterale Sphinkterotomie

- **Indikation**: akute Analfissur
- Lokalanästhesie oder Vollnarkose

OP-Technik

- perianale Inzision bei 3 Uhr SSL über dem intersphinktären Spalt
- Einstechen eines lanzettförmigen Skalpells, intersphinktär, die Klinge wird parallel zum Sphinkterverlauf gestellt.
- Vorschieben des Skalpells unter endoanaler, digitaler Kontrolle bis zur Linea dentata

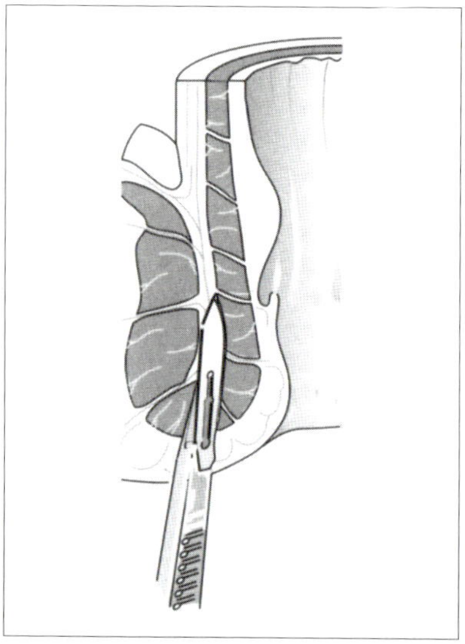

Abb. 11.5 Submuköse, laterale Sphinkterotomie

- Drehen der Klinge zum Anus hin und Durchtrennen der unteren 2/3 des M. sphincter ani internus
- Die Mukosa sollte nicht verletzt werden.
- Verschluss der Stichinzision

Komplikationen

- Fistelbildung
- Inkontinenz aufgrund einer zu ausgedehnten Sphinkterotomie

11.4.3 Fissurektomie, Sphinkterotomie

- **Indikation**: chronische Fissur
- Narkose

OP-Technik

- Exzision von Fissur, Vorpostenfalte und ggf. Fistel
- Durchtrennung sklerosierter Fasern
- Einkerbung des M. sphincter ani internus möglichst etwas lateral der hinteren Kommissur zur Vermeidung des „Schlüssellocheffektes“ (s. o.)

11.5 Analabszesse und -fisteln

- Die Ursache der Abszesse und Fisteln sind Entzündungen, zunächst im Bereich der Krypten, die sich dann zu den Proktodäaldrüsen hin, entlang der Ausführungsgänge, ausbreiten. Die Proktodäaldrüsen liegen intersphinktär, ihre Ausführungsgänge durchsetzen den Sphinkter. So ist vielfach eine transsphinktäre Ausbreitung der Entzündung vorprogrammiert.
- Abszess: akutes Stadium der Entzündung
- Fistel: chronisches Stadium (Fisteln sind die Folge der Abszesse.)
- Weitere Ursachen können intraabdominelle Erkrankungen sein, z. B. Morbus Crohn, Colitis ulcerosa, Divertikulitis und Karzinome.

11.5.1 Einteilung

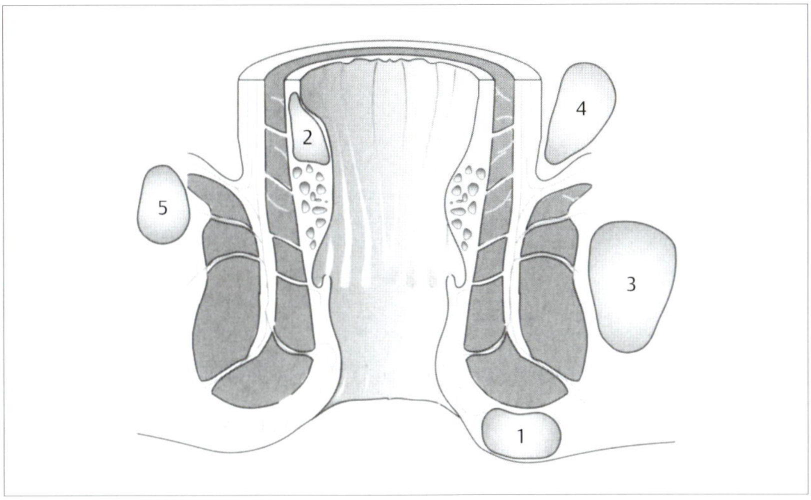

Abb. 11.6 Lokalisation periproktitischer Abszesse
1 subkutan
2 submukös
3 periproktitisch
4 pelvirektal
5 ischiorektal

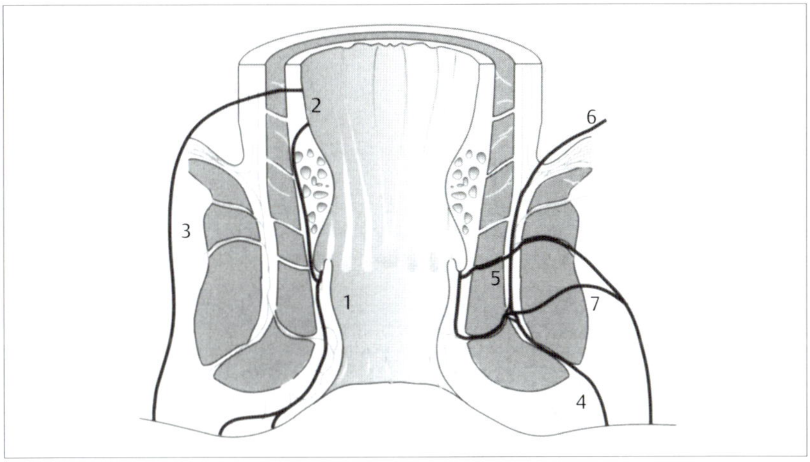

Abb. 11.7 Fistelverläufe
1 subkutan
2 submukös
3 extrasphinktär
4, 5 intersphinktär
6 suprasphinktär (intersphinktär)
7 transsphinktär

Goodsallsche Regel

- Anteriore Fisteln verlaufen radial.
- Posteriore Fisteln verlaufen bogenförmig und münden in aller Regel in der hinteren Kommissur.
- Anteriore Zweitöffnungen, die mehr als 3 cm von der Anokutanlinie entfernt sind, kommunizieren über einen bogenförmigen Gang mit posterior gelegenen Analdrüsen.

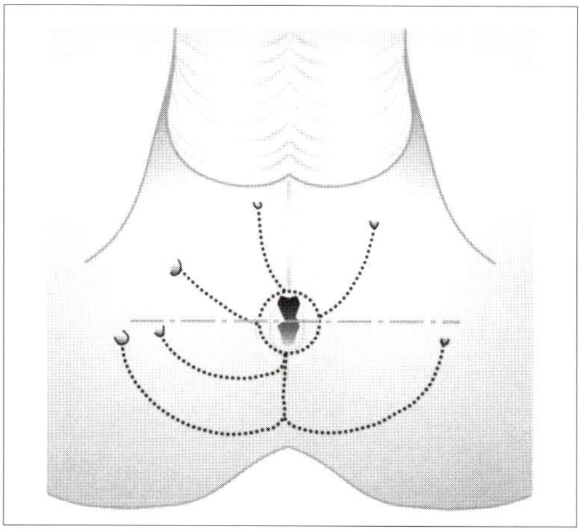

Abb. 11.8 Goodsall-Regel

11.5.2 Symptome und Diagnostik

Symptome

- **Abszess**
  - Schmerzen, spontan, beim Sitzen
  - bei Ischiorektalabszessen zusätzlich Allgemeinsymptome, Fieber, Leukozytose
- **Fisteln**
  - wenig Beschwerden, Sekretion aus der Fistelöffnung
  - Schmerzen und Fieber bei Sekretverhaltung

Diagnostik

- Inspektion
  - periproktitischer Abszess: Vorwölbung, Rötung
  - ischiorektaler Abszess: ödematöse, gerötete Schwellung
  - perianale Fistelöffnung
- Palpation
  - Die innere Fistelöffnung ist oft als knotige Verhärtung tastbar, Fistelverlauf beachten (Goodsall).
  - Auf Druck erfolgt eine Sekretion aus der äußeren Öffnung.
  - Bei einem submukösen und intersphinktären Abszess ist in der Wand des Analkanals eine druckschmerzhafte Vorwölbung tastbar.
- Sondierung der Fistel, Einspritzen von Methylenblau, Röntgenkontrastfüllung
- Rektoskopie (Ausschluss von anderen Ursachen und Begleiterkrankungen)

11.5.3 Therapie

Therapiegrundsätze

- **Abszess**
  - breite Abszessspaltung
- **Fistel**
  - Spaltung der Fistel auf der ganzen Länge
  - Exzision des Narbengewebes
  - Schonung des M. puborectalis!

OP-Indikationen

- **Abszess**: absolute OP-Indikation
  (häufig notfallmäßiger Eingriff wegen starker Schmerzen)
- **Fistel**: relative OP-Indikation

11.5.4.1 Analabszess

OP-Technik

- Narkose
- ovaläre Exzision des Abszessdaches
- Austastung der Abszesshöhle, Verfolgung der Höhle in die Tiefe
- offene Wundbehandlung

11.5.4.2 Analfisteln

OP-Taktik

- **subkutane, submuköse Fisteln**
  - breit spalten, nach innen unten
- **intersphinktäre Fisteln**
  - Fistelspaltung unter Durchtrennung des M. sphincter ani internus
- **suprasphinktäre Fisteln**
  - keine Fistelspaltung, sondern Exzision des Fistelursprungs und evtl. plastischer Verschluss der inneren Öffnung, Drainage
  - evtl. Stomaanlage
- **transsphinktäre Fisteln**
  - Fistelspaltung, Durchtrennung der unterhalb der Fistel liegenden Sphinkteranteile. Schonung des M. puborectalis
- **extrasphinktäre Fisteln**
  - keine radikale Spaltung möglich, da die (einzeitige) Durchtrennung des M. puborectalis zur Inkontinenz führt
  - Kolostoma zur Ausheilung der oberen, intrarektalen Fistelöffnung
  - Exzision des Fistelursprungs und Spaltung des Fistelgangs durch den M. sphincter ani int. und ext. von perianal her

OP-Technik

- Narkose
- Sphinkterdehnung
- Ermittlung des Sphinkterverlaufs (Goodsall-Regel) durch
  - Palpation
  - Sondieren mit der Knopfsonde und von innen mit der Hakensonde
  - evtl. Einspritzen von Methylenblau
- Spalten der Fistel über der Myrthenblattsonde
- Exzision des Fistelgewebes
  Cave: Der M. puborectalis darf nicht durchtrennt werden!

Nachbehandlung

- Stuhlregulation, schlackenreiche Kost
- antiseptische Salbenverbände
- Sitzbäder

11.6 Analkarzinom

- Analkarzinome sind selten: 1–2 % aller kolorektalen Karzinome.
- Zum Diagnosezeitpunkt liegen bei ca. 25–48 % der Patienten bereits Lymphknotenmetastasen vor.
- 5-Jahres-Überlebensrate bei nicht befallenen Leistenlymphknoten: 50–80 %
- Morbus Bowen: 5-Jahres-Überlebensrate > 70 %

11.6.1 Klassifikation der malignen Tumoren der Analregion

Histologische Klassifikation (WHO)

Analkanal(karzinom): 75 % aller Analkarzinome
- epitheliale Tumoren
  - Plattenepithelkarzinom: ca. 30 %
  - basaloides oder kloakogenes Karzinom: fast 70 %
  - Adenokarzinom
  - undifferenziertes Karzinom
- nichtepitheliale Tumoren
  - Leiomyosarkom
  - Rhabdomyosarkom
  - andere, seltene Formen
- malignes Melanom
  - unklassifizierte maligne Tumoren

- **Analrand(karzinom):** 25 % aller Analkarzinome
- epitheliale Tumoren
  - Plattenepithelkarzinom: ca. 80 %
  - Basalzellkarzinom (Basaliom)
  - malignes Melanom
- Morbus Bowen
- extramammäre Formen des Morbus Paget
- nichtepitheliale und unklassifizierte maligne Tumoren

TNM-Klassifikation (Tumoren des Analkanals)

T-Primärtumor	
TX	Primärtumor nicht beurteilbar
T0	Kein Anhalt für Primärtumor
Tis	Carcinoma in situ
T1	Tumor max. 2 cm
T2	Tumor > 2 cm, aber max. 5 cm
T3	Tumor > 5 cm
T4	Infiltration von Nachbarorganen
N-Regionäre Lymphknoten (perirektale LK, LK an der A. iliaca int. und Leistenlymphknoten)	
NX	Regionäre Lymphknoten nicht beurteilbar
N0	Keine regionären Lymphknotenmetastasen
N1	Perirektale LK-Metastasen
N2	Unilateral an der A. iliaca int. und/oder inguinal
N3	Perirektal und inguinal und/oder bilateral an der A. iliaca int. und/oder beidseits inguinal
M-Fernmetastasen	
siehe Kolon	

*Tumoren des **Analrandes** werden wie Hauttumoren klassifiziert.*

11.6.2 Symptome und Diagnostik

Symptome

- Blutungen, Blutauflagerungen auf dem Stuhl
- schleimig-schmierige Sekretion
- Schmerzen

- Pruritus
- chronisches Ulkus
- Stuhlinkontinenz

Diagnostik

- Inspektion
- Palpation, Proktoskopie, Rektoskopie
- endorektale, endoanale Sonographie, auch zum Staging, zur Beurteilung der Größe und Ausdehnung des Tumors und der perirektalen LK (ab 2–3 mm)
- Koloskopie und Abdominalsonographie zum Ausschluss von Metastasen
- gezielte PE
  - bei kleinen Läsionen ≤1cm und isoliertem Schleimhautbefall: Tumorexzision
  - bei größeren Läsionen und Infiltration der Muskulatur: Inzisions- oder Stanzbiopsie
- Röntgen-Thorax
- Spiral-CT oder MRT des Abdomens und Beckens
- evtl. gynäkologische und urologische Untersuchung

11.6.3 Therapie

Heute hat sich eine multimodale Therapie in Abhängigkeit von Tumorlokalisation und -stadium durchgesetzt, in deren Mittelpunkt die Bestrahlung steht.
Nach der histologisch gesicherten Diagnose ist ein exaktes Staging zur Festlegung der Therapie notwendig!

11.6.3.1 Analkanalkarzinom

Beim Analkanalkarzinom sind die verschiedenen histologischen Typen für die Therapiewahl nicht relevant.

Konservative Therapie

primär konservative Therapie: Standard ist eine Kombination von Bestrahlung und Chemotherapie.

- **Bestrahlung** bis zu 45–50 Gy perkutan auf den Tumor und das primäre Lymphabflussgebiet (pararektal, iliakal, inguinal)
- Die Aufsättigung auf die voll wirksame Tumordosis von 60–70 Gy kann durch eine perkutane oder interstitielle Boostbestrahlung erfolgen. Bei der interstitiellen Methode werden nach der sog. „Template-Technik“ Hohlnadeln in den Tumor eingebracht, über die die Bestrahlung mit einer ^{192}Iridium-Quelle vorgenommen wird. Die Bestrahlungsplanung erfolgt mit Hilfe der Endosonographie.
- **simultane Chemotherapie** 5-Fluorouracil 1 g/m^2 pro Tag als Infusionen an den Tagen 1 bis 5 und 29–33 und Mitomycin-C 10 mg/m^2 an den Tagen 1 und 29 als Bolus. Bei T1- und T2-Tumoren kann auf Mitomycin verzichtet werden.
- **uT1/2 N0**
  - perkutane Radiotherapie mit 45 Gy
  - interstitielle Boost-Bestrahlung mit 2 x 4 Gy
- **uT3/4 NX oder uTXN1/2**
  - perkutane Radiotherapie mit 45 Gy in Kombination mit einer Chemotherapie
  - interstitielle Boost-Bestrahlung mit 2 x 4 Gy

Operative Therapie

- Die alleinige Exzision ist nur bei kleinen (< 2 cm), oberflächlichen (pT1) und gut differenzierten Tumoren vertretbar, wenn keine LK-Metastasen vorliegen und der Tumor die Linea dentata nicht erreicht hat.
- abdominoperineale Rektumexstirpation bei
  - schweren, konservativ nicht beherrschbaren (in 10–15 %) radiogenen Komplikationen (Proktitis, Sphinktersklerose, Ulzerationen, Fistelbildungen)
  - Tumorresten nach Bestrahlungsende
  - Tumorrezidiv (hohe Heilungschance)
- Kolostomie bei hochgradig stenosierendem Tumor, bei inkurablem Lokalrezidiv oder bei kompletter Inkontinenz
- Bei Fernmetastasen gelten die Grundsätze der Metastasenchirurgie.
- Bei inkurablem Lokalrezidiv ist eine Kolostomie angezeigt.
- palliative Chemotherapie mit Cisplatin und 5-FU möglich

11.6.3.2 Analrandkarzinom

Therapiemöglichkeiten

- **primär chirurgische Therapie**
  - lokale Exzision, wenn eine Entfernung im Gesunden mit einem Sicherheitsabstand von 1 cm möglich ist und die Kontinenz durch die OP nicht gefährdet wird
  - bei Gefährdung der Kontinenz durch die OP ⇒ Radiotherapie
- differenzierte Therapie in Abhängigkeit vom histologischen Typ

Differenzierte Therapie in Abhängigkeit vom histologischen Typ

- **Plattenepithelkarzinom**
  - T1 und T2, N0 ⇒ lokale Exzision oder Radio-Chemotherapie
  - T1 ⇒ lokale Exzision ausreichend
  - T2, N ⇒ Nach der lokalen Exzision ist eine zusätzliche prophylaktische Bestrahlung oder Dissektion der Leistenregion notwendig, da inguinale LK-Metastasen eine sehr schlechte Prognose bedeuten.
  - T3, T4 ⇒ primäre Radio-Chemotherapie
  - bei manifesten inguinalen LK-Metastasen ⇒ abdominoperineale Rektumexstirpation
- **Basalzellkarzinome**
  - T1/2 ⇒ lokale Exzision
  - T3/4 ⇒ Radio-Chemotherapie
- **Morbus Bowen und Morbus Paget**
  - Radikale, lokale Exzision
  - Alternative: Radio-Chemotherapie, insbesondere wenn sich das Karzinom in den Analkanal ausbreitet

11.7 Stuhlinkontinenz

Einteilung nach Kirwan-Parks

Grad I	Kontinenz für Gas und dünnflüssige und feste Stühle
Grad II	Kontinenz für dünnflüssige und feste Stühle ohne Stuhlschmieren, unkontrollierter Flatus
Grad III	Inkontinenz für dünnflüssige und feste Stühle mit gelegentlichem Stuhlschmieren (weniger als 2 ml pro Woche)
Grad IV	Inkontinenz für Gas, dünnflüssige und feste Stühle, regelmäßiges Stuhlschmieren

Diagnostik

- Anamnese
- Palpation
- Defäkographie
- EMG bei muskulären Schäden oder Beckenbodeninsuffizienz

11.7.1 Ätiologie

Sensible Ursachen

- Anodermverlust
  - Whitehead-Schaden
  - Analstriktur
  - Analatresie
- Analprolaps
- Reservoirverlust des Rektums

Muskuläre Ursachen

- Sphinkterverletzung
  - Pfählungsverletzung des Analkanals oder des Beckenbodens
  - Geburtstrauma, Dammriss III. Grades
  - Folge einer ausgedehnten Fistel- oder Hämorrhoiden-Operation
- Beckenbodeninsuffizienz

Neurogene Ursachen

- Ausfall der peripheren Innervation
- Störung des ZNS (z. B. bei Querschnittlähmung)

Mischformen

- Altersinkontinenz
- Beckenbodeninsuffizienz
- Rektumprolaps
- tiefsitzendes Rektum- oder Analkarzinom
- anorektale Missbildungen

11.7.2 Therapie

Die Therapie hängt von der Insuffizienzursache ab:

Konservative Therapie

Konservative Maßnahmen kommen zunächst insbesondere bei motorischer oder neurologischer Inkontinenz oder bei Beckenbodeninsuffizienz in Betracht.

- Stuhlregulation
- aktives Muskeltraining, Beckenbodengymnastik
- Elektrostimulation der Sphinkteren und des Beckenbodens
- Biofeedback-Training

OP-Taktik

- **Analprolaps** ⇒ Hämorrhoidektomie
- Beckenbodeninsuffizienz
  - Raffplastiken
  - Sphinkterersatzplastiken (z. B. Grazilis-Plastik nach Pickrell oder Rehn-Delorme-Sphinkterersatzplastik)
- **Sphinkterläsion** ⇒ Rekonstruktion
- **Whitehead-Schaden** ⇒ Ferguson-Plastik, Analplastik mit Wiederherstellung der Analauskleidung

- **Striktur** ⇒ Spaltung der Striktur, evtl. subkutane Narbenexzision oder Analplastik
- **Kolostomaanlage** bei Inkontinenz III. Grades, die durch andere operative Maßnahmen nicht gebessert werden kann

Raffplastiken (Beckenboden-plastiken)

- **Pre-anal-repair** (Vordere Levatorplastik)
  - Darstellen der Levatorschenkel von einem perinealen Zugang aus
  - Raffen der Levatorschenkel vor dem Rektum mit einigen Nähten
  - Wundverschluss
- **Post-anal-repair** nach Parks
  - Hautschnitt dorsal des Anus und intersphinktärer Zugang zum Beckenboden
  - Raffen der Levatorschenkel bis an die Rektumhinterwand
  - Raffen des M. sphincter ani int. und ext.
  - Wundverschluss

12 Ileus

R. Baumann

12.1 Definition und Einteilung des Ileus

- Unter dem Begriff des Ileus werden die unterschiedlichsten Formen der **Behinderung der Darmpassage** zusammengefasst.
- Nach dem Ausmaß der Passagestörung unterscheidet man zwischen einem **kompletten** und einem **inkompletten (= Sub-)Ileus**.
- Pathogenetisch ist zwischen einer primär mechanischen und einer primär funktionellen Störung zu unterscheiden: **Mechanischer Ileus** vs. **paralytischer Ileus** (nur sehr selten **spastischer Ileus**, z. B. bei Schwermetallvergiftung, Urämie, Porphyrie, Askariasis). Ebenfalls zu den funktionellen Störungen gehört die dünndarmmanometrisch diagnostizierbare **chronische intestinale Pseudoobstruktion** (bei neurogenen und myogenen Störungen sowie idiopathisch auftretend).
- Es können allerdings Mischformen auftreten: Ein unbehandelter mechanischer Ileus wird rasch eine Darmparalyse nach sich ziehen, so dass bald ein **gemischter Ileus** vorliegt.
- Beim mechanischen Ileus unterscheidet man nach der Lokalisation des Hindernisses zwischen **Dickdarmileus** und **Dünndarmileus**, letzterer wird weiter nach **hoch-** oder **tiefsitzend** differenziert.
- Ein mechanischer Ileus mit Zirkulationsstörung (z. B. bei inkarzerierter Hernie, Bride, Volvulus, Invagination) heißt **Strangulationsileus**.
- Pathogenetisch bedeutsam ist auch, ob ein Verschluss an einer einzigen Stelle oder an beiden Fußpunkten einer Darmschlinge (inkarzerierte Hernie, Volvulus) besteht, also eine **geschlossene Schlinge** vorliegt.
- Nach dem Verlauf kann ein **akut** lebensbedrohliches Krankheitsbild, z. B. bei einem Volvulus, von intermittierenden oder **chronischen** Ileuszuständen, beispielsweise im Rahmen von Verwachsungen oder Peritonealkarzinose, unterschieden werden.

12.2 Ätiologie und Epidemiologie

12.2.1 Mechanischer Ileus

Grundsätzlich kann der Darmverschluss (**Okklusion**)

- durch eine **Verlegung** des Lumens (**Obstruktion**, **Obturation**, z. B. durch Tumorwachstum, Fremdkörper, Kotstein),
- durch pathologische **Wandveränderung** (**Striktur**, z. B. bei Endometriose, Morbus Crohn, postaktinisch; Tumor; selten Darmwandblutung bei Antikoagulation) oder
- durch **Kompression** von außen zustande kommen (z. B. Bride, Hernieneinklemmung, Volvulus).
- Eine Kombination von Obstruktion und Kompression liegt bei der **Koteinklemmung** vor, die typischerweise bei großen, irreponiblen Hernien auftritt: Bei chronischem Aufstau und Distension des zuführenden Schenkels mit Kompression des abführenden Schenkels im Bruchring kommt es schließlich zur kompensatorischen Hyperperistaltik des intraabdominalen Darmes mit weiterer Dehnung der zuführenden und dadurch kompletter Abknickung der abführenden Schlinge.

- Bei den Patienten, die wegen eines Ileus in eine chirurgische Klinik eingewiesen werden, liegt in der Mehrzahl der Fälle eine mechanische Ursache vor.
- Die **Lokalisation** des Verschlusses betrifft in etwa 2/3 der Fälle den Dünndarm, in 1/3 den Dickdarm.
- **Ätiologisch** finden sich am **Dünndarm** als Ursache in 60% der Fälle Adhäsionen, in 20% – meist bösartige – Tumoren (überwiegend Peritonealkarzinose), in 10% Hernien, bei 5% chronisch-entzündliche Darmerkrankungen, in 3% ein Volvulus, in den restlichen 2% verschiedene Ursachen (Gallensteinileus, Bezoar etc.). In etwa 10% der Fälle liegt eine Strangulation vor.
- Am **Dickdarm** hingegen sind Verwachsungen als Ileusursache eine Rarität. Ursache des mechanischen Verschlusses sind hier in absteigender Häufigkeit das Kolonkarzinom (ca. 70%), die divertikulitische Stenose sowie Hernien. Koprostase, Stenosen durch Morbus Crohn, postischämisch oder postaktinisch sind seltener, ebenso wie hierzulande der Sigmavolvulus. Die Okklusion betrifft in über 2/3 der Fälle die linke Dickdarmhälfte.

Große Unterschiede in der Häufigkeit der mechanischen Ileusursachen bestehen in Abhängigkeit vom **Lebensalter**:

- Beim **Neugeborenen** liegen neben dem auf eine Mukoviszidose hinweisenden Mekoniumileus vor allem Fehlbildungen (Atresie, Stenose, Malrotation, Mesenterium commune) zugrunde.
- Im **Kindesalter** finden sich neben Fehlbildungen (Duplikaturen, Pancreas anulare, Volvulus bei Rotationsanomalien oder Meckel-Divertikel) überwiegend inkarzerierte Leistenhernien, Invagination, perforierte Appendizitis, Fremdkörper.
- Hauptsächliche Ileusursachen bei **jüngeren Erwachsenen** sind Briden und Adhäsionen, inkarzerierte Hernien, Obstruktion durch gutartige Dünndarmtumoren, Volvulus und Morbus Crohn.
- Bei **Älteren** stehen maligne Tumoren, entzündliche Tumoren durch Divertikulitis, Altersappendizitis, chronisch-entzündliche Darmerkrankungen sowie inkarzerierte Hernien und Verwachsungen im Vordergrund; seltenere Ursachen sind Gallensteinileus, Sigmavolvulus, Koprostase.

12.2.2 Paralytischer Ileus

- Ein **primär paralytischer** Ileus kann durch eine Störung sympathoadrenerger Reflexbögen nach jeder Art von peritonealer Irritation auftreten.
- Häufig ist der postoperative Ileus und der Ileus bei Peritonitis jedweder Ursache und Ausdehnung (klassisches Beispiel: Perforation eines Hohlorgans).
- Aber auch bei Gallenkolik, Adnextorsion, Ureterkolik oder übervoller Harnblase kann ein reflektorischer adynamischer Ileus eintreten.
- Pathologische Veränderungen des Retroperitoneums (Pankreatitis, Pyelonephritis, Hämatom nach Wirbelfraktur oder Operation eines Aneurysmas) können zu einer besonders ausgeprägten und langdauernden Darmparalyse führen.
- Eine akute mesenteriale Ischämie wird nach einer kurzen Phase der Hyperperistaltik rasch von der Darmparalyse als Vorstufe der Gangrän gefolgt.
- Auch extraabdominale Ursachen (Myokardinfarkt, Rippenfrakturen, Unterlappenpneumonie, Schädel-Hirn-Trauma, Hirntumor, Rückenmarkverletzung) können – wohl über neurohumerale Störungen – einen paralytischen Ileus bedingen.
- Systemische Ursachen des paralytischen Ileus umfassen medikamentöse Nebenwirkungen (z. B. von Neuroleptika, Antidepressiva, Parkinsonmittel, Vincristin), Elektrolytstörungen, insbesondere Hypokaliämie (z. B. bei Urämie, Coma diabeticum), metabolische Veränderungen wie Eiweiß-, Vitamin-B- und Thyroxinmangel sowie diverse schwere Erkrankungen.

- Sekundär wird jeder unbehandelte mechanische Ileus in eine konsekutive Darmparalyse übergehen.
- Da der paralytische Ileus auch bei zahlreichen extraabdominalen Erkrankungen auftritt, stellt er zwar nicht im chirurgischen Krankengut, aber insgesamt die **häufigste Ileusform** dar.

12.3 Pathophysiologie

Hoher Dünndarmileus

- Bei dem selteneren **hohen Dünndarmileus** mit Verschluss des Duodenum oder Jejunum kommt es zum quantitativen Reflux von Magen-, Galle-, Pankreas- und Darmsekreten mit massivem Erbrechen und daher nur zu einer geringen Distension des gestauten Darmabschnittes.
- Der Flüssigkeitsverlust führt zu rascher Dehydratation und zu Elektrolytentgleisung (Hypochlorämie, Hypokaliämie, metabolische Alkalose) bis hin zum hypovolämischen Schock.

Tiefer Dünndarmileus

- Bei einem **akuten, tiefersitzenden mechanischen Dünndarmverschluss** führt die initial leichte Distension des Darmes proximal des Hindernisses zu einer reflektorischen Steigerung der Peristaltik sowohl ober- als auch unterhalb des Verschlusses und dadurch zu den in den ersten Stunden oft beobachteten Durchfällen.
- Der intraluminale Druckanstieg von nur wenigen Zentimetern Wassersäule verursacht eine Lymphabflussstörung und konsekutiv ein Lymphödem der Darmwand. Die Resorption von Natrium und Wasser wird zunächst vermindert; nach 24 Stunden beginnt ein Netto-Verlust von Flüssigkeit, Elektrolyten und Eiweiß in das Darmlumen, der zur weiteren Dilatation der Darmwand beiträgt und die Dehydratation beschleunigt.
- Pathogenetisch bedeutsam sind dabei weniger (als beim Dickdarmileus) druckbedingte Mikrozirkulationsstörungen, als vielmehr ein Stase-bedingtes Überwuchern des physiologischerweise keimarmen Inhalts des proximalen Dünndarmes mit sich explosionsartig vermehrenden fäkulenten Bakterien, insbesondere Bacteroides und E. coli. Deren Endotoxine führen direkt oder über Freisetzung weiterer Mediatoren (Eicosanoide) zur Steigerung der Durchblutung und zur aktiven Hypersekretion aus der Schleimhaut.
- Der gleiche pathogenetische Mechanismus der bakteriellen Überwucherung wird auch beim primär paralytischen Ileus wirksam.
- Im weiteren Verlauf kommt es durch Mukosaschädigung zur bakteriellen Translokation, zunächst zu den mesenterialen Lymphknoten.

Dickdarmileus

- Beim **mechanischen Dickdarmileus** bleibt die Bauhin-Klappe in ca. 90 % der Fälle suffizient und das Krankheitsgeschehen zunächst auf den Dickdarm beschränkt.
- Über den Mechanismus der „abgeschlossenen Darmschlinge“ mit zunehmender passiver Gas- und Stuhlfüllung kommt es zu einer Druckbelastung der Darmwand, im Extremfall bis 100 mmHg, mit Störung der intramuralen Blutzirkulation. Nach dem Laplace-Gesetz wächst die Wandspannung proportional mit dem Radius und kann daher vorzugsweise im weitlumigen Zökum zu einer ischämischen Wandperforation mit konsekutiver kotiger Peritonitis führen.
- Da die Dickdarmschleimhaut andererseits keine Mikrovilli und damit eine um zwei Zehnerpotenzen kleinere Oberfläche aufweist als die Dünndarmschleimhaut und zudem nicht mit Hypersekretion reagiert, sind Hypovolämie, Mediatorenliberation und Bakterientranslokation im Vergleich zum Dünndarmileus hier untergeordnete Probleme.

Strangulationsileus

- Eine häufigere Ursache eines Ileus mit primärer Zirkuationsstörung ist die Brucheinklemmung, wobei auch an Inkarzerationen innerer Hernien (z. B. retrozäkal, **Treitz**-Hernie, Hernie durch das Foramen Winslowii) zu denken ist. Nur bei einer kontramesenterialen Darm**wand**einklemmung (**Richter**-Hernie) ist eine Strangulation nicht möglich. (Um der historischen Genauigkeit willen sollte man nur Divertikelbrüche als **Littré**-Hernien bezeichnen.)
- Volvulus und Briden sind weitere Ursachen für eine Strangulation; auch bei fortschreitender Invagination kann es durch Einklemmung des Mesenteriums zur Durchblutungsstörung kommen.
- Neben der mechanischen Okklusion des Lumens kommt es zur ischämischen Paralyse der Darmwandmuskulatur in der betroffenen Schlinge sowie zur Schädigung der Darmmukosa mit frühzeitiger Einschwemmung von Endotoxinen und Bakterien in den Blutkreislauf.
- Im weiteren Verlauf drohen Pylephlebitis, Sepsis, Durchwanderungsperitonitis und ischämische Gangrän der Darmwand.
- Bedingt durch den Entstehungsmechanismus ist eine Strangulation oft mit einer abgeschlossenen Darmschlinge verbunden; dies kann zu höheren intraluminalen Drucken führen und die freie Perforation der strangulierten Darmschlinge beschleunigen.

Ileuskrankheit

- Bei einem fortgeschrittenen Darmverschluss entwickelt sich die den gesamten Organismus betreffende Ileuskrankheit, wobei den Veränderungen am **Dünndarm** die entscheidende Bedeutung zukommt:
- Ursachen mit primär systemischen Auswirkungen sind der Flüssigkeitsverlust durch Erbrechen und Sequestrierung in die Darmwand und das Darmlumen, die begleitenden Elektrolytverschiebungen sowie die Behinderung der Atemmechanik durch die dilatierten, ödematösen Darmschlingen.
- Durch Hypovolämie und Blutdruckabfall kommt es zu einer sympathoadrenergen Aktivierung und Zentralisation bis zum hypovolämischen Schock.
- Die konsekutiv verminderte Perfusion der Eingeweide führt zur Störung der bereits durch bakterielle Toxine und Mediatorenaktivierung beeinträchtigten Mukosabarriere mit der Folge der Einschwemmung von Endotoxin aus den millionenfach vermehrten Darmkeimen im gestauten Intestinaltrakt.
- Außerdem wird durch die Perfusionsverminderung die Entgiftungsfunktion der Leber beeinträchtigt, wodurch der Übertritt von Endotoxin aus dem Pfortadergebiet in den großen Kreislauf gefördert wird. Auch dieser sekundäre Mechanismus wirkt systemisch, führt im Sinne eines Circulus vitiosus unter anderem zu Gerinnungs- und Mikrozirkulationsstörungen und schließlich zum **septischen Multiorganversagen**.

12.4 Symptome und Diagnostik

Ziel der Diagnostik im Hinblick auf die einzuschlagende Therapie ist die Klärung des Gefährdungsgrades und der Dringlichkeit der Situation. Es ist zu entscheiden, ob überhaupt ein Ileus vorliegt, ob Dick- oder Dünndarm betroffen sind, ob der Ileus komplett ist und insbesondere, ob eine Strangulation angenommen werden muss.

Symptome

- Als typisch für eine **Strangulation** gelten ein schlagartiger Beginn mit heftigen, konstanten, aber auch kolikartigen Schmerzen, initialem Erbrechen und lokalisiertem Druckschmerz über dem strangulierten Darmsegment.
- Bei einer **proximalen Okklusion des Dünndarms** sind – abhängig von der Lokalisation – hyperperistaltische Krämpfe gar nicht oder in kurzem Abstand (alle 3–

5 Minuten) zu erwarten; immer kommt es zu baldigem, reichlichem, galligem Erbrechen und rascher Dehydratation. Meteorismus fehlt weitgehend oder ist auf das Epigastrium beschränkt.

- Die **distale Dünndarmoklusion** ist gekennzeichnet durch kolikartige Schmerzen (periumbilikal oder epigastrisch) mit etwas längerem Intervall (bis 10 Minuten); das Erbrechen folgt um 1–2 Tage verzögert, ist anfangs gallig, später fäkulent. Der Meteorismus nimmt zu und ist zentral im Abdomen lokalisiert.
- Typisch für den **Dickdarmileus** ist ein schleichender Beginn, oft über Wochen, ein ausgeprägter, oft flankenbetonter Meteorismus mit Dehnungsschmerz, Stuhl- und Windverhalt, erst spätes Erbrechen.
- Das klinische Bild des **primär paralytischen Ileus** ist in der Regel durch die Grunderkrankung bestimmt; Schmerzen fehlen meist. Überlauferbrechen kann auftreten; andererseits haben manche Kranke noch Appetit. Darmgeräusche fehlen.
- Insgesamt ist – entsprechend den unterschiedlichen zugrunde liegenden Ursachen – das klinische Bild des Ileus oft vieldeutig und unklar; die klassischen Symptome (Erbrechen, Schmerzen, Meteorismus, Stuhl- und Windverhalt) sind unterschiedlich ausgeprägt und treten teilweise erst spät auf; oft liegt ein akutes Abdomen zunächst nicht vor. Eine frühe diagnostische Klärung ist entscheidend, da schließlich alle Ileusformen nach unterschiedlicher Latenz in die schwer therapierbare Ileuskrankheit einmünden.

Anamnese

- Frühere Abdominaloperationen (auch laparoskopisch oder vaginal durchgeführte) oder Entzündungen (Cholezystitis, Pankreatitis, Adnexitis) → Verwachsungen?
- Frühere Tumorerkrankung → Rezidiv?
- Chronisch-entzündliche Darmerkrankung (Durchfälle, Schmerzen, Fieber) → entzündliches Konglomerat, Striktur?
- Hernienbeschwerden → Einklemmung?
- Dauer der aktuellen Symptome?
- Schmerzen: Kolikartig? Dauer des freien Intervalls? Lokalisation?
- Übelkeit, Singultus, Erbrechen (Art)?
- Änderung der Stuhlgewohnheiten? Blut im Stuhl? Stuhl- und Windverhalt?

Inspektion

- Gesamteindruck
- **Dehydratation:** Mund trocken, Zunge braun, rissig, Hautturgor (an der Stirn) vermindert, Halsvenen kollabiert, (orthostatische) Hypotension
- **Erbrechen:** Klarer Magensaft? Gallig? Miserere? Wegen Magendilatation mit Schleimhautblutungen gelegentlich blutig oder kaffeesatzartig. Fäkulentes Erbrochenes hat infolge bakterieller Überwucherung den Aspekt und Geruch wie flüssiger Stuhl. Wahres Koterbrechen setzt allerdings einen Kurzschluss, wie etwa eine gastrokolische Fistel voraus.
- **Narben** von Voroperationen.
- Die meteoristische Auftreibung der Bauchdecken ist bei hoher Obstruktion minimal, bei weiter distal gelegenem, längerdauerndem Verschluss ausgeprägter bis zum „**Trommelbauch**" mit verstrichenem Nabel. Gelegentlich lässt sich unterscheiden, ob ein zentral betonter Dünndarmmeteorismus oder eine flankenbetonte Blähung des Dickdarmrahmens vorliegt.
- Bei mageren Bauchdecken eventuell sichtbare Peristaltik, sog. „**Darmsteifungen**" (spät auftretendes Zeichen eines Dünndarmileus)

Auskultation

- Für die Frühphase eines mechanischen Ileus typisch ist eine nach Lautstärke und Häufigkeit verstärkte **Hyperperistaltik**, wie sie auch bei einer Enteritis auftreten kann. Ohne Stethoskop hörbare gurgelnde, knurrende, kollernde Darmgeräusche heißen **Borborygmi**. Bei peristaltischer Überwindung intestinaler Stenosen können Spritzgeräusche auftreten.

- Mit zunehmender Blähung des Darmes werden die Geräusche hochgestellt, klingend, metallisch. Da peristaltische Wellen oft nur intermittierend im Abstand von mehreren Minuten auftreten, muss lang genug oder in der Schmerzattacke auskultiert werden.
- Auch um „fehlende Darmgeräusche" („**Totenstille**") festzustellen, sollte mindestens 2 Minuten lang ununterbrochen auskultiert werden und die Darmgeräusche auch durch Beklopfen der Bauchwand nicht mehr auslösbar sein.
- Gefäßgeräusche?

Palpation

- Wichtig ist das Abtasten aller **Bruchpforten** (auch Narben). Leicht zu übersehen sind vor allem kleine inkarzerierte Schenkelhernien bei adipösen Frauen.
- Seltener und gleichfalls schwierig zu diagnostizieren ist eine inkarzerierte Hernia obturatoria (meist bei älteren Frauen in reduziertem Ernährungszustand): Anterolaterale Resistenz bei rektaler Untersuchung, Schmerz an der Oberschenkelinnenseite insbesondere bei Bewegung der Adduktoren (**Howship-Romberg**-Zeichen).
- Weitere abdominale Palpationsbefunde, die zur Klärung der Situation beitragen können, sind beispielsweise eine vergrößerte Metastasenleber, ein entzündlicher oder neoplastischer Tumor, gelegentlich eine Invaginationswalze oder eine isoliert gebläht Darmschlinge beim Strangulationsileus (**von Wahl**-Zeichen).
- **Rektale Untersuchung** (bzw. Austasten eines Anus praeter): Ampulle leer? Koprostase? Stenosierender Tumor? Blutiger Schleim als Hinweis auf Invagination?
- Entscheidend für das Procedere ist das Vorhandensein lokaler oder generalisierter Peritonitiszeichen.

Röntgen: Abdomenübersicht (im Stehen oder linker Seitenlage)

- Standarduntersuchung zur Abschätzung von Ausmaß und Lokalisation der Passagestörung:
- Weist einen (nicht zu hoch sitzenden) **mechanischen Dünndarmileus** in der Mehrzahl der Fälle nach: Geblähte Dünndarmschlingen mit erhaltenen Kerckring-Falten und mit Flüssigkeitsspiegeln; bei komplettem Dünndarmileus nach mehr als 24 Stunden gasfreies Kolon („leerer Rahmen"). Eine geschlossene, strangulierte Schlinge kann mangels Gasfüllung dem Nachweis auf der Übersichtsaufnahme entgehen.
- Auch beim **Dickdarmileus** ist die prästenotische Blähung des haustrierten Kolons (bei insuffizienter Ileozäkalklappe auch des Dünndarms) erkennbar; eine exakte Lokalisation des Hindernisses aufgrund des Gasschattens ist nicht immer möglich.
- Beim **paralytischen Ileus** sieht man Spiegel im Dünn- und Dickdarm; aufgrund der Muskelerschlaffung sind die zirkulären Schleimhautfalten des Jejunum verstrichen.
- Gelegentlich zeigt die Übersichtsaufnahme richtungsweisende **Begleitbefunde**, z. B. auf eine Bruchpforte zulaufende Darmschlinge, intramurale Gaseinschlüsse als Hinweis auf Gangrän der Darmwand, einen Ureterstein oder dislozierten Gallenstein, Aerobilie, freie Luft.

Sonographie

- Ein Ileusnachweis ist mit sehr hoher Sicherheit möglich, in der Frühphase ist diese Methode sensibler als die Röngenuntersuchung; bei starkem Meteorismus ist sie allerdings nur begrenzt einsetzbar. Befunde: flüssigkeitsgefüllte erweiterte Darmschlingen mit stehenden Schleimhautfalten („Klaviertastenphänomen" im Jejunum), Darmwandödem und Pendelperistaltik, poststenotisch kollabierter Darm
- beim paralytischen Ileus fehlende Peristaltik im gesamten Darm
- Sieht man eine dilatierte akinetische Schlinge und verstärkte Peristaltik proximal davon, so besteht der dringende Verdacht auf Strangulation. In diesem Falle findet sich oft auch freie Flüssigkeit zwischen den Darmschlingen („Asziteszwickel").

- beim chronischen Ileus reaktive Verdickung der Darmwand
- gelegentlich Nachweis eines Tumors oder einer Divertikulitis als pathologische Kokarde, einer Invagination als Doppelkokarde, eines obstruierenden Gallensteins
- Doppler-/Duplexsonographische Darstellung eines Mesenterialarterienverschlusses

Kontrastmitteluntersuchungen

- Sie werden häufig und in der Regel mit wasserlöslichen Kontrastmitteln durchgeführt. Das hyperosmolare Gastrografin (Amidotrizoat) muss insbesondere oral mit Vorsicht verwendet werden:
- Nach Gabe über die Magensonde kann der Verschluss beim kompletten Ileus (wegen Verdünnung nicht immer zuverlässig) lokalisiert, ein inkompletter Ileus kann durch Kontrastmittelübertritt nachgewiesen werden. Durch die Hyperosmolarität kommt es zum Flüssigkeitseinstrom ins Darmlumen und zur Anregung der Peristaltik, wodurch einerseits Elekrolytverschiebungen und schwere Koliken ausgelöst, andererseits bei einem inkompletten Verschluss eine therapeutische Wirkung resultieren kann.
- Die Aspiration von Gastrografin muss wegen der Gefahr schwerer Lungenschäden unbedingt vermieden werden.
- Durch Gastrografineinlauf lassen sich Kolonverschlüsse zuverlässig lokalisieren.

Computertomographie

- Durch ein CT mit intravenöser Kontrastmittelgabe lassen sich unklare komplexe Situationen mit Vorhandensein von Tumoren oder Abszessen klären, oft Dünndarmverschlüsse lokalisieren, z. B. strangulierte Schlingen, Darmwandblutungen und Invaginationen darstellen.

Endoskopie

- wird je nach klinischer Situation zur Klärung eines Dickdarmileus (Biopsie!) eingesetzt

Angiographie

- beim Verdacht auf Mesenterialarterienverschluss.

Labor

- trägt zur direkten Ileusdiagnostik wenig bei; die Laktatmessung bei Ischämieverdacht ist nicht zuverlässig.
- wichtig aber zur Abschätzung der Dehydratation und allgemein zur Operationsvorbereitung

12.5 Therapie

12.5.1 Erstmaßnahmen

- Volumengabe über einen großlumigen periphervenösen Zugang, um der drohenden oder manifesten Dehydratation zu begegnen
- Harnblasenkatheter zur Bilanzierung meist sinnvoll
- Legen einer möglichst großlumigen **nasogastralen Sonde**, dadurch Druckentlastung des Abdomens, Beheben von Übelkeit und Erbrechen, oft Schmerzerleichterung; Verbesserung der Atmung
- Je nach klinischen Bild weitere Maßnahmen: Korrektur von Elektrolytverschiebungen und Säure-Base-Haushalt, Intensivtherapie
- Bei Verdacht auf Strangulation ist eine frühzeitig beginnende Antibiotikabehandlung angezeigt.

12.5.2 OP-Indikationen

- Grundsätzlich besteht **bei jedem kompletten mechanischen Ileus** eine absolute, dringliche Operationsindikation. In Abhängigkeit von der klinischen Situation muss zuvor eine bestehende Dehydratation und Elektrolytentgleisung korrigiert werden.
- Beim Verdacht auf eine **Durchblutungsstörung** des Darmes und bei **Peritonitis** ist der Eingriff sofort notfallmäßig durchzuführen.
- Beim **Dickdarmileus** ist in der Regel die Situation weniger dringend als beim Dünndarmileus, so dass genügend Zeit für eine gezielte präoperative Diagnostik besteht.
- Der **paralytische Ileus**, sofern nicht „chirurgisch" bedingt (Organperforation, Peritonitis, Abszess, verschleppter mechanischer Ileus), ist durch eine Operation nicht kausal therapierbar und daher grundsätzlich konservativ zu behandeln. Eine Ausnahme ergibt sich bei drohender Dickdarmruptur durch massive Überdehnung.

12.5.3 Problem Dünndarmileus

Beim **Dünndarmileus** besteht ein therapeutisches Dilemma:

- Einerseits kann eine partielle Obstruktion (z. B. bei Verwachsungen, Crohn-Striktur) oft konservativ durch kontinuierliches Absaugen über mehrere Tage unter parenteraler Flüssigkeitssubstitution, Gabe von Analgetika, event. Octreotid (Sandostatin), ggf. auch Gabe von Gastrografin behoben werden.
- Andererseits besteht beim Vorliegen einer **Strangulation** eine absolute notfallmäßige Operationsindikation. Die für eine intraabdominale Strangulation als typisch geltenden Zeichen (kontinuierlicher Spontanschmerz, lokaler Druckschmerz, palpable Resistenz, Fieber, Tachykardie, Leukozytose) haben sich jedoch zur Unterscheidung von einem „unkomplizierten" Dünndarmileus als unzuverlässig erwiesen.
- Bei Unklarheit kann eine Ultraschalluntersuchung oder CT weiterhelfen.
- Ergeben sich keine Hinweise auf Ernährungsstörungen der Darmwand, so kann z. B. bei begründeter Verdacht auf Verwachsungen unter engmaschiger Überwachung ein konservativer Therapieversuch (zunächst über 12–48 h) durchgeführt, **im Zweifel sollte immer operiert werden.**

12.5.4 Operative Therapie

- Entsprechend der Vielfalt der möglichen Ursachen eines Ileus kommt therapeutisch fast das gesamte Spektrum der Abdominalchirurgie zum Einsatz.
- Auf die präoperativ oft bestehende Unklarheit bezüglich des Ausmaßes der Operation ist im **Aufklärungsgespräch** hinzuweisen (Resektionen, Kurzdarm-Syndrom, Anus praeter). Die Abdeckung des Operationsgebietes ist entsprechend großzügig vorzunehmen.
- Eine perioperative Antibiotikaprophylaxe ist indiziert.
- **Standardzugang** ist die mediane Unter- oder Mittelbauchlaparotomie, die nach Bedarf verlängert wird. Vorhandene mediane oder paramediane Narben können als Zugang benutzt werden; es ist allerdings damit zu rechnen, dass der geblähte, vulnerable Darm an der Narbe adhärent ist.
- Ist ein Zugang zur freien Bauchhöhle gelungen, wird der evtl. vorhandene **Aszites** beurteilt, der beim Strangulationsileus blutig-serös erscheint.

- Je nach dem Ausmaß vorhandener **Verwachsungen** muss der Dünndarm zunächst von der vorderen und seitlichen Bauchwand abpräpariert, ggf. auch interenterische Verwachsungen gelöst werden.
- Zur **orientierenden Verschlusslokalisation** wird zunächst geklärt, ob das Zäkum gebläht oder das terminale Ileum als „Hungerdarm" erscheint.
- Befundabhängig muss der schwappend gefüllte Darm vor der weiteren Exploration dekomprimiert werden. Dies kann geschlossen durch oralwärtiges Ausstreichen mit Absaugen über die Magensonde erfolgen (zartes Handling: cave Endotoxineinschwemmung, Serosaläsionen).
- Teilweise wird das Absaugen über eine **lange Intestinalsonde** (Dennis- oder Miller-Abbott-Sonde) als schonender angesehen.
- Bei starken Verwachsungen oder bei Dickdarmileus muss die Dekompression oft offen über eine Enterotomie, möglichst im Bereich eines zu resezierenden Darmsegmentes, mit dem Korbsauger erfolgen. Dadurch wird die zur weiteren Exploration notwendige Eventeration des Dünndarmes und schließlich der Bauchdeckenverschluss erleichtert.

12.5.4.1 Dünndarmileus

- Wird wegen einer für den Ileus ursächlichen pathologischen Veränderung oder wegen Durchblutungsstörungen eine **Dünndarmresektion** notwendig, kann diese in der Regel einzeitig mit primärer Anastomose durchgeführt werden. Eine bestehende Inkongruenz der Darmlumina wird dabei durch beidseits unterschiedliche Nahtabstände oder durch antimesenteriale Inzision des nicht distendierten Darmschenkels ausgeglichen.
- Die **Vitalität einer Darmschlinge** wird nach Farbe, durch Beklopfen auslösbarer Peristaltik und vorhandenen arteriellen Pulsationen beurteilt. Im Zweifel wird die Schlinge in feuchtwarme Tücher eingehüllt und 10 Minuten abgewartet; der Erholung der Motilität kommt besondere Bedeutung zu. Zuverlässige Ergebnisse werden auch durch Beurteilung der Fluoreszenz nach intravenöser Injektion von Fluorescein berichtet.
- Bleibt die Notwendigkeit der Resektion größerer Dünndarmabschnitte zweifelhaft, wobei der Erhaltung der distalen Anteile wegen der Resorptionskapazität größere Bedeutung zukommt, sollte eine Second-Look-Operation nach 24 oder 48 Stunden geplant werden.

12.5.4.2 Dickdarmileus

- Bei malignem Verschluss werden auch im Ileus die Richtlinien der onkologischen Chirurgie beachtet.
- Bei der Obstruktion des **rechten** Hemikolons ohne bestehende Peritonitis ist das Verfahren der Wahl die (erweiterte) Hemikolektomie rechts mit primärer Ileotransversostomie.
- Ist das **linke** Hemikolon obstruiert, besteht das Problem der Anastomosierung am unvorbereiteten, proximal gedehnten und ödematösen Kolon:

Dreizeitiges Vorgehen

- Das früher in diesem Fall als Standard geübte dreizeitige Vorgehen mit primärer Dekompression durch Stomaanlage, Resektion des Tumors in zweiter Sitzung und schließlich Rückverlagerung des Stomas und Wiederherstellung der Kontinuität ist wegen der relativ hohen Letalität schon des Primäreingriffes (um 10–15 %), langem stationärem Aufenthalt und letztendlich niedriger Resektionsrate (dauerhafte

Kolostomie in 20–40 %) weitgehend verlassen worden. Es wird nur noch ausnahmsweise bei sehr schlechtem Allgemeinzustand durchgeführt (oder das Stoma wird als definitive Palliation bei irresektablem Tumor belassen).

Zweizeitiges Vorgehen

- Aktuell kontrovers diskutiert wird die Alternative der Resektion des erkrankten Darmabschnittes mit verzögerter Reanastomosierung im Vergleich zur Resektion mit primärer Anastomose.
- Häufig wird derzeit zweizeitig vorgegangen, in der Regel als Diskontinuitätsresektion mit endständigem Kolostoma und Verschluss des distalen Stumpfes nach Hartmann (bei genügender Länge kann der distale Stumpf auch als Schleimfistel nach Miculicz ausgeleitet werden).
- Alternative hierzu ist die Resektion mit primärer Anastomose und protektiver Kolostomie oder Ileostomie.
- Bei einer Mortalität des Zweiteingriffes um 4 % wird die Kontinuität allerdings nur in ca. 60 % der Fälle schließlich wieder hergestellt, obwohl das persistierende Stoma die meist älteren Patienten in der Lebensqualität einschränkt.
- Die zusammengefasste **Mortalität und Morbidität** (insbesondere Komplikationen des in der Notfallsituation angelegten Stomas) und die Dauer des stationären Aufenthalts sind gegenüber einem einzeitigen Vorgehen erhöht. Zweizeitige Verfahren werden daher insbesondere bei Perforation und Peritonitis, bei schlechtem Allgemeinzustand des Patienten oder beschränkter Erfahrung des Chirurgen empfohlen, ansonsten wird zunehmend zu einzeitigem Vorgehen geraten.

Einzeitiges Vorgehen

- Beim notfallmäßigen **einzeitigen** Vorgehen konkurriert die subtotale Kolektomie mit Ileosigmoideostomie/-rektostomie mit einer Segmentresektion (Hemikolektomie links, Sigmaresektion, anteriore Rektumresektion), wobei dann eine intraoperative orthograde Spülung des obstruierten Dickdarmabschnittes durchgeführt werden sollte („on-tablelavage"; allerdings wurden auch gute Ergebnisse mit alleiniger Dekompression berichtet): Mortalität und Hospitaldauer der einzeitigen Verfahren sind vergleichbar.
- **Vorteile der subtotalen Kolektomie**: Hohe Anastomosensicherheit durch komplette Entfernung des dilatierten Dickdarmteils. Vermeidung der (zeit)aufwändigen Lavage, dadurch weniger Stuhlkontamination und konsekutive Wundinfektion. Bei – intraoperativ nicht immer sicherer – maligner Erkrankung ist die subtotale Kolektomie onkologisch radikaler; synchrone Zweitkarzinome und Adenome werden entfernt, metachronen Tumoren wird vorgebeugt, die Nachsorge wird erleichtert. Insbesondere wird die subtotale Kolektomie bei Zäkumperforation oder einem palpablen Zweittumor empfohlen.
- **Nachteilig** gegenüber der Segmentresektion sind vor allem postoperative Diarrhöen, die insbesondere bei älteren Patienten mit eingeschränkter Kontinenzleistung problematisch sind. Sie können durch eine ggf. nachfolgende Chemotherapie verstärkt werden, lassen sich aber auch pharmakologisch beeinflussen. Vorbeugend sollen nur wenige Zentimeter des terminalen Ileum reseziert werden und möglichst 10–20 cm Kolon erhalten bleiben.

Kolorektale Stentapplikation

- Derzeit noch unklar ist der Stellenwert einer präoperativen oder palliativen kolorektalen Stentapplikation zur Dekompression bei karzinomatösen und divertikulitischen Stenosen:
- Falls die Stenose für das Stentbesteck erreichbar (unterhalb des linken Flexur) und mit einem Führungsdraht passierbar ist, kann in Analgosedierung unter endoskopischer und/oder radiologischer Kontrolle ein meist auf 20–22 mm expandierender Stent platziert werden. Vor allem bei kurzstreckigen (< 5 cm) Stenosen ist die initiale Erfolgsrate hoch. Es wird dadurch eine Vorbereitung des Kolons und eine

elektive, oft einzeitige Operation mit niedrigerer Komplikationsrate möglich. Nach ersten vorliegenden Berichten ist der Stenteinsatz kosteneffizient.

- An **Komplikationen** der Stentimplantation werden Perforationen (vermehrt bei Ballon-Prädilatation), Stentdislokationen, selten Blutungen, aber eine relativ hohe mittelfristige Reokklusionrate (bis 30 %, z. B. durch eingedickten Stuhl) berichtet. Zur längerfristigen Palliation ist das Verfahren daher nur eingeschränkt geeignet. Zur Frage einer manipulationsbedingten Tumordissemination liegen keine klinischen Daten vor.

12.6 Besondere Ileusformen

12.6.1 Inkarzerierte Hernie

- Eine schmerzhafte Hernie mit Symptomen der Obstruktion sollte immer als Strangulation behandelt werden.
- Irreponibilität einer Hernie ist allerdings – auch bei bestehendem Ileus – nicht immer gleichbedeutend mit Inkarzeration und kann diagnostisch in die Irre führen (sog. **„Scheineinklemmung"** bei Hernia accreta und intraabdominaler Ileusursache). Bei **retrograder Einklemmung** andererseits liegen 2 nicht eingeklemmte Darmschlingen im Bruchsack, während ihr stranguliertes Verbindungsstück in der Bauchhöhle verbleibt.

Therapie

- Nur eine Hernie, die mit Sicherheit nur wenige Stunden inkarzeriert ist, sollte geschlossen reponiert werden; eine anschließende stationäre Überwachung ist obligat; die elektive Operation (mit dann geringerem Risiko einer Wundinfektion) ist anzuschließen.
- Liegen bereits lokale Entzündungs- oder deutliche Ileuszeichen vor oder misslingt die Taxis, wird eine Leisten- oder Schenkelhernie notfallmäßig **lokal operativ** angegangen und die inkarzerierte Schlinge, ggf. nach Spaltung des Bruchringes, inklusive der Schnürfurchen inspiziert.
- Kann eine eventuell notwendige Resektion vom vorliegenden Zugang aus nicht sicher durchgeführt werden, wird eine mediane Unterbauchlaparotomie angeschlossen.

12.6.2 Verwachsungen

Ursachen

- In hochentwickelten Ländern sind Adhäsionen aufgrund vorausgegangener Operationen die häufigste Ursache des Dünndarmileus.
- **Pathogenetisch** kommt es über eine Schädigung des Peritoneums zur Exsudation und Bildung von Fibrin sowie zu einer Störung der peritonealen Fibrinolyse. Die deshalb längere Zeit bestehenden fibrinoiden Verklebungen werden nach wenigen Tagen organisiert unter Bildung strangförmiger und flächenhafter Verwachsungen. Diese führen nach etwa 4 % aller abdominalen oder pelvinen Eingriffe binnen Monaten bis Jahren durch Dünndarmileus zu Reinterventionen, wobei besonders häufig Dünndarmadhäsionen im Becken gefunden werden.

Prophylaxe

- Prophylaktisch muss daher das operative Trauma minimiert werden, beispielsweise durch sanftes „Handling" des Darmes, vorsichtigen Umgang mit Bauchtüchern auf serösen Oberflächen, Vermeidung heißer Spüllösungen. Die Einlage einer Hyaluronsäure-Methylzellulose-Folie unter die Laparotomiewunde vermindert die Inzidenz von Verwachsungen mit der Bauchdecke.

Therapie

- Da die Wahrscheinlichkeit einer Strangulation des durch flächenhafte Adhäsionen fixierten Darmes gering ist, ist bei fehlenden Hinweisen auf eine Durchblutungsstörung ein **konservativer Therapieversuch** unter engmaschiger Überwachung gerechtfertigt und vielfach erfolgreich. Insofern gilt die alte Regel nicht mehr, dass über einem Ileus „die Sonne weder auf- noch untergehen darf". Ein Vorteil der hierzu teilweise verwendeten langen Intestinalsonden (z. B. Dennis- oder Miller-Abbott-Sonde) gegenüber einer einfachen Magensonde ist nicht belegt.
- Wird nach einem erfolglosen konservativen Versuch eine **Adhäsiolyse** erforderlich (meist im Verlauf der ersten 12–48 Stunden zu entscheiden), so wird zur anschließenden inneren Schienung und gleichzeitigen kontinuierlichen Dekompression des Darmes gelegentlich eine solche lange, mit der Spitze durch die Bauhin-Klappe geführte enterale Sonde benutzt; die Möglichkeit einer Perforation oder Sondenabknickung ist zu bedenken.
- Teilweise wird zur **Verhütung „unphysiologischer" Rezidivadhäsionen** eine externe Dünndarmplikatur, meist als Mesenterialplikatur nach Childs und Phillips, durchgeführt. Eine Alternative ist das geordnete Legen der Dünndarmschlingen in der Hoffnung auf „physiologische" Verklebungen.
- Das Risiko erneuter Ileusepisoden ist bei allen konservativen und operativen Verfahren relativ hoch (10–30 %); bei einem **Rezidiv** wird man sich eher für eine chirurgische Exploration entscheiden.
- Der Stellenwert einer **laparoskopischen Adhäsiolyse** im Ileus ist derzeit noch unklar; Erfolge werden vor allem nach limitierten Voroperationen (Appendektomie, laparoskopischer Eingriff) berichtet.

12.6.3 Obstruktion durch Peritonealkarzinose

- Nicht selten ist der Chirurg mit Patienten im rezidivierten Ileus bei bekanntem fortgeschrittenem gastrointestinalem oder gynäkologischem Tumor konfrontiert. Hier besteht oft therapeutische Unsicherheit.
- Die Obstruktion ist bei der Vorstellung des Patienten oft inkomplett, so dass genügend Zeit bleibt, unter konservativem Vorgehen den Patienten über die Aussichten einer Operation aufzuklären und seine Wünsche zu erfahren.

Therapie

- **Operativ-therapeutische Optionen** sind insbesondere Umgehungsanastomosen oder eine Stomaanlage.
- Von entscheidender Bedeutung für die Operationsindikation ist der **Allgemeinzustand**. Bei terminal Krebskranken erscheint zwar der Eingriff oft als die letztmögliche lebensverlängernde Maßnahme, doch muss man sich vor Augen führen, dass die statistische Chance für eine Besserung der Symptome, ja selbst für ein kurzfristiges Überleben relativ schlecht und die Reobstruktionsraten sehr hoch sind. Andererseits kann auch im Ileus eine gute Palliation erreicht (Magensonde, Opiat- und Octreotidgabe kontinuierlich intravenös) und ein würdiges Sterben ermöglicht werden.

12.6.4 Volvulus

Die Verdrehung eines Darmsegmentes führt zum Verschluss des Darmes an 2 Stellen; die Blutversorgung der abgeschlossenen Darmschlinge ist durch die Torsion der Gefäße beeinträchtigt und es kommt zu einem intraluminalen Druckanstieg. Es besteht die unmittelbare Gefahr der Darmwandgangrän und -perforation mit konsekutiver Peritonitis.

12.6.4.1 Sigmavolvulus

- Der Sigmavolvulus zeigt in westlichen Ländern eine Häufigkeitsgipfel in der 6. Lebensdekade. Er tritt meist bei einem elongierten Sigma auf, oft in Zusammenhang mit lang bestehenden neurologischen oder psychiatrischer Erkrankungen mit entsprechender Medikation von Psychopharmaka, die die Motilität des Kolons beeinträchtigen; außerdem bei chronischem Laxantienabusus, wie er nicht selten bei chronisch obstipierten Bettlägerigen besteht. Pathogenetisch wird eine „Überladung" des Sigmas angenommen.
- Meist kommt es zunächst zu subakuten, selbstlimitierten Torsionsepisoden, die über Narbenstränge zwischen den beiden Schenkeln des Sigmoids zu einer Verschmälerung des Basis des Mesosigmas führen und so das Auftreten einer spontan unlösbaren Torsion befördern.

Symptome

- Im typischen Fall handelt es sich um einen bettlägerigen Patienten, oft mit Episoden von Schmerzen, Blähung, Obstipation und Windverhalt in der Vorgeschichte. Der Meteorismus ist asymmetrisch, mit ausgeprägter Tympanie über der gasgedehnten Sigmaschlinge. Zeitabhängig finden sich Zeichen der Peritonitis oder des hypovolämischen Schocks.
- **Röntgenologisch** sieht man eine typische gasgefüllte Sigmaschlinge, beim Gastrografin-Einlauf einen schnabelförmigen Stopp.

Therapie

- Flüssigkeitssubstitution.
- Bei fehlenden Zeichen der Gangrän sofortiger Versuch der sigmoideoskopisch kontrollierten Deflation und Reposition.
- Bei Misserfolg notfallmäßige Operation (oft Sigmaresektion nach Hartmann notwendig)
- Falls die endoskopischen Maßnahmen – wie meist – erfolgreich sind und der Allgemeinzustand des Patienten es zulässt, wird nach Vorbereitung des Dickdarmes eine elektive Sigmaresektion durchgeführt (nach alleiniger Sigmoideopexie sind Rezidive nicht selten).

12.6.4.2 Volvulus des Zäkums oder Colon transversum

Bei einem Volvulus des Zäkums oder Transversums ist ein notfallmäßiger Eingriff in der Regel unumgänglich.

12.6.4.3 Dünndarmvolvulus

- Ein Dünndarmvolvulus ist hierzulande bei Erwachsenen meist mit Briden, Adhäsionen, Meckel-Divertikeln oder inneren Hernien vergesellschaftet und tritt typischerweise bei über 60-Jährigen auf.

Symptome

- Starke zentrale Bauchschmerzen und Erbrechen.
- Das **Röntgenbild** ist im Vergleich zum Dickdarmvolvulus unspezifisch;
  CT und MRI können die Verdrehung von Darm und Mesenterium darstellen.

Therapie

- Notfallmäßige Operation: Eine Resektion mit primärer Reanastomosierung wird auch bei vitalem Darm zur Rezidivprophylaxe empfohlen (cave: Kurzdarmsyndrom).

12.6.5 Invagination (Intussuszeption)

- Es handelt sich um eine durch die Peristaltik bewirkte Einstülpung eines Darmsegmentes (**Invaginat, Intussusceptum**) in das sich aboral anschließende Darmlumen (**Invaginans, Intussucipiens**). Häufigstes Auftreten an Übergängen von frei beweglichen zu relativ fixierten Darmabschnitten (typisch: ileozäkale Invagination).
- Im **Säuglings- und Kleinkindesalter** ist eine Invagination nach der Appendizitis die zweithäufigste Ursache eines akuten Abdomens; die Ursache bleibt dabei in 90 % der Fälle unklar.
- Bei **Erwachsenen** ist die Erkrankung selten (maximal 5 % der mechanischen Darmverschlüsse), in 3/4 dieser Fälle aber findet sich eine definierte Ursache. Am überwiegend betroffenen Dünndarm sind dies in der Mehrzahl gutartige Erkrankungen (z. B. Meckel-Divertikel, Polypen), am Dickdarm überwiegen maligne Tumoren.

Symptome

- Die Beschwerden sind bei **Erwachsenen** oft chronisch und uncharakteristisch: Krampfartige Schmerzen, chronisch-rezidivierende Obstipation und Diarrhoe im Wechsel, bis hin zum Vollbild des Ileus.
- Bei **Kindern** hingegen findet sich in der Regel ein akutes Abdomen aus voller Gesundheit, Bauchkoliken, Erbrechen; blutige Stühle („Johannisbeergelee", eher Spätsymptom) sowie meist ein rechtsseitiger walzenförmiger Tumor.

Diagnostik

- Sonographisch sieht man eine zwiebelschalenartige Kokarde. Die CT beweist die Diagnose durch den Nachweis mesenterialen Fettgewebes im Darmlumen.

Therapie

- Bei der idiopathischen Invagination der **Kinder** überwiegend konservativ: Reposition durch Kontrasteinlauf oder sonographisch kontrollierte Reposition durch Wasser oder Luftinsufflation.
- Bei **Erwachsenen** grundsätzlich Laparotomie zur Beseitigung der Ursache. In der Regel soll der Dünndarm intraoperatriv manuell desinvaginigert werden, um das Resektionsausmaß nach dem Aspekt zu begrenzen; Invaginationen des Kolons sollten ohne weitere Manipulation nach onkologischen Gesichtspunkten reseziert werden.

12.6.6 Gallensteinileus

- Dieser wird ausgelöst durch die Inkarzeration eines meist über 2,5 cm großen Gallensteins, in der Regel bei über 70-Jährigen, so dass diese eigentlich seltene Erkrankung (1–4 % aller Darmverschlüsse) bei alten Ileuspatienten ohne offensichtliche andere Ileusursachen (Hernie, Voroperation) immer erwogen werden muss.
- Die ursächliche biliodigestive Fistel entsteht meist durch eine akute Cholezystitis oder durch Drucknekrose über einem impaktierten Gallenstein mit oft klinisch stummer Durchwanderung aus der Gallenblase über eine gedeckte Perforation in den Gastrointestinaltrakt, meist ins Duodenum, seltener in Kolon oder Magen. Im Darm kann der Stein überall einklemmen, meist im relativ englumigen Ileum.
- Oft verursacht der Stein einen reversiblen Spasmus der Darmmuskulatur mit wiederholten Einklemmungen, wodurch das klinische Bild des „**launischen Ileus**" mit intermittierender Diarrhöe hervorgerufen wird.

Diagnostik

- In der **Abdomenübersicht** findet sich nur selten die pathognomonische Trias: Dünndarmspiegel, Aerobilie und dystoper verkalkter Gallenstein.

- Die **Sonographie** kann durch fehlende Darstellbarkeit der Gallenblase mit Aerobilie, Zeichen des Ileus und Steinnachweis im Mittelbauch diagnostisch hilfreich sein.

Therapie

- Therapeutisch wird der Gallenstein über eine Enterolithotomie (in nicht druckgeschädiger Darmwand) extrahiert.
- Die Sanierung der biliodigestiven Fistel ist grundsätzlich anzustreben zur Prophylaxe einer rezidivierenden Cholezystitis und Cholangitis. Bei entzündlichem Konglomerattumor im rechten Oberbauch und schlechtem Allgemeinzustand des meist betagten Patienten ist es aber oft sinnvoll, diesen Teil des Eingriffes zu verschieben oder ganz zu unterlassen.

12.6.7 Ileus durch Morbus Crohn

- Entzündliche Darmstenosen bei **akuter Exazerbation** eines Morbus Crohn werden möglichst bis zum Abklingen des Schubes konservativ behandelt und bilden sich oft zurück.
- **Narbig fixierte Stenosen** hingegen werden durch Strikturoplastik oder sparsame Resektion therapiert.

12.6.8 Postoperativer Ileus

- Bei unkompliziertem Verlauf kommt nach abdominalen Operationen die Dünndarmfunktion rasch (nach 0–24 h), die Motilität des Magens nach 1–3 Tagen und die des Kolons nach 2–5 Tagen wieder in Gang. Die **Dauer der Atonie** hängt also insbesondere von der Motilität des linken Hemikolons ab, die vor allem durch Operationen direkt am Kolon oder am Retroperitoneum gestört wird und vom Ausmaß der chirurgischen Manipulation und dem Grad einer eventuellen entzündlichen Reaktion bestimmt wird.
- **Pathogenetisch** bedeutsam für die protrahierte Atonie sind vor allem inhibitorische sympathische Reflexbögen auf Rückenmarksebene; aber auch perioperative Flüssigkeitsüberladung und Elektrolytstörungen (Hypokaliämie) sowie erhöhte intramurale Konzentrationen von Stickstoffmonoxid, vasoaktivem intestinalem Polypeptid (VIP) und Substanz P spielen eine Rolle.
- Die Verwendung von Lachgas zur Narkose und postoperative Sympathomimetika sowie insbesondere Opiatgaben können die Darmatonie verlängern.

Diagnostik

- Diagnostisch besteht das Problem darin, die „physiologische“ Atonie von einem paralytischen Ileus als Folge einer Frühkomplikation (Anastomoseninsuffizienz, Peritonitis, Hämatom, mechanisches Hindernis) zu unterscheiden. Dies bedingt eine **strikt individuelle Beurteilung** nach Allgemeinzustand, Vorbereitung (z. B. orthograde Darmspülung), Art und Verlauf des durchgeführten Eingriffes.
- Engmaschige klinische Verlaufskontrolle, auch aggressive weiterführende Diagnostik ist indiziert: Palpation, Auskultation, Laborkontrollen, Sonographie (insbesondere zur Unterscheidung von einem mechanischen Ileus), Abdomenübersicht, Einsatz wasserlöslichen Kontrastmittels (letzteres als osmotisch wirksames Laxans teilweise therapeutisch wirkend), CT.

Therapie

- Bei physiologischer Darmparese und Fehlen weiterer pathologischer Befunde kann eine spontane Darmentleerung ohne spezielle Maßnahmen 3–6 Tage lang abgewartet werden.

- **Kriterien für die Einleitung einer Therapie** sind zunehmende Blähung des Abdomens, zunehmender Reflux aus der Magensonde, Verschlechterung des Allgemeinzustandes (Lungen- und Niereninsuffizienz, metabolische Entgleisung).
- Frühzeitig anzuwendende **dekomprimierende Maßnahmen** sind Darmrohr, Klysma und hoher Einlauf (falls keine Kontraindikation bei tiefer Anastomose besteht).
- Vor einer **medikamentösen Stimulation des Darmes** muss die Indikation zur Relaparotomie ausgeschlossen sein.
- An verschiedenen Kliniken wird eine Vielzahl motilitätsfördernder Regimes verwendet unter gestuftem Einsatz diverser **Prokinetika**: Dexpanthenol (Bepanthen Roche) sowie Neostigmin (Prostigmin) und Distigmin (Ubretid) als indirekte Parasympathomimetika, Erythromycin als Agonist am Motiliumrezeptor, der Cholezystokinin-Antagonist Ceruletid (Takus), vorteilhaft in Kombination mit dem die Magenentleerung beschleunigenden Dopamin-Antagonisten Metoclopramid (Paspertin) zu verabreichen, sowie das auch zur Geburtseinleitung gebrauchte Prostaglandin E_2 (Minprostin). Die spezifischen Nebenwirkungen dieser Substanzen sind zu beachten.
- **Laxanzien** sind selten indiziert, da sie enteral nicht transportiert werden (Ausnahme: Gastrografin); sie werden aber oft unterstützend bei schon bestehender Peristaltik eingesetzt.
- Sowohl prophylaktisch als auch therapeutisch am wirksamsten ist die **Sympathikolyse** durch thorakale Epiduralanästhesie über 2–3 Tage, vor allem, wenn sie bereits intraoperativ begonnen wird. Durch den therapeutischen Erfolg wird die pathogenetische Bedeutung inhibitorischer sympathischer Reflexe unterstrichen. Die mobilitätsstörende Opiatwirkung kann durch die Gabe von Naloxon unterbrochen werden.
- Weiterhin wird die Verwendung **nichtsteroidaler antiinflammatorischer Substanzen** empfohlen; sie wirken zum einen über die damit erzielte Einsparung von Opioiden, zum anderen möglicherweise durch direkten antientzündlichen Effekt in der Darmwand.
- Eine positive Auswirkung der routinemäßigen Verwendung einer **Magensonde** (Cave: Atelektase, Pneumonie) auf die postoperative Darmmotilität konnte ebensowenig nachgewiesen werden wie ein Vorteil durch besonders frühzeitige Mobilisation. Hingegen werden von einer **frühzeitigen postoperativen enteralen Ernährung** (bei Abwesenheit von Singultus, Übelkeit und Erbrechen einsetzbar) überwiegend positive Effekte berichtet.
- Bei **Therapieresistenz** ist die Möglichkeit der chirurgischen Komplikation erneut zu erwägen; eine Relaparotomie sollte auch bei nicht fassbarer Ursache des Ileus spätestens nach 2 Wochen durchgeführt werden.

12.6.9 Akute Pseudoobstruktion des Kolons

Dieses unscharf definierte Krankheitsbild, auch Ogilvie-Syndrom genannt, entspricht der schweren Form eines paralytischen Ileus mit massiver Blähung des Kolons; als diagnostische Kriterium wird meist ein Zäkumdurchmesser über 9 cm genannt.

Symptome

- Die Pseudoobstruktion entwickelt sich in der Regel über Tage bei hospitalisierten, meist älteren Patienten; fast immer liegt eine schwere Begleiterkrankung, ein Trauma oder ein postoperativer Zustand (z. B. nach aortokoronarem Bypass oder orthopädischen Eingriffen) vor. Klinisch finden sich zunehmender Meteorismus und Schmerzen bei Stuhl- und Windverhalt; Darmgeräusche sind anfangs vorhanden. Bei der digitalen Untersuchung findet sich das Rektum gasgebläht.

- Ein mechanisches Hindernis im linken Hemikolon kann durch **Kontrasteinlauf** ausgeschlossen werden.
- Das Risiko der Zäkumperforation liegt bei 3 % der Fälle; diese **Komplikation** ist etwa ab einem Zäkumdurchmesser von 12 cm zu erwarten; die Letalität liegt dann bei 50 %.

Therapie

- Die Therapie ist grundsätzlich **konservativ** und auch gegen die Grunderkrankung gerichtet; die Darmmotilität beeinträchtigende Medikamente müssen abgesetzt werden. Nach Injektion von 2 mg Neostigmin intravenös kommt die Darmfunktion in vielen Fällen schlagartig in Gang.
- Eine weitere Therapieoption ist die – ggf. wiederholte – koloskopische Dekompression.
- Eine **Operationsindikation** (Zäkostomie oder Hemikolektomie rechts) besteht beim Versagen der vorgenannten Maßnahmen sowie bei Perforation und Peritonitis.

13 Peritonitis

R. Baumann

13.1 Anatomie des Peritoneums

- Das Bauchfell überzieht mit seinem parietalen Blatt die vordere und hintere Bauchwand sowie das Zwerchfell, mit dem viszeralen Blatt die intraperitoneal gelegenen Bauch- und Beckenorgane. Die Gesamtoberfläche entspricht mit ca. 2 m^2 in etwa der Körperoberfläche.
- **Histologisch** handelt es sich um eine dünne, lockere, lymph- und blutgefäßreiche Bindegewebsschicht, bedeckt von einem einschichtigen Plattenepithel, das aufgrund seiner mesodermalen Herkunft als Mesothel bezeichnet wird.
- Vorwiegend am parietalen Peritoneum und vor allem subdiaphragmal finden sich zwischen den Mesothelzellen feine Stomata (8–12 µm Durchmesser), die die Bauchhöhle mit submesothelialen Lymphkapillaren verbinden, wodurch – unterstützt durch die Atembewegungen – nicht nur große Flüssigkeitsmengen, sondern auch geformte Partikel und Zellen (Blut!) resorbiert werden können.
- Bei der Frau steht die Peritonealhöhle über Tuben, Cavum uteri und Vagina mit der Außenwelt in Verbindung.

Nerven

Gemäß der embryologischen Herkunft aus parietalem bzw. viszeralem Mesoderm ist die Nervenversorgung des Peritoneums zweigeteilt:

- Im **parietalen Peritoneum** sind zahlreiche freie Nervenendigungen und Vater-Pacini-Körperchen vorhanden; die zugehörenden Afferenzen des somatischen (lokalisierbaren, anhaltenden, schneidenden) Schmerzes verlaufen bilateral in den Nn. phrenici und in den Rr. ventrales der Segmentnerven (Nn. intercostales 6–11, Nn. subcostales, iliohypogastrici et ilioinguinales). Dabei ist das Peritoneum parietale an der ventralen und lateralen Bauchwand besonders schmerzempfindlich, weniger an der Zwerchfellunterseite, im kleinen Becken und an der Rückwand der Bauchhöhle. Die gemeinsame Nervenversorgung des parietalen Peritoneums und der darüber liegenden Bauchdecke erklärt die reflektorische Muskelspannung bei peritonealer Reizung.
- Das **viszerale Peritoneum** enthält spärlichere sensible Afferenzen, die meist die Mesenterialarterien begleiten und über die Plexus mesenterici inf. und sup. sowie die Nn. splanchnici zentralwärts gelangen. Sie bedingen die dumpfen, schlecht lokalisierbaren, brennenden oder bohrenden, wellenartigen viszeralen Schmerzen. Diese werden durch Zug an den Mesenterien, intestinale Dehnung, Muskelspasmen und Ischämie hervorgerufen, bei sonst relativer Unempfindlichkeit der Eingeweide. Oft besteht eine vegetative Begleitsymptomatik wie Übelkeit, Schwitzen und Unruhe.
- Durch Konvergenz und Verschaltung der Viszeroafferenzen mit dem somatischen System auf der spinalen Ebene entsteht durch zentrale Fehlinterpretation das Phänomen des „übertragenen" Schmerzes in den sog. Head-Zonen (z. B. rechtsseitiger Schulterschmerz bei Cholezystitis).

Arterien

Auch die arterielle und venöse Blutversorgung des Peritoneums entspricht den Versorgungsstraßen der jeweils bedeckten Strukturen.

- Das **parietale Blatt** wird segmental aus den Aa. intercostales posteriores und Aa. lumbales, aus den Aa. circumflexae ilium profundae, ventral durch die Aa. epigastricae superiores et inferiores, kaudal aus den Beckenarterien, kranial aus den unteren Zwerchfellarterien, dorsal auch durch Äste der A. mesenterica superior und inferior versorgt.
- Die Blutversorgung des viszeralen Blattes erfolgt ebenfalls über Äste der A. mesenterica sup. et inf.

Venen

- Entsprechend drainiert das **parietale Peritoneum** über segmentale (Vv. circumflexae iliacae profundae, Vv. lumbales, Vv. intercostales posteriores, Vv. phrenicae inferiores) und longitudinale (Vv. lumbales ascendentes, V. azygos, V. hemiazygos, Vv. epigastricae superiores und inferiores) Abflüsse in das Gebiet der unteren und oberen Hohlvene.
- Das **Peritoneum viscerale** gehört überwiegend zum Einzugsgebiet der Pfortader (Ausnahmen in den Übergangsbereichen Kardia und Rektum).

Lymphgefäße

- Die Lymphgefäße verlaufen parallel zu den Arterien; der Hauptlymphabstrom erfolgt über die Zwerchfellunterseite und den Ductus thoracicus.

13.2 Definition und Einteilung der Peritonitis

- Der **Begriff** der Peritonitis bezeichnet eine durch Mikroorganismen bzw. chemische oder physikalische Reize bedingte Entzündung und umfasst eine sehr inhomogene Gruppe von Krankheitsbildern (Letalität 3–100 %).
- Diese lassen sich nach verschiedenen Kriterien **einteilen**:
  - nach der Ätiologie (septisch – steril)
  - nach dem zeitlichen Verlauf (akut – chronisch)
  - nach der Phänomenologie (serös – fibrinös – eitrig – gallig – hämorrhagisch – jauchig – kotig)
  - Von besonderer prognostischer Bedeutung ist die Ausdehnung des Prozesses (lokal – diffus; Unterbauchperitonitis, 4-Quadranten-Peritonitis).
  - Für lokalisierte Eiteransammlungen hat sich der Begriff des intraabdominalen Abszesses eingebürgert, obwohl analog zu den Verhältnissen an der Pleura die Charakterisierung als Empyem zutreffender wäre.
- Von unmittelbarer therapeutischer Relevanz ist die Unterscheidung zwischen einer primären, sekundären und tertiären Peritonitis:
  - Bei der seltenen **primären**, sog. spontanen Peritonitis geht die Infektion nicht von einem erkrankten intraperitonealen Organ aus, sondern erfolgt hämatogen, lymphogen oder kanalikulär.
  - Die zahlenmäßig weit überwiegende **sekundäre** Peritonitis beruht auf einer direkten Erregereinschleppung, meist aus einem intraperitonealen Hohlorgan.
  - Als **tertiäre** Peritonitis wird gelegentlich ein unscharf definierter Krankheitszustand bezeichnet, der im Verlauf der Behandlung einer Peritonitis auftreten kann und eine hohe Letalität aufweist. Klinisch besteht eine persistierende oder rekurrierende Infektion, meist mit Sepsis und Organversagen; intraperitoneal findet sich lediglich ein diffuses serosanguinolentes Exsudat, besiedelt mit wenig virulenten nosokomialen Keimen (Pilze, Pseudomonaden, Enterokokken, Staph. epidermidis). Vermutlich handelt es sich nicht um eine eigenständiges Krankheitsbild, sondern um eine massive Immunsuppression im Rahmen des Organversagens.

13.3 Pathophysiologie

Lokale Abwehrmechanismen

Lokale Abwehrmechanismen gegen eine bakterielle Kontamination des Peritoneums beinhalten

- **Clearance der Bakterien** über die diaphragmalen Lymphstomata (im Tierversuch binnen Minuten nachweisbar). Dieser Mechanismus allein ist nur bei geringen Keimzahlen erfolgreich; er trägt aber wesentlich zur systemischen Immunantwort des Organismus bei.
- **rasches Einwandern von Makrophagen** (teilweise transformiert aus Mesothelzellen), die Mediatoren ausschütten.
- **exsudative Reaktion des Peritoneums** mit Einwanderung von Granulozyten (nach 2–4 Stunden, mit einem Maximum nach 2–3 Tagen).
- Das im Exsudat enthaltene Fibrinogen wird in Fibrin umgewandelt und trägt so durch **Verklebung peritonealer Oberflächen** zur Versiegelung des Infektionsherdes bei. Die normale fibrinolytische Aktivität der mesothelialen und submesothelialen Zellen ist bei bakteriellen Infekten vermindert.

Makroskopischer Aspekt

- Initial verliert die Serosa durch das sich entwickelnde Ödem ihren spiegelnden Glanz, wird rau, trüb und durch die Hyperämie streifig gerötet.
- Die Serosa zeigt zunehmende fibrinös-eitrige Beläge, die sich nach 1–2 Tagen nicht mehr ohne Deserosierung abheben lassen.
- Durch Kapillarschädigung bedingt kommt es zu subserösen Blutungen. Die Subserosa ist sulzig verdickt, die Darmwände sind in allen Schichten aufgelockert.
- Es kommt zum **paralytischen Ileus**: Der Darm ist aufgetrieben, hypoton, mit „schwappender Füllung". Die Darmwand wird zunehmend steif und brüchig.
- Beim Überleben der akuten Phase werden die exsudativen Beläge organisiert, wodurch flächenhafte oder strangförmige Verwachsungen unterschiedlichsten Ausmaßes entstehen.

Abdominales Kompartment-Syndrom

- Bei einer intraabdominalen Infektion führen das Gewebeödem, der entzündliche Aszites und der paralytische Ileus bei verschlossenen Bauchdecken zu einem abdominalen Druckanstieg (**abdominale Hypertension**) mit Beeinträchtigung der Hämodynamik (Verminderung des Rückstroms über V. cava) und Kompression sowie Perfusionsstörungen der Bauchorgane. Es kommt insbesondere zu einer Einschränkung der Nieren-, Herz- und Lungenfunktion (Zwerchfellhochstand!) sowie zur Heilungsstörung der Laparotomie.
- **Klinisch** besteht eine Hypotension und Tachykardie bei erniedrigtem Herzminutenvolumen und erhöhtem peripheren Widerstand, erhöhten Beatmungsdrucken, Hyperkapnie sowie Oligurie.
- **Diagnostisch** hilfreich ist eine Druckmessung in der Harnblase (bzw. im Blasenkatheter) bei geringer Blasenfüllung; als signifikant gilt ein Druckanstieg über 20 mmHg.
- Die **Therapie** besteht in der unverzüglichen Anlage eines Laparostomas (s. S. 224) und Volumengabe.

Systemische Reaktion

- Die durch eine diffuse Peritonitis hervorgerufenen systemischen Veränderungen entsprechen denen bei einem schweren Trauma (**systemic inflammatory response syndrome [SIRS]**). Sie werden durch die Hypovolämie aufgrund der massiven Flüssigkeitssequestration im Bauchraum (Ödem, Exsudat, paralytischer Ileus) sowie die aktivierten Mediatorenkaskaden (Endotoxin, Tumornekrosefaktor, Interleukine, Komplement, plättchenaktivierender Faktor, Eicosanoide, O_2-Radikale, Stickstoffmonoxid) hervorgerufen.

- Die **peritonealen Zytokinspiegel** sind dabei wesentlich höher als die im Blut gemessenen, die somit nur die „Spitze des Eisbergs" der im abdominalen Kompartment lokalisierten Entzündung repräsentieren.
- Trotzdem ist die extraperitoneale Allgemeinreaktion (**abdominale Sepsis**) mit ihren Folgezuständen (Multiorganversagen: multiple organ dysfunction syndrome [MODS]) schließlich für das Schicksal des Patienten bestimmend. Pathogenetisch ist hierbei ein zunehmender Immundefekt durch vermehrten programmierten Zelltod (Apoptose) von Lymphozyten und gastrointestinalen Epithelien wesentlich.

13.4 Symptome und Diagnostik

- In manchen Fällen (z. B. beim typischen Bild einer Ulkusperforation) kann die kausale Diagnose durch Anamnese und klinische Untersuchung weitgehend sicher gestellt werden; prinzipiell umfasst die Differenzialdiagnose der Peritonitis aber sämtliche intra- und extraabdominalen Ursachen des akuten Abdomens.
- **Leitsymptome** der Peritonitis sind Schmerzen, Abwehrspannung und gestörte Peristaltik.
- Die sicheren Zeichen einer diffusen Peritonitis erfordern eine **notfallmäßige Operation**, die nicht durch aufwändige präoperative Kausaldiagnostik verzögert werden darf.

Basisdiagnostik

- **Anamnese**
  - Schmerz: Beginn, Lokalisation, Charakter (z. B. Hustenschmerz?), Verlauf
  - Vorerkrankungen, Voroperationen, Familienanamnese, Medikamenteneinnahme
  - Übelkeit, Erbrechen, Nahrungsaufnahme
  - Stuhlgang, Miktion
- **Inspektion**: Allgemeinzustand, Angst, Unruhe, Facies hippocratica, Schonhaltung mit angezogenen Knien, flache kostale Atmung, Exsikkose, Meteorismus
- **Palpation:** Druckschmerz, Loslassschmerz, Abwehrspannung, Resistenz
- **Perkussion**: Meteorismus, Aszites, Perkussionsschmerz
- **Auskultation**: Darmgeräusche vermindert/fehlend, Gefäßgeräusch
- **rektale Untersuchung**: Douglas-Abszess, Portioverschiebeschmerz
- **Temperaturmessung**: in der Regel über 38 °C; bei schwerer Sepsis gelegentlich Hypothermie
- **Labor**
  - Blutbild: Leukozytose mit Linksverschiebung, bei Sepsis ggf. Leukopenie
  - CRP, Kreatinin, Elektrolyte, Lipase, Quick, PTT, Glukose, Blutgruppe, Kreuzblut, ggf. BGA, Laktat, LDH, CK, Leberwerte, Prokalzitonin (Ausgangswert für Therapiekontrollen)
  - Urinstatus
- **Sonographie**
  - freie Flüssigkeit, freie Luft?
  - Organveränderungen (Cholezystitis, Appendizitis, Ileus, Tumor)?
- **EKG** zum Infarktausschluss
- **Röntgen**

  Abdomen im Stehen oder in linker Seitenlage: freie Luft, Spiegelbildung, Aerobilie?
  - Thorax: Pneumonie, Erguss, Zwerchfellhochstand, Stauung?

Weiterführende Diagnostik bei besonderer Fragestellung

- **intestinale Kontrastmitteldarstellung**
  - retrograde Darstellung des Kolons mit wasserlöslichem Kontrastmittel (Divertikulitis, Perforation, Tumor?)
  - selten Magen-Darm-Passage (Kontrastmittelaustritt, -stopp?)
- **CT**: bei schlechten Schallbedingungen und gezielten Fragestellungen (Tumor? Abszess? Postoperativer Peritonitisverdacht oder zur Klärung der Morphologie bei Pankreatitis)
- **Duplexsonographie, Angiographie** (konventionell oder MR-Angiographie): bei V. a. Mesenterialinfarkt
- **Endoskopie** selten notwendig:
  - Gastroskopie (Ulkus, Perforation?);
  - Koloskopie (Kolitis? Tumor?)
- **Laparoskopie**
  - häufigste Indikation bei jungen Frauen mit rechtsseitigem Unterbauchschmerz (DD: Appendizitis/Adnexprozess)

13.5 Primäre Peritonitis

13.5.1 Definition

- Als primär werden die seltenen Peritonitisformen (1–2 % der Fälle) bezeichnet, bei denen keine offene Verbindung der Bauchhöhle zu einer Infektionsquelle besteht. Bei diesen „spontanen" Peritonitiden erfolgt die Infektion – oft im Rahmen von Begleiterkrankungen – hämatogen oder lymphogen.
- Nicht ganz konsequent wird jedoch auch die kanalikulär aszendierende Pelveoperitonitis der Frau traditionell zu den primären Peritonitiden gezählt.
- Im Gegensatz zur Mischinfektion bei den sekundären Peritonitiden handelt es sich bei der primären Form in über 90 % der Fälle um eine **Monoinfektion**.

13.5.2 Formen

- Klassisches Beispiel dieser inhomogenen Krankheitsgruppe ist die heute relativ seltene hämatogene postinfektiöse **Pneumokokken**- oder **Streptokokkenperitonitis des Kindesalters**. Hier findet derzeit allerdings ein Erregerwechsel hin zu Staphylokokken und gramnegativen Bakterien statt. In der Mehrzahl handelt es sich um Kinder mit Aszites aufgrund eines nephrotischen Syndroms oder einer Leberzirrhose.
- Bei **Erwachsenen** mit primärer Peritonitis liegt regelhaft ein **Risikofaktor** vor, z. B. Aszites, meist aufgrund einer alkoholtoxischen Leberzirrhose. Der verursachende Erreger ist meist Bestandteil der regulären Darmflora, am häufigsten findet man E. coli, nicht selten Klebsiellen: Die portale Hypertension begünstigt die Translokation von Darmbakterien; durch die reduzierte Komplementsynthese bei Leberzirrhose wird ihre Opsonierung beeinträchtigt.
- Die **Pelveoperitonitis bei Frauen** entsteht als Komplikation einer Adnexitis. Häufige Verursacher sind Chlamydien und Gonokokken; bei beiden Erregern kommt es gelegentlich zu einer Perihepatitis.
- Bei **Immunsuppression** (HIV-Infektion!) ist das Risiko einer primären Peritonitis erhöht; insbesondere in diesen Fällen muss auch an seltene Erreger wie Mykobakterien, Neisserien, Listerien, Chlamydien, Zytomegalieviren und Pilze gedacht werden.

- Die in den letzten Jahren wieder zunehmende **tuberkulöse Peritonitis** zeigt zunächst einen besonders protrahierten Verlauf mit zunehmendem Aszites, Fieber und Nachtschweiß und mündet oft in das Bild eines Dünndarmileus ein.
  - Sie entsteht meist durch Reaktivierung einer latenten Tuberkulose mesenterialer Lymphknoten oder hämatogen bei florider Lungen-Tbc, seltener lymphogen oder kontinuierlich bei einer tuberkulösen Enteritis, Salpingitis oder Pleuritis.
  - Bei der Laparotomie stellt sich vom makroskopischen Aspekt her die Differenzialdiagnose einer Peritonealkarzinose. Die diagnostische Klärung erfolgt dann durch offene Biopsie und Kultur; sie ist grundsätzlich auch durch Punktion möglich.
  - Die Prognose bei tuberkulostatischer Therapie ist gut.

13.5.3 Therapie

- Da eine chirurgische Herdsanierung nicht möglich ist, ist die Therapie der primären Peritonitis **grundsätzlich konservativ** (Antibiotika, Magensonde, parenterale Ernährung).
- Dieses Ziel wird allerdings insbesondere bei **Kindern** selten erreicht, da sie die eindrucksvollen klinischen Zeichen einer bakteriellen Peritonitis bieten und daher in der Regel unter der Verdachtsdiagnose einer Appendizitis operiert werden.
- **Erwachsene mit Leberzirrhose** zeigen hingegen oft nur wenig ausgeprägte Peritonitissymptome wie gering erhöhte Temperatur und minimalen Druckschmerz bei teigig-weichen Bauchdecken, während die Zeichen der zunehmenden Leberdekompensation (Enzephalopathie, Aszitesvermehrung) im Vordergrund stehen. Aufgrund des erhöhten Operationsrisikos sollte gerade bei diesen Patienten ein Eingriff möglichst vermieden werden.
  - Diagnostisch wegweisend ist hier die Aszitespunktion, wobei Blutkulturflaschen beimpft werden. Auch mehr als 250 Neutrophile/µl, eine Erniedrigung des pH und eine Erhöhung des Laktates im Punktat gelten als zuverlässige Hinweise auf eine bestehende Peritonitis.
  - Eine LDH-Erhöhung und eine Erniedrigung des Glukosespiegels unter 50 mg/dl in der Probe spricht für eine sekundäre Peritonitis und bedarf zum sicheren Ausschluss dringlich weiterer Abklärung.
  - Ein rascher Leukozytenabfall bei erneuter Aszitespunktion ist hingegen ein deutlicher Hinweis auf ein Anschlagen der konservativen Therapie bei primärer Peritonitis.

Antibiotikatherapie

- Bei nachgewiesenen **Pneumo- oder Streptokokken** ist Penicillin G wirksam.
- Bei einem **unbekannten Erreger** wird primär meist Ciprofloxacin oder ein Cephalosporin der 3. oder 4. Generation eingesetzt (z. B. Cefotaxim oder Cefepim, die beide auch gegen Gonokokken wirksam sind), eventuell kombiniert mit Metronidazol.
- Durch die zusätzliche Gabe von Albumin wurden bei Patienten mit Leberzirrhose deutlich höhere Überlebensraten erzielt.
- Als **Therapiedauer** gelten 5–7 Tage als ausreichend, wenn die Neutrophilen im obligaten Kontrollpunktat unter 250/µl abgefallen sind; ein Frührezidiv ist dann sehr selten.

13.5.4 Prognose

- Die **Letalität** der spontanen bakteriellen Peritonitis bei Leberzirrhose liegt bei 40 % (meist Tod durch Leberversagen).

- Die Rezidivrate ist hoch und die mittelfristige Prognose schlecht. Eine Rezidivprophylaxe (mit Norfoloxacin) ist bei weiterbestehendem Aszites daher indiziert.

13.5.5 Differenzialdiagnosen

- Alle intra- und extraabdominellen Ursachen des **akuten Abdomens**.
- Beim **systemischen Lupus erythematodes** kann eine Peritonitis mit Aszites „steril" durch Vaskulitis der subserösen Arterien oder als sekundäre Peritonitis durch intestinale Vaskulitis mit Durchwanderung oder Perforation entstehen.
- Ebenfalls diagnostisch schwierig abzugrenzen ist die sterile Peritonitis im Rahmen der Polyserositis beim **familiären Mittelmeerfieber** (Familienanamnese; Gendiagnostik; Colchicinprophylaxe!).
- „Pseudoperitonitiden" bei metabolischen Erkrankungen wie Diabetes mellitus, Porphyrien, Morbus Addison, Sichelzellenanämie, Urämie und hereditärem Angioödem.

13.6 Sekundäre Peritonitis

13.6.1 Definition und Ätiologie

- Die im chirurgischen Krankengut weit überwiegende sekundäre Peritonitis ist definiert als eitrige Entzündung durch **direkte Erregereinschleppung** aus einem abdominellen Hohlorgan oder von außen.
- **Häufige Ursachen** sind Perforationen von Magen- und Darmulzera, Appendix, Sigma (durch Divertikulitis, Tumor, Volvulus) oder Gallenblase und Durchwanderung durch Strangulation, Obstruktion, Infarzierung oder Entzündung des Darmes; außerdem – je nach Krankengut in der überwiegenden Mehrzahl der Fälle – postoperative Peritonitiden durch intraoperative Kontamination oder postoperative Anastomoseninsuffizienz sowie übersehene iatrogene Gallenwegs- oder Darmläsionen bei laparoskopischen Eingriffen.
- Je nach Ursache, resultierendem Keimspektrum, Dauer, Ausbreitung, Alter des Patienten und Begleiterkrankungen entsteht ein sehr **unterschiedlich schweres Krankheitsbild**, sodass zur Therapieplanung und für vergleichende Studien eine Stadieneinteilung sinnvoll ist.
- Im deutschen Sprachraum wird als krankheitsspezifischer Score hierzu meist der **Mannheimer Peritonitis-Index** (**MPI**, s. S. 223) verwendet, der aufgrund weniger, leicht zu erfassender Variablen eine individuelle Mortalitätsprognose erlaubt:
  - Bei einem MPI von max. 20 liegt die zu erwartende Letalität nahe 0 %,
  - bei einem MPI über 29 bei über 75 %.
- Im Gegensatz zur primären Peritonitis wird die sekundäre durch eine **Mischflora** verursacht, in der Regel unter Beteiligung obligat anaerober Bakterien. Bei einer Kolonperforation z. B. treten mehr als 400 verschiedene Bakterienspezies in die Bauchhöhle über. Von diesen überleben jedoch nur wenige außerhalb ihrer natürlichen Umgebung, so fakultativ anaerobe Endotoxinbildner wie E. coli und obligat Anaerobe wie Bacteroides fragilis (verantwortlich für spätere Abszessbildung).
- Bei einer **Perforation des oberen Gastrointestinaltraktes** entsteht zunächst eine chemisch-toxische Peritonitis, die nach 6 bis 12 Stunden in eine bakterielle Entzündung durch überwiegend grampositive Erreger übergeht.
- Eine **Leckage steriler Galle** in das Peritoneum kann (muss aber nicht) durch chemische Reizung erhebliche Symptome verursachen. Zu einer eigentlichen galligen Peritonitis kommt es jedoch nur bei der in diesem Zusammenhang allerdings häufigen Infektion der Gallenflüssigkeit, wobei letztere das Keimwachstum fördert.

Mannheimer Peritonitis-Index (MPI) Risikofaktor	Punkte
Alter über 50 Jahre	5
Geschlecht weiblich	5
Organversagen	7
Malignom	4
Präop. Peritonitisdauer >24 h	4
Ausgangspunkt nicht Dickdarm	4
Ausbreitung diffus	6
Exsudat (nur eine Ja-Antwort)	
– klar	0
– trüb	6
– kotig-jauchig	12
Summe der Ja-Antworten = Index (max. 47)	

- Die Peritonitis bei einer **nekrotisierenden Pankreatitis** entsteht durch die autodigestive Wirkung der freigesetzten Pankreasenzyme und ist als Begleiterscheinung der Grunderkrankung zu sehen („Retroperitonitis“), die auch ohne bakterielle Infektion ein septisches Krankheitsbild erzeugen kann.

13.6.2 Therapie

Die Behandlung der sekundären Peritonitis besteht aus

1. Herdsanierung
2. mechanischer Reinigung der Bauchhöhle
3. Antibiotikatherapie
4. unterstützender Intensivtherapie

13.6.2.1 Chirurgische Herdsanierung

- Insbesondere bei der diffusen Peritonitis muss mit **absoluter Indikation** eine **notfallmäßige Operation** erfolgen.
- Als **Zugangsweg** wählt man in der Regel eine lange mediane Laparotomie (quere Inzision: weniger Bauchdeckenprobleme; oft angewandt bei nekrotisierender Pankreatitis).
- Nach Abstrichentnahme, Grobreinigung und kompletter Exploration erfolgt als entscheidender Schritt die palliative oder definitive **Ausschaltung der Infektionsquelle.**
- Das Spektrum der zur **Herdsanierung** notwendigen Eingriffe reicht je nach Situation von einer einfachen Ulkusübernähung oder Appendektomie über eine Kompartimentbildung (z. B. bei Duodenalstumpfinsuffizienz) oder Stomaanlage bis zu ausgedehnten Resektionen oder Nekrosektomien (bei Pankreatitis).
- Das **Vorgehen im Einzelfall** (z. B. die Frage einer Kontinenz- versus Diskontinuitätsresektion) hängt von den Begleitumständen (Schwere und Ausdehnung des Befundes, Vorerkrankungen) ab und bleibt mangels einfacher Regeln der Erfahrung des Chirurgen überlassen.
- **Allgemein gilt es**, angesichts der bestehenden Gefährdung des Patienten das zusätzliche Risiko durch den Eingriff selbst minimal zu halten.

- Gelingt die definitive Ausschaltung der Infektionsquelle nicht beim Ersteingriff, kommt es zu einer massiven Verschlechterung der Prognose. Ist die Fokussanierung auch im weiteren Verlauf nicht möglich, resultiert eine Mortalität von 100 %.

13.6.2.2 Reinigung der Bauchhöhle

Standardverfahren

- **Absaugen** der infektiösen und endotoxinreichen Flüssigkeit und
- **intraoperative Peritoneallavage**, z. B. mit mehreren Litern warmer Ringerlösung, unter Einbeziehung auch entfernter Räume wie des Subphreniums. Die Beigabe von Desinfizienzien wie Chloramin oder Chemotherapeutika wie Taurolidin ist umstritten. Die Verwendung exzessiver Spülmengen (bis 30 l) bringt keinen gesicherten Vorteil; Bedenken bestehen bezüglich einer Beeinträchtigung lokaler peritonealer Abwehrmechanismen durch Verdünnung. Auch der Nutzen der Entfernung von Fibrinbelägen (zur Eliminierung darin persistierender Keime) ist nicht belegt und zumindest dann fragwürdig, wenn es dadurch zu Blutungen kommt.
- Oft muss vor dem Bauchdeckenverschluss der **paralytische Darm dekomprimiert** werden (z. B. durch Ausstreifen). Zur Prophylaxe unkontrollierter Adhäsionen können die Darmschlingen regelmäßig gelegt werden.
- Der Nutzen der häufig eingelegten **Abdominaldrainagen** ist nicht allgemein belegt. Zur Ableitung von Pankreassekret oder Galle oder einer nicht vorzuverlagernden intestinalen Fistel sind die Drainagen wohl sinnvoll, ihre Verwendung als „Sicherheitsdrain" ist wegen der potenziellen Nachteile (falsche Sicherheit durch Drainverlegung, Arrosion von Darm oder von Blutgefäßen, lokale Darmischämien, aufsteigende Infektion) eher abzulehnen.
- Bei einer Beschränkung der Peritonitis auf 1 oder 2 Quadranten und bei prognostisch günstigen diffusen Formen (frühzeitige Operation, sichere Herdsanierung) sind unter sorgfältiger postoperativer Beobachtung meist keine weiteren chirurgischen Maßnahmen erforderlich.

Erweiterte mechanische Reinigung

Bei einer länger bestehenden diffusen eitrigen Peritonitis und insbesondere, wenn beim Primäreingriff keine sichere Fokussanierung oder keine genügende Reinigung erzielt werden konnte (10–20 % der Fälle), ist das oben beschriebene **Standardverfahren** nicht ausreichend; die Phase der mechanischen Reinigung muss ausgedehnt werden. Prinzipiell stehen hierzu **4 Methoden** zur Verfügung:

- **Das offengelassene Abdomen**
  - Das alleinige Offenlassen des Abdomens, seit den 70er Jahren des letzten Jahrhunderts in Frankreich insbesondere bei geschädigten Bauchdecken praktiziert, ist von vorwiegend historischem Interesse: Es beinhaltet die Abdominaltoilette wie oben beschrieben, die breite Drainage der Bachhöhle durch die nur temporär abgedeckte Laparotomie (dadurch auch Druckentlastung) und ggf. mehrfache Revisionen, falls sich nicht binnen 2 Tagen eine deutliche Besserung einstellt.
  - Methodenbedingt treten nicht selten Dünndarmfisteln auf.
  - Das Laparostoma granuliert langsam sekundär; die entstehende Narbenhernie erfordert nach 8–12 Monaten eine aufwändige Bauchdeckenrekonstruktion.
- **Die geschlossene postoperative kontinuierliche Peritoneallavage**
  - Fortgesetzte Spülung mit 10–40 l Spülflüssigkeit pro Tag über mehrere vor dem Bauchdeckenverschluss eingelegte doppellumige Spül-Saug-Katheter für ca. 2–5 Tage bzw. bis die Spülflüssigkeit klar erscheint. Dadurch wird das Abdomen kontinuierlich von Bakterien, Endotoxin, Mediatoren, Sekreten, Blut und Detritus gereinigt.

- Die **Vorteile** dieses Verfahrens sind der Verzicht auf weitere Narkosen sowie die Möglichkeit eines oralen Nahrungsaufbaus unter laufender Spülbehandlung.
- **Nachteile**: Die auch durch häufiges Umlagern nicht vermeidbaren „Spülstraßen" (vermeidbar allenfalls durch intermittierende Spülung mit 60–80 l/die nach dem Prinzip „Ebbe und Flut"), zeitweise auftretende hohe intraabdominale Drucke sowie Bilanzierungsprobleme (Flüssigkeitsretention, Protein- und Elektrolytverlust), ferner die fehlende direkte Kontrolle von Sekundärkomplikationen (enterale Leckagen, Schlingenabszesse).

- **Die postoperative kontinuierliche offene dorsoventrale Spülung**
  - Sie besteht in einer Kombination der beiden voranstehenden Verfahren, meist verbunden mit programmierten Revisionen. Der Zulauf erfolgt über mindestens 4 ventral eingebrachte und weit dorsal eingelegte weitlumige Drains, die Absaugung erfolgt über das Laparostoma.
  - Das Auslaufen von Spülflüssigkeit kann häufig nicht verhindert werden. Der initiale Spüleffekt ist maximal, desgleichen die Komplikationsmöglichkeiten durch Wasserretention und Kaliumverlust. Durch den geringen intraabdominalen Druck ist die Gefahr der Ausbildung von Spülstraßen geringer als bei dem geschlossenen Verfahren; der personelle Aufwand ist enorm. Auch dieses Behandlungskonzept hat sich daher nicht allgemein durchgesetzt.
  - Eine Modifikation dieses Verfahrens besteht in der Verwendung eines flüssigkeitsdichten passageren Bauchdeckenverschlusses mit integrierten Zu- und Ablaufschläuchen und schlotartigem, größenvariablem Öffnungstrichter, in den die Darmschlingen bei intraabdominaler Druckerhöhung ausweichen können.
- **Die programmierte Relaparotomie, Etappenlavage**
  - Kernpunkt dieser Sanierung in Etappen (auch als „staged abdominal repair" [STAR] bezeichnet) ist die Planung mindestens einer weiteren Exploration beim Ersteingriff (erneute Lavage und Inspektion der Problemzonen, üblicherweise nach spätestens 48 Stunden), unabhängig vom dann aktuellen Zustand des Patienten. Dies beinhaltet den weitgehenden Verzicht auf potenziell komplikationsträchtige Drainagen. Ein weiterer Vorteil ist der Wegfall der psychologischen Barriere vor einer Zweitoperation im Vergleich zu einer Relaparotomie „on demand".
  - Insbesondere bei unsicherer oder bewusst aufgeschobener Herdsanierung wird das Verfahren häufig angewandt (fraglich infarzierte Darmschlinge, postoperative Peritonitis, Nekrektomie bei nekrotisierender Pankreatitis).
  - Bei den täglichen Lavagen muss extrem vorsichtig manipuliert werden, zur Vermeidung von Abszessen ist das Abdomen aber unbedingt komplett zu inspizieren. Das Einhüllen des Dünndarmes in eine Polyethylenfolie reduziert die Inzidenz von Darmfisteln.
  - Für den **temporären Bauchdeckenverschluss** werden unterschiedliche Verfahren angegeben (z. B. Wellendrainage und Unterstützungsnähte, resorbierbare oder nichtresorbierbare Netze, sterilisierter Plastikbeutel, Schienengleitverband). Einfach, rasch und kostengünstig ist das Aufkleben einer Inzisionsfolie: Diese haftet nicht auf dem Darm, erlaubt einen Einblick in die Bauchhöhle und lässt die Bauchdecken situationsgerecht so weit adaptieren, dass einerseits ein abdominales Kompartmentsyndrom vermieden, andererseits nach dem Rückgang des Ödems oft ein Bauchdeckenverschluss ohne plastische Maßnahmen möglich wird. Letzterer wird allerdings – vor allem bei längerdauerndem Lavageprogramm – häufiger erreicht durch Einnähen eines immer schmaleren Schienengleitverbandes in dreitägigem Abstand oder miederartige Verwendung von Gummizügeln (vessel loops), da hierbei die Faszie mitgefasst und die Bauchdecken sicherer redressiert werden.

- **Nachteil des Verfahrens** ist die systemische Belastung durch mehrfache Narkosen und Operationen mit Endotoxineinschwemmung („second hit") und Verlängerung des paralytischen Ileus.
- Bei erfolgreicher Etappenlavage durchlaufen die peritonealen Veränderungen histologisch eine entzündungstypische stadienhafte Entwicklung: Die granulozytendurchsetzten Fibrinbeläge bilden sich in den ersten 3 Tagen deutlich zurück; in der Folge entwickelt sich Granulationsgewebe, das nach dem 5. Tag vorherrscht und nach einer Woche zunehmend fibrosiert.
- Der **Zeitpunkt des definitiven Bauchdeckenverschlusses** ist problematisch (Kriterien: keine Beläge mehr, klares Exsudat, gebesserter klinischer Zustand) und weitgehend der Erfahrung des Operateurs überlassen; im Zweifel sollte man sich eher zum Verschluss entschließen. Bei konsequenter Redression im Verlauf der Lavagen ist meist ein Primärverschluss möglich, ggf. unter Verwendung eines Kunststoffnetzes. Besteht eine breite Granulationsplatte im Laparostoma, wird diese durch Mobilisation der Haut bedeckt, eventuell nach Entlastungsschnitten an den Flanken; die Korrektur der Narbenhernie erfolgt nach 6–12 Monaten.
- Der Beweis einer überlegenen Wirksamkeit der Etappenlavage gegenüber der befundabhängigen („on demand") Relaparotomie konnte bislang nicht erbracht werden.

Auswahl des Reinigungsverfahrens

- Klare Richtlinien zur Differenzialindikation der verschiedenen erweiterten Behandlungsschemata fehlen bislang. Bei ischämischen Prozessen wird man eher eine geplante Revision, bei umschriebenen Eiterherden eine kontinuierliche geschlossene postoperative Spülung vorziehen. In Zentren werden mit den verschiedenen Methoden vergleichbare Ergebnisse erbracht (Letalität der diffusen Peritonitis 20–30 %).
- Angesichts des Aufwandes und der methodenspezifischen Komplikationsmöglichkeiten sollte vor allem eine Übertherapie strikt vermieden werden.
- Empfehlungen gehen dahin, leichtere und prognostisch günstige Peritonitisformen nach dem Standardverfahren, schwere Formen (grober Anhalt: MPI >26), auch unter dem Aspekt der **Dekompresssion** und dadurch der Prophylaxe des Multiorganversagens, offen zu behandeln, meist in Form der Etappenlavage.

13.6.2.3 Antibiotikatherapie

- Bei einer frischen gering ausgeprägten Peritonitis, welche vom oberen GI-Trakt ausgeht, reicht meist eine Monotherapie mit einem Cephalosporin der 2. Generation oder ein Breitspektrumpenicillin aus.
- Bei einem Keimaustritt aus distal gelegenen Darmabschnitten muss das Antibiotikum gegen Anaerobier wirksam sein.
- Das häufige Vorhandensein von Keimen mit problematischem Resistenzverhalten (E. cloacae, P. aeruginosa, koagulasenegative Staphylokokken, Enterokokken) ist klinisch nicht immer bedeutsam; ein gegen den hauptsächlichen Endotoxinbildner E. coli und gegen Anaerobier gerichtete Therapie ist in der Regel erfolgreich.
- Initial erfolgt eine kalkulierte Therapie, die **vor der Laparotomie** beginnen sollte.
- **Bewährte Antibiotika(kombinationen)** sind beispielsweise:
  - Cephalosporine der 3. Generation mit Metronidazol oder mit Clindamycin (noch häufig als Standardtherapie genannt)
  - Ciprofloxacin mit Metronidazol oder Moxifloxacin allein
  - Piperacillin mit Tazobactam
  - Imipenem-Cilastatin, Meropenem oder Ertapenem, ggf. mit Aminoglykosid
- Nach **Keimdifferenzierung** und **Resistenzbestimmung** erfolgt insbesondere bei bislang fehlendem klinischem Ansprechen eine korrigierte gezielte Therapie (z. B.

mit Vancomycin). Bei längerer Lavagebehandlung ist auf das Auftreten von Pilzen zu achten. Als sicherer Nachweis einer invasiven Mykose gelten allerdings nur ein positiver histopathologischer Befund und eine positive Blutkultur.
- Dem klassischen Konzept, die Antibiotikatherapie fortzuführen, bis der Patient 2 Tage lang afebril und die Leukozytenzahl normal ist, steht die neuere Erkenntnis gegenüber, dass die Peritonealhöhle nach wenigen Tagen trotz eventuell persistierenden Fiebers nahezu steril und deshalb beim Absetzen der Therapie kein Rückfall zu befürchten ist. Nach Herdsanierung wird daher eine Antibiotikatherapie der diffusen Peritonitis von maximal 5–7 Tagen empfohlen.
- Bei einer nicht einfach zu kontrollierenden Infektionsquelle (z. B. infizierte Pankreasnekrose) und bei geplanten Relaparotomien ist die postoperative Antibiotikatherapie jedoch ggf. länger durchzuführen.

13.6.2.4 Intensivtherapie

Während die Weiterentwicklung der Intensivmedizin (z. B. differenzierte Beatmungsstrategien, Substitutionsbehandlung einer relativen Nebenniereninsuffizienz) zweifellos zu einer Prognoseverbesserung der Peritonitiskranken beigetragen hat, konnte die klinische Wirksamkeit spezifischer mediatorengerichteter Therapieverfahren (monoklonale Immunglobuline, wie Antikörper gegen Tumornekrosefaktor α [TNFα], Interleukin I, Endotoxin) bis vor Kurzem nicht nachgewiesen werden.
Kürzlich wurde jedoch über eine Senkung der Mortalität bei Erwachsenen mit schwerer Sepsis durch die adjuvante Gabe eines TNFα-Antikörpers berichtet. In der Frühphase einer Sepsis verabreicht, wirkt aktiviertes Protein C (Drotregozin alfa) durch eine Modifikation der Gerinnungskaskade und seine antiinflammatorische Wirkung mortalitätssenkend.

13.7 Sonderfälle

13.7.1 Peritonitis bei Peritonealdialyse

- Mit durchschnittlich einer Erkrankung pro $1^1/_2$ Dialysejahre ist sie nicht selten.
- Die Infektion der Dialyseflüssigkeit geschieht entweder durch Keimeinschleppung über den Katheter, über eine Infektion des Kathetertunnels, „sekundär“ aus dem Gastrointestinaltrakt (eventuell durch Katheterarrosion bedingt), oder „primär“ hämatogen bzw. kanalikulär bei Frauen.
- Die als Komplikation einer länger dauernden Peritonealdialyse selten (in ca. 1%) auftretende **chronisch-sklerosierende Peritonitis** ist hingegen steril und gekennzeichnet durch eine pathogenetisch unklare massive diffuse subperitoneale Bindegewebsvermehrung mit Verkalkungen, bis hin zur kokonartigen Einscheidung des Darmes mit Ileussymptomatik und schlechter Prognose.

Symptome

Die Symptomatik der infektiösen Peritonitis ist in der Regel blande, wohl aufgrund der Lavage durch das Dialysat (leichte Bauchschmerzen, geringer Druckschmerz, gering erhöhte Temperatur). Frühzeichen ist eine Trübung des Effluats durch Anstieg der Leukozyten über 100/µl (Nachweis mit Teststreifen).

Diagnostik

- Zur Diagnose führt der Nachweis von Mikroorganismen im Dialysat (zu 75 % Gram-positive, meist Hautkeime wie Staph. epidermidis und Staph. aureus).
- Bei einer polymikrobiellen Infektion ist eine weitere Diagnostik zum Ausschluss einer sekundären Peritonitis dringlich!

Therapie

- Intraperitoneale, eventuell auch systemische **Antibiotikatherapie** (z. B. Cefazolin, Flucloxacillin oder Vancomycin), bis ca. 7 Tage nach der letzten positiven Kultur.
- Bei schweren Infektionen (Allgemeinsymptome!) ggf. Einlage weiterer Katheter zur kontinuierlichen Lavage.
- Eine primäre Katheterentfernung ist nur bei einer offensichtlichen Infektion des Eintrittstunnels, bei rezidivierenden Infekten durch den selben Keim oder beim Versagen der antibiotischen Therapie (z. B. bei Pseudomonasinfekt) notwendig.

13.7.2 Iatrogene Stärke-Peritonitis

- Es handelt sich um eine aseptische Peritonitis, hervorgerufen durch eine immunologische Reaktion auf Stärkekörner im Handschuhpuder. Nach dem durch das Auftreten von Allergien motivierten Verbot gepuderter Latexhandschuhe in Deutschland sollte diese Erkrankung hier zu Lande der Vergangenheit angehören.
- **Symptomatik**: akute Schmerzen und Fieber 10–30 Tage nach einer Laparotomie; Leukozytose, gelegentlich Eosinophilie
- Bei der **Relaparotomie** (besser: **Laparoskopie**) finden sich klarer Aszites sowie zahlreiche kleine Knötchen auf dem Peritoneum (Fremdkörpergranulome), sodass sich die Differenzialdiagnose einer Peritonealkarzinose oder -tuberkulose stellen kann.
- Die akute Entzündung bildet sich spontan zurück und die Stärkereste können resorbiert werden; es bleiben Verwachsungen.
- Zur unterstützenden Therapie werden **Corticosteroide** empfohlen.
- Wichtig ist die **Prophylaxe**: puderfreie Handschuhe verwenden!

13.7.3 Bariumperitonitis

- **Ursache** ist gewöhnlich eine Perforation mit Austritt von Bariumbrei beim Kolon-Kontrasteinlauf.
- Bariumsulfat wirkt peritoneal als massives chemisches Irritans (Histaminausschüttung, Schmerz, Kollaps) und ruft eine fibrinöse Peritonitis hervor, die die gleichzeitig sich entwickelnde bakterielle Peritonitis potenziert. Zusammen mit Darminhalt entsteht eine zähe, klebrige, schwierig entfernbare Masse.
- Bei der Ausheilung können ausgedehnte Verwachsungen entstehen.

Therapie

- sofortige Laparotomie und Beginn einer Antibiotikatherapie
- ausgiebige Spülung (evtl. mit Urokinasezusatz zur Fibrinolyse)
- Versorgung der Perforationsöffnung
- bei Leckage ins Retroperitoneum ggf. prophylaktische Ureterolyse
- eventuell protektiver Anus praeter

13.7.4 Intraabdominelle Abszesse

- Intraperitoneale Abszesse entstehen durch Perforation eines Hohlorgans, als Residuum nach einer diffusen Peritonitis und durch postoperative Nahtinsuffizienz.
- Häufige Lokalisationen sind perityphlitisch, im Douglas, subphrenisch, subhepatisch, parakolisch oder interenterisch (Schlingenabszesse).

Diagnostik

- Die Diagnose beruht auf dem klinischen Verdacht (z. B. persistierende Entzündungszeichen unter Antibiotikatherapie) und der Bestätigung durch bildgebende

Verfahren: Die Röntgenübersicht kann Hinweise geben (extraluminales Gas, Weichteilverschattung); zur Diagnose führen meist Sonographie oder CT; eine intestinale Kontrastmitteluntersuchung kann die Ätiologie klären.

Therapie

- Eine Ausheilung ist oft durch eine **perkutane Drainage** unter begleitender **Antibiotikatherapie** möglich. Klassische Indikation hierzu ist der gut abgegrenzte, singuläre, perkutan problemlos erreichbare Abszess mit dünnflüssigem Inhalt und kollapsfähiger Abszessmembran (nicht Schlingenabszesse); die Heilungsraten erreichen dann 80–90 %.
  - Der Abszess wird unter sonographischer oder CT-Kontrolle punktiert, dann in Seldinger-Technik ein Drain eingelegt.
  - Mit zunehmender Erfahrung wurde dieses Vorgehen – mit etwas geringerer Erfolgsrate – auch auf multiple, gekammerte, mit dem Darm in offener Verbindung stehende oder ungünstig gelegene Abszesse ausgedehnt (z. B. transhepatische oder endoskopisch-transgastrale Drainage von Abszessen in der Bursa omentalis).
  - Der Drain verbleibt 4–30 (durchschnittlich 10) Tage in situ; er wird gezogen bei minimaler Drainagemenge sowie klinischer und radiologischer Ausheilung (Sonographie, CT, Fistelfüllung).
- Wenn nach der perkutanen Drainage binnen 48 Stunden keine deutliche klinische Besserung eintritt, muss die bildgebende Diagnostik wiederholt bzw. eine Laparotomie erwogen werden.
- Zur Entlastung **ventral gelegener subphrenischer bzw. subhepatischer Abszesse** bietet sich oft primär ein Rippenbogenrandschnitt an.
- **Douglas-Abszesse** können per Laparotomie ausgeräumt oder durch transvaginale oder transrektale Einlage eines Ballonkatheters drainiert werden.

14 Leber

H. Siegert

14.1 Anatomie

- Die Leber stellt mit ihrem Gewicht von ca. 1.500 g das größte parenchymatöse Organ dar. Sie verfügt über eine beachtliche funktionelle Reservekapazität und kann Gewebsverluste durch Hyperplasie und Hypertrophie ausgleichen, sofern keine gravierenden Vorschäden, wie z. B. Leberzirrhose, bestehen.
- Unter der rechten Zwerchfellkuppel gelegen, füllt sie den rechten oberen Abdominalquadranten fast vollständig aus. Die Leberoberfläche (Facies diaphragmatica) ist in ihrer Form der Zwerchfellkuppel angepasst, die Unterfläche des rechten Leberlappens hat eine enge Lagebeziehung zur rechten Niere (Impressio renalis) und zur rechten Kolonflexur (Impressio colica).
- Die Verbindungslinie zwischen V. cava inf. und Gallenblase an der Leberunterfläche trennt die rechte von der linken Leberhälfte. Die „Aufhängung" des Organs erfolgt durch mehrere Bänder (Lig. coronarium hepatis, Lig. triangulare dextrum et sinistrum, Lig. falciforme hepatis, Lig. teres hepatis).
- Die klassisch-anatomische Unterteilung der Leber in einen rechten und linken **Leberlappen** sowie zwei akzessorische Lappen (Lobus caudatus et quadratus) stützt sich auf die äußere Form der Leber.
- Die funktionelle, an der Gefäßversorgung orientierte Beschreibung (nach Couinaud) erlaubt heute eine Einteilung in 8 **Segmente**, die hinsichtlich Blutversorgung und Galleabfluss voneinander unabhängig sind. Diese Einteilung bildet die Grundlage der modernen Leberchirurgie (Abb. 14.**1**).

Arterien

Die arterielle Versorgung erfolgt über die Leberarterien, die venöse über die Pfortader.

- Die **A. hepatica communis** ist in 95 % der Fälle ein Ast des Truncus coeliacus, bei 5 % entspringt sie aus der A. mesenterica sup. Nach dem Abgang der A. gastroduodenalis setzt sie sich als A. hepatica propria leberwärts fort. Dicht oberhalb der Abgangsstelle der A. gastroduodenalis gibt sie die A. gastrica dextra ab und teilt sich in der Leberpforte in 2 Äste für die beiden Leberlappen auf. Die A. cystica entspringt aus der A. hepatica dextra.

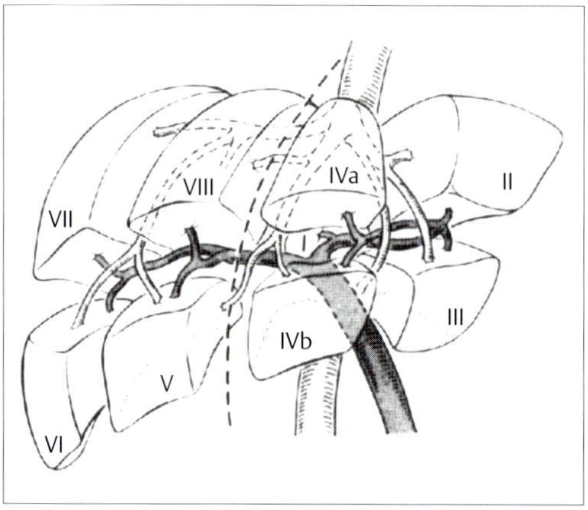

Abb. 14.1 Lebersegmente (aus: *Schumpelick* et al., Chirurgie, 3. Aufl., Enke 1994)

Venen

- Die **V. portae** entsteht durch die Vereinigung der V. mesenterica sup. und der V. lienalis. In ihrem Verlauf im Lig. hepatoduodenale nimmt sie die V. coronaria ventriculi und die V. cystica auf. In der Leberpforte teilt sie sich in einen rechten und linken Ast zur Versorgung der entsprechenden Leberlappen.
- Das Blut verlässt die Leber über die **Lebervenen**, die in die V. cava inferior münden und nicht bindegewebig eingescheidet sind. Die Vv. hepaticae liegen zwischen den Lebersegmenten, halten aber deren Grenzen nicht ein, sondern nehmen Äste aus benachbarten Segmenten auf. Ihr intrahepatischer Verlauf kann sonographisch verfolgt werden.
- Die Leber ist wie andere Drüsen aus Läppchen aufgebaut. Diese erscheinen im Schnittpräparat als polygonal begrenzte Felder. Das Blut fließt von den interlobulären Pfortader- und Leberarterienästen in radiärer Richtung durch die Lebersinusoide zu der im Läppchenzentrum gelegenen **Zentralvene**. Die Gallenkapillaren liegen interzellulär und münden in die interlobulären Gallengänge. Im Bereich benachbarter Läppchengrenzen liegen die sog. „**Glisson-Triaden**", die jeweils einen interlobulären Pfortader-, Leberarterien- und Gallengangsast enthalten. Verzweigungen der Glisson-Trias führen dazu, dass jedes Segment hinsichtlich Blutversorgung und biliärer Drainage von den anderen Segmenten völlig unabhängig ist und, ohne die Funktion der restlichen Leber zu gefährden, operativ entfernt werden kann.
- Bei der Resektion muss das Parenchym, das von einer Glisson-Trias versorgt wird, in seiner Gesamtheit entfernt werden. Der venöse Abfluss aus dem benachbarten Leberparenchym muss gewährleistet sein. Damit soll verhindert werden, dass devitalisiertes Parenchym zurückbleibt, das nekrotisieren und ggf. abszedieren könnte.

Lymphabfluss

- Die intrahepatischen Lymphbahnen verlaufen innerhalb der Glisson-Scheiden.
- Die tägliche Lymphproduktion der Leber beträgt 1–3 Liter. Bei der Leberzirrhose kann sie auf bis zu 10 Liter gesteigert sein.

14.2 Benigne Lebertumoren

14.2.1 Fokale noduläre Hyperplasie

Die fokale noduläre Hyperplasie (FNH) entwickelt sich überwiegend bei Frauen im mittleren Lebensalter. Sie tritt meist singulär auf und ist vor allem subkapsulär lokalisiert. Ein kausaler Zusammenhang mit dem langjährigen Gebrauch von Kontrazeptiva wird vermutet. Die fokale noduläre Hyperplasie ist häufiger als das hepatozelluläre Adenom, stellt aber keine Präkanzerose dar.

Symptome und Diagnostik

- Da die meisten Patienten keine spezifische Symptomatik aufweisen, wird die Diagnose in den meisten Fällen zufällig gestellt.
- Sonographisch imponiert die FNH als echoarme Masse.
- Histologisch findet man eine zentrale, avaskuläre, fibröse Zone.

Therapie

- In der Regel genügt die Verlaufsbeobachtung, eine selektive Leberresektion ist eher die Ausnahme.

14.2.2 Hepatozelluläres Adenom

Das hepatozelluläre Adenom (HA) erscheint überwiegend bei Frauen im mittleren Lebensalter. Ein Zusammenhang mit der langjährigen Einnahme von Kontrazeptiva ist wahrscheinlich. Eine maligne Entartung ist möglich.

Symptome und Diagnostik

- Das hepatozelluläre Adenom kann durch Blutung oder Ruptur klinische Symptome verursachen.
- Histopathologisch finden sich typischerweise zentrale Einblutungen.

Therapie

Größere hepatozelluläre Adenome sollten reseziert werden.

Differenzialdiagnostik

Die **fokale noduläre Hyperplasie** und das **hepatozelluläre Adenom** sind die häufigsten benignen Lebertumoren, die im Klinikalltag anlässlich der Untersuchung unspezifischer Abdominalbeschwerden erfasst werden. Probleme bereitet dabei zum einen die sichere Diagnosestellung und zum andern die Frage, ob die abdominellen Beschwerden tatsächlich auf diese Veränderungen zurückzuführen sind.

- Die Differenzierung zwischen FNH und HA ist schwierig, da weder Sonographie, noch CT, Kernspintomographie, Laparoskopie und Biopsie eine eindeutige Unterscheidung gestatten.
- Werden daher fokale Leberveränderungen intraoperativ angetroffen, so sollten günstig an der Leberoberfläche gelegene Parenchymveränderungen sparsam exzidiert werden. Zentral gelegene sollte man lediglich biopsieren.
- Symptomatische Oberbauchbeschwerden sollten nicht leichtfertig mit nachweisbaren Parenchymveränderungen der Leber korreliert werden, da chirurgische Eingriffe an der Leber für den Patienten nicht ohne Risiko sind.
- Vielfach besteht die therapeutische Konsequenz lediglich in einer Verlaufsbeobachtung der Strukturveränderungen.

14.2.3 Leberhämangiome

Leberhämangiome sind mit einer Prävalenz von 5–7 % die häufigsten benignen Primärtumoren der Leber. Sie können Ursache von Abdominalschmerzen sein infolge einer partiellen Infarzierung oder durch Druck auf das umliegende Gewebe. Sie können auch rupturieren oder Abszesse bilden.

Diagnostik

Diagnostisch kommen Sonographie, Angio-CT, Angiographie und Kernspintomographie zur Anwendung.

Therapie

- Eine Operationsindikation ist gegeben bei Schmerzen, Komplikationen oder bei unsicherer Dignität.
- Die Therapie besteht in einer limitierten Leberresektion, seltener in einer arteriellen Embolisierung.

14.2.4 Zystische Leberveränderungen

- Zystische Leberveränderungen, vor allem **große dysontogenetische Zysten**, können erhebliche Oberbauchbeschwerden verursachen. Schmerz ist hier die Indikation zu einer breiten Zystenеröffnung mit oder ohne Netzimplantation.
- Bei der **Zystenleber** im Rahmen einer polyzystischen Organdegeneration ist eine chirurgische Intervention nur bei sehr großen Zysten indiziert, die zu Symptomen

führen oder mögliche Komplikationen implizieren, wie z. B. Rupturgefahr bei oberflächlichen bauchdeckennahen Zysten. Kurativ wäre eine Lebertransplantation zu diskutieren.
- Punktion und nachfolgende Entdeckelung isolierter Leberzysten können auch laparoskopisch durchgeführt werden. Die einfache perkutane Punktion resultiert hingegen in einer Rezidivrate von 100 %.

14.3 Maligne Lebertumoren

14.3.1 Primäre Leberkarzinome

Das primäre Leberkarzinom kann – solitär oder multipel – in der gesunden oder vorgeschädigten Leber entstehen. Man unterscheidet das hepatozelluläre Karzinom (HCC), das cholangiozelluläre Karzinom sowie Mischtypen. Die Inzidenz des HCC ist steigend, als Folge zunehmender Hepatitis-C-Infektionen. Das größte Risiko haben Patienten mit Leberzirrhose und einer chronischen Hepatitis C, einer chronischen Hepatitis B oder einer Hämochromatose. Daneben wird auch das Aflatoxin, ein Mykotoxin, das mit kontaminierten Lebensmitteln aufgenommen wird, für die Entstehung von Leberkarzinomen verantwortlich gemacht.

Metastasierung

- Oft werden in der Nähe des Primärtumors über den entsprechenden Zweig der Portalvene Metastasen gebildet.
- Die lymphogene Metastasierung erfolgt in die hilären, perigastrischen, peripankreatischen und paraaortalen Lymphknoten.
- Hämatogen siedeln sich vor allem Lungenmetastasen ab.

TNM-Klassifikation

T-Primärtumor	
TX	Primärtumor nicht beurteilbar
T0	kein Anhalt für Primärtumor
T1	solitärer Tumor ohne Gefäßinvasion
T2	solitärer Tumor mit Gefäßinvasion oder multiple Tumoren, nicht größer als 5 cm
T3	multiple Tumoren, größer als 5 cm oder mit Befall eines größeren Astes der V. portae oder der Vv. hepaticae
T4	Tumor mit direkter Invasion von Nachbarorganen ausgenommen Gallenblase oder Tumoren mit Perforation des viszeralen Peritoneums
N-Regionäre Lymphknoten	
NX	regionäre Lymphknoten nicht beurteilbar
N0	keine regionären Lymphknotenmetastasen
N1	regionäre Lymphknotenmetastasen
M-Fernmetastasen	
MX	Fernmetastasen nicht beurteilbar
M0	keine Fernmetastasen
M1	Fernmetastasen

Symptome

- Die klinische Symptomatik beschränkt sich zumeist auf unspezifische Oberbauchbeschwerden. Eine palpable Resistenz, Ikterus und Aszites sind bereits Spätsymptome.

Diagnostik

- Die wichtigsten bildgebenden Verfahren zur Diagnostik sind Oberbauchsonographie und CT, einschließlich Angio-CT, und die Magnetresonanztomographie. Letzteres Verfahren in optimierter Untersuchungstechnik stellt die optimale hochauflösende bildgebende Untersuchungstechnik zur Diagnose und Differenzialdiagnose von hepatozellulären Neoplasien dar, v. a. zur verlässlichen Abgrenzung gegenüber Regeneratknoten im zirrhotisch veränderten Leberparenchym.
- Als spezifischer Tumormarker steht das Alpha-Fetoprotein zur Verfügung.
- Die Angiographie (Zoeliakomesenterikographie mit indirekter Portographie) dient eher der Abklärung der Operabilität und der Operationsvorbereitung.
- Nach der Laparotomie kann eine intraoperative Sonographie zur Überprüfung der Diagnose und zur Bestimmung von Tumorgröße und -lokalisation hilfreich sein.

Operative Therapie

- Die Resektion kleiner hepatozellulärer Karzinome und in ausgewählten Fällen die Lebertransplantation sind potenziell kurative Verfahren (aber nur bei ca. 20 % der HCC-Patienten möglich).
- Eine Leberresektion kommt nur in Betracht, wenn ein präoperativ bestehender Aszites mit Diuretika kontrollierbar ist.
- Das **Ausmaß der Leberresektion** hängt von der Höhe des Bilirubins ab.
- Die **Wahl des Resektionsverfahrens** zielt darauf, bei größtmöglicher Radikalität eine ausreichende Leberfunktion zu erhalten.
- Die **Child-Klassifikation der Leberzirrhose** erlaubt eine grobe Abschätzung der funktionellen Parenchymreserve:
  - Im **Stadium A** ohne Leberatrophie wird in aller Regel eine Hemihepatektomie toleriert,
  - im **Stadium B** maximal eine Segment- oder Keilexzision des Tumorknotens.
  - Im **Stadium C** ist eine Resektion kontraindiziert.
- Bei einer Anwendung dieser Klassifikation mit den Kriterien Albuminmangel, Bilirubinerhöhung, Enzephalopathie, Aszites und Gerinnungsfaktoren muss eine Verminderung dieser Faktoren unter 40 % der Normalwerte praktisch immer als Kontraindikation auch gegen kleine Leberresektionen gewertet werden.
- Bei **Rezidiven** gilt die arterielle Chemoembolisation als Methode der Wahl, sofern eine erneute Resektion ausscheidet. Ein Vorteil hinsichtlich der Überlebenszeit scheint hier jedoch nur für nicht zirrhotisch vorgeschädigte Patienten zu bestehen.

Nichtchirurgische Therapie

- Lokal-interventionelle Verfahren sind die ultraschallgesteuerte perkutane Alkoholinjektion (PEI), die Radiofrequenz-Thermoablation (RFTA), die Kryotherapie sowie die transarterielle Embolisation (TAE) der tumorversorgenden Gefäße, evtl. kombiniert mit einer vorangehenden Chemotherapie.
- Medikamentöse Therapien (Chemotherapie, Hormontherapie) sind zur Behandlung der HCC nicht fest etabliert.

Child-Klassifikation der Leberzirrhose

	A	**B**	**C**
Bilirubin	< 2 mg%	2–3 mg%	> 3 mg%
Albumin	> 3,5 g%	3–3,5 g%	< 3,5 g%
Aszites	nein	therapierbar	therapierefraktär
Neurologische Symptome	nein	gering	schwer
Quick-Wert	0,7–1,0	0,5–0,69	< 0,5

Nachsorge

Die Nachuntersuchung umfasst in der Regel Sonographie, CT und die Bestimmung des Alpha-Fetoproteins.

Prognose

- Trotz bedeutsamer technischer Fortschritte bei der operativen Therapie des **hepatozellulären Karzinoms** bleibt die Rezidivrate hoch und die Langzeitprognose deshalb unbefriedigend (5-Jahres-Überlebensrate: 20–30 %).
- Die Prognose des seltenen **cholangiozellulären Karzinoms** ist noch deutlich schlechter.

14.3.2 Lebermetastasen

Operative Therapie

Lebermetastasen kolorektaler Karzinome bilden heute eine Hauptindikation für hepatochirurgische Eingriffe. Ein freier Resektionsrand von mindestens 1 cm wird dabei angestrebt.

- Bei Solitärmetastasen über 4 cm und bei mehreren, auf einen Leberlappen beschränkten Filiae sollte eine anatomische Hemihepatektomie durchgeführt werden.
- Liegen Metastasen in beiden Leberlappen vor, so ist die Segment- oder Keilexzision die Methode der Wahl, wobei die Einhaltung eines ausreichenden Sicherheitsabstandes wichtiger ist als die exakte anatomische Resektion.
- Als **regionale palliative Verfahren** werden eingesetzt:
  - Thermoablation durch Anwendung von Hitze oder Kälte
  - Laserablation
  - Embolisationsverfahren
  - regionale Chemotherapie über einen arteriellen Port

14.4 Echinokokkose der Leber

14.4.1 Pathogenese

Die Echinokokkose ist eine parasitäre Erkrankung (Zoonose), die durch Bandwürmer (Zestoden) hervorgerufen wird. Im Gegensatz zu anderen Bandwürmern ist der Mensch im Entwicklungszyklus der Echinokokken nur Zwischenwirt, so dass die Erreger nur das Finnenstadium erreichen. Ausgewachsene Echinokokken findet man beim Menschen nicht, somit ist auch der Nachweis von Eiern im Stuhl nicht möglich.

- Morphologisch lassen sich beim Menschen **2 Erregerarten** unterscheiden:
  - Der Hundebandwurm **Echinococcus cysticus (granulosus)** ist weltweit verbreitet. Wichtigster Endwirt ist der Hund, bei dem sich die Bandwurmeier im Kot und dadurch auch im Fell befinden. Als Zwischenwirte fungieren neben dem Menschen Huftiere wie Schaf, Rind und Pferd.
  - Beim **Echinococcus alveolaris** treten Hund, Fuchs und Katze als Endwirte auf. Zwischenwirte sind neben dem Menschen vor allem Feldmäuse. Die Übertragung auf den Menschen erfolgt überwiegend durch den Verzehr von kontaminierten Waldbeeren.
- Im Magen wird die Eihaut der Larve verdaut. Die Larve gelangt dann durch die Duodenalschleimhaut in das Pfortadersystem und von dort in die Leber. Der E. cysticus befällt in 20–30 % neben der Leber die Lunge und in geringem Prozentsatz auch andere Organe.
- Im Zwischenwirt zeigen die beiden Arten ein unterschiedliches Wachstum:
  - Der **E. alveolaris** wächst infiltrativ unter Ausbildung zahlreicher kleiner Zysten, die sich durch exogene Sprossung vermehren. Der Organbefund kann mit einem Leberkarzinom verwechselt werden.

- Dagegen wächst der **E. cysticus** verdrängend und entwickelt eine großzystische Hydatide, die – von außen nach innen – einen dreischichtigen Aufbau erkennen lässt. Die Abgrenzung zum komprimierten Lebergewebe bildet die Perizyste, eine reaktive fibröse Membran, die verkalken kann. Es folgt eine zartwandige chitinhaltige Zwischenschicht. Die Innenwand der Zyste besteht aus einer germinativen Membran, dem Entstehungsort der Brutkapseln mit Scolices, den Köpfen der späteren Bandwürmer. Diese gelangen dann millionenfach in den flüssigkeitsgefüllten Hohlraum der Zyste.

14.4.2 Symptome

E. cysticus

- Klinische Symptome treten bei der **zystischen Echinokokkose** meist über Jahre nicht auf oder lediglich in Form unspezifischer Oberbauchbeschwerden. Mit zunehmendem Wachstum der Hydatide kann sich eine tastbare Resistenz im rechten Oberbauch oder eine Hepatomegalie ausbilden. Manchmal zeigt eine Thorax- oder Abdomenübersichtsaufnahme einen auffälligen rechtsseitigen Zwerchfellhochstand oder Verkalkungen im rechten Hypochondrium.

E. alveolaris

- Die **alveoläre Verlaufsform** imponiert oft durch eine progrediente schmerzlose Lebervergrößerung mit höckriger Organoberfläche. Frühzeitig bildet sich außerdem ein Ikterus aus. Die Abdomenübersichtsaufnahme kann diffuse schollige Verkalkungen der Leberregion aufzeigen.

14.4.3 Diagnostik

Bildgebende Verfahren

- Das wichtigste Screeningverfahren ist die **Sonographie**, mit der sich der typische mehrschichtige Aufbau von Solitärzysten nahezu spezifisch diagnostizieren lässt. Der sonographische Befund bei der alveolären Echinokokkose ist weniger typisch und von einer neoplastischen Erkrankung nur schlecht abzugrenzen.
- Für die präoperative Planung ist die **Computertomographie** notwendig, mit der die höchste diagnostische Treffsicherheit erzielt wird. Sie gibt Auskunft über Größe, Form und Lage der Zysten.

Labor

- Die routinemäßigen **Laboruntersuchungen** sind wenig aussagekräftig; eine beschleunigte BSG, Leukozytose, Eosinophilie und Veränderungen der Cholestaseparameter können in Einzelfällen auftreten.
- **Serologische Verfahren** beruhen auf dem Nachweis von Antikörpern. Der Antikörpertiter kann jedoch Schwankungen aufweisen, einmal in Abhängigkeit vom befallenen Organ (bei Lungenbefall ist er z. B. niedriger), zum anderen können Dicke und Verkalkung der Zyste beim E. cysticus die Antikörperbildung mindern. Außerdem sind Kreuzreaktionen mit anderen Wurmerkrankungen möglich. Ein Antikörpernachweis sollte daher durch einen zweiten serologischen Test bestätigt werden. Bewährte Kombinationen sind ein indirekter Immunfluoreszenztest mit einem indirekten Hämagglutinationstest oder ein ELISA mit einem indirekten Hämagglutinationstest.

Histologie

- Wenn intraoperativ gewonnenes Material vorliegt, ist ein **mikroskopischer Nachweis** leicht zu führen. Bei einem Lungenbefall mit Einbruch in das Bronchialsystem kann auch Sputum zur mikroskopischen Diagnostik verwendet werden.
- Absolut **kontraindiziert** ist – bereits beim Verdacht auf eine Leberechinokokkose – die **Feinnadelbiopsie** der Leber.

14.4.4 Therapie

Echinococcus cysticus

- Therapeutisch steht der **chirurgische Eingriff** im Vordergrund. Die Operationstaktik hängt von der Zahl, der Größe und der Lokalisation der Zysten ab. Mögliche Verfahren sind die
  - Zystektomie (Hydatektomie)
  - Perizystektomie
  - Leberresektion.
- Daneben kommt die ultraschallgesteuerte Injektion von Alkohol in die Zyste zur Anwendung.
- Bei der **Hydatektomie** werden aus der Leberoberfläche herausragende Zysten punktiert und der Inhalt abgesaugt. Danach wird die Zyste mit 20%iger Kochsalzlösung gefüllt, die zur vollständigen Abtötung der Parasiten mindestens 5 min belassen werden muss. Es erfolgt dann die Ausschälung der Parasitenzyste unter Belassung der fibrösen Wirtskapsel. Nach der Ligatur eröffneter Gallengänge wird die verbliebene Resthöhle evtl. mit Omentum plombiert.
- Bei der **Perizystektomie** wird die gesamte Zyste, einschließlich der Wirtskapsel, in toto vom umgebenden Lebergewebe abpräpariert. Anschließend kann der verbliebene Hohlraum ebenfalls mit einer Netzplombe versehen werden. Das Verfahren ist operationstechnisch schwieriger und mit einer vermehrten Blutungsgefahr verbunden.

Echinococcus alveolaris

- Beim E. alveolaris ist ein chirurgisches Vorgehen nur dann angezeigt, wenn eine radikale Entfernung der befallenen Organstrukturen technisch möglich ist.
- Die Resektionsverfahren entsprechen der Vorgehensweise bei malignen Lebertumoren.
- Palliativ kann der Ikterus mit einer Hepatikojejunostomie und die portale Hypertension mit einem portosystemischen Shunt angegangen werden.
- Nichtoperable Verlaufsformen benötigen eine medikamentöse Therapie. Präparate wie Mebendazol (z. B. 50 mg/kgKG/d) und Albendazol (z. B. 10–15 mg/kgKG/d) wirken bei beiden Echinokokkusarten, wenn auch nur parasitostatisch. Sie werden als alleinige oder adjuvante Chemotherapie eingesetzt, vor allem dann, wenn mit einer unvollständigen Resektion des befallenen Gewebes zu rechnen ist.

14.5 Portale Hypertension

- Der **Pfortaderdruck** resultiert aus dem Gefäßwiderstand und dem Blutfluss im portalen Stromgebiet. Er liegt 5–10 mm über dem Druck im rechten Vorhof. Die portale Hypertension ist definiert als konstante Erhöhung des Druckgradienten zwischen Pfortader und unterer Hohlvene von über 7 mmHg.
- Der Pfortaderdruck kann durch direkte (intraoperative Druckmessung, Kanülierung der Umbilikalvene, perkutane transhepatische Punktion von Pfortaderästen) und indirekte (Messung des Lebervenenverschlussdruckes) Messverfahren ermittelt werden.

Pathogenese

- Die Ursache des Pfortaderhochdruckes ist stets ein **erhöhter Abflusswiderstand** für das Pfortader- und Milzvenenblut, meist durch eine Leberzirrhose bedingt. Seltener sind ein Abflusshindernis im Bereich der großen Lebervenen (Budd-Chiari-Syndrom), eine Pfortaderthrombose oder segmentale Stenosen im Verlauf der Milzvene dafür verantwortlich.
- Die portale Hypertension führt zur Ausbildung spontaner **portosystemischer Kollateralen**. Klinisch bedeutsam sind vor allem die submukös bzw. direkt subepi-

thelial gelegenen Ösophagus- und/oder Fundusvarizen. Beide können zu schweren und lebensbedrohlichen Blutungen führen.

Einteilung

Je nach der Lokalisation des für den Pfortaderhochdruck verantwortlichen erhöhten Gefäßwiderstandes unterscheidet man eine prä-, intra- und posthepatische Form.

- **prähepatische portale Hypertension:** Häufigste Ursache ist eine Thrombose der V. portae oder der V. lienalis.
- **intrahepatische portale Hypertension**: Häufigste Form ist die Leberzirrhose.
- **posthepatische portale Hypertension:** Obstruktion der Lebervenen (Budd-Chiari-Syndrom) oder der V. cava inferior, knapp oberhalb der Einmündung der Lebervenen, z. B. bei der konstriktiven Perikarditis.

14.5.1 Folgen

Kollateralkreisläufe

Die wichtigsten spontanen portosystemischen Anastomosen sind:

- Kollateralen im Ösophagus und Mediastinum, welche Blut von Milz- und Magenvenen zur V. azygos und V. hemiazygos führen
- Kollateralen in der Submukosa des Rektums, welche Blut von den Mesenterialvenen zu den unteren Hämorrhoidalvenen führen
- Kollateralen in der vorderen Bauchwand, mit Blutfluss von der Umbilikalvene zu den epigastrischen Gefäßen
- Kollateralen im Retroperitoneum, v. a. zwischen Milzvene und linker Nierenvene

Blutungen aus gastroösophagealen Varizen

- Die Ruptur dilatierter dünnwandiger Kollateralgefäße in der Mukosa und Submukosa von Speiseröhre und Magen ist die **gefährlichste Komplikation** der portalen Hypertension.
- Das Blutungsrisiko ist bei Ösophagusvarizen wesentlich größer als bei Varizen im Magenfundus. Dabei spielen auch die Wandbeschaffenheit der Varizen, die Leberfunktion und vor allem das Ausmaß der bestehenden Gerinnungsstörung eine Rolle.

Portosystemische Enzephalopathie

- Durch die Ausbildung von Kollateralen zwischen der portalen und systemischen Zirkulation kommt es zum Übertritt von Substanzen aus dem Darm, die normalerweise von der Leber extrahiert werden, in den Blutkreislauf.
- Außer Ammoniak, dem Prototyp dieser Substanzen, sind eine Vielzahl anderer Stoffe an der Entstehung einer Enzephalopathie beteiligt.

Aszites

- Der Anstieg des hydrostatischen Druckes in den Lebersinusoiden bewirkt eine vermehrte Bildung von Leberlymphe. Ist die Kapazität der hepatischen Lymphdrainage erschöpft, kommt es zur Exsudation von Lymphflüssigkeit in die Peritonealhöhle und zur Aszitesbildung.
- Außerdem tragen noch weitere Faktoren zur Aszitesbildung bei, z. B. der Albuminmangel mit herabgesetztem onkotischem Druck und funktionelle Veränderungen des renalen Tubulus mit vermehrter Natriumabsorption.

Hepatorenales Syndrom

- Die portale Hypertension kann bei zunehmender Verschlechterung der Leberfunktion zu einer Minderung des renalen Blutflusses, einer Umverteilung der Nierendurchblutung und so zu einem funktionellen Nierenversagen führen (sog. hepatorenales Syndrom).

14.5.2 Symptome und Diagnostik

- **klinisches Bild:** Symptome der Leberzirrhose wie Spider naevi und Palmarerythem, Aszites, Enzephalopathie, Ikterus; Splenomegalie, Anämie, oft Ösophagusvarizenblutung als erstes Symptom
- laborchemische Untersuchungen: Blutbild, Gesamteiweiß, Bilirubin, Cholinesterase, Leberenzyme
- Röntgendiagnostik: Ösophagusbreischluck, Splenoportographie
- Sonographie: Erweiterung der Pfortader, der Milzvene und der Mesenterialvenen, Splenomegalie, Aszites, Leberparenchymveränderungen
- Computertomographie: für seltene Ursachen wie hilusnahe Lymphome
- Laparoskopie und Leberbiopsie: zur Differenzierung alkoholtoxischer oder entzündlich bedingter Parenchymveränderungen
- Ösophagogastroskopie: Nachweis von Ösophagusvarizen und Gradeinteilung zur Abschätzung des Blutungsrisikos

14.5.3 Ösophagusvarizenblutung

Die auslösenden Faktoren für eine Varizenblutung sind nicht bekannt. Die Blutung tritt meist akut auf.

- Leitsymptome sind Hämatemesis und/oder Melaena.
- Infolge des Blutverlustes kommt es zu Kreislaufreaktionen bis hin zum irreversiblen Schock.
- Die Varizenblutung kommt in 40–50 % der Fälle spontan zum Stillstand.
- Bei alleiniger konservativer Therapie besteht eine hohe Neigung zu Rezidivblutungen.
- Entscheidender Letalitätsfaktor bei der akuten Ösophagusvarizenblutung ist das Ausmaß der Leberfunktionsstörung (s. Child-Klassifikation).

14.5.3.1 Konservative Therapie

- Nach der Aufnahme eines Patienten mit V. a. Ösophagusvarizenblutung auf die Intensivstation erfolgt zunächst eine **Schockbekämpfung** mit Erythrozytenkonzentrat und Plasma.
- Danach ist eine rasche Diagnosesicherung durch eine **Notfallendoskopie** erforderlich.
- Wenn möglich, sollte bereits bei der Notfallendoskopie eine **Sklerosierung, Ligatur** oder **Embolisation** (mit Histoacryl) der Varizen erfolgen. Die Notfallsklerosierung führt häufiger zur definitiven Blutstillung als die Therapie mit Sonden oder Medikamenten.
- Zur Prophylaxe von Rezidivblutungen können wiederholte Sklerosierungen erforderlich sein.
- Eine rasche Blutstillung ist auch durch den Einsatz einer Sengstaken-Blakemore- oder einer Linton-Sonde möglich.
- evtl. medikamentöse Senkung des Pfortaderdrucks durch Terlipressin oder Octreotid
- Bei Patienten mit einer ausreichenden Leberfunktion ist nach 2–3 Rezidivblutungen eine **Shunt-Operation** zu erwägen.
- Bei Patienten mit ausreichender Leberfunktion ist nach 2–3 Rezidivblutungen eine **Shuntoperation** zu erwägen. Vorzuziehen ist der perkutan transjugulär angelegte portosystemische Shunt (TIPS), vor allem bei Patienten mit hohem Blutungsrisiko, die für eine Lebertransplantation vorgesehen sind. Er verschlechtert den Operati-

onssitus für eine Transplantation nicht. Nachteilig ist eine erhöhte Verschluss- bzw. Stenosierungsrate gegenüber chirurgischen Shunts. Hier sollen PTFE-beschichtete Stents im Vergleich zu reinen Metallstents deutlich bessere Ergebnisse liefern.

14.5.3.2 Operative Therapie

OP-Indikationen

- Ohne Transplantationsindikation haben chirurgische Shunts grundsätzlich bei allen Patienten mit endoskopisch nicht beherrschbaren Ösophagusvarizenblutungen ihre Berechtigung.

Operationsverfahren

- **drucksenkende Shunt-Operationen**
  - Die **portokavale End-zu-Seit-Anastomose** ist die einfachste, schnellste, effektivste und mit der niedrigsten Thromboserate belastete Methode zur Drucksenkung im gesamten Pfortadergebiet.
  - Die **mesenterikokavale Anastomose** hat – wegen der Verwendung eines Kunststoffinterponats – eine hohe Verschlussrate (15–30 %). Beide Verfahren führen zu einer kompletten Umleitung und Unterbrechung der portalen Leberperfusion.
  - Die **distale splenorenale Anastomose** (Warren-Shunt) ist technisch schwieriger, erhält aber zumindest zeitweilig die mesenterikoportale Leberperfusion.

Im Hinblick auf eine spätere Lebertransplantation sollten bei den operativen Shunt-Verfahren die distale splenorenale Anastomose und der mesenterikokavale Shunt bevorzugt werden.

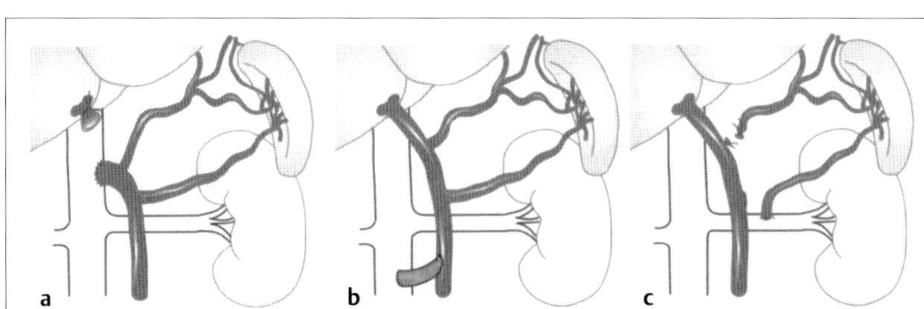

Abb. 14.2 Shuntverfahren
a Portokavale End-zu-Seit-Anastomose
b Mesenterikokavale Seit-zu-Seit-Anastomose
c Distale splenorenale Anastomose (Warren-Shunt)

- **„Sperroperationen"**
  - Ösophagus- und Magendevaskularisation mit Splenektomie
  - maschinelle Blutsperren mit speziellen GIA- und EEA-Klammernahtgeräten

Diese Verfahren beseitigen nicht die portale Hypertension und sind deshalb mit einer hohen Rate an Rezidivblutungen (50–70 %) behaftet. Ihr Vorteil liegt in der Aufrechterhaltung der Leberperfusion.

Operationszeitpunkt

Hinsichtlich des Operationszeitpunktes unterscheidet man zwischen der Notoperation, der früh-elektiven und der elektiven Shunt-Operation.

- Ziel der **Notoperation**, die während der akuten, konservativ unstillbaren Blutung durchgeführt wird, ist die sofortige und definitive Blutstillung. Ausgenommen sind daher nur moribunde Patienten bzw. Patienten im Coma hepaticum oder solche

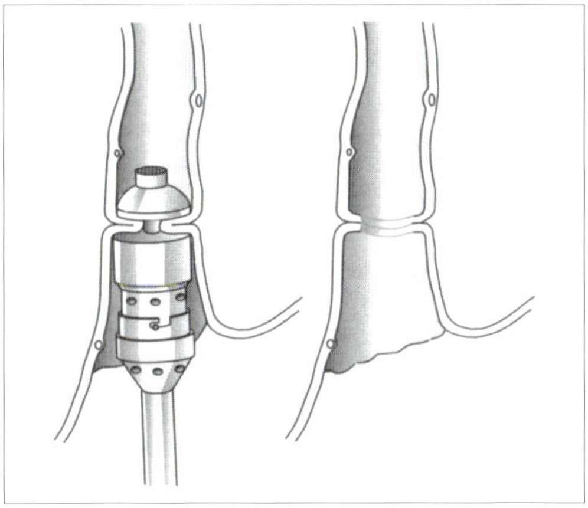

Abb. 14.3 Sperroperation

mit allgemeinen Kontraindikationen wie massive beatmungspflichtige Pneumonie, nicht beherrschbares Alkoholdelir oder dekompensierte Herzinsuffizienz. Eine schwere Leberfunktionsstörung allein und eine Enzephalopathie sind keine Kontraindikationen für den Not-Shunt.

- Die **früh-elektive Operation** wird innerhalb von 24–48 h nach dem initialen Blutungsstillstand vorgenommen, um eine frühe Rezidivblutung zu verhindern.
- Die **elektive Operation** wird im blutungsfreien Intervall etwa 2–3 Wochen nach einer Blutung durchgeführt. In Frage kommen Patienten mit rezidivierenden Blutungen nach (oder trotz) langzeitiger Sklerotherapie. Von der elektiven Shunt-Operation werden Patienten mit dekompensierter Leberinsuffizienz ausgenommen.

14.6 Lebertrauma

5–30 % der Patienten mit einem stumpfen Bauchtrauma weisen eine Mitbeteiligung der Leber auf. Grundsätzlich muss zwischen stumpfen Parenchymläsionen mit oder ohne Zerreißung der Organkapsel differenziert werden. Letztere kann zu einer verzögert auftretenden zweizeitigen Ruptur führen.

Klassifikation traumatischer Leberverletzungen (nach Moore)

Grad I	Leberkapselverletzung
Grad II	nicht blutender Leberriss bis 1 cm Tiefe, nicht blutende Perforation, subkapsuläres Hämatom
Grad III	gering blutende Parenchymrisse, Gewebszerstörung subsegmental
Grad IV	große Parenchymrisse, Gewebszerstörung auf einen Leberlappen begrenzt
Grad V	ausgedehnte beidseitige Leberparenchymzerstörung, Verletzung der Lebervenen oder retrohepatischer Kavaeinriss

Therapiegrundsätze

- Bei **penetrierenden Abdominaltraumen** ist in jedem Fall eine Operationsindikation gegeben.
- Beim **stumpfen Bauchtrauma** ist – unter der Voraussetzung stabiler Kreislaufverhältnisse – bei Kindern ein konservativer Behandlungsversuch unter Intensivüberwachung gestattet, bei Erwachsenen sollte beim Nachweis einer Organläsion die Indikation zur Laparotomie eher großzügig gestellt werden.

- Wichtig ist die Bereitstellung von ausreichend Blutkonserven und Blutersatzlösungen sowie eine perioperative Antibiotikatherapie.

OP-Technik

- Als **Zugang** wird eine mediane Laparotomie oder eine quere Oberbauchlaparotomie gewählt, u. U. mit thorakaler Erweiterung.
- Nach der sorgfältigen Inspektion des Ausmaßes der Organläsion und der Untersuchung des Bauchraumes auf weitere Verletzungen steht die sichere und dauerhafte Blutstillung im Vordergrund. Dazu kommt ein evtl. notwendiges Débridement avitaler Gewebsanteile.
- Operationstechnisch stehen dazu Tamponade, Naht, einfache Drainage, lokale Resektion, Segment- oder Lappenresektion der Leber zur Verfügung.
- Bei Parenchymrissen kann eine vorläufige Blutstillung schon durch manuelle Kompression erzielt werden. Stärkere, insbesondere arterielle Blutungen erfordern das Abklemmen des Lig. hepatoduodenale („Pringle-Manöver"), was gefahrlos bis ca. 60 Minuten möglich ist.
- Bei einer Verletzung der großen Lebervenen muss u. U. die V. cava subdiaphragmatisch und subhepatisch gedrosselt werden.
- Eine anhaltend instabile Kreislaufsituation kann – als Ultima ratio – auch eine Abklemmung der Aorta unterhalb des Zwerchfells erfordern.
- Segment- oder Lappenresektionen der Leber erfolgen, wegen des geringeren Zeitaufwandes, in atypischer Resektionstechnik, d. h. nach der Kapselspaltung wird die Dissektion des Leberparenchyms mit der sog. „finger fracture technique" unter transparenchymaler Ligatur intrahepatischer Gefäße und Gallengänge durchgeführt. Nachfolgend ist in jedem Fall eine ausgiebige Drainage des Operationsgebietes notwendig.
- Methode der Wahl bei allen **unklaren, ausgedehnten Verletzungen** ist heute die primäre Tamponade mit Bauchtüchern. (Die Bauchtücher werden zu einem späteren Zeitpunkt wieder entfernt.)

Postoperative Komplikationen

- Nachblutungen
- Gallefisteln
- Infektionen, vor allem subphrenische und subhepatische Abszesse

14.7 Leberresektionen

- Zwei **Resektionslinien bzw. -ebenen** sind für die Leberchirurgie besonders wichtig:
  - die **Kava-Gallenblasen-Linie** als Grenze zwischen der rechten und linken Leberhälfte
  - die durch das **Lig. falciforme** markierte Resektionsebene zwischen dem linken und rechten Leberlappen
- Normalerweise legt man die Parenchymschnitte entlang der anatomischen Grenzen. Die Leberresektionen, die sich nicht an diesen anatomischen Plan halten, werden **atypisch** genannt.

Präoperative Diagnostik

- Die präoperative Diagnostik umfasst Sonographie, CT, selektive Zöliako- bzw. Mesenterikographie und gelegentlich auch eine Lebervenendarstellung.
- Eine Darstellung der Segmentgrenzen kann durch intraoperative Sonographie und Punktion der Pfortaderäste mit Farbstoffinjektion oder Ballonblockade erfolgen.

14.7.1 Operationsverfahren

Hemihepatektomie

Es gibt **4 große klassische Hemihepatektomien**:
- die rechtsseitige Hemihepatektomie (Segment V bis VIII)
- die linksseitige Hemihepatektomie (Segment II bis IV)
- die erweiterte rechtsseitige Hemihepatektomie (Segment IV bis VIII)
- die erweiterte linksseitige Hemihepatektomie (Segment I bis IV, V und VIII)

Bei normalem Leberparenchym und beim Fehlen anatomischer Besonderheiten sind heute rechts- und linksseitige **Hemihepatektomien** ohne wesentliche Letalität und Komplikationsrate durchführbar.

Segmentresektion

- Segmentresektionen sind chirurgisch erheblich anspruchsvoller, da die Segmentgrenzen häufig schwer auffindbar sind und bei der Präparation der Segmente IV–VIII die entstehende und zu versorgende Schnittfläche oft größer ist als bei einer Hemihepatektomie.

Keilresektion

- Ähnliches gilt für nichtanatomische und größere Keilresektionen, vor allem in den dorsalen Bereichen des rechten Leberlappens.

14.7.2 OP-Technik

Folgende Techniken können angewandt werden:
- **Techniken mit primärer Ligatur der Gefäße:** Der Vorteil liegt in der Resektion eines völlig devaskularisierten Gewebes mit entsprechend geringem Blutverlust. Nachteilig ist das Risiko einer Devitalisierung des in situ verbleibenden Gewebes durch eine falsch gesetzte Ligatur (vor allem beim Vorliegen anatomischer Varianten).
- **Techniken mit primärer Parenchymdurchtrennung:** Die Parenchymdurchtrennung erfolgt entlang einer anatomischen Fissur. Die Glisson-Trias und die Lebervenen werden ligiert, wenn sie auf der Schnittfläche erscheinen. Damit werden nur die notwendigen Parenchymanteile reseziert und nur diejenigen Gefäße ligiert, die das entsprechende Parenchym versorgen. Nachteilig ist ein möglicher, u. U. sehr hoher Blutverlust und das z. T. schwierige Auffinden der anatomischen Fissuren.
- Die Durchtrennung des Leberparenchyms kann erfolgen durch stumpfe Dissektion mit den Fingern („finger fracture technique) oder mithilfe feiner Klemmen (Klemmentechnik). Modernere Verfahren sind die Ultraschalldissektion (CUSA) und die Wasserstrahldissektion (Aqua-Jet). Bei größeren Leberresektionen kann auch ein Endo-GIA-Klammernahtgerät zum Absetzen von Pfortaderästen oder Lebervenen eingesetzt werden. Eine Versiegelung des durchtrennten Lebergewebes kann mittels Fibrin-Sprühkleber und Argonlaserkoagulation (Argon-Beamer) erfolgen.
- **Kombinierte Technik:** Nach dem Abklemmen der entsprechenden Strukturen am Leberhilus (das sind z. B. für eine rechtsseitige Hemihepatektomie die rechte Leberarterie und der rechte Pfortaderast) erfolgt ein Parenchymschnitt entlang der Demarkationslinie des durch die Abklemmung devaskularisierten Gewebes. Die Gefäße werden unterbunden, wenn sie auf der Schnittfläche erscheinen.
- **Abklemmung des Lig. hepatoduodenale (nach Pringle):** Mit Hilfe dieser Technik lässt sich der Blutverlust während des Parenchymschnittes reduzieren. Bei einer Rediffusionszeit von 5 min kann die Abklemmung für 60 min belassen werden. So kann die Leber kurzzeitig für die Dauer des Parenchymschnittes von der Blutversorgung ausgeschlossen werden, was vor allem bei einer zirrhotischen Leber den Blutverlust vermindert.

- **Völlige Unterbrechung der Blutzufuhr:**
  - Um die gesamte Leber vom Blutkreislauf auszuschließen, muss das Organ zuerst mobilisiert werden (Durchtrennung des Lig. triangulare dextrum et sinistrum, des Lig. falciforme und des Lig. teres hepatis).
  - Nach der Darstellung der infra- und suprahepatischen V. cava erfolgt dann die Freilegung der Kava-Hinterwand.
  - Die rechte V. suprarenalis, die hinter der Leber in die Hinterwand der V. cava mündet, muss ligiert werden.
  - Die Abklemmung erfolgt schließlich dreifach: am Lig. hepatoduodenale, an der infra- und der suprahepatischen V. cava. Die Gefäße dürfen allerdings nicht länger als 60 min abgeklemmt sein.
  - Nachteil dieser Technik ist, dass keine devaskularisierten Zonen zu sehen sind, was die anatomische Resektion erschwert. Die zeitliche Begrenzung lässt wenig Zeit für eine exakte Blutstillung. Diese Technik sollte deshalb nur bei der Leberzirrhose angewandt werden.
- **Intrahepatische portale Okklusion:** Zur Durchführung segmentärer und subsegmentärer Resektionen kann man unter sonographischer Kontrolle einen Ballonkatheder in die Pfortader einführen. Der Blutverlust wird durch die Gefäßokklusion niedrig gehalten und die anatomischen Grenzen können durch Farbstoffinjektion verdeutlicht werden. Diese Technik eignet sich besonders für Patienten mit Leberzirrhose.

15 Gallenblase und Gallenwege

A. Dehne

15.1 Anatomie

Die Gallenblase liegt unter dem rechten Leberlappen (genauer unter dem Lobus quadratus) in der Nachbarschaft der rechten Kolonflexur, der Pars descendens duodeni und der Pfortader. Diese topographischen Beziehungen sind für die Differenzialdiagnostik von Bedeutung.

Blutversorgung

- **arterielle Versorgung:** A. cystica aus der A. hepatica dextra (**Cave:** es gibt sehr viele Varianten)
- **venöser Abfluss:** in V. portae

Gallenwege

- Ductus choledochus und Ductus pancreaticus können gemeinsam oder getrennt ins Duodenum münden:
- Typ 1/Y-Typ (häufig): Vereinigung der beiden Gänge, gemeinsamer Ausführungsgang über die Ampulla hepatopancreatica in die Papilla duodeni major
- Typ II/V-Typ (selten): gemeinsame Mündung beider Gänge ohne vorangehende Konfluenz in der Papilla duodeni major
- Typ III/U-Typ (selten): getrennte Mündung der beiden Gänge

Nomenklatur

- Calot-Dreieck (Trigonum cystohepaticum): Begrenzung durch Ductus cysticus, Ductus hepaticus und Leberunterfläche
- Heister-Klappe: Spiralklappe (Plica spiralis) des Gallenblasenhalses mit Ventilfunktion
- Sérégé-Cantlie-Linie: Verbindungslinie vom rechten Rand der Gallenblase zum linken Rand der V. cava
- Mescalier-Lymphknoten: Nodus lymphaticus duct. cystici
- Foramen Winslowii (Foramen omentale, Foramen epiploicum): Zugang zur Bursa omentalis
- Hartmann-Sack: Tasche am Gallenblasenhals
- Phrygische Mütze: Abknickung der Gallenblase
- Rokitansky-Aschoff-Sinus: Pseudodivertikel der Gallenblase
- Papilla Vateri: Papilla duodeni major, Mündung des Gallen-/Pankreatikusganges
- Ductus Wirsungianus: Ductus pancreaticus
- Ductus Santorini: Ductus pancreaticus accessorius

15.2 Cholezystolithiasis

Häufigkeit

- 10 % aller Männer und 20 % aller Frauen jenseits des 40. Lebensjahres sind Gallensteinträger.
- 6-F-Regel zur Prädisposition: female, fat, forty, fertile, flatulent, fair
- Bei etwa 10 % der Gallensteinpatienten findet man auch eine Choledocholithiasis.
- Etwa 70 % aller Gallensteine bleiben klinisch stumm. 30 % der Gallensteinträger erleiden Gallenkoliken durch Steinwanderung.

Symptome

- unspezifische Oberbauchbeschwerden, Druckgefühl, Dyspepsie
- Koliken im rechten Oberbauch, evtl. mit Schmerzausstrahlung in die rechte Schulter
- galliges Erbrechen
- Nahrungsunverträglichkeit für Fett, Röstprodukte und Alkohol

Komplikationen

- Gallenblasenperforation
- akute oder chronische Cholangitis
- Choledocholithiasis
- Gallenblasenhydrops
- Gallenblasenempyem
- Mirizzi-Syndrom
- Pankreatitis
- Gallensteinileus (nach Steinpenetration in Duodenum oder Dünndarm)
- biliodigestive Fistel zu Magen, Duodenum, Dünndarm oder Dickdarm

15.2.1 Diagnostik

Klinische Befunde

- Druckschmerz im rechten Oberbauch, bei Hydrops oder Empyem der Gallenblase kann ein palpabler Tumor nachweisbar sein.
- Murphy-Druckpunkt: bei Inspiration und Druck auf den rechten Oberbauch ⇒ schmerzbedingter Atemstoß
- Sklerenikterus, später fortschreitender Ikterus in Abhängigkeit vom Verschlussgrad des Gallengangsystems bei zusätzlicher Choledocholithiasis

Labor

- erhöhte Cholestaseparameter: Bilirubin, γGT, AP, evtl. auch GOT und GPT
- Transaminasen-GLDH-Quotient (De Ritis-Quotient) zur Differenzierung des obstruktiven bzw. nichtobstruktiven Ikterus: (GOT + GPT) / GLDH
  - Quotient > 40: hohe Wahrscheinlichkeit einer akuten Hepatitis
  - Quotient > 20: je niedriger der Wert, desto wahrscheinlicher ist eine extrahepatische Cholestase.
- Lipase- und Amylaseerhöhung bei Begleitpankreatitis

Sonographie

- Die Sonographie steht im Rahmen der diagnostischen Verfahren routinemäßig an erster Stelle.
- Ein Steinnachweis ist ab einer Steingröße von 1 mm möglich (Schallschatten), ab 2 mm Durchmesser gelingt er sicher.
- Ausschluss von Nebenbefunden: Gallengangssteine, Entzündungen, Erweiterungen des Gallenganges (normal bis 4–6 mm, mit zunehmendem Lebensalter oder nach Eingriffen an den Gallenwegen gelten 10 mm noch als normal).

Radiologie

- **Röntgenleeraufnahme:** Die Darstellung von kontrastgebenden Konkrementen, d. h. ein direkter Steinnachweis, ist bei etwa 30 % der Patienten möglich. Ein Gallensteinileus führt zur Aerobilie bzw. Cholangiopneumatosis.
- **Kontrastdarstellung der Gallenblase:** durch orale oder intravenöse Kontrastmittelgabe (Bolus oder Infusion) mit oder ohne Kontraktionsprüfung (z. B. durch orale Eigelbaufnahme oder Cholezystokiningabe). Die intravenöse KM-Applikation bedeutet ein erhöhtes Risiko. Bei 5 % der Patienten kommt es zu leichteren Zwischenfällen. Eine Bilirubinerhöhung über 2 mg/dl stellt eine Kontraindikation für die Kontrastdarstellung dar! Die orale Cholangiographie wird zunehmend wegen schlecht differenzierbarer Ergebnisse zugunsten der Sonographie und ERCP verlassen.

- **ERCP** (endoskopische retrograde Cholangio-Pankreatikographie), meist mit anschließender retrograder Papillotomie beim Nachweis von Konkrementen im Ductus choledochus, gleichzeitig ist eine orientierende Beurteilung von Ösophagus, Magen und Duodenum möglich.
- **PTC** (perkutane transhepatische Cholangiographie)
- **MDP** (Magen-Darm-Passage): differenzialdiagnostisch wichtig bei stenosierenden Prozessen im Pylorusbereich oder im Duodenum
- **CT**: nur zur Differenzialdiagnosik bei Tumorverdacht an Gallenwegen oder Pankreaskopf
- **Hepatobiliäre Sequenzszintigraphie** zur Differenzierung zwischen einer intra- und extrahepatischen Ikterusursache
- **Angiographie**: nur in Ausnahmefällen bei Hämatobilie notwendig
- **MRCP** (Magnet-Resonanz-Cholangiopankreatikographie)

Endoskopie

- **Gastroskopie:** Ausschluss eines Ulcus ventriculi/duodeni, ggf. kombinierbar mit ERCP

15.2.2 Therapie

Bei klinisch stummen Gallensteinen besteht eine relative Indikation zur Operation oder zu anderen Verfahren der Steinbeseitigung, da auch asymptomatische Gallensteine in bis zu 30% der Fälle Komplikationen erzeugen.
Alle symptomatischen Gallensteine erfordern eine Therapie.

15.2.2.1 Konservative Therapiemöglichkeiten

Medikamentöse Steinauflösung

- Indikation: nur reine Cholesterinsteine (ca. 10% aller Gallensteine)
- Die Ursache der Steinbildung wird allerdings nicht beseitigt!
- Substanzen: Ursodeoxycholsäure und/oder Chenodeoxycholsäure oral
- Z. T. treten erhebliche Nebenwirkungen auf (z. B. Diarrhoe, Transaminasenerhöhung – insbesondere bei der Chenodeoxycholsäure).
- Alternative: Spülung mit Methyl-Tertiär-Butyläther über einen perkutanen transhepatischen Katheter (schnelle Wirkung, kaum Nebenwirkungen)

Lithotrypsie (ESWL, extrakorporale Stoßwellenlithotrypsie)

- nur bei kleinen Steinen möglich; die Gallenblase muss sich kontrahieren können.
- Die Fragmente gehen unter Koliken ab.
- Hohe Rezidivrate, da die Ursache der Steinbildung nicht beseitigt wird.
- Eine operative Cholezystektomie muss in 4–10% der Fälle wegen anhaltender Beschwerden nachträglich doch noch durchgeführt werden.
- Kontraindikationen: alle Formen einer komplizierten Cholezystolithiasis

ERCP

- Bei **Choledochussteinen** wird in der Regel ein primärer Entfernungsversuch mit Hilfe einer ERCP unternommen, meist in einer Sitzung mit dem erfolgten Nachweis.
- Nach der Papillotomie geht der Stein entweder spontan ab oder er wird z. B. mit dem Dormia-Körbchen in dieser Sitzung entfernt.
- Wenn die Steinentfernung auf diese Weise nicht gelingt, wird eine konventionelle Cholezystektomie mit Choledochusrevision und T-Drainage durchgeführt.
- Wenn die endoskopische Steinentfernung erfolgreich war, kann eine laparoskopische Cholezystektomie angeschlossen werden.

- **Cave:** Die konservativen Behandlungsverfahren sind nicht das Mittel der ersten Wahl bei der Behandlung von Gallensteinen!

15.2.2.2 Endoskopische Cholezystektomie

Die endoskopische Cholezystektomie hat sich zum Standardverfahren bei der symptomatischen Cholezystolithiasis und bei der unkomplizierten akuten Cholezystitis entwickelt.

Indikationen

- unkomplizierte symptomatische Cholezystolithiasis ohne Choledocholithiasis (kein Ikterus in der Anamnese, sonographisch normale Choledochusweite, Bilirubin i.S. unter 2,0)

Absolute Kontraindikationen

- portale Hypertension
- schwere, nicht kompensierbare Gerinnungsstörungen
- unklarer oder nicht kompensierter Verschlussikterus
- Peritonitis oder andere septische Verläufe (z. B. bei perforierter Cholezystitis oder schwerer Pericholezystitis)
- fortgeschrittene Gravidität
- gesichertes Gallenblasenkarzinom

Relative Kontraindikationen

- abdominelle Voroperationen, insbesondere im Oberbauch
- schwere pulmonale Obstruktionen (Hyperkapnie durch CO_2-Insufflation, deshalb immer Monitoring)
- schwere kardiale Begleiterkrankungen

OP-Technik

- Pneumoperitoneum, Hochstauchen der Gallenblase mit der Fasszange
- Darstellung des Ductus cysticus und der A. cystica
- Durchtrennung der beiden Gebilde bei eindeutiger Anatomie zwischen doppelten Clips (2 Clips verbleiben pro Stumpf in situ – Kontrolle auf festen Sitz!), ggf. vor der Durchtrennung eine intraoperative laparoskopische Cholangiographie durchführen
- subseröses Herauslösen der Gallenblase aus dem Leberbett mit Schere, Elektro-Häkchen oder Ultraschallskalpell
- Extraktion der Gallenblase, ggf. nach Punktion, über eine ausreichend große Trokarhülse (oft sind 10 mm nicht ausreichend). Bei drohendem Steinverlust Verwendung eines endoskopischen Plastiksackes zur Extraktion (Endo-Catch).

Komplikationen

- **intraoperativ**
  - Darmverletzung
  - Gallenwegsverletzungen (**Cave:** unbemerkt!)
  - mit Koagulation oder Clip nicht beherrschbare Blutung
- **postoperativ**
  - Nachblutung durch abgerutschte Clips oder diffus aus dem Gallenblasenbett an der Leber
  - Cholaskos durch abgerutschten Zystikusclip
  - Cholaskos durch unbemerkte Eröffnung oder Persistenz von akzessorischen, kleinen Gallengängen im Leberbett
  - Komplikationen durch verlorene Gallenkonkremente: z. B. Abszess, Ileus

15.2.2.3 Konventionelle Cholezystektomie

Indikationen

Alle Fälle, in denen eine laparoskopische Cholezystektomie nicht indiziert ist (s. o.).

OP-Technik

- Transrektal-, Pararektal- oder Rippenbogenrandschnitt
- Darstellung des Calot-Dreiecks
- Freipräparieren des Ductus cysticus bis zur Einmündung in den Ductus hepatocholedochus
- Darstellung der A. cystica
- Wenn nicht absolut eindeutige anatomische Verhältnisse herrschen und die Steinfreiheit des Choledochus nicht nachgewiesen ist, muss eine intraoperative Cholangiographie **vor** der Durchtrennung von Strukturen erfolgen (Silikonkatheter, Simon-Weidner-Sonde, Caroli-Sonde).
- subseröses Herauslösen der Gallenblase aus dem Leberbett retrograd (d.h. nach vollständiger Darstellung der anatomischen Verhältnisse im Calot-Dreieck). Nur in Ausnahmefällen sollte das Herauslösen antegrad zum Infundibulum hin erfolgen, da hierbei die intraoperative Komplikationsrate erhöht ist.

Intraoperative Diagnostik

- Cholangiographie (wird routinemäßig durchgeführt, ist auch laparoskopisch möglich)
- Choledochoskopie (Inspektion, Steinlokalisation, Biopsie bei Tumorverdacht)

Komplikationen

- **intraoperativ**
  - Verletzung der A. hepatica
  - Verletzung oder Durchtrennung des Ductus choledochus
  - unbemerktes Eröffnen akzessorischer Gallengänge
- **postoperativ**
  - Abrutschen der Ligatur des Ductus cysticus mit nachfolgendem Übertritt von Galle in die freie Bauchhöhle (Cholaskos) und galliger Peritonitis
  - Verschlussikterus durch Einengung des Ductus hepatocholedochus bei zu enger Ligatur des Ductus cysticus
  - Cholaskos bei nicht ligiertem akzessorischem Gallengang im Leberbett oder nach einer unbemerkten Choledochusläsion (Einriss der Zystikuseinmündung durch unsachgemäße Ligatur)

15.2.3 Differenzialdiagnosen

- Refluxösophagitis
- Ulcus duodeni/ventriculi
- akute oder chronische Pankreatitis
- Neoplasien oder entzündliche Prozesse im Bereich der rechten Kolonflexur
- Colon irritabile
- Nierensteinkolik rechts
- symptomatische Bauchwandhernien

15.3 Cholezystitis

Pathogenese

- Eine chronische mechanische Irritation der Gallenblasenwand, vor allem bei einer Steineinklemmung im Infundibulum, führt zur Schleimhautschädigung mit nachfolgender zunächst abakterieller Entzündung. Später entwickelt sich bei ca. 15 % der Patienten eine bakterielle Infektion (Aszension aus dem Duodenum, hämatogene Ausbreitung über die A. cystica oder die Pfortader, lymphogene Ausbreitung).

- Bei einem subakuten Verlauf kann eine chronische Cholezystitis mit Ausbildung einer Schrumpfgallenblase entstehen.

Einteilung

- **klinisch:** akut, subakut, chronisch, chronisch-rezidivierend
- **histologisch:**
  - serös-fibrinös
  - serös-eitrig
  - ulzerophlegmonös, nekrotisierend

Symptome

- beginnende oder manifeste Oberbauchperitonitis mit Abwehrspannung im rechten Oberbauch
- Vorausgehende oder begleitende Koliken sind sehr häufig.
- Temperaturanstieg, oft septischer Temperaturverlauf mit Schüttelfrost
- Übelkeit und Erbrechen (oft gallig)
- palpable Resistenz im rechten Oberbauch durch Pericholezystitis oder Gallenblasenempyem möglich
- Charcot-Trias: Ikterus, Oberbauchschmerzen und Fieber bzw. Schüttelfrost als Zeichen der Cholangitis

15.3.1 Diagnostik

Klinische Befunde

- Druckschmerz im rechten Oberbauch, Schmerzausstrahlung entsprechend den Head-Zonen in die rechten Schulter und den Rücken
- Ein Hydrops, ein Empyem oder ein entzündlicher Konglomerattumor kann als schmerzempfindliche Resistenz tastbar sein.

Labor

- Anstieg der Entzündungsparameter (BSG, Leukozyten, CRP)
- begleitend: Bilirubinanstieg und Erhöhung der Leberenzyme

Sonographie

- Der Druckschmerz bei der Untersuchung mit dem Schallkopf korreliert mit den sonographischen Zeichen der Entzündung.
- Eine akute Cholezystitis führt zu Wandverdickungen über 4 mm.
- Ein sehr dichtes Echomuster im Gallenblasenlumen spricht für ein Gallenblasenempyem (**Cave:** Sludge-Phänomen durch eingedickte, jedoch nicht infizierte Galle).
- Bei einer akuten Entzündung kann es zu einer Flüssigkeitsansammlung (Aszites) um die Gallenblasenwand kommen (Pericholezystitis).
- Eine entzündliche Infiltration des Leberbettes, evtl. mit Abszessdarstellung in der leberseitigen Gallenblasenwand oder im Leberparenchym selbst, kann ebenfalls nachweisbar sein. (**Cave:** Differenzialdiagnose Gallenblasenkarzinom)

15.3.2 Therapie

15.3.2.1 Konservative Therapie

- Wenn keine Zeichen einer lokalen Peritonitis vorliegen, ist eine konservative Anbehandlung mit Nahrungskarenz, antibiotischer Abschirmung und ggf. lokaler Eisblase bis zum Abklingen der akuten Symptome indiziert.
- In dieser Phase ist eine engmaschige klinische und sonographische Kontrolle notwendig, damit im Falle einer Befundverschlechterung eine sofortige Operation erfolgen kann.

- Die akute Cholezystitis stellt grundsätzlich eine Operationsindikation dar. Über den besten Operationszeitpunkt gehen die Meinungen allerdings auseinander. Meist wird nach kurzer Vorbereitung und Beobachtung des Patienten eine Frühoperation durchgeführt, wenn keine Indikationen zur Sofortoperation bestehen.

15.3.2.2 Operative Therapie

OP-Taktik

- **Sofortoperation:** bei jedem Verdacht auf eine Perforation, bei lokaler und fortschreitender Peritonitis
- **Frühoperation:** innerhalb von 48 Stunden nach der beschriebenen konservativen Vorbehandlung
- **Intervalloperation:** Cholezystektomie im freien Intervall nach der konservativen Behandlung der akuten Entzündung

Indikationen der konventionellen Cholezystektomie

- grundsätzlich bei ausgeprägter lokaler Peritonitis und hochgradigem Perforationsverdacht
- sehr schlechter Allgemeinzustand des Patienten

Indikationen der endoskopischen Cholezystektomie

- Bei entsprechender Erfahrung des Operateurs lassen sich viele akute Cholezystiden laparoskopisch operieren.
- Die Umsteigequote von der laparoskopischen zur konventionellen offenen Methode nimmt jedoch zu.
- Grundsatz: Ein frühzeitiger Wechsel zum offenen Vorgehen ist besser als eine erzwungene laparoskopische Fortsetzung mit höherer Komplikationsrate.

15.3.3 Differenzialdiagnosen

- Ulcus ventriculi et duodeni
- Pankreatitis
- Appendizitis (eine lange Appendix in retrograder Lage, ggf. zusätzlich mit mobilem Zäkum, kann im rechten Oberbauch liegen)
- rechtsbasale Pneumonie oder Pleuraerguss rechts
- Myokardinfarkt
- Pyelonephritis rechts
- subphrenischer, subhepatischer oder intrahepatischer Abszess
- Mesenterialembolie, Mesenterialvenenthrombose

15.4 Gallenblasenkarzinom

Häufigkeit

- Insgesamt ist das Gallenblasenkarzinom der fünfthäufigste Tumor des Gastrointestinaltraktes. In Deutschland erkranken 5,4–13,6 Personen pro 100.000 Einwohner (teilweise erhöhte Werte durch Einschluss von Gallenwegskarzinomen).
- Häufigkeitsgipfel: 6.–7. Dekade, Frauen : Männer = 3,1 : 1
- Die Koinzidenz von Gallensteinen beträgt 70–84 % (aber: malignes Entartungsrisiko bei Steinträgern nur 1–3 %).
- Ein erhöhtes Entartungsrisiko findet man nur bei der chronisch-kalzifizierenden Cholezystitis (Porzellangallenblase).

Pathohistologische Klassifikation nach Nevin

Stadium I	nur Tunica mucosa
Stadium II	Tunica mucosa und T. muscularis
Stadium III	auch Serosa infiltriert
Stadium IV	alle Wandschichten und Lymphknoten im Bereich des Ductus cysticus betroffen
Stadium V	Befall der Leber und / oder Fernmetastasen

TNM-Klassifikation

T-Primärtumor	
TX	Primärtumor nicht beurteilbar
T0	kein Anhalt für Primärtumor
Tis	Carcinoma in situ
T1	Tumor infiltriert Gallenblasenwand
T2	T1a: nur Schleimhaut
T3	T1b: Schleimhaut und Muscularis
T4	Tumor infiltriert das perimuskuläre Gewebe, jedoch nicht Serosa und Leber
	Tumor geht über die Serosa hinaus und/oder infiltriert ein Nachbarorgan (Leberbefall jedoch max. 2 cm)
	Infiltrationstiefe in der Leber > 2 cm oder Befall von mindestens 2 Nachbarorganen
N-Regionäre Lymphknoten	
NX	regionäre Lymphknoten nicht beurteilbar
N0	kein Anhalt für regionäre Lymphknotenmetastasen
N1	Metastasen in Lymphknoten des Lig. hepatoduodenale
N2	periduodenale, periportale, zöliakale und obere mesenteriale Lymphknotenmetastasen sowie im Bereich des Pankreaskopfes
M-Fernmetastasen	
MX	Fernmetastasen nicht beurteilbar
M0	keine Fernmetastasen
M1	Fernmetastasen

15.4.1 Symptome und Diagnostik

Klinische Befunde

- meist langer oder generell schmerzloser Verlauf
- Die meisten Patienten werden erst durch Ikterus auffällig (Sklerenikterus ab 2 mg/dl Bilirubin)
- Courvoisier-Zeichen: schmerzlose Gallenblasenvergrößerung
- Gewichtsverlust bis zur Kachexie

Sonographie

- infiltriertes Leberbett (**Cave:** Ähnliche Bilder sind auch bei einer entzündlichen Infiltration möglich!)

Radiologie

- ERCP zur Beurteilung des Befalls der extra- und intrahepatischen Gallenwege
- Die Computertomographie ist oft bei der differenzialdiagnostischen Abgrenzung hilfreich.
- Angiographie/Portographie oder besser Spiral-Angio-CT als Ergänzung der Operabilitätsbeurteilung (Tumoreinbruch in Gefäße?)
- MRT

Laparoskopie

- zur Biopsiegewinnung, zur präoperativen Beurteilung der lokalen Tumorausdehnung, für Staging und Einschätzung der Operabilität.

15.4.2 Therapie

Operative Therapie

- 20–50 % aller Gallenblasenkarzinome sind resezierbar.
- Bei Zufallsbefunden nach einer Cholezystektomie muss in Abhängigkeit vom Tumorstadium entschieden werden, ob eine Nachresektion in Form einer Keilresektion des Leberbettes (3–5 cm) notwendig ist.
- Bei ausgedehnteren Befunden mit Infiltration der Leber (bei 34–75 % der Fälle Leberbeteiligung) wird das Lebersegment V (evtl. auch IV b und VI) mit entfernt. Der Lobus quadratus nimmt den venösen Abfluss aus der Gallenblase auf.
- Lymphknotendissektion im Bereich des Lig. hepatoduodenale, des paraaortalen Truncus coeliacus und der A. mesenterica sup.

Prognose

Die Prognose bleibt – unabhängig von der Radikalität des operativen Eingriffes – sehr schlecht.

15.5 Seltene Erkrankungen der Gallenblase und Gallenwege

Benigne Erkrankungen

- Gallenblasenatresie
- Gallengangsatresie
- Choledochuszysten
- Gallenblasenduplikaturen
- benigne Papillentumoren

Karzinome der Gallenwege

- Klassifikation nach Bismuth-Corlette
  - Typ I: proximale Choledochustumoren ohne Beteiligung der Hepatikusgabel
  - Typ II: Obstruktion beider Ducti hepatici ohne Beteiligung von Segmentgallengängen
  - Typ III: Obstruktion beider Ducti hepatici mit Beteiligung von Segmentgallengängen in einem Leberlappen (IIIa rechter, IIIb linker Leberlappen)
  - Typ IV: Obstruktion beider Ducti hepatici mit Beteiligung von Segmentgallengängen in beiden Leberlappen
- Klassifikation nach Longmire (Einteilung in 3 Regionen)
  - unteres Drittel: Papillenregion mit retroduodenalem Choledochussegment
  - mittleres Drittel: supraduodenales Hepaticus-communis-Segment bei Zystikusabgang
  - oberes Drittel: hilusnaher Ductus hepaticus
- Tumoren im Bereich der Hepatikusgabel werden auch als Klatskin-Tumoren bezeichnet.
- TNM-Klassifikation der Tumoren des extrahepatischen Gallengangsystems

T-Primärtumor	
TX	Primärtumor nicht beurteilbar
T0	kein Anhalt für Primärtumor
Tis	Carcinoma in situ
T1	Tumor auf Gallengang beschränkt
T2	Tumor infiltriert die Leber, Gallenblase, Pankreas und/oder unilaterale Äste der V. portae (rechts oder links) oder der A. hepatica propria (rechts oder links)
T4	Tumor infiltriert eine oder mehrere Nachbarstruktur(en): Hauptstamm der V. portae oder ihrer Äste bilateral, A. hepatica communis oder Nachbarorgane/-strukturen wie Kolon, Magen, Duodenum, Abdominalwand

N-Regionäre Lymphknoten	
NX	regionäre Lymphknoten können nicht beurteilt werden
N0	keine regionären Lymphknotenmetastasen
N1	regionäre Lymphknotenmetastasen
M-Fernmetastasen	
MX	Fernmetastasen nicht beurteilbar
M0	keine Fernmetastasen
M1	Fernmetastasen

15.5.1 Symptome und Diagnostik

Klinische Befunde

- Duplikaturen und gutartige Veränderungen manifestieren sich mit chronischen unspezifischen Oberbauchbeschwerden
- Stenosierende Veränderungen führen zum Ikterus.

Sonographie

- Beurteilung der Weite des Gallenweges
- Darstellung von Abbrüchen der Gallenwege
- Besonders bei distaler Tumorlokalisation ist eine endosonographische Zusatzuntersuchung sinnvoll.

Radiologie

- ERCP: Darstellung von Duplikaturen und Stenosen. Lagebestimmung zum Leberhilus, bei nicht passierbarem Tumorhindernis PTC, um eine proximale Tumorausdehnung zu beurteilen, ggf. gleichzeitige Einlage einer Pigtail-Drainage zur Wiederherstellung des Galleabflusses
- CT: Abgrenzung der Gallenwegstumoren von Neoplasien des Pankreaskopfes
- MRT: Beurteilung der Tumorausbreitung im Gallenwegs- und Gefäßsystem durch Kombination eines Cholangio-MRT und eines Angio-MRT
- DD zu sklerosierender Cholangitis, benigner Röhrenstenose und Mirizzi-Syndriom kann schwierig sein

15.5.2 Therapie

Gutartige stenosierende Tumoren

- biliodigestive Anastomosen (Hepatikojejunostomie)
- ggf. auch Tumorresektion mit Duodenotomie (Papille)

Gallengangskarzinome

- Bei Tumormanifestation durch Ikterus liegt die Resektabilitätsrate zentraler Karzinome nur noch bei 30–50 %, die 5-Jahres-Überlebensrate bei 10–20 %.

Kurative Therapiemöglichkeiten

- bei Gallengangskarzinomen im proximalen und mittleren Drittel vollständige Resektion der extrahepatischen Gallenwege, Cholezystektomie und Lymphadenektomie des Lig. hepatoduodenale, Hepatikojejunostomie
- bei Leberinfiltration Erweiterung um eine Leberteilresektion (rechts/links/zentral)
- bei distalen Gallenwegskarzinomen partielle Duodenopankreatektomie (Whipple-Operation) mit Lymphadenektomie
- In seltenen Fällen kann bei hilusnahen Tumoren auch eine Lebertransplantation als ultima ratio versucht werden.

Palliative Therapieversuche

- biliodigestive Anastomose zur Umgehung nichtresektabler Tumoren des mittleren und distalen Gallenganganteils

- transhepatische Ringdrainage, Ausleitung des distalen Drainageschenkels über Choledochotomie oder Roux-Y-Jejunumschlinge möglich
- pallative Einlage eines Metall- oder Kunststoffstents
- perkutane (Pigtail-)Drainage
- Afterloadingtherapie: lokale Bestrahlung mit einer Iridium-Strahlenquelle über einen im Gallengang liegenden Führungsdraht
- Seeds-(Samenkorn-)Implantation: implantierbare Strahlenquelle, insgesamt erreicht die Radiotherapie nur eine geringgradige Lebensverlängerung mit ggf. temporär verbessertem Galleabfluss

16 Pankreas

H. Siegert

16.1 Anatomie

- Das Pankreas liegt retroperitoneal und überkreuzt von links oben nach rechts unten den 1.–3. Lendenwirbel. Man unterscheidet Kopf (mit Processus uncinatus), Hals, Korpus und Schwanz.
- Am unteren Rand des Pankreashalses treten die Mesenterialgefäße hervor. Dorsal des Pankreaskopfes und -halses liegt der Pfortaderursprung.
- Der distale Choledochus zieht durch eine dorsale Rinne oder durch einen Tunnel des Pankreaskopfes zum Duodenum.
- Der Kopf ist fixiert und bildet mit dem duodenalen C-Bogen eine feste Einheit. Die relativ starke Fixierung des Pankreas erlaubt nur eine geringe Verschieblichkeit und macht das Organ leicht verletzlich, insbesondere über der dorsal liegenden Wirbelsäule.

Zugangswege

Das Pankreas ist auf 3 Wegen zugänglich:
- durch das Omentum minus
- durch das Lig. gastrocolicum
- durch die Durchtrennung des Treitz-Bandes in Kombination mit dem Kocher-Manöver (Mobilisieren des Duodenums, s. Kap. Magen); hiermit gelingt eine vollständige Mobilisierung des Kopfbereiches.

Exkretorische Ausführungsgänge

- Man unterscheidet 2 exkretorische Ausführungsgänge des Pankreas:
  - den Ductus Wirsungianus als Hauptausführungsgang
  - den Ductus Santorini, der lediglich den kranialen Anteil des Pankreaskopfes drainiert. Er verfügt oft über eine separate Einmündung in das Duodenum.
- Ductus Wirsungianus und Ductus choledochus münden fast immer gemeinsam in der Papilla Vateri in den Zwölffingerdarm.

Arterien

- Die arterielle Versorgung des Pankreas erfolgt über die A. pancreaticoduodenalis sup., die aus der A. hepatica communis entspringt.
- Der Pankreaskopf wird außerdem über die A. pancreaticoduodenalis inferior versorgt, die aus der A. mesenterica superior kommt.
- Während die arterielle Blutversorgung des Pankreas im Kopfbereich relativ konstant ist, haben Pankreaskorpus und -schwanz eine variable Gefäßversorgung, meist über kurze, der A. lienalis entspringende Arterien sowie durch Äste der quer verlaufenden A. pancreatica transversa.

Venen

- Der venöse Abfluss des Pankreaskopfes geht über die V. mesenterica superior.
- Korpus und Schwanz gehören zum Einzugsgebiet der V. lienalis.

Lymphabfluss

- Die Lymphdrainage erfolgt über peripankreatische und sog. „Sammellymphknoten“ (Abb. 16.**1**).

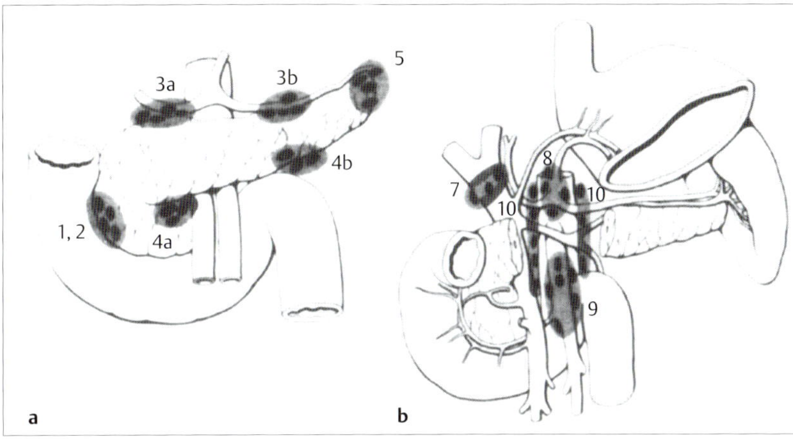

Abb. 16.1 Regionäre Lymphknoten

a Erste Station. 1 anteriore duodenopankreatische Lymphknoten; 2 posteriore duodenopankreatische Lymphknoten; 3 suprapankreatische Lymphknoten: a Kopfbereich, b Körper-Schwanz-Bereich; 4 infrapankreatische Lymphknoten: a Kopfbereich, b Körper-Schwanz-Bereich; 5 lienale Lymphknoten; 6 subpylorische Lymphknoten (Lymphonodi gastroepiploici dextri) (in der Abbildung nicht eingezeichnet)

b Zweite Station. 7 Lymphknoten an der Leberpforte; 8 zöliakale Lymphknoten; 9 Lymphknoten am Stamm der A. mesenterica superior; 10 obere paraaortale Lymphknoten

(aus: *Siewert* et al., Chirurgische Gastroenterologie, Band 3, 2. Aufl., Springer 1990)

16.2 Physiologie

Histologisch teilt sich das Pankreas in einen exokrinen und einen endokrinen Gewebeanteil.

- Die Langerhans-Inseln produzieren die **Hormone** Insulin, Glucagon und Somatostatin.
- Täglich werden ca. 1.500 ml des **alkalischen Pankreassekretes** gebildet, das neben Elektrolyten Enzyme zur Spaltung von Kohlenhydraten (Amylase), Fetten (Lipase, Phospholipasen), Nukleinsäuren (Ribo- und Desoxyribonucleasen) und Proteinen (Trypsin, Chymotrypsin) enthält. Die Proteasen liegen als inaktive Proenzyme vor und werden erst im Duodenum durch Enterokinasen in aktive Fermente umgewandelt, um das Organ vor einer Selbstverdauung zu schützen.
- Die exokrine und endokrine Potenz des Pankreas ist so groß, dass es erst bei einem Verlust von ca. 80 % des Parenchyms zu einer manifesten Insuffizienz (Diabetes mellitus, Malassimilation) kommt.

16.3 Akute Pankreatitis

Entzündliche Veränderungen der Bauchspeicheldrüse können primär im Organ entstehen oder als „Begleitpankreatitis“ im Zusammenhang mit anderen Erkrankungen auftreten. Man unterscheidet heute nur noch zwischen der akuten und der chronischen Pankreatitis. Schwierig ist die Verlaufsbeurteilung zwischen einer milden (ödematösen) und schweren (nekrotisierenden) Form der akuten Pankreatitis.

16.3.1 Pathogenese

- **Häufigste Ursachen** für die Entstehung einer Pankreatitis sind Gallenwegserkrankungen (Cholelithiasis) und Alkoholabusus.
- Seltenere Ursachen sind periampulläre Duodenaldivertikel, eine arteriomesenteriale Duodenalkompression, Pankreastraumen, Medikamente und toxische Einflüsse, der primäre Hyperparathyreoidismus, Hyperlipoproteinämien, Begleitpankreatitis bei Mumps, infektiöser Mononukleose und Virushepatitis.
- Auch nach ERCP-Untersuchungen können Pankreasreizungen auftreten.

In der Mehrzahl der Fälle besteht eine **akute ödematöse Pankreatitis**, die auch mit peripankreatischen Fettgewebsnekrosen einhergehen kann.

16.3.2 Symptome und Diagnostik

Symptome

- Oberbauchschmerzen, evtl. Schmerzausstrahlung in den Rücken
- Übelkeit, Erbrechen
- Meteorismus, Darmatonie
- elastische Bauchdeckenspannung („Gummibauch")
- evtl. Ikterus, Fieber, Oligurie

Diagnostik

- **Laborbefunde:** Anstieg von Amylase und Lipase, CRP und LDH, Abfall des Serumcalciums, evtl. passagere Hypoglykämie, Leukozytose, BSG-Erhöhung, Anstieg der Nierenretentionswerte (Harnstoff, Kreatinin)
- Der **sonographische** Nachweis von Gallenwegskonkrementen sowie eine Erhöhung der **Cholestaseparameter** sprechen für eine biliäre Genese der Pankreatitis.
- Eine **ERCP** ist klar indiziert beim Verschlussikterus und bei einem anhaltenden Cholestasesyndrom. Die generelle Durchführung einer ERCP wird kontrovers bewertet, zumal in einem hohen Prozentsatz mit dem spontanen Abgang von Choledochussteinen zu rechnen ist.

16.3.3 Therapie

Die Therapie ist **streng konservativ** und umfasst neben einer engmaschigen Überwachung des Patienten eine standardisierte Basistherapie.

- **parenterale Ernährung**: Bei einer ausgeprägten Hypertriglyzeridämie sollten Fettemulsionen vermieden werden. Cave: Blutzuckerentgleisungen sind nicht selten.
- **Flüssigkeits**- und **Elektrolytzufuhr**: Zu Beginn der Erkrankung kann ein erhebliches intravasales Flüssigkeitsdefizit auftreten (bis zu 8 l/24 h), das durch eine beträchtliche Flüssigkeitssequestration im Retroperitoneum bedingt ist.
- **Schmerztherapie**: Morphin-Agonisten sollten vermieden werden, da sie eine Druckerhöhung am Sphincter Oddi bewirken.
- Der Nutzen einer selektiven Darmdekontamination (mögliche Pankreasinfektion durch Darmbakterien) ist bisher nicht sicher dokumentiert.
- Durch eine frühzeitige antibiotische Therapie können septische Komplikationen signifikant vermindert werden.
- Bei einer **biliären Genese** ist der optimale Zeitpunkt zur Cholezystektomie umstritten. Bei einer ödematösen Verlaufsform kann in der Regel nach Durchführung einer ERCP eine laparoskopische Cholezystektomie erfolgen. Bei der nekrotisierenden Form sollte die Entzündung erst vollständig abklingen und eine elektive Cholezystektomie frühestens nach 3 Wochen erfolgen.

Komplikationen

Typische Spätkomplikationen der akuten Pankreatitis sind der **Pankreasabszess** und die Bildung von **Pseudozysten.**

16.3.4 Schwere frühe Verlaufsform: Akute nekrotisierende Pankreatitis

- Die akute nekrotisierende Pankreatitis als schwere frühe Verlaufsform einer akuten Pankreatitis ist geprägt durch die massive systemische Einschwemmung von vasoaktiven und toxischen Substanzen, die zu gravierenden metabolischen, renalen, kardiozirkulatorischen und pulmonalen Reaktionen führen (**drohendes Multiorganversagen**).
- Daneben kommt es häufig zur bakteriellen Besiedlung der Nekrosen durch enterogene Keime mit nachfolgender **Sepsis**. Diagnostisch relevant hierbei sind die kontrastmittelverstärkte Computertomographie (zur Beurteilung der Ausdehnung und Abgrenzung der Nekrosen) und die sonographisch gesteuerte Punktion der Nekrosen (Bakteriologie).
- Als bester Verlaufsparameter für die Entwicklung von Pankreasnekrosen gilt die Bestimmung des C-reaktiven Proteins (CRP).

Therapiegrundsätze

- Alle **intensivmedizinischen** Überwachungs- und Therapiemöglichkeiten müssen ausgeschöpft werden.
- Patienten mit **septischen Komplikationen** durch infizierte Nekrosen bedürfen einer **chirurgischen** Therapie. Wichtigster Entscheidungsfaktor ist dabei ein progredientes Multiorganversagen trotz maximaler Intensivtherapie.

Operative Therapie

Ziel des chirurgischen Eingriffes ist die Entfernung sämtlicher intra- und peripankreatischer Nekrosen und des pankreatogenen Aszites.

- Nach der Spülung von Bauchhöhle und Bursa omentalis werden dicklumige Silikon-Drainagen platziert, vor allem entlang der typischen retroperitonealen Nekrosestraßen mit kontinuierlicher postoperativer Lavage, programmierter Etappenlavage oder weiteren Revisionen bei „offenem Abdomen" („Laparostoma").
- Beim Débridement sollte möglichst viel vitales Pankreasparenchym erhalten werden, um eine spätere Organinsuffizienz zu verhindern.

16.4 Chronische Pankreatitis

16.4.1 Pathogenese

Die Ätiologie der chronischen Pankreatitis entspricht der akuten Form. Dominierender Faktor ist ein chronischer Alkoholabusus.
Die Pathogenese der chronischen Pankreatitis verläuft trotz der unterschiedlichen Entstehungsursachen relativ uniform.

- Ausgangspunkt für später nachweisbare pathomorphologische Veränderungen der Organstruktur ist die Ausfällung von Proteinen in die Lumina der Azini und des Gangsystems. Durch Calciumeinlagerung entstehen **Konkremente** und **Parenchymverkalkungen**.
- Die Proliferation des perikanalikulären Bindegewebes mit Invasion in das Lumen führt zu **Stenosen** und **Verschlüssen** des Gangsystems, die als Kaliberschwankungen der kleinen und großen Pankreasgänge nachweisbar sind.
- Bei einer unvollständigen Gangobstruktion kann es zu zystischen Erweiterungen des Gangsystems kommen. Die Druckerhöhungen infolge des gestörten Sekretab-

flusses können akute Schübe auslösen, die durch die Sklerosierung von Parenchym zu einem permanenten Verlust von exokrinem Pankreasgewebe führen.
- Eine Zerstörung des Inselapparates kann später nachfolgen.

16.4.2 Diagnostik

- Bereits auf einer **Abdomenübersichtsaufnahme** lassen sich oft Kalzifikationen im Bereich der Pankreasloge erkennen. Eine Thoraxübersichtsaufnahme dient zum Ausschluss pleuropulmonaler Komplikationen (Pleuraerguss).
- **Sonographisch** zu erfassen sind die Größe und Kontur des Pankreas, Pankreasgangkonkremente, zystische Veränderungen, eine Dilatation des Gangsystems und ein pankreatogener Aszites.
- Die **Computertomographie** kommt bei ungünstigen Untersuchungsbedingungen (Adipositas, Darmgasüberlagerung) zum Einsatz, sie hilft bei der exakteren Beurteilung des Pankreasschwanzes und der vorbestehenden pathomorphologischen Veränderungen im Rahmen der Operationsplanung.
- Eine **ERCP** dient zum Nachweis von Okklusionen und Stenosen des Pankreasgangsystems.
- Zur Beurteilung der funktionellen exokrinen und endokrinen Organreserven werden die gängigen Methoden der **Pankreasfunktionsdiagnostik** angewandt (Sekretin-Pankreozymin-Test, Chymotrypsinbestimmung im Stuhl, Stuhlgewicht/d, Blutzuckertagesprofil, oraler Glukosetoleranztest).

16.4.3 Therapie

Konservative Therapie

Primär ist die chronische Pankreatitis ein **internistisches Leiden**. Im Vordergrund der Behandlung stehen
- die Beseitigung von Noxen
- eine eiweißreiche und fettarme Diät
- die ausreichende Substitution von Pankreasenzymen

OP-Indikationen

- ein konservativ nicht mehr beherrschbares Schmerzsyndrom
- Malignomverdacht
- Komplikationen einer chronischen Pankreatitis (z. B. Beeinträchtigung benachbarter Organe)

Operationsverfahren

- **Pankreasdrainagen:** Sie basieren auf der Vorstellung, dass das vor den Stenosen der Pankreasgänge aufgestaute Sekret durch die Druckerhöhung Schmerzen verursacht. Eine Ableitungsoperation (Dekompression) soll deshalb die schmerzauslösende Situation bekämpfen oder ganz beseitigen.
  - Ein typisches Verfahren stellt die **laterolaterale Pankreatikojejunostomie** nach Partington-Rochelle (Abb. 16.**2**) dar, bei der der aufgespaltene Ductus pancreaticus in ganzer Länge mit einer Roux-Y-Schlinge anastomosiert wird. Die Voraussetzung für eine wirksame Drainage, ein auf einer Distanz von 7–10 cm auf 1–1,5 cm erweiterter Ductus Wirsungianus, ist jedoch selten gegeben. Häufiger sind multiple Stenosen mit dazwischen liegenden Dilatationen (sog. „chain of lakes“). Außerdem führt eine unzureichende Drainage von Seitengängen zu einem Fortbestehen des primären Entzündungsgeschehens mit evtl. späterer narbiger Okklusion der Anastomose. Auch können kleinere Pankreaskarzinome, die zu einer Stenose geführt haben, bei diesen Operationsverfahren übersehen werden.

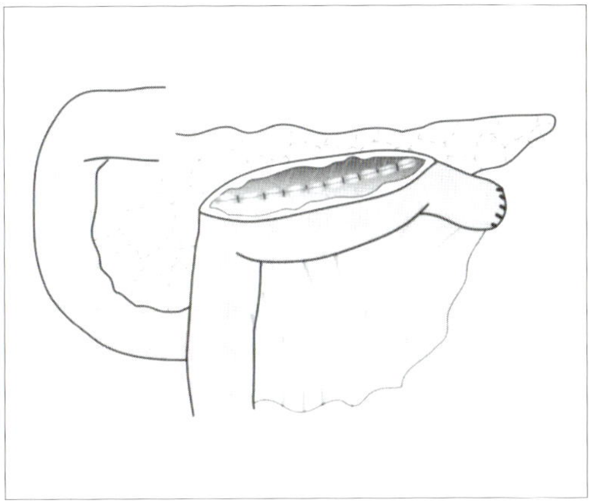

Abb. 16.2 Laterolaterale Pankreatikojejunostomie

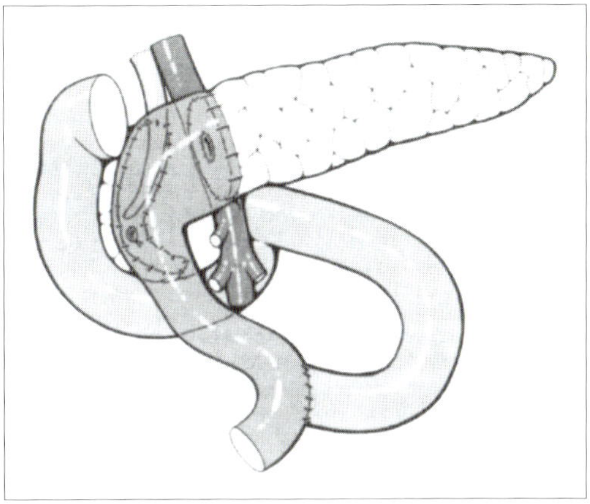

Abb. 16.3 Rekonstruktion des Pankreaskopfes mit einem Jejunuminterponat nach duodenumerhaltender Pankreaskopfresektion (aus: *Beger* et al., Der Chirurg 68 (1997) 877, Springer, Heidelberg)

- **erweiterte** Drainageoperationen wie z. B. die Kombination aus laterolateraler Pankreatikojejunostomie mit einer limitierten lokalen Pankreaskopfresektion (nach Frey)

- **Resektionsverfahren**
  - Bei entzündlichen Prozessen im Bereich des Pankreaskopfes kann eine duodenumerhaltende Pankreaskopfresektion erfolgen. Eine klare Indikation besteht beim Befund einer Duodenal-, Pankreasgang- oder Choledochusstenose mit Cholestase, bei einem chronischen Schmerzsyndrom und bei einer Einengung der retroperitonealen Blutgefäße. Dabei wird der Pankreaskopf subtotal zwischen duodenaler Pfortaderkante und dem intrapankreatisch gelegenen Choledochussegment reseziert. Die Rekonstruktion des Pankreaskopfes erfolgt dann nachfolgend mit einem Jejunuminterponat (Abb. 16.**3**).
  - Bei der **Linksresektion** werden je nach der Ausdehnung der entzündlichen Veränderungen Pankreasschwanz, Korpus und ggf. Anteile des Pankreaskopfes mit oder ohne Mitnahme der Milz reseziert.
  - **Rechtsresektionen** umfassen die partielle oder totale Duodenopankreatektomie. Der Nachteil der Resektionen ist die Verminderung der noch funktionstüchtigen Organsubstanz, was zum gehäuften Auftreten einer exo- und endokrinen Pankreasinsuffizienz führt.

16.5 Pankreasabszess

- Der Pankreasabszess ist ein lokalisierter Eiterherd, der nach einer abgeklungenen Pankreatitis auftritt. Er muss von einer infizierten Nekrose bzw. Pseudozyste abgegrenzt werden. Letztere stellen septische Komplikationen einer noch bestehenden Entzündung dar. In der Praxis gibt es jedoch oft fließende Übergänge zwischen diesen lokalen Sepsisherden.
- Die Abszesse sind nicht immer in der Pankreasregion lokalisiert, sondern können sich auch retrokolisch bis zum kleinen Becken, subphrenisch oder im Mediastinum entwickeln.

Diagnostik

- Die Diagnose wird mit Hilfe der CT oder sonographisch gestellt.
- In Zweifelsfällen ist eine Punktion der Abszessflüssigkeit entscheidend.

Therapie

- Bei fester Abszesswand erfolgt eine externe Drainage, wenn möglich sonographisch gesteuert perkutan platziert.
- Ansonsten entspricht die Therapie dem Eingriff bei einer akuten nekrotisierenden Pankreatitis.

16.6 Pankreaspseudozysten

Im Gegensatz zu echten Pankreaszysten (dysontogenetische Zysten, Retentionszysten, Zystadenome und -adenokarzinome), ist die Wand der Pseudozysten nicht mit Epithel ausgekleidet. Die Abgrenzung zum umgebenden Parenchym erfolgt lediglich durch eine fibröse Membran.
Pankreaspseudozysten können posttraumatisch oder im Gefolge akuter und chronischer Pankreatitiden auftreten.

16.6.1 Symptome und Diagnostik

Symptome

- **Kleine** Zysten bleiben meist klinisch stumm und werden lediglich als Zufallsbefunde bei sonographischen oder computertomographischen Untersuchungen erkannt.
- **Größere** Zysten imponieren klinisch als tastbare abdominelle Resistenzen. Neben Schmerzen können indirekte Symptome auftreten, welche durch die Verdrängung von benachbarten Strukturen, z. B. Magen, Duodenum oder Ductus choledochus, verursacht werden.
- Selten sind **Komplikationen** wie Arrosionsblutungen (aus A. lienalis, A. gastroduodenalis, A. gastroepiploica), Abszedierung oder Zystenruptur.

Diagnostik

- evtl. palpable Oberbauchresistenz
- Sonographie
- Computertomographie
- Röntgenuntersuchung (Abdomenleeraufnahme zum Nachweis von Verkalkungen im Bereich der Pankreasloge oder Verkalkungen der Zystenwand, Magen-Darm-Passage zum Nachweis einer Duodenalstenose)

16.6.2 Therapie

OP-Indikationen

Eine Operationsindikation ist gegeben
- beim Auftreten der genannten Komplikationen
- bei drohenden Komplikationen (relative OP-Indikation), z. B. bei Rupturgefahr infolge einer raschen Größenzunahme der Pseudozyste und wenn die Zyste nach mehr als 6 Wochen keine Rückbildungstendenz zeigt und klinische Beschwerden verursacht.

OP-Taktik

- **Kleinere**, symptomatische Pseudozysten werden reseziert.
- **Größere** Pseudozysten können extern drainiert werden, wobei allerdings eine persistierende Pankreasfistel entstehen kann. Aus diesem Grund sollte stets eine präoperative ERCP veranlasst werden, um eine Verbindung der Pseudozyste zum Pankreasgangsystem auszuschließen.

- Eine sog. **„innere Drainage"** ist technisch erst möglich, wenn die Zystenwand (meist nach 6–8 Wochen) ausreichend verfestigt ist, um ein geeignetes Nahtlager für die geplante Anastomose zu bieten. Je nach der Lokalisation der Pseudozyste kann eine innere Drainage durch
  - eine Zystogastrostomie (Abb. 16.**4**)
  - eine Zystojejunostomie mit ausgeschaltener Roux-Y-Schlinge
  - oder eine Zystoduodenostomie erfolgen.
  - In jedem Fall muss der tiefste Punkt der Zyste zur Anastomose verwendet werden, um eine vollständige Entleerung des Zysteninhalts zu gewährleisten.

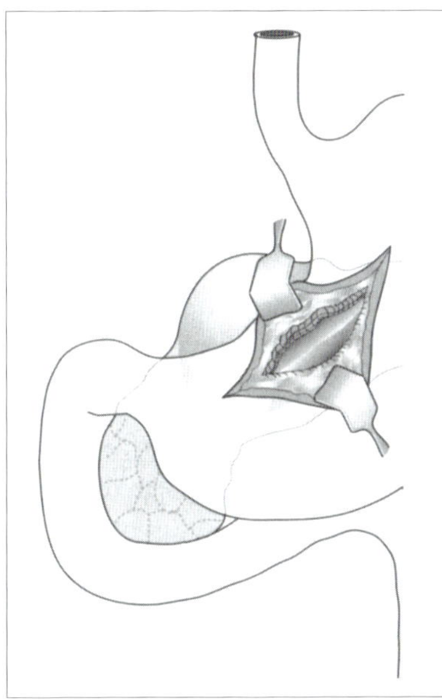

Abb. 16.4 Zystogastrostomie

Nicht-operative Verfahren

- sonographisch gesteuerte Zystenpunktion
- perkutane Kathederdrainage (evtl. mit medikamentöser Unterstützung durch Somatostatin)
- endoskopische Zystoenterostomie mit Einlage eines inneren Drainagekatheters

16.7 Pankreaskarzinom

Das Pankreaskarzinom umfasst ca. 10 % aller Neoplasmen des Gastrointestinaltraktes. Es tritt bei Männern und Frauen mit fast gleicher Häufigkeit auf. Die **Ätiologie** ist unklar und vermutlich multifaktoriell.

Einteilung

- Nach dem **Ursprungsort** teilt man die Pankreaskarzinome ein in
  - duktale Adenokarzinome des exokrinen Pankreasparenchyms (selten handelt es sich um azinäre Karzinome)
  - periampulläre Karzinome (signifikant bessere Prognose!)
  - Inselzellkarzinome

- Entsprechend der **Lokalisation** unterscheidet man bei den duktalen Adenokarzinomen Pankreaskopf- (ca. 70 %), Korpus- (ca. 10 %) und Schwanzkarzinome (ca. 20 %).
- Die **periampullären Karzinome** gehen vom duodenalen C, vom Ductus choledochus, von der Papilla Vateri oder der angrenzenden Duodenalschleimhaut aus. Die genaue Feststellung ihres Ursprungsortes ist oft nicht möglich.

TNM-Klassifikation der Karzinome des exokrinen Pankreas

T-Primärtumor	
Tx	Primärtumor nicht beurteilbar
T0	Kein Anhalt für Primärtumor
T1	Auf das Pankreas begrenzter Tumor < = 2 cm
T2	Auf das Pankreas begrenzter Tumor > 2 cm
T3	Tumorausbreitung jenseits des Pankreas, ohne Infiltration des Truncus coeliacus oder der A. mesenterica sup.
T4	Infiltration von Truncus coeliacus oder A. mesenterica sup.
N-Regionäre Lymphknoten	
N1	Regionäre Lymphknotenmetastasen

TNM-Klassifikation der Karzinome der Ampulla vateri (Papillenkarzinome)

T-Primärtumor	
Tx	Primärtumor nicht beurteilbar
T0	Kein Anhalt für Primärtumor
Tis	Carcinoma in situ
T1	Tumor auf Ampulla Vateri oder Sphinkter Oddi begrenzt
T2	Tumor infiltriert Duodenalwand
T3	Tumor infiltriert Pankreas
T4	Tumor infiltriert das peripankreatische Weichgewebe und/oder andere Nachbarorgane/-strukturen
N-Regionäre Lymphknoten	
N1	Regionäre Lymphknotenmetastasen

16.7.1 Symptome und Diagnostik

Symptome

- Neben unspezifischen Hinweisen auf ein Tumorleiden (Appetitlosigkeit, Gewichtsverlust, Leistungsknick) können Oberbauch- und Rückenschmerzen (durch Sekretstau oder Infiltration des Plexus solaris) auftreten.
- Auch ein schmerzloser Ikterus bei palpabler, nichtdruckdolenter Gallenblase (Courvoisier-Zeichen) gilt als klassisches klinisches Symptom.

Diagnostik

- Primäres Screening-Verfahren ist die **Oberbauchsonographie**, mit der bereits ca. 70 % der Pankreastumoren zu erkennen sind.
- Tumoren mit einem Durchmesser von unter 2 cm sowie im Bereich des Pankreasschwanzes lokalisierte Malignome werden sonographisch häufig nicht erkannt. Hier ist bei einem entsprechenden Verdacht ein **CT** indiziert, das außerdem ein organüberschreitendes Tumorwachstum und Lymphome besser zur Darstellung bringt.
- Die **ERCP** zeichnet sich durch eine hohe Sensitivität und Spezifität aus.
- Bei einer unsicheren Differenzierung zwischen neoplastischen und entzündlichen Veränderungen kann eine **zytologische Untersuchung** des Pankreassekretes hilfreich sein.

- Die beste Beurteilung bestehender Organveränderungen erlaubt die **endosonographische** Untersuchung.
- Bei der Operationsplanung wird die genannte präoperative Diagnostik durch eine **Angiographie** mit indirekter Splenoportographie ergänzt, um Aufschluss über die Gefäßanatomie und eventuelle tumoröse Gefäßinfiltrationen im Bereich der Pfortader und des Truncus coeliacus zu erhalten.
- Als spezifischer **Tumormarker** für das Pankreaskarzinom gilt das **CA 19–9**, das im fortgeschrittenen Stadium zu 70–80 % erhöht ist. Als Sreening-Parameter ist es jedoch ungeeignet, da erhöhte Werte auch bei der Pankreatitis und bei anderen Tumoren des Gastrointestinaltraktes beobachtet werden.
- Die **Feinnadelpunktion** ist mit dem Risiko einer Tumorzellverschleppung belastet.
- Häufig erlaubt erst die **Laparotomie** eine endgültige Abschätzung der Tumorausdehnung und damit der Resektabilität.

16.7.2 Therapie

Operative Therapie

Die **Operation** des Pankreaskarzinoms gilt als einziger potenziell kurativer Behandlungsweg. Als Ausschlusskriterien gelten Peritonealkarzinose, Lebermetastasen und andere Fernmetastasen. Eine lokale Gefäßinfiltration kann evtl. mit Resektion und Gefäßrekonstruktion therapiert werden.

- Tumoren der **Pankreaskopfregion** und **periampulläre Karzinome** werden durch eine partielle Duodenopankreatektomie (OP nach Whipple oder Modifikationen) behandelt.
- Standardverfahren für **Korpus**- und **Schwanzkarzinome** ist die Linksresektion des Pankreas mit Splenektomie. Bei beiden Verfahren sind verbesserte Spätresultate durch eine ausgedehnte intra- und retroperitoneale Lymphadenektomie erzielt worden.
- Die lokale Papillenexzision kann bei **kleinen Papillenkarzinomen** und bei Patienten mit einem zu hohen Risiko für eine partielle Duodenopankreatektomie erwogen werden.
- Die totale Pankreatektomie erbrachte keine besseren Überlebensraten, ist jedoch mit den oft erheblichen Problemen einer postoperativen exo- und endokrinen Pankreasinsuffizienz belastet.
- **palliative Operationen:**
  - Palliative Eingriffe zielen auf die Beseitigung biliärer und gastrointestinaler Passagestörungen. Hier ist die Anlage einer Gastroenterostomie und/oder einer biliodigestiven Anastomose indiziert.
  - Bei freier Duodenalpassage kann auch eine endoskopische Gallengangsdrainage mit Stenteinlage erwogen werden.
  - Die perkutane transhepatische Katheterdrainage der Gallenwege sollte außer zur präoperativen Entlastung bei einem Verschlussikterus wegen der erheblich eingeschränkten Lebensqualität nur noch als Ultima ratio in Frage kommen.

Adjuvante Therapie

- Radio- und Chemotherapie haben zu keiner Verbesserung der Langzeitprognose des Pankreaskarzinoms geführt.

Prognose

- Die Prognose des Pankreaskarzinoms ist ungünstig. Die mittlere Überlebenszeit liegt bei 3–6 Monaten. Wesentlicher Grund ist die späte Diagnose des Tumors mit der Folge, dass 70–80 % der Karzinome zum Zeitpunkt ihrer Feststellung unter kurativer Intention nicht mehr operabel sind.
- Bei mehr als 95 % der Patienten ist auch nach erfolgter Resektion mit einem Tumorrezidiv zu rechnen.

- Die günstigsten operativen Therapieergebnisse werden beim Papillenkarzinom erzielt (20–30 % 5-Jahres-Heilungsrate).

16.7.3 Operationsverfahren

16.7.3.1 Partielle Duodenopankreatektomie nach Whipple

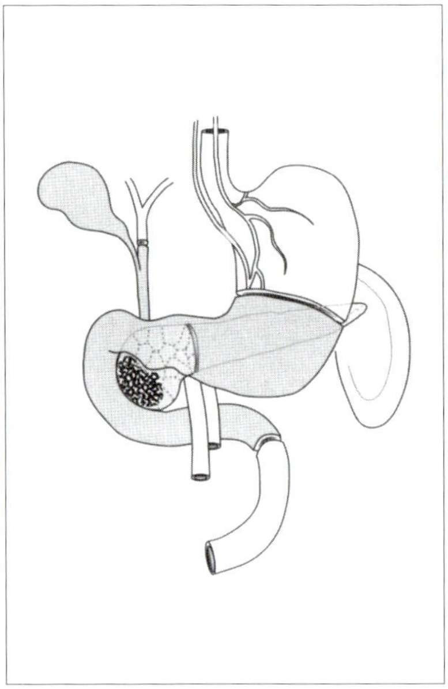

Abb. 16.5 Ausmaß der Resektion bei der partiellen Duodenopankreatektomie

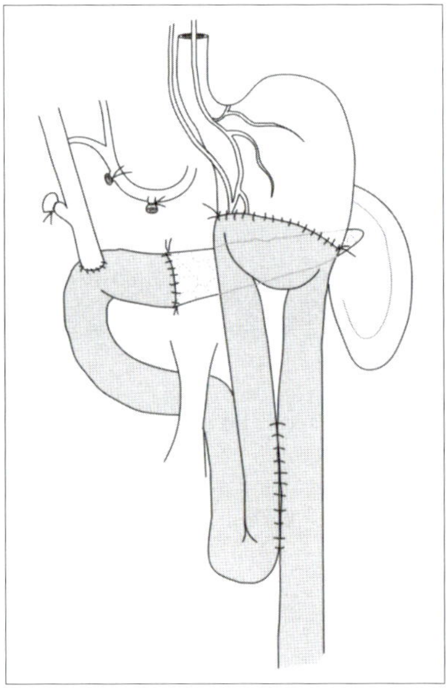

Abb. 16.6 Rekonstruktion nach der partiellen Duodenopankreatektomie

- Bei diesem Eingriff werden folgende Strukturen im Sinne einer **En-bloc-Resektion** entfernt:
  - Pankreaskopf sowie – je nach Tumorlokalisation – Anteile von Hals und Korpus der Drüse
  - das Duodenum mitsamt einem kurzen Abschnitt des proximalen Jejunums
  - die peripankreatischen Lymphknoten und die LK des Lig. hepatoduodenale
  - die Gallenblase mitsamt den Gallenwegen
  - die distale Hälfte des Magens zusammen mit der rechten Hälfte des großen Netzes
- Der operative Eingriff gliedert sich taktisch in 2 Abschnitte, die **Resektion** und die **Rekonstruktion**.
- Als günstigster **Zugang** gilt die quere Oberbauchlaparotomie.

OP-Technik

- Zunächst gilt es, im Hinblick auf die Resezierbarkeit die **lokale Tumorausbreitung** zu beurteilen. Dazu muss die V. mesenterica sup. im sub- und retropankreatischen Verlauf dargestellt werden und die V. portae aus dem Pankreas ablösbar sein.
- Es folgt die **Überprüfung des Lymphknotenstatus**, wobei hier ein Kompartiment 1 (peripankreatische Lymphknoten) von einem Kompartiment 2 (Sammellymphknoten) zu unterscheiden ist (s. Abb. 16.1). Sind Sammellymphknoten, d. h.

Lymphknoten an der A. hepatica, dem Truncus coeliacus und paraaortal, befallen, so erscheint eine Resektion nicht mehr gerechtfertigt. Dasselbe gilt bei einer Infiltration des Mesocolon transversum, bei Leberfiliae und beim Vorliegen einer Peritonealkarzinose.

- Die **Resektion** beginnt mit der Cholezystektomie und der Skelettierung des Lig. hepatoduodenale. Absetzung des Ductus hepaticus unmittelbar proximal der Zystikusmündung.
- Ligatur und Durchtrennung der A. gastrica dextra und der A. gastroduodenalis. Anschließend distale Magenresektion und Durchtrennung des Pankreasparenchyms nach Aushülsung des Processus uncinatus.
- Mobilisierung des distalen Duodenums, Skelettierung und Durchtrennung des proximalen Jejunums. Danach kann das gesamte Präparat en bloc abgeworfen werden.
- Die **rekonstruktive Phase** des Eingriffes beginnt damit, dass das obere Jejunumende als sog. „Teleskop-Anastomose“ mit dem Restpankreas verbunden wird.
- Es folgt eine End-zu-Seit-Hepatikojejunostomie, danach eine antekolische Gastrojejunostomie mit einer Braun-Fußpunktanastomose.

16.7.3.2 Pankreaslinksresektion mit Splenektomie

OP-Technik

- Diese Operation wird von links nach rechts ausgeführt und beginnt mit der Spaltung des Lig. gastrocolicum.
- Nach der Beurteilung der Resezierbarkeit wird das Lig. gastrolienalis durchtrennt und der Pankreasschwanz mitsamt der Milz mobilisiert.
- Ligatur der Milzgefäße und Durchtrennung des Pankreas in ausreichendem Abstand vom Tumor.
- Das Restpankreas wird entweder durch Nähte verschlossen oder mit einer ausgeschalteten Roux-Y-Dünndarmschlinge anastomosiert.

16.8 Endokrine Pankreastumoren

Benigne Neubildungen, die vom endokrinen Inselorgan des Pankreas ausgehen, bilden Peptidhormone und biogene Amine. Diese seltenen Tumoren kommen nicht nur im Pankreas vor, sondern auch an anderen Stellen des Verdauungstraktes und in anderen Organen wie Ovar, Milz und Lunge. Die Ätiologie ist unbekannt.

Die bekanntesten endokrinen Pankreastumoren sind das

- **Insulinom** (Leitsymptom: Hypoglykämie)
- **Gastrinom** (Leitsymptome: rezidivierende, multiple, atypisch lokalisierte Ulzera, Diarrhoe; „Zollinger-Ellison-Syndrom“)
- **Vipom** (Leitsymptome: wässrige Durchfälle, Hypokaliämie, metabolische Azidose infolge der Sekretion von **v**asoaktivem-**i**ntestinalem-**P**olypeptid; „Verner-Morrison-Syndrom“); siehe auch Kap. 19

Diagnostik

- Sonographie, Computertomographie, Kernspintomographie
- Blutspiegelbestimmungen der produzierten Wirkstoffe

Therapie

- Die Tumoren sind oft aufgrund ihrer geringen Größe nicht lokalisierbar.
- Wenn die Lokalisation doch gelingt, z. B. durch eine intraoperative Sonographie, wird eine Enukleation oder eines der typischen Resektionsverfahren durchgeführt.
- Während die Radiotherapie keine Rolle spielt, lassen sich chemotherapeutisch Remissionen erzielen.

- Daneben werden symptomatische Therapieformen praktiziert, z. B. beim Gastrinom die hochdosierte Gabe von Säuresekretionshemmern oder beim Versagen dieser Therapie eine Gastrektomie.

Prognose

Insgesamt ist die Prognose der endokrinen Pankreastumoren – im Vergleich zu den exokrinen – wesentlich besser (ca. 60 % 5-Jahres-Überlebensrate).

16.9 Pankreastrauma

Verletzungen des Pankreas sind im Rahmen stumpfer Oberbauchtraumata zu erwarten. Meist durch heftigen Aufprall der Lenkung eines Autos, Motorrads oder Fahrrads wird das Pankreas gegen die Wirbelsäule gepresst und erleidet Kontusionen oder Gewebseinrisse. An die mögliche Mitbeteiligung benachbarter Organe (Duodenum, Ductus hepatocholedochus) muss stets gedacht werden.

Symptome und Diagnostik

- Aufgrund der unzugänglichen Lage des Organs erfolgt die Diagnose einer Pankreasläsion oft verspätet oder gar nicht.
- Neben dem Auftreten einer Blutung kann die Verletzung verzögert zum Auslöser einer akuten Pankreatitis werden.
- Hinweise auf Pankreasverletzungen liefern Sonographie und Angio-CT sowie erhöhte Pankreasenzyme im Serum und Urin, evtl. auch eine ERCP.

OP-Indikationen

- penetrierende Verletzungen
- Pankreastrauma mit Gangverletzung
- stumpfes Bauchtrauma mit Pankreatitis und Peritonitis

Therapie

- Neben der einfachen Verlaufsbeobachtung mit engmaschigen sonographischen Kontrollen ist die intraoperative Verfahrenswahl von der Art und der Topographie der Verletzung abhängig.
- Bei einer notwendig gewordenen Laparotomie muss nach der Untersuchung des Pankreas eine sorgfältige Kontrolle der peripankreatischen Region vorgenommen werden, wobei außer einer Eröffnung des Lig. gastrocolicum und einer Spaltung des kleinen Netzes auch eine Mobilisierung des Duodenums nach Kocher erfolgen sollte.
- Neben Übernähungen von Pankreas und Duodenum mit Einlage von Zieldrainagen werden Resektionen unterschiedlichen Ausmaßes durchgeführt.
- Ein verletzter Ductus Wirsungianus kann durch Anlage einer Roux-Y-Schlinge drainiert werden.

Komplikationen

Häufigste Spätkomplikation einer Pankreasläsion ist die Entstehung einer **Pseudozyste**.

17 Milz

H. Siegert

17.1 Anatomie

- Die Milz des Erwachsenen hat eine Größe von etwa 8 x 12 cm und ein Gewicht von 100–200 g. Sonographisch bestimmte Normwerte sind bis 11 cm Länge, bis 7 cm Breite und 4–5 cm Dicke.
- Das Organ liegt in Höhe der 9.–11. Rippe links in der hinteren Axillarlinie. Die Längsachse entspricht ziemlich genau dem Verlauf der 10. Rippe. Unter normalen Verhältnissen überragt die Milz den Rippenbogen nicht.
- **Regionale Beziehungen** bestehen zur linken Zwerchfellkuppel, zum Magenfundus, zur linken Kolonflexur, zur linken Niere und zum Pankreasschwanz.
- Die Milz ist von einer zerreißlichen, lediglich 0,1 mm dicken Bindegewebskapsel umgeben. Bis auf einen schmalen Bereich am Milzhilus ist das Organ von Peritoneum überzogen, dessen Umschlagsfalten verschiedene, präparatorisch wichtige **Aufhängebänder** bilden (Lig. splenocolicum, Lig. phrenicolienale, Lig. splenorenale, Lig. gastrolienale).

Arterien

- Die **A. lienalis** entspringt aus dem Truncus coeliacus und verläuft – zunächst von der Milzvene begleitet – an der Oberkante des Pankreas. Im Milzhilus erfolgt eine Aufzweigung in mehrere Äste, die zu einer grob segmentären Blutversorgung der Milz führen, was für die Resektion von Milzsegmenten von Bedeutung ist.

Venen

- Der venöse Abstrom erfolgt über die **V. lienalis** zum Pfortadersystem.

17.2 Physiologie und Pathophysiologie

Aufgaben der Milz

- Die Milz hat die Aufgabe, überalterte Erythrozyten und pathologische Zellformen des roten Blutbildes zu sequestrieren. Ferner eliminiert sie Zelleinschlüsse wie die Howell-Jolly-Körper (Kernreste) und Heinz-Körper (denaturiertes Hämoglobin).
- Immunologisch besteht ihre Aufgabe darin, Antigene zu filtrieren und zu verarbeiten. Die Milz ist die Hauptquelle der IgM-Antikörperbildung. Nach einer Splenektomie fällt die Phagozytose pathogener Keime vornehmlich der Leber zu. Problematisch ist hierbei die Clearance von Pneumokokken, die durch Polysaccharide bekapselt sind.

17.2.1 Splenektomiefolgen

- Nach einer Splenektomie findet man pathologische Zellformen und -einschlüsse der Erythrozyten. Außerdem besteht eine verminderte IgM-Serumkonzentration. Eine passagere Thrombozytose normalisiert sich in wenigen Wochen.
- Die gefürchtetste Komplikation einer Splenektomie ist die **Postsplenektomiesepsis** (OPSI-Syndrom). Sie betrifft vorwiegend Kinder, aber auch, mit geringerer Häufigkeit, Erwachsene. Das geringste Risiko tragen Patienten nach einer traumatischen Milzruptur. Lienales Restgewebe oder replantiertes autologes Milzgewebe bietet keinen ausreichenden Schutz vor septischen Komplikationen. Hinsichtlich

einer Erhaltung der Organfunktion zeigen die organerhaltenden Methoden die besten Ergebnisse.

Prävention

- Vor einer elektiven oder nach einer posttraumatischen Splenektomie empfiehlt sich deshalb die Verabreichung eines **polyvalenten Impfstoffes** (z. B. Pneumovax). Dieser sollte 3–4 Wochen vor einer geplanten Splenektomie gegeben werden.
- Bei bereits erfolgter Splenektomie empfiehlt sich die Impfung 2–3 Wochen nach dem Eingriff.
- Bis zum 7. Lebensjahr muss bei einer notwendigen Splenektomie eine **antibiotische Langzeittherapie** diskutiert werden, da bis zu diesem Lebensjahr eine eingeschränkte Antikörperbildung besteht.

17.2.2 Hyperspleniesyndrom (Hypersplenismus)

- Überfunktion des Milzorgans, gekennzeichnet durch Splenomegalie und periphere Zytopenie (Anämie, Granulozytopenie, Thrombopenie) bei normalem oder hyperplastischem Knochenmark
- Ein Hypersplenismus entwickelt sich im Zusammenhang mit unterschiedlichen Erkrankungen, z. B. Lebererkrankungen mit erhöhtem Pfortaderdruck, Obstruktion der V. lienalis oder der V. portae, Kollagenosen, lymphatischen Erkrankungen, hämatologischen Erkrankungen, Speicherkrankheiten und Infektionskrankheiten mit Splenomegalie. Der Begriff eines „primären (idiopathischen) Hypersplenismus" wird heute abgelehnt.
- Das Ausmaß des Hyperspleniesyndroms korreliert weder streng mit dem Ausmaß der Splenomegalie, noch mit der verantwortlichen Grunderkrankung.

17.3 Splenektomie

17.3.1 Indikationen

Diagnostische Splenektomie

- Bei **Hodgkin-** und **Non-Hodgkin-Lymphomen** stellte die explorative Laparotomie mit Splenektomie, in Abhängigkeit vom bekannten Krankheitsstadium, eine Routinemaßnahme dar, um die erforderliche Therapie festzulegen. Sie beinhaltet neben der Inspektion der Bauchhöhle und der Splenektomie Lymphknotenbiopsien paraaortal, zöliakal, mesenterial sowie von der Milz- und Leberpforte, außerdem multiple Leberbiopsien bzw. Keilexzisionen aus beiden Leberlappen. Sinn dieser Maßnahmen war es, neben der Strahlentherapie evtl. eine zusätzliche Chemotherapie durchzuführen, sofern sich histologisch der Befund einer intraabdominellen Tumormanifestation ergibt.
- Mit der Einführung hochauflösender bildgebender Verfahren war eine erhebliche Verbesserung des klinischen Stagings möglich, sodass die Indikation zur diagnostischen Laparotomie nur noch selten gestellt wird. Bei **Non-Hodgkin-Lymphomen** besteht dann die Notwendigkeit zur diagnostischen Splenektomie, wenn der klinische Verdacht auf ein Lymphom nur durch die histologische Untersuchung einer vergrößerten Milz möglich ist.

Therapeutische Splenektomie

- Bei der **Kugelzellanämie** (hereditäre Sphärozytose) ist die Splenektomie die Therapie der Wahl.
- Beim **Morbus Werlhof** (idiopathische thrombozytopenische Purpura, **ITP**) ergibt sich eine Indikation zur Splenektomie, wenn andere mögliche Ursachen einer

Thrombopenie ausgeschlossen und wenn nach einer Primärtherapie mit Steroiden ein Rezidiv auftritt oder die Krankheit auf diese Therapie nicht anspricht.
- Bei einer Reihe **sonstiger hämatologischer Erkrankungen** bedarf es einer gemeinsamen fakultativen Indikationsstellung mit dem Internisten bzw. Hämatologen, wobei beim Vorliegen eines Hypersplenismus nuklearmedizinische Untersuchungsmethoden helfen können, um den möglichen Therapieerfolg abzuschätzen.
- mechanisch störende, stark vergrößerte Milz
- schmerzhafte Milzinfarkte
- im Rahmen abdomineller Tumoroperationen (v. a. beim Magenkarzinom)
- bei portaler Hypertension
- akzidentelle Milzverletzung bei Abdominaleingriffen
- Milztrauma
- rupturiertes Milzarterienaneurysma

Die Entscheidung zur Splenektomie wird in diesen Fällen individuell verschieden gefällt.

17.3.2 Präoperative Maßnahmen

- Bei einer **elektiven Splenektomie** ist 3–4 Wochen vor dem Eingriff eine Impfung mit Pneumokokkenvakzinen angezeigt.
- Eine vorbestehende zytostatische Therapie sollte 2 Wochen zuvor beendet werden. Nach einer langdauernden, vorbestehenden Steroidbehandlung ist eine entsprechende prä- und postoperative Substitution wichtig.
- Bei bekannter Schwäche der Immunabwehr sollte eine prophylaktische Antibiotikatherapie erfolgen.
- Hämatologische Grunderkrankungen mit Anämie oder Störungen der Blutgerinnung verlangen u.U. präoperative Korrekturen.
- Ausreichend Blutkonserven sollten bereitstehen.

17.3.3 Elektive Splenektomie

OP-Technik

- Rückenlagerung
- bei großen Milzen Medianschnitt, ansonsten linksseitiger Subkostalschnitt
- Bei der elektiven Splenektomie beginnt man mit der Durchtrennung des Lig. splenocolicum.
- Nach der Spaltung des Lig. gastrocolicum ist die Bursa omentalis eröffnet. Es kann nun bei einer sehr großen oder sehr verletzlichen Milz eine primäre Ligatur der A. lienalis am Pankreasoberrand erfolgen, wodurch sich das Milzvolumen vermindert.
- Das Organ kann dann soweit ventromedial luxiert werden, dass sich das Lig. splenorenale und das Lig. phrenicolienale anspannen und durchtrennt werden können.
- Nach der Spaltung der das Organ ventral überziehenden Serosa und des Lig. gastrolienale lassen sich dann die Milzhilusgefäße zwischen Klemmen oder Ligaturen durchtrennen.
- Frühzeitig sollte nach meist im Bereich des Milzhilus gelegenen Nebenmilzen gefahndet werden.
- Nach der Entfernung des Organs wird der Eingriff mit der Drainage der leeren Milzloge beendet.
- In einzelnen Zentren wird eine **laparoskopische Splenektomie** bei Morbus Werlhof und Kugelzellanämie durchgeführt. Dieses Verfahren stellt aber derzeit noch keinen Routineeingriff dar. Die Milz wird dabei nach kompletter Auslösung in ein

Plastikreservoir eingebracht und über eine erweiterte Trokaröffnung geborgen. Falls eine histologische Aufarbeitung des kompletten Organs nicht erforderlich ist, kann die Milz auch vor der Bergung in der Plastikhülle zerkleinert werden.

17.3.4 Notfalleingriff bei Milztrauma

OP-Technik

- Bei einem stumpfen Bauchtrauma mit V. a. Milzläsion beginnt man mit einem Medianschnitt.
- Zunächst erfolgt eine Revision des Bauchraumes zum Ausschluss von Kombinationsverletzungen. Die Milz sollte dann unter manueller Kompression der A. lienalis und Mobilisation des Pankreasschwanzes rasch in die Inzision luxiert werden.
- danach Exstirpation der Milz wie beim Elektiveingriff

17.3.5 Postoperative Komplikationen

- Pleuraerguss, Pneumonie, Atelektasen
- subphrenischer Abszess
- Pankreatitis, Pankreasfistel
- Hämatom
- Postsplenektomiesepsis

17.4 Milztrauma

Beim **stumpfen Bauchtrauma**, auch im Rahmen eines Polytraumas, ist die Milz das am häufigsten betroffene Organ. Aufgrund der starren Fixation der Milz führt ein indirektes Trauma häufiger zu Rupturen als eine direkte Kontusion.

Symptome und Diagnostik

- **Klinische Leitsymptome** sind die intraabdominelle Blutung und der hypovolämische Schock.
- In der Diagnostik hat die **Sonographie** die Peritoneallavage weitgehend abgelöst. Sie erlaubt eine genauere Abschätzung des Blutverlustes, eine morphologische Darstellung des verletzten Organs und die Verlaufsbeobachtung bei einer andauernden oder spontan sistierenden Blutung. Außerdem können Begleitverletzungen parenchymatöser Organe erfasst werden.

Therapie

- Therapeutisch werden heute nach wie vor die Splenektomie, zunehmend aber auch milzerhaltende Eingriffe und die einfache Verlaufsbeobachtung durchgeführt.
- Die therapeutische Priorität liegt bei der **raschen und sicheren Blutstillung**. Blutstillende Maßnahmen bestehen in der IR- oder Laserkoagulation und in der Fibrinklebung bei oberflächlichen Kapsel- und Parenchymverletzungen. Tiefere Einrisse des Milzgewebes können durch Naht oder Resektion in Kombination mit lokalen Hämostyptika erfolgreich behandelt werden. Auch die Tamponade des Organs mit resorbierbaren Netzen hat sich bei großen Einrissen bewährt.
- Bei der völligen Zerstörung des Organs, einer Kontamination der Bauchhöhle und bei schweren Begleitverletzungen ist nach wie vor die Splenektomie die Methode der Wahl.

Die Milz des Erwachsenen galt lange Zeit als entbehrlich, ihr traumatischer Verlust daher auch nicht als berentungswürdig. Das Wissen um die physiologischen Aufgaben des Organs, insbesondere bei der immunologischen Infektabwehr, und dies besonders bei Kindern, förderte die Bemühungen um eine Erhaltung der Milz durch lokale Blutstillungsmaßnahmen oder Autotransplantation von Milzgewebe in das Omentum majus, analog der posttraumatischen „Splenosis peritonei". Untersuchungen ergaben jedoch, dass die Autotransplantation im Vergleich zur Splenektomie keine Vorteile bringt. Die Autotransplantation von Milzgewebe ist heute deshalb rückläufig bzw. wurde ganz eingestellt.

18 Hernien

A. Dehne

Definitionen

- Bruchsack: Ausstülpung des parietalen Peritoneums
- Bruchpforte: Durchtrittsöffnung für den Bruchsack und seinen Inhalt
- Bruch(sack)inhalt: Dünndarmschlingen, Dickdarmanteile, Blasenwandanteile, Omentumzipfel, Teile des Uterus oder der Adnexe
- Bruchhüllen: vom Bruchsack weggeschobene Bauchwandschichten

Häufigkeit

- Hernien sind das häufigste Krankheitsbild in der Chirurgie. Ihr Anteil am gesamtchirurgischen Patientengut beträgt 10–20 %.
- jährliche Inzidenz: ca. 0,4 % der Gesamtbevölkerung
- In der BRD werden etwa 200.000 Hernienoperationen pro Jahr durchgeführt.
- Männer sind bevorzugt betroffen (4–8 mal häufiger als Frauen).

Ätiologie

- offener Processus vaginalis
- chronische intraabdominelle Drucksteigerung (z. B. durch Adipositas, rezidivierende Atemwegserkrankungen, chronische Obstipation, rezidivierendes Erbrechen, Aszites, Prostatahypertrophie, Schwangerschaft, große intraabdominelle Tumoren)
- ausgedehnte direkte Bauchwandtraumen mit großen Hämatomen und Nekrosebildungen in den Bauchwandschichten
- gestörter Kollagenstoffwechsel im höheren Lebensalter
- Gutachterlich nicht als Ursache für Hernien anerkannt wird die alleinige schwere körperliche Arbeit.

18.1 Einteilung

Nach der Lage zur Bauchwand

- **äußere Hernien**
  - Leistenhernie (Hernia inguinalis)
    - direkt = medial der epigastrischen Gefäße
    - indirekt = lateral der epigastrischen Gefäße
  - Femoralhernie (Schenkelhernie, Hernia femoralis)
  - Nabelhernie (Hernia umbilicalis)
  - Paraumbilikalhernie
  - epigastrische Hernie
  - Narbenhernie (Hernia cicatricia)
  - Spieghel-Hernie (Bauchwandhernie im Bereich der Linea semilunaris)

- **innere Hernien**
  - Treitz-Hernien (mit ca. 53 % die häufigste Form der inneren Hernien): paraduodenale Hernien an der Flexura duodenojejunalis. Es gibt 9 Varianten (s. auch S. 271)
  - parazäkale Hernien: im Recessus sup., inf. oder retrocaecalis
  - im Foramen Winslowii
  - am Mesosigma
  - am Mesenterium (**Cave:** postoperativ offener Mesenterialschlitz!)
  - in einem postoperativen Schlitz am Beckenbodenperitoneum
  - paravesikale Hernie

Nach dem Bruchort

- Bauchwandhernie (H. abdominalis, H. epigastrica)
- Nabelhernie (H. umbilicalis)
- Leistenhernie (H. inguinalis)
- Schenkelhernie (H. cruralis, H. femoralis)
- Skrotalhernie (H. scrotalis bzw. Hernia labialis)
- Zwerchfellhernie (H. diaphragmatica)

Nach dem Bruchpfortendurchmesser (Schumpelick, 1994)

I	< 1,5 cm
II	1,5–3,0 cm
III	> 3,0 cm

Nach der Reponierbarkeit

- reponibel, irreponibel, inkarzeriert

Nach dem Erstbeschreiber

- Beclard-Hernie: durch die Fossa ovalis durchtretende Schenkelhernie
- Cloquet-Hernie: Hernia femoralis pectinea
- Gimbernat-Hernie: Hernia femoralis mit Durchtritt durch eine Lücke im Ligamentum lacunare (Gimbernat-Band)
- Goyrand-Hernie: Hernia interstitialis zwischen innerer und äußerer schräger Bauchwandmuskulatur
- Hesselbach-Hernie: laterale Femoralhernie mit Durchtritt durch die Lacuna musculorum
- Holthous-Hernie: bilokuläre Hernia inguinalis interparietalis, Kombination von Leisten- und Schenkelhernie
- Krönlein-Hernie: bi- oder multilokuläre interparietale Hernie mit indirekter Leistenhernie (Bruchsack zwischen Beckenfaszie und Peritoneum parietale) oder mit Schenkelhernie und medialer Bruchsackausstülpung
- Küster-Hernie: interparietale Hernie mit Bruchsack zwischen Externusaponeurose und Subkutanfaszie
- Laugier-Hernie: entspricht der Gimbernat-Hernie
- Littre-Hernie: Leisten- oder Schenkelhernie mit im Bruchsack befindlichem Meckel-Divertikel (Sonderfall der Richter-Hernie)
- Narath-Hernie: atypische Femoralhernie mit retrovaskulärer Lage, Bruchsack in Lacuna vasorum
- Richter-Hernie: Hernie mit Einklemmung von Anteilen der Darmwand
- Spieghel-Hernie: Bauchwandhernie im Bereich der Linea semilunaris, Hernia linea semilunaris
- Treitz-Hernie: innere Hernie im Recessus duodenalis
- Treitz-Brösike-Hernie: Variante der Treitz-Hernie im Recessus venosum
- Treitz-Neumann-Hernie: Variante der Treitz-Hernie im Recessus duodenalis inferior bzw. retroduodenalis
- Velpeau-Hernie: prävaskulär gelegene Schenkelhernie

18.2 Symptome und Diagnostik

Symptome und klinische Befunde

- sichtbare Vorwölbung und/oder tastbare Resistenz (evtl. auch Ödem) in der Bruchregion, besonders am stehenden Patienten
- Bei der Palpation mit dem Finger zur Lokalisierung der Bruchpforte ist der Anschlag des Bruchsackes beim Husten oder Pressen spürbar.
  - Diaphanoskopie zur Differenzierung zwischen Leistenbruch und Hydrozele
- Schmerzen, oft besonders bei Belastung der Bauchpresse durch Heben, Tragen usw.
- Stuhlverhaltung, Subileus oder Ileus möglich

Bildgebende Verfahren

- Auch sehr kleine Hernien sind oft gut **sonographisch** darstellbar. Dies ist bei der Beurteilung einer beginnenden Hernie auf der kontralateralen Seite wichtig.
- Die **Computertomographie** kann bei inneren Hernien oder seltenen Sonderformen manchmal differenzialdiagnostisch hilfreich sein.

Differenzialdiagnosen

- vergrößerte inguinale Lymphknoten
- Tumoren (z. B. Lipome)
- Varikozele und Hydrozele (DD des Leistenbruches)
- Abszesse
- Zysten

18.3 Leistenhernie

18.3.1 Anatomie des Leistenkanales

Aufbau des Leistenkanales

- Vorderwand (ventral): Aponeurose des M. obliquus ext.
- Hinterwand (dorsal): Fascia transversalis und parietales Peritoneum
- kraniale Begrenzung: Unterrand des M. obliquus int. und des M. transversus abd.
- kaudale Begrenzung: Lig. inguinale

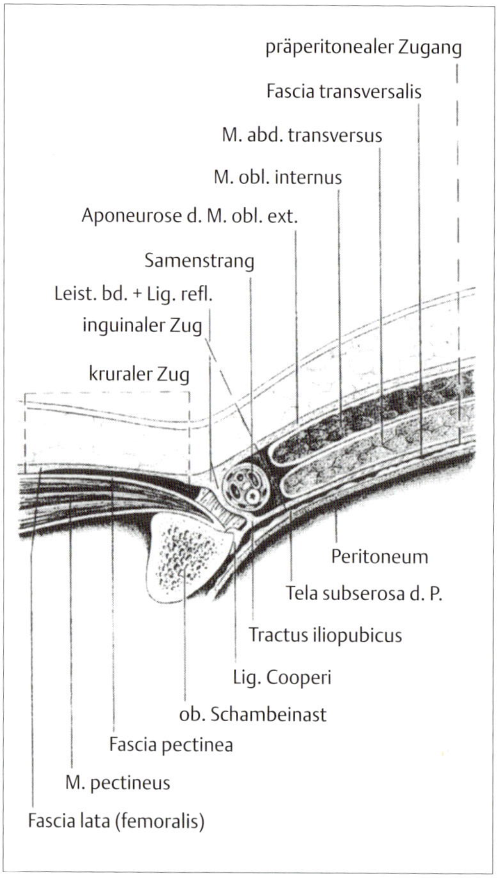

Abb. 18.1 Leisten- und Schenkelregion im Querschnitt (aus: *Schumpelick*, Hernien, 3. Aufl., Enke 1996)

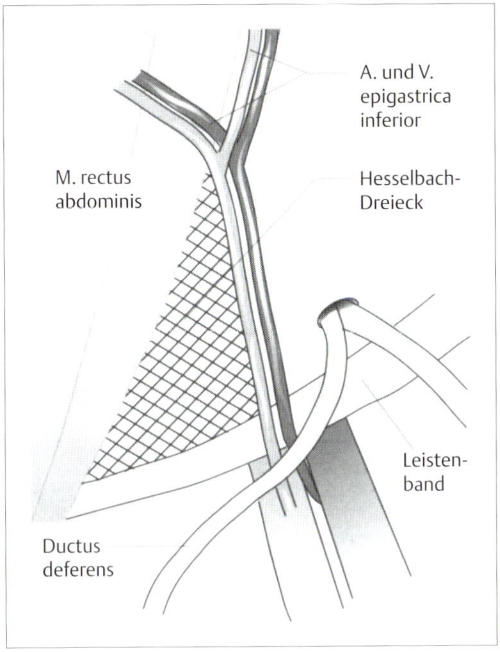

Abb. 18.2 Hesselbach-Dreieck (schraffiert)

Hesselbach-Dreieck

- entspricht der Bruchpforte der direkten Leistenhernien, die Spitze zeigt nach medial
- kranial: Unterrand des M. transversus abdominis
- medial: lateraler Rand des M. transversus abd. und Arcus aponeurosis transv.
- lateral: A. und V. epigastrica inf.
- kaudal: Lig. inguinale

18.3.2 Therapiegrundsätze

- Die Therapie der Wahl ist die **Operation**.
- Eine symptomatische Versorgung durch ein Bruchband zur Redression und Taxis einer reponiblen Hernie sollte nur bei gravierenden Kontraindikationen zur Hernienoperation, wenn auch eine Lokalanästhesie nicht möglich ist, oder bei der konsequenten Ablehnung der Operation durch den Patienten in Betracht gezogen werden.

18.3.3 Konventionelle Hernienoperation

Grundprinzip

sicherer Verschluss der Bruchpforte (spannungsfrei)
Dieser wurde rückblickend auf verschiedene Weise realisiert:

- Einengung des inneren Leistenringes (**Marcy**, 1887; **Ogilvie**, 1938)
- Einengung des inneren Leistenringes unter Mitbenutzung der Externusaponeurose (**Zimmermann**, 1953)

- plastische Verstärkung der Hinterwand des Leistenkanales durch
  - Naht des M. obliquus int. und des M. transversus abd. an das Leistenband (**Bassini**, 1887, 1890) (Abb. 18.**3**)
  - Naht des M. transversus abd. an das Lig. pubicum sup. Cooperi (**Lotheissen**, 1898; **McVay**, 1942)
  - Dopplung der Fascia transversalis (**Shouldice**, 1945)
  - Einsetzen von alloplastischem Material
    - Einhüllen des gesamten Peritonealsackes in ein großes Netz (**Stoppa**, 1989)
    - spannungsfreier Patch bzw. Plug (Stöpsel) (**Lichtenstein**, 1974)

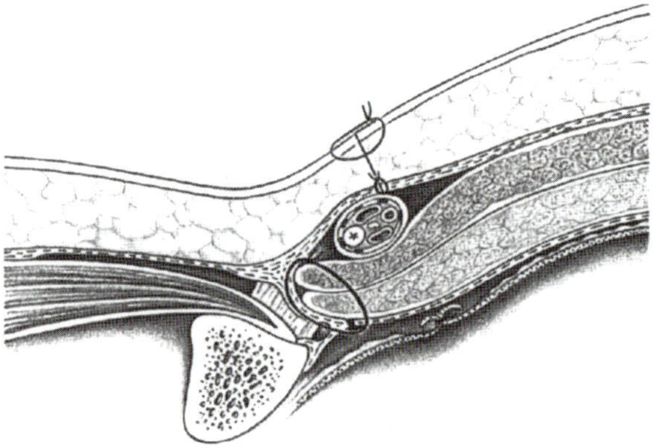

Abb. 18.3 Reparation nach Bassini (aus: *Schumpelick*, Hernien, 3. Aufl., Enke 1996)

18.3.3.1 Hernioplastik nach Lichtenstein

OP-Technik

- Parainguinalschnitt, Spaltung der Externusaponeurose in Faserrichtung, am inneren Leistenring beginnend
- Schonung, ggf. Anschlingung des N. ilioinguinalis
- Darstellung und Anschlingung des Funiculus spermaticus
- Identifikation des Bruchsackes als direkten oder indirekten Bruch, Reposition des Bruchsackes ohne Eröffnung, Verschluss der Fascia-transversalis-Lücke zur Redression des Bruchsackes durch fortlaufende Naht. Abtragen eines lateralen Bruchsackes
- Einlage eines **nicht**resorbierbaren Netzes (z.B. Prolene) der Abmessung 8 x 12 cm, welches eingeschnitten und um den inneren Leistenring herumgelegt wird (**Cave:** zu kleiner Netzzuschnitt: erhöhte Rezidivgefahr, Netze schrumpfen!). Wichtig: spannungsfrei und faltenfrei!
- Nahtfixation des Netzes (genau passend zuschneiden, ggf. Verwendung vorgeschnittener Netzformen) am inneren Rand des Leistenbandes durch fortlaufende Naht Prolene 2–0, medial vom Tuberculum pubis beginnend
- mediokraniale Fixation des Netzes unter der Externusaponeurose auf dem M. obliquus int. durch Einzelknopfnähte
- Fixierung des lateralen Schenkels am Leistenband (**cave**: inneren Leistenring nicht einengen!)
- fortlaufender Verschluss der Externusaponeurose, (subkutane Redondrainage), Hautverschluss

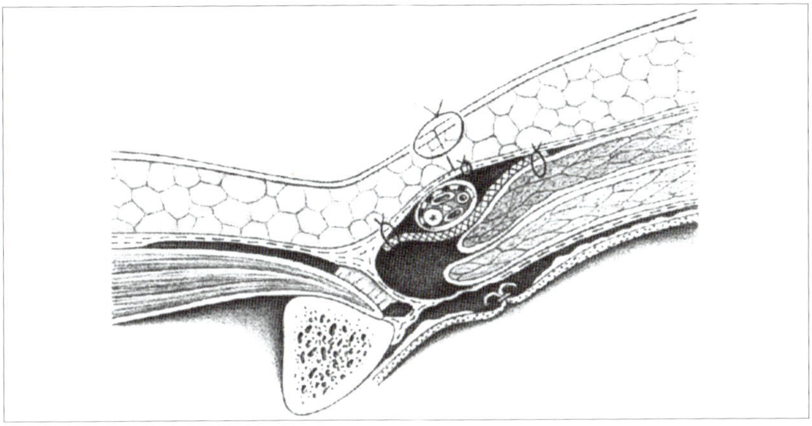

Abb. 18.4 Lichtenstein I: Schematischer Querschnitt der Netzposition (aus: *Schumpelick*; Hernien, 3. Aufl. Enke 1996)

18.3.3.2 Hernioplastik nach Shouldice

OP-Technik

- Parainguinalschnitt, Spaltung der Externusaponeurose in Faserrichtung, am inneren Leistenring beginnend
- Schonung, ggf. Anschlingung des N. ilioinguinalis
- Darstellung und Anschlingung des Funiculus spermaticus oberhalb des Tuberculum pubicum
- Identifikation des Bruchsackes als direkten oder indirekten Bruch
- bei lateralen Hernien: Resektion des M. cremaster am inneren Leistenring, Freipräparation des Bruchsackes bis zu seiner Basis, Eröffnung, ggf. Reposition des Bruchsackinhaltes (**cave:** Gleithernie), Verschluss des Bruchsackes basisnah durch Durchstichligatur oder innere Tabaksbeutelnaht
- Darstellung der Fascia transversalis, Resektion der ausgedünnten Anteile derselben, zweireihige Dopplung der Fascia transversalis durch fortlaufende Naht 3/0
- Einengung des inneren Leistenringes auf max. Kleinfingerstärke (Hegar 11) unter Beachtung einer regelrechten Durchblutung des Funiculus
- Fortlaufende Naht der Muskulatur (M. transv. abdom. und M. obliqu. int.) an das Leistenband in 2 Reihen
- Verschluss der Externusaponeurose, subkutane Redondrainage, Hautverschluss

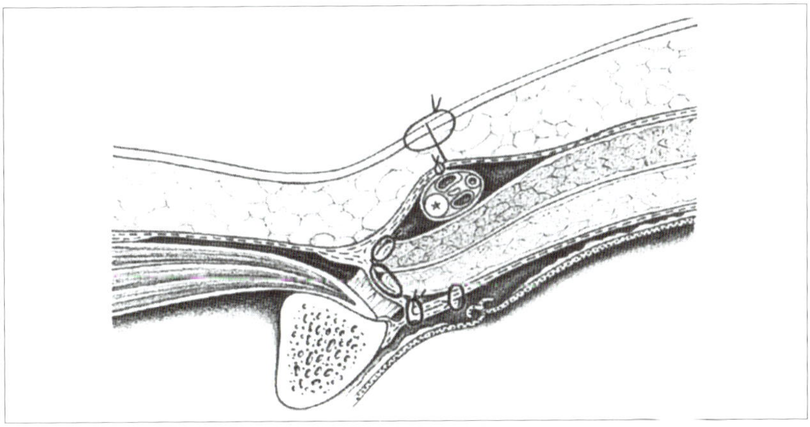

Abb. 18.5 Reparation nach Shouldice (aus: *Schumpelick*, Hernien, 3. Aufl., Enke 1996)

18.3.3.3 Komplikationen

Intraoperativ

- Verletzung des Ductus deferens
- Einengung oder Durchtrennung der Vasa spermatica mit postoperativer Hodenschwellung als Folge (Therapie: zunächst abwartende Behandlung, Hochlagerung des Hodens, oft spontane Rückbildung. Eine zu enge Naht muss revidiert werden.)
- Blasenverletzung
- Darmverletzung mit Fistelbildung (Darmwand mit Naht unbemerkt mitgefasst) oder Peritonitis (Gleithernien)
- Verletzung oder Einengung (bei Schenkelhernie) der V. femoralis mit nachfolgender Thrombose
- Verletzung der A. femoralis
- Irritation, Einengung oder Verletzung inguinaler Nerven mit postoperativ persistierenden Schmerzen (Ileoinguinalis-Syndrom, Ramus-genitalis-Syndrom)

Postoperativ

- Wundhämatome (0,1–6,9 %)
- Wundinfektionen (0,4–5,6 %)
- Klinisch manifeste Venenthrombose (0,5 %, jedoch hohe Dunkelziffer nach gezielten Untersuchungen)
- Hodenatrophie (0,2–1,8 % bei Erstoperation, 0,9–5 % bei Rezidiv)
- Lungenembolie
- Rezidive (Bassini 4–15 %; Shouldice 0,5–5,5 %; Lichtenstein unter 1 % – Langzeitergebnisse fehlen jedoch)

18.3.4 Endoskopische Hernienoperation

Grundprinzip

Überlagerung (Tapezierung) der Bruchpforte durch ein nichtresorbierbares Netz, welches durch den intraperitonealen Druck gegen die Wand des Leistenkanales gepresst und so gehalten wird, dadurch Verschluss der Bruchpforte für den durchtretenden potenziellen Bruchsackinhalt

Allgemeine Vorteile

- postoperativ sofortige volle Belastbarkeit (Leistungssportler, körperlich schwer arbeitende Berufsgruppen usw.)
- kürzerer stationärer Aufenthalt
- schnellere postoperative Rehabilitation
- bedeutend geringerer postoperativer Schmerzmittelverbrauch
- Doppelseitige Hernien können ohne höhere Belastung des Patienten in einer Sitzung operiert werden.
- Rezidive, vor allem Mehrfachrezidive, werden in einer nicht voroperierten Region operiert und präpariert.

Allgemeine Nachteile

- bedeutend höhere Kosten
- immer Vollnarkose notwendig
- Implantation eines alloplastischen Fremdmaterials (Langzeitreaktionen unbekannt)
- fortgeleitete thermische Koagulationsschäden nach Blutstillung möglich (Nerven!)
- Gefäßläsionen in den Bauchdecken oder Nervenschädigung durch Trokareinführung
- relativ häufige Serom- oder Hämatombildung mit postoperativ notwendiger Punktion
- unbemerkte intraoperative Blasenläsionen möglich

18.3.4.1 Transperitonealer Eingriff (TAPP – transabdominelle präperitoneale Patch-Technik)

OP-Technik

- Anlage des Pneumoperitoneums
- bogenförmige Inzision des Peritoneums oberhalb der Bruchpforte von der Spina iliaca bis zur Plica umbilicalis med.
- Abpräparieren des Peritoneums von der Fascia transversalis, unter Schonung der Vasa epigastrica und des Ductus deferens
- Darstellung des Leistenbandes und des Lig. Cooperi
- Freipräparation des Bruchsackes (bei der indirekten Hernie)
- Einbringen und Platzieren des Netzes (Größe 10 x 15 cm), Naht- oder Clipfixation des Netzes
- Peritonealverschluss durch Clips oder Naht

Spezielle Vorteile

- laparoskopische Beurteilung des gesamten intraperitonealen Raumes möglich, damit ggf. auch Beseitigung von Nebenbefunden (Adhäsionen, Zysten) und PE-Entnahmen
- gute anatomische Übersicht bei der Präparation

Spezielle Nachteile

- Das trans- bzw. intraperitoneale Arbeiten erhöht das Risiko von postoperativen Adhäsionen, Briden und intraperitonealen Verletzungen usw.
- Das Netzimplantat muss mit Klammern befestigt werden.
- Das Peritoneum wird mit Klammern oder durch Naht wieder verschlossen (zusätzliche Gefahr des unbemerkten Mitfassens darunter liegender Strukturen).

18.3.4.2 Präperitonealer Eingriff (TEP – total extraperitoneale Patch-Technik)

OP-Technik

- subumbilikale Insufflation von CO_2 in den präperitonealen Raum, ggf. Schaffung des Raumes mit Hilfe eines transparenten Ballons (nicht zwingend notwendig)
- Darstellung der epigastrischen Gefäße, des Ductus deferens und des Bruchsackes
- Zurückdrängen des Bruchsackes in die Bauchhöhle
- Einlage eines Polypropylene-Netzes oder Vypro II mit minimaler oder ohne Fixation

Spezielle Vorteile

- Das Netzimplantat wird nur eingelegt, keine Komplikationen durch Klammerfixation.
- Es sind keine intraperitonealen Komplikationen wie beim transperitonealen Zugang zu erwarten.

Spezielle Nachteile

- anatomisch schlechtere Übersicht
- Das nicht durch Klammern fixierte Netz kann dislozieren: Frührezidiv!
- geringeres Raumvolumen für Übersicht, Präparation und Intervention bei Blutungen usw.
- subkutane, passagere Emphyseme (Skrotum), meist noch intraoperativ ausdrückbar
- postoperativ häufig Serome oder Hämatome, ggf. sind mehrfache Punktionen notwendig.

18.4 Besonderheiten häufiger Bruchformen

18.4.1 Leistenhernien

- häufigste Form aller Hernien
- Bei 10–20 % der Patienten beidseitige Lokalisation (in diesen Fällen ist die laparoskopische Versorgung in einer Sitzung günstiger als eine zweizeitige Operation)
- Leistenhernien bei Frauen: Lig. teres uteri im Leistenkanal
- Die zur Zeit häufigsten Operationsmethoden zur Versorgung einer Leistenhernie sind die OP nach Shouldice und zunehmend auch die Lichtenstein-Technik.
- Die Lichtenstein-Technik wird wegen der fehlenden Langzeiterfahrungen mit alloplastischen Implantaten in einigen Kliniken erst ab dem 40. Lebensjahr angewendet
- Besonderheiten der Leistenhernien im Kindesalter: OP-Methoden nach Ferguson oder Czerny; keine Verlagerung des Funiculus spermaticus erlaubt!

18.4.2 Schenkelhernien

- Durchtrittsstelle: Lacuna vasorum (Anulus femoralis)
- Häufung bei Frauen im höheren Lebensalter
- Manifestation oft erst durch Einklemmung bzw. Inkarzeration (wenn eine Darmresektion notwendig ist, bietet ein inguinaler Zugang den Vorteil, dass ggf. keine zusätzliche Laparotomie erforderlich ist.)
- mögliche **Zugangswege**:
  - inguinal (Vorteil: „Umwandlung" Schenkelhernie in Leistenhernie möglich; dieser Zugang lässt mehr Spielbreite, wenn nicht ganz klar ist, ob eine Schenkel- oder eine Leistenhernie vorliegt.)
  - femoral (krural)
- mögliche **Operationsverfahren**: Methoden nach Shouldice, Lichtenstein, Bassini, Payr, Fabricius, Moschcowitz
- **Cave**: Gefäßverletzungen (Corona mortis: A. epigastric. inf. – A. obturatoria; A. und V. femoralis)

18.4.3 Nabelhernien

- Prädisponierend sind Adipositas und Aszites (**cave:** Leberzirrhose mit begleitender Gerinnungsstörung; ggf. erst Ausschwemmung des Aszites zur Druckentlastung, danach nochmals kritische Prüfung der OP-Indikation).

OP-Technik

- Ein bogenförmiger Hautschnitt in der unteren Nabelgrube ist bei kleinen Nabelhernien möglich, ansonsten erfolgt ein senkrechter Schnitt mit/ohne Umschneidung des Nabels.
- Bei extrem großen Nabelbrüchen kann ggf. eine Omphalektomie notwendig sein (Aufklärung!).
- Versorgung durch Fasziendopplung, häufig ist eine Bruchsackeröffnung nicht notwendig.
- Wenn ein spannungsfreier Verschluss bei großen Bruchpforten nicht sicher möglich ist, muss die Implantation einer nichtresorbierbaren Netzprothese erfolgen.

18.4.4 Epigastrische Hernien

- Lokalisation zwischen Processus xiphoideus und Nabel in der Linea alba
- Oft handelt es sich um inkarzerierte präperitoneale Lipome.

OP-Technik

- Hautschnitt senkrecht in der Mittelline
- Verschluss durch direkte Naht. Eine Fasziendopplung bringt keine Vorteile.

18.4.5 Narbenbrüche

- Bei sehr großen Narbenbrüchen ist eine umfangreiche präoperative Vorbereitung wichtig: Gewichtsreduktion, Atemgymnastik, Darmvorbereitung wie bei einer geplanten Darmresektion, ggf. Pneumoperitoneum über einen längeren Vorbereitungszeitraum.
- relativ hohe Rezidivrate (bis 50 % ohne alloplastische Verfahren)
- Nur ein spannungsfreier Verschluss der Bruchpforte ist sinnvoll und erfolgversprechend. Sonst müssen zusätzlich Netzimplantate als Onlay- oder Underlay-Technik mit nichtresorbierbarem Netz eingesetzt werden (in der Regel bei Bruchpforten mit einem Durchmesser von >5 cm).

OP-Technik

- Exzision der alten Narbe, vollständige Darstellung der Faszienränder
- Darstellung des Bruchsackes, der meist reseziert werden muss
- **Cave**: Gitterbrüche können bei nicht ausreichender Fasziendarstellung übersehen werden!
- Peritonealverschluss
- spannungsfreier Faszienverschluss (fortlaufende Direktnaht). Wenn dies nicht möglich ist: Implantation einer nichtresorbierbaren Netzprothese, evtl. präperitoneal oder präfaszial
- bei größeren Hernien nach Faszienverschluss Verstärkung durch Netzauflage in Onlay-Technik oder Underlay-Platzierung vor dem Faszienverschluss
- **Alternative**: laparoskopische Netzplatzierung ohne Revision des Bruchsackes

18.4.6 Innere Hernien

- oft Zufallsbefund bei Laparotomien oder Manifestation durch Ileussymptomatik

OP-Technik

- Reposition eingeklemmter Darm- bzw. Eingeweideanteile
- Bruchpfortenverschluss unter sorgfältiger Schonung der häufig angrenzenden Gefäße, um nachfolgende Durchblutungsstörungen zu vermeiden

19 Neuroendokrine Tumoren

R. Baumann

19.1 Definition und Einteilung

- Die **n**euro**e**ndokrinen **T**umoren (**NET**) leiten sich von den neuroendokrinen Zellen ab, die der Neuralleiste, dem Neuroektoderm und dem Entoderm entstammen und daher in vielen Körpergeweben vorkommen, hauptsächlich aber im gastro-entero-pankreatischen System.
- Zum neuroendokrinen System im weiteren Sinne gehören das Nervensystem, die endokrinen Drüsen und das **diffuse neuroendokrine Zellsystem**. Letzteres umfasst alle neuroendokrinen Zellen, die in kleinen Gruppen oder diffus eingestreut in den Epithelien verschiedener Organe wie Schilddrüse, Thymus, Bronchien, Gastrointestinaltrakt, Pankreas, Gallenwege, Urogenitale und Haut vorkommen. Sie bilden Peptidhormone und Neurotransmitter.
- Diese Zellpopulation ist weitgehend identisch mit dem 1977 von Pearse beschriebenen APUD-Zellsystem (amine precursor uptake and decarboxylation). Die meisten dieser Zellen liegen im Bereich von Magen, Darm und Pankreas; sie bilden regulatorische Peptide, die Durchblutung, Motilität und – durch trophische Wirkung – die Struktur des Gastrointestinaltraktes beeinflussen.
- Im aktuellen Sprachgebrauch umfasst das **neuroendokrine Zellsystem** unabhängig von der embryologischen Herkunft alle Zellen, die bestimmte morphologische, biochemische und insbesondere immunzytochemische Charakteristika aufweisen (z. B. Expression von Chromogranin A, Synaptophysin, neuronspezifische Enolase).
- Die Klassifikation und Nomenklatur der NET ist derzeit uneinheitlich. Williams und Sandler teilten 1963 diese Tumoren nach ihrer Embryogenese ein in Abkömmlinge der Vorderdarms (Bronchus, Magen, Duodenum, Pankreas), des Mittel- (Jejunoileum, Appendix, proximales Kolon) und Hinterdarmes (distales Kolon und Rektum). Trotz gewisser klinischer Gemeinsamkeiten erlaubt diese Einteilung jedoch keine Aussage über das biologische Verhalten eines individuellen Tumors.
- Nach einer bis vor kurzem noch gültigen **WHO-Klassifikation** von 1980 wurde ein Großteil der von diesem Zellsystem abgeleiteten Tumoren unabhängig von ihrer biologischen Aggressivität als **Karzinoide** bezeichnet. In seiner ursprünglichen Bedeutung (Oberndorfer 1907) sollte dieser Begriff allerdings die relative Gutartigkeit solcher Tumoren im Gegensatz zum Karzinom unterstreichen. Im modernen klinischen Gebrauch war der Begriff des Karzinoides häufig auf einen serotoninproduzierenden Tumor mit entsprechender Symptomatik eingeengt.
- Wegen dieser nomenklatorischen Ungereimtheiten und weil die Fortschritte der Immunzytochemie eine weitere unangemessene Ausweitung des klassischen Karzinoidbegriffes mit entsprechender prognostischer Unsicherheit mit sich brachten, wird in der aktuellen WHO-Nomenklatur (2000) der umfassende und neutrale Begriff des NET verwendet. Dieser umfasst das ganze Spektrum vom „hoch differenzierten NET“ (klassisches Karzinoid) über das „hoch differenzierte neuroendokrine Karzinom“ (malignes Karzinoid) bis zum hochmalignen „niedrig differenzierten neuroendokrinen Karzinom“. Die Unterscheidung erfolgt in diesem Schema nach Ursprungsort, Malignitätsgrad und hormonaler Aktivität und ist prognostisch relevant.

- Die **histopathologische Charakterisierung des Malignitätsgrades** eines NET, insbesondere anhand einer Biopsie, gilt als schwierig. Eindeutige Malignitätskriterien sind lediglich die Invasion des Primärtumors über die Organgrenzen hinaus und die bereits erfolgte Metastasierung. Daher müssen in der Regel zahlreiche weitere Parameter herangezogen werden, wie Tumorgröße und -lokalisation, Gefäßinvasion, Mitoserate, Atypien, Nekrosen und immunzytochemische Daten.
- Auch der klinische Verlauf ist im Einzelfall schwer zu prognostizieren. Jahrelange relativ indolente Verläufe sind auch nach eingetretener Metastasierung nicht selten.
- Bezüglich der **hormonalen Aktivität** dieser Tumoren ist der immunhistochemische Nachweis der Hormonproduktion von der wesentlich selteneren übermäßigen Sekretion mit dem entsprechenden klinischen Bild zu unterscheiden. Nur im letzteren Fall soll von „Gastrinom“, „Insulinom“ usw. gesprochen werden.

19.2 Gastroenteropankreatische NET

Die folgende Darstellung beschränkt sich auf die gastroenteropankreatischen NET, die etwa 75 % aller NET ausmachen und von denen etwa 2/3 im Gastrointestinaltrakt und 1/3 im Pankreas vorkommen.

19.2.1 Syndrom der multiplen endokrinen Neoplasien, Typ 1 (MEN-1) = Wermer-Syndrom

- 10–40 % der gastroenteropankreatischen NET treten im Rahmen dieses familiären Syndroms auf, das auf einem autosomal-dominant vererbten Defekt eines Tumorsuppressorgens (Menin) auf dem langen Arm des Chromosoms 11 beruht.
- Klinische Symptome treten oft im 3. oder 4. Lebensjahrzehnt auf:
  - primärer Hyperparathyreoidismus in ca. 90 %
  - häufig endokrine Pankreastumoren (Gastrinom, Insulinom, hormoninaktive Tumoren usw.) in 50 %
  - Hypophysentumoren (Galaktorrhoe, Akromegalie) in ca. 40 %
  - gelegentlich Nebennierenrindenadenome, Vorderdarmkarzinoide
- Es wird daher empfohlen, bei allen Patienten mit einem dieser NET ein **Screening** auf MEN I durchzuführen: Familienanamnese bezüglich Hyperparathyreoidismus oder andere endokrine Tumoren; Calcium-, Gastrin- und Prolaktinbestimmung. Bei Familienmitgliedern von MEN-1-Patienten sowie Net-Patienten < 40 Jahren oder mit multifokalen Tumoren ist das aufwändige genetische Screening zu empfehlen.
- Durch frühzeitige Erkennung der betroffenen Familienmitglieder und jährliches Screening resultiert eine individuelle Prognoseverbesserung.

19.2.2 Therapieprinzipien

- Abgesehen von der endoskopischen Abtragung kleiner Tumoren bietet die **chirurgische Resektion** die einzige Heilungsmöglichkeit. Die Operation sollte, auch beim Vorhandensein von Metastasen, möglichst mit kurativer Zielsetzung durchgeführt werden. Bei unklarer Dignität des Tumors kann dabei das Ausmaß des notwendigen Eingriffs im Einzelfall schwer zu bestimmen sein.
- Bei **irresektablem Tumor** oder **fortgeschrittener Metastasierung** kann im Gegensatz zur Karzinomchirurgie bei den in der Regel langsamer wachsenden NET durch

Tumorreduktion (Debulking) eine Verlängerung der Überlebenszeit oder eine Palliation der tumorbedingten Hormonwirkung erreicht werden.

19.3 Gastrointestinale NET

- Disseminierte neuroendokrine Zellen als Ursprungzellen der NET sind im Epithel des Magen-Darm-Traktes besonders zahlreich; nach dem elektronenmikroskopischen Bild und dem synthetisierten Hormon lassen sich ca. 19 Zelltypen unterscheiden.
- Entsprechend sind etwa 85 % aller NET im Gastrointestinaltrakt lokalisiert; bei den extraintestinalen Manifestationen spielt lediglich den NET der Bronchien mit 10 % der Fälle noch eine wesentliche Rolle.
- Die NET der Appendix, des Ileums und nach neueren Befunden auch des Magens sind im Gastrointestinaltrakt die häufigsten. NET gehören damit zu den häufigsten Tumoren von Ileum und Appendix. Vierthäufigste Lokalisation ist das Rektum mit ca. 15 %. Seltener sind NET des Duodenums und des Kolons.
- **Makroskopisch** handelt es sich im typischen Fall um einen wenige Millimeter bis mehrere Zentimeter großen, in frühen Stadien zunächst submukös gelegenen Knoten mit grauweißer, im Ileum und an der Appendix graugelblicher Schnittfläche. Kleinere Tumoren sind oft polypös; sie werden mit fortschreitendem Wachstum und Infiltration der Tunica muscularis unverschieblich und ulzerieren erst spät.
- Die **Metastasierung** erfolgt mit guter Korrelation zur Tumorgröße und Infiltrationstiefe zunächst vorwiegend in die regionalen Lymphknoten, die oft größer werden als der submuköse Primärtumor, weiterhin hämatogen in die Leber; extraabdominale Metastasen (Lunge, Knochen) sind selten.

19.3.1 Symptome

- Insgesamt sind die gastrointestinalen NET selten und die Mehrzahl bleibt klinisch stumm (jährliche Manifestation ca. 1–1,5 pro 100.000).
- Ein **Karzinoidsyndrom** tritt nur in ca. 5 % der Fälle auf (meist bei Dünndarm-, selten bei Appendix-, kaum jemals bei kolorektalen NET) und ist dann ein Hinweis auf eine bereits bestehende Lebermetastasierung. Voraussetzung ist nämlich, dass die vasoaktiven Sekretionsprodukte (Serotonin, Tachykinine, Bradykinin, Histamin, Prostaglandine) unter Umgehung des first-pass-Metabolismus der Leber in den systemischen Kreislauf gelangen. Dies ist gegeben bei Lebermetastasen, bei retroperitonealer Metastasierung mit Drainage in die V. cava (und bei einer Tumorlokalisation außerhalb des Pfortadergebietes, z. B. NET der Bronchien).
- Zum typischen Karzinoidsyndrom gehören krampfartige Bauchschmerzen, Diarrhoe und Gesichtsflush; seltener Bronchospastik, Tachykardie, Zyanose, Teleangiektasien, überwiegend rechtskardiale Herzklappenfibrosen sowie Pellagra-Dermatose.
- Vor allem bei NET des Dünndarms kommt es gelegentlich zum Ileus durch Obstruktion des Darmlumens oder durch Fibrose der Mesenterialwurzel (dadurch gelegentlich auch zur Darmischämie); vereinzelt auch zu Darmblutungen.
- Intermittierende unspezifische Abdominalschmerzen gehen dem typischen Karzinoidsyndrom oft jahrelang voraus.
- Aufgrund der fehlenden oder unspezifischen Symptomatik der frühen Krankheitsstadien wird präoperativ die spezifische Diagnose eines NET eher selten gestellt; in der Regel ist der Chirurg mit einem endoskopischen oder intraoperativen Zufallsbefund oder mit einer bereits systemischen Erkrankung konfrontiert.

19.3.2 Diagnostik

Labor

- Bei Karzinoidsyndrom: erhöhte Spiegel von Serotonin im Serum bzw. des Hauptmetaboliten 5-Hydroxyindolacetat im 24-Stunden-Urin (nach Weglassen serotoninreicher Nahrungsmittel wie Bananen, Ananas, Kiwis, Walnüsse usw.).
- bei NET des Vorderdarmes ggf. Nachweis des Serotonin-Vorläufers 5-Hydroxytryptophan, da die Serotoninbildung oft durch Decarboxylasemangel gestört ist
- bei endokrin nicht aktiven Tumoren: evtl. Erhöhung anderer Marker (Chromogranin A, neuronspezifische Enolase) im Serum

Bildgebende Verfahren

zur Lokalisation des Primärtumors bzw. zum Nachweis von Metastasen:

- Röntgen-Thorax: Metastasen? NET der Bronchien?
- Barium-Breischluck, Dünndarmdoppelkontrastuntersuchung: Primärtumor?
- extrakorporaler Ultraschall: Lebermetastasen? LK-Metastasen?
- Endosonographie: Infiltrationstiefe? Pankreastumor?
- CT: extraluminales Tumorwachstum?, LK-/Lebermetastasen? desmoplastische Retraktion des Mesenteriums (Radspeichenkonfiguration)?
- MRT: zunehmende Bedeutung beim Nachweis von Pankreastumoren und Lebermetastasen.
- Angiographie: gelegentlich zur Lokalisationsdiagnostik (wenn der klinische Verdacht auf einen NET besteht, das durch intestinale Kontrastmitteluntersuchung nicht gefunden wurde)
- Eine zentrale Rolle spielt die **Somatostatinrezeptor-Szintigraphie**, ggf. als Schichtszintigraphie (SPECT): Sie soll frühzeitig eingesetzt werden zur Tumor- und Metastasensuche sowie zur Bestimmung des Rezeptorstatus (prognostische Bedeutung bei geplanter Behandlung mit Somatostatinanaloga). 90 % der NET exprimieren diverse Subtypen von Somatostatinrezeptoren, die teilweise mit einem radiomarkierten Somatostatin-Analogon besetzt werden können. Bei genügender Tumorgröße (> 1 cm) beträgt die Sensitivität etwa 80 %.

Endoskopie

- je nach Tumorlokalisation Ösophagogastroduodeno- bzw. Ileokoloskopie (Histologie!); gelegentlich entdeckt man einen NET als Zufallsbefund bei einer Endoskopie aus anderen Gründen.

19.3.3 NET des Ösophagus

- Rarität; meist undifferenzierte, bei der Diagnosestellung weit fortgeschrittene Tumoren der distalen Ösophagushälfte; schlechte Prognose
- **Therapie**: In geeigneten Fällen wird eine Ösophagusresektion empfohlen.

19.3.4 NET des Magens

- Verschiedene Untergruppen mit verschiedener Prognose, wobei die Tumorgröße einen unabhängigen Risikofaktor darstellt
- In der Mehrzahl handelt es sich um **gut differenzierte multifokale Tumoren** des Magenkorpus, die bei anhaltender Gastrinsekretion aufgrund einer Achlorhydrie bei chronisch-atrophischer Gastrinsekretion aufgrund einer Achlorhydrie bei chronisch-atrophischer Gastritis entstehen (Typ 1) oder – wesentlich seltener – mit einem Zollinger-Ellison-Syndrom bei MEN-1 vergesellschaftet sind (Typ 2).

Therapie

- Diese NET gelten in ihrer häufigsten Erscheinungsform (< 2 cm) als benigne, sodass eine endoskopische Polypektomie bzw. eine lokale Exzision und anschließende jährliche endoskopische Überwachung ausreichend ist.
- Die seltenen Tumoren > 2 cm sind jedoch als maligne zu betrachten und durch eine Resektion/Gastrektomie mit Lymphadenektomie zu behandeln.
- Die ohne zugrunde liegende Pathologie vorkommenden Gastrin-unabhängigen sporadischen NET (Typ 3) weisen ein wesentlich höheres Metastasierungspotenzial auf, sodass hier auch bei Tumoren < 2 cm eine Magenresektion oder Gastrektomie mit Lymphknotenentfernung und ggf. Resektion von Lebermetastasen angezeigt ist.
- Die ebenfalls seltenen neuroendokrinen Magenkarzinome (Typ 4) sind meist sehr aggressiv und selten kurativ operabel. Sie werden chirurgisch wie ein Adenokarzinom behandelt.

19.3.5 NET des Duodenums

- In 60 % Gastrinome, meist in der Pars 1 oder 2 des Duodenums gelegene wenige Millimeter große „Mikrogastrinome"; oft mit Lymphknotenmetastasen und Zollinger-Ellison-Syndrom. Teilweise MEN-1-assoziiert, dann meist multiple Tumoren.
- Seltener klinisch inaktive Somatostatin-produzierende niedrigmalige Tumoren der Papilla Vateri und weitere Typen.

Therapie

- Wenn eine Infiltration der Submukosa endosongraphisch ausgeschlossen ist: endoskopische Abtragung, ansonsten Resektion über Längsduodenotomie bzw. partielle Duodenopankreatektomie nach Whipple, ggf. mit Resektion von Lebermetastasen.

19.3.6 NET des Dünndarmes

- Vorwiegend im Ileum mit deutlicher Häufigkeitszunahme nach distal, in 40 % multizentrisch, oft antimesenterial gelegen. Produzieren Serotonin und Substanz P.
- In 30–45 % der Fälle Manifestation als Dünndarmileus.
- Gute Korrelation zwischen Tumorgröße und Lymphknotenbefall:
  - < 1 cm: in ca. 30 % der Fälle bereits Lymphknotenmetastasen
  - 1–2 cm: LK-Metastasen in über der Hälfte der Fälle, oft unspezifisch symptomatisch durch Mesenterialinfiltration und -fibrose mit Ileus
  - > 2 cm: regelmäßig regionale Lymphknotenmetastasen; oft Lebermetastasen und Karzinoidsyndrom (bei 20 % aller NET des Dünndarmes).

Therapie

- Bei elektiven Eingriffen Octreotid-Prophylaxe der intraoperativen Ausschüttung biogener Amine.
- Nach der Palpation des gesamten Intestinaltraktes wegen der nicht seltenen Zweittumoren erfolgt eine ausgedehnte Resektion, unter Mitnahme der evtl. durch eine desmoplastische mesenteriale Reaktion bedrohten Darmabschnitte sowie des Lymphabflussgebietes; ggf. Resektion singulärer Lebermetastasen.
- Zur Prophylaxe von Gallensteinen als Nebenwirkung einer Therapie mit Somatostatinanaloga bzw. eines Verschlussen der A. cystica bei intraarterieller Behandlung von Lebermetastasen sollte gleichzeitig eine Cholezystektomie durchgeführt werden.
- 5-Jahresüberlebensrate bei Lebermetastasen: 20–35 %.

19.3.7 NET der Appendix

- 70 % in der Appendixspitze. Prognostisch günstiger als NET des Dünndarmes. Meist Zufallsbefund; drei Viertel < 1cm; selten Karzinoidsyndrom, dann Ausdruck der Metastasierung.
- Risikofaktoren für eine Metastasierung: Infiltration der Mesoappendix, Tumorgröße > 2 cm. Tumoren < 1 cm metastasieren nicht; bei einer Tumorgröße zwischen 1 und 2 cm beträgt das Metastasierungsrisiko nur ca. 1 %.

Therapie

- Tumorgröße < 1 cm: Appendektomie.
- basisnah gelegene, durch eine Appendektomie nicht im Gesunden resezierbare Tumoren <1 cm : Ileozäkalresektion
- Tumorgröße zwischen 1 und 2 cm: Wird die Diagnose beim Ersteingriff gestellt, sprechen eine basisnahe Lage des Tumors sowie die Infiltration der Mesoappendix oder der Serosa für eine Ileozäkalresektion. Ansonsten muss das Risiko eines Zweiteingriffes gegen das geringe Metastasierungsrisiko abgewogen werden; von großer Bedeutung ist dabei das Alter des Patienten und der histologische Befund.
- Tumorgröße > 2 cm: Hemikolektomie rechts mit Lymphadenektomie; desgleichen bei LK-Metastasierung oder Infiltration der Mesoappendix

19.3.8 NET des Kolons

- Die seltenen NET des Kolons liegen in der Mehrzahl in der rechten Kolonhälfte. Sie haben ein höheres Risiko für Fernmetastasierung als Adenokarzinome.
- **Symptome**: Schmerzen, Gewichtsverlust; nur sehr selten Karzinoidsyndrom
- Wegen einer Metastasierungsrate um 20 % schon bei 1 cm großen Tumoren sollte in jedem Fall eine Standardresektion durchgeführt werden.

19.3.9 NET des Rektums

- NET des Rektums sind durchschnittlich kleiner als NET des Kolons und nur zu 50 % symptomatisch (meist Blutung oder Obstipation), selbst bei Lebermetastasierung entwickelt sich kein Karzinoidsyndrom.
- **Tumorgröße < 1 cm:** minimales Metastasierungsrisiko; die endoskopische Abtragung gilt als ausreichend; beim histologischen Nachweis einer Gefäßinvasion wird allerdings eine Resektion mit Lymphadenektomie gefordert.
- **Tumorgröße 1–2 cm:** gelegentliche Metastasierung; es wird zunächst die endoskopische oder lokale Segmentresektion empfohlen; im Falle einer histologisch nachgewiesenen Invasion der Tunica muscularis erfolgt eine radikale Operation.
- **Tumorgröße > 2 cm:** schlechte Prognose; grundsätzlich Resektion mit Lymphadenektomie wie beim Karzinom

19.4 Neuroendokrine Pankreastumoren (Inselzelltumoren)

Im Gegensatz zu den NET des Magen-Darm-Traktes manifestieren sich diese Tumoren in der Regel durch ihre Hormonsekretion, die jedoch nicht gleichbedeutend mit einer eingetretenen Metastasierung sein muss. Aber auch nichtfunktionelle NET des Pankreas werden mit zunehmender Anwendung bildgebender Verfahren häufiger entdeckt. Mit Ausnahme des Insulinoms sind diese Tumoren häufig maligne.

19.4.1 Insulinom

- Häufigster endokrin aktiver Pankreastumor: 17 % aller gastroenteropankreatischen neuroendokrinen Tumoren. Erkrankung meist zwischen dem 30. und 60. Lebensjahr
- Tumor der B-Zellen der Langerhans-Inseln (organischer Hyperinsulinismus). Meist nur 0,5–2 cm große, solitäre, gut begrenzte Knoten ohne Vorzugslokalisation in einem bestimmten Pankreasabschnitt. Die extrapankreatische Lokalisation ist eine Rarität.
- Jeweils etwa 10 % der Tumoren sind familiär (MEN-1), maligne oder multipel. Bei Multiplizität häufig MEN-1, eine sporadische Erkrankung ist jedoch nicht ausgeschlossen.

Symptome

- Symptome der durch die unregulierte Hypersekretion von Insulin verursachten **Hypoglykämie** sowie der adrenergen Gegenreaktion: Kopfschmerzen, Sprach- und Sehstörungen oder andere fokale Ausfälle, abnormes Verhalten, Verwirrtheit, Konvulsionen, Zittern, Schwitzen, Blässe, Palpitationen. Gelegentlich neurologische oder psychiatrische Fehldiagnosen. Auftreten im nüchternen Zustand (morgens, nach körperlicher Belastung).
- meist Gewichtzunahme durch vermehrte Einnahme von Süßigkeiten
- klassische Whipple-Trias:
  - hypoglykämische Anfälle
  - dabei niedrige Blutzuckerspiegel
  - sofortige Besserung durch Glukosezufuhr

Diagnostik

- Einfach und sicher ist der unter stationären Bedingungen durchgeführte **Hungerversuch** mit engmaschig wiederholten parallelen Bestimmungen von Blutzucker, Insulin und C-Peptid (letzteres zum Ausschluss einer Hypoglycaemia factitia). Richtungsweisend sind Glukosespiegel unter 40 mg/dl bei gleichzeitigen Insulinspiegeln über 7 μU/ml.
- An **bildgebender Diagnostik** ist vor dem Ersteingriff lediglich die Sonographie zum Ausschluss von Lebermetastasen obligat, da aufgrund der Kleinheit der Insulinome selbst die Kombination mehrerer Verfahren (CT, selektive Angiographie, Endosonographie und Somatostatinrezeptor-Szintigraphie) eine Sensitivität von allenfalls 80 % für die Lokalisationsdiagnostik erreicht. Die intraoperative Detektionsrate eines erfahrenen Operateurs liegt hingegen bei 95 %. Bei MEN-1 allerdings sollten die zu erwartenden multiplen Tumoren möglichst präoperativ lokalisiert werden.

Operative Therapie

- Rundumfreilegung des Pankreas mit ausgedehntem Kocher-Manöver, breiter Eröffnung der Bursa omentalis und Mobilisation von Pankreaskörper und -schwanz
- Auch beim Nachweis eines Solitärtumors muss stets das gesamte Pankreas palpiert werden, um multiple Tumoren auszuschließen. Bei der Tumorsuche wird im Bedarfsfall die intraoperative Sonographie eingesetzt. Bei Unauffindbarkeit ggf. intraoperative selektive Venenblutentnahme.
- Wenn immer möglich, **Enukleation** des Tumors. Bei tiefer oder gangnaher Tumorlage sowie ggf. bei multiplen Tumoren erfolgt eine möglichst sparsame Linksresektion mit Milzerhalt; selten ist eine Pankreaskopfresektion nach Whipple oder duodenumerhaltend erforderlich.
- Bei entsprechender Erfahrung ist eine laparoskopische Enukleation prinzipiell möglich.
- Beim Nachweis oder Verdacht der **Malignität:** onkologisch radikale Resektion mit Lymphadenektomie und bei Bedarf Leberresektion, ggf. Debulking. Auch bei einer Metastasierung ist ein Überleben von mehreren Jahren zu erwarten.

- **Intraoperative Therapiekontrolle** durch Blutzuckermonitoring (möglichst keine Glukoseinfusion ab 3 Stunden präoperativ!) oder Insulin-Schnelltest.
- **Postoperative Überwachung des Blutzuckers**: Werte bis 350 mg/dl in den ersten 24 h sollten ohne Gegensteuerung toleriert werden, um eine möglichst schnelle Funktionsaufnahme der B-Zellen zu erreichen.

19.4.2 Gastrinom: Zollinger-Ellison-Syndrom

- Gastrinome machen ca. 9 % aller gastroenteropankreatischen neuroendokrinen Tumoren aus. Häufung zwischen dem 30. und 50. Lebensjahr.
- Gastrinome sind in einem Drittel der Fälle mit **MEN-1** assoziiert. Die Tumoren sind dann meist multipel und im Duodenum gelegen. Sporadische Gastrinome treten hingegen fast immer solitär auf.
- Bei weniger als der Hälfte der Patienten liegt der Primärtumor im Pankreas (meist im Pankreaskopf), häufig jedoch in der Duodenalwand (zusätzliches oder isoliertes extrapankreatisches Auftreten in bis zu 2 Dritteln der Fälle). In ca. 90 % der Fälle findet er sich im sog. **Gastrinomdreieck**, das die Mündung des Ductus cysticus, den Übergang der Pars descendens in die Pars horizontalis duodeni und die Grenze zwischen Caput und Cauda pancreatis miteinander verbindet. Bei den früher als Primärtumor beschriebenen Gastrinomen in dort vorhandenen Lymphknoten handelt es sich nach heutiger Einschätzung um Metastasen unentdeckter Mikrogastrinome der Duodenalwand. Selten finden sich Gastinome in anderen Pankreasabschnitten, Magen, Jejunum, Retroperitoneum, Milz oder Ovar.
- Pankreatische Gastrinome sind zum Diagnosezeitpunkt meist 2–3 cm, duodenale oft nur wenige Millimeter groß.
- Ca. 60 % der Tumoren sind maligne; meist liegen Lymphknotenmetastasen, in 10 % der Fälle (insbesondere bei pankreatischem Primärtumor) Lebermetastasen vor.

Symptome

- **Zollinger-Ellison-Syndrom**: Auftreten von peptischen Ulzera (oft rezidivierend, therapieresistent, multipel, atypisch lokalisiert, mit Komplikationen) durch Hyperazidität bei gastrinsezernierendem Tumor
- oft auch durch die Hypersekretion von Magensäure bedingte Diarrhoe (gelegentlich als Leitsymptom!), Erbrechen, Dysphagie, Ösophagitis
- Nur bei 0,1 % der Ulkuskranken liegt ein Gastrinom zugrunde.

Diagnostik

- **Labor:** Gastrinbestimmung im Serum: Basalwert erhöht; nach Provokation mit Sekretin weiterer Anstieg um > 100 % (DD: antrale G-Zell-Hyperplasie)
- Das Vorhandensein von **MEN-1** sollte geklärt werden (multiple Tumoren im Duodenum, relativ benigner Verlauf).
- **Lokalisationsdiagnostik**: Auch beim kombinierten Einsatz verschiedener Methoden ist die korrekte präoperative Lokalisation aufgrund der Kleinheit der Tumoren nicht immer möglich.
  - Standardverfahren sind die Somatostatinrezeptor-Szintigraphie (Staging), Gastroduodenoskopie (gelegentlich kann ein NET des Duodenums endoskopisch abgetragen werden) und Endosonographie sowie konventionelle Sonographie und CT oder MRT zur Darstellung der größeren Tumoren im Pankreas sowie vorhandener Metastasen.
  - Gelegentlich führt die selektive Angiographie von Truncus coeliacus oder A. mesenterica superior zur Diagnose.
  - bei negativer Bildgebung: perkutane selektive Venenblutentnahme, evt. in Verbindung mit einem selektiven arteriellen Sekretin-Test

Operative Therapie

- **OP-Indikationen:**
  - unstrittig beim solitären sporadischen Tumor
  - Bei MEN-1 sowie bei bestehenden Lebermetastasen ist die Entscheidung individuell zu treffen, da der Eingriff oft nicht kurativ ist und mit Omeprazol und (im rezeptorpositiven Fall) Octreotid wirksame konservative Therapeutika zur Verfügung stehen, die teilweise jahrzehntelange symptomarme Verläufe ermöglichen. Hauptziel der Operation ist die Verhinderung von Lebermetastasen.
- Die Operation beim sporadischen Gastrinom entspricht im Wesentlichen dem Vorgehen beim Insulinom. Wegen des höheren Malignitätsrisikos soll aber ein Randsaum normales Pankreasgewebe mit entfernt und eine am Tumorsitz orientierte regionale Lymphadenektomie durchgeführt werden.
- Bei MEN-1 werden über eine Längsduodenotomie Wandgastrinome exzidiert, die regionalen Lymphknoten ausgeräumt, eine milzerhaltende Pankreaslinksresektion durchgeführt und ggf. ein Pankreaskopfgastrinom exzidiert (Norman-Thompson-Operation).
- Die früher in inkurablen Fällen durchgeführte Entfernung des Zielorgans (totale Gastrektomie) ist angesichts der effektiven medikamentösen Therapiemöglichkeiten nur noch in Ausnahmefällen indiziert.

19.4.3 Vipom: Verner-Morrison-Syndrom

- Der Tumor produziert vasoaktives intestinales Polypeptid (VIP).
- Selten: 2 % aller gastroenteropankreatischen NET
- Primärtumor in 85 % der Fälle im Pankreas, bevorzugt in Korpus und Kauda, meist solitär, größer als 2 cm, meist maligne, in 4 % im Rahmen eines MEN-1.
- Extrapankreatische Lokalisationen sind der Grenzstrang (insbesondere bei Kindern) und das Nebennierenmark.

Symptome und Diagnostik

- WDHA-Syndrom: wässrige Durchfälle, Hypokaliämie, Achlorhydrie
- VIP stimuliert wie Choleratoxin die intestinale und pankreatische Adenylatcyclase, was zu profusen Durchfällen mit lebensbedrohlichem Flüssigkeitsverlust führen kann.
- Eine präoperative Lokalisation ist aufgrund der Größe des Tumors durch Somatostatinrezeptor-Szintigraphie, Sonographie und CT, ggf. Angiographie, meist möglich.

Therapie

- Die einzig kurative Therapie ist die chirurgische Tumorentfernung, in der Regel in Form einer Pankreasresektion. Falls eine kurative Resektion nicht möglich ist, sollte ein Debulking durchgeführt werden.
- Allerdings ist auch die Therapie mit Somatostatinanaloga meist effektiv, teilweise sogar im Sinne einer Tumorregression.

19.4.4 Glukagonom

- Sehr selten: ca. 1 % aller gastroenteropankreatischen neuroendokrinen Tumoren. Altersgipfel um 50 Jahre.
- Stammt von den A-Zellen der Pankreasinseln ab und entsteht gemäß deren Verteilung meist im Pankreaskörper oder -schwanz. Meist solitär und größer als 5 cm. 70 % maligne.

Symptome

- Pathognomonische, oft akral oder periorifizial gelegene Hautveränderungen (**Erythema necrolyticum migrans**) mit Bevorzugung der unteren Körperhälfte

- Diabetes mellitus
- Gewichtsverlust (Katabolie!)
- Anämie
- Thromboseneigung

Therapie

- Tumorresektion, ggf. -reduktion

19.4.5 Somatostatinom

- Rarität: < 1 % aller gastroenteropankreatischen NET.
- In der Hälfte der Fälle extrapankreatisch, vorwiegend im Duodenum, dann häufig mit Neurofibromatose Typ 1 (Recklinghausen-Krankheit) assoziiert. 70 % maligne
- **Symptome:** Diabetes mellitus, Steatorrhö, Cholezystolithiasis („inhibitorisches Syndrom")
- **Diagnostik:** Die Tumoren lassen sich durch Endoskopie und CT meist nachweisen.
- **Chirurgische Therapie**: z. B. Duodenopankreatektomie, Tumorreduktion.

19.4.6 Funktionell inaktive neuroendokrine Pankreastumoren

- 20–35 % der NET des Pankreas. In der Mehrzahl maligne Tumoren („Inselzellkarzinom"). Meist späte Diagnosestellung (Tumorgröße durchschnittlich 10 cm)
- Die Symptomatik ist unspezifisch, ähnlich dem duktalen Pankreaskarzinom (Oberbauchbeschwerden, Gewichtsverlust, Ikterus).
- Im Unterschied zum Karzinom des exokrinen Pankreas sind die NET im Kontrastmittel-CT hyperdens und durch Somatostatinrezeptor-Szintigraphie in 80 % der Fälle darstellbar.
- Die Identifikation als NET erfolgt jedoch oft erst postoperativ.

Therapie

- Die Prognose ist aufgrund des langsamen Wachstums und des teilweisen Ansprechens auf eine Chemotherapie (Streptocotocin, Doxorubicin, 5-FU) wesentlich besser als beim Pankreaskarzinom.
- Die Operationsindikation ist daher praktisch immer gegeben.
- Bei Pankreaskopftumoren wird eine pyloruserhaltende Pankreatikoduodenektomie durchgeführt, bei Korpus- und Schwanztumoren eine Linksresektion mit Milzexstirpation. Bei ausreichendem AZ und entsprechender Tumorausbreitung sind multiviszerale Resektionen gerechtfertigt; auch ein Debulking ist ggf. sinnvoll.

19.5 Palliative Therapie beim fortgeschrittenen neuroendokrinen Tumor

- Bei **hormonproduzierenden, nicht komplett resektablen Lebermetastasen** ist eine Langzeitpalliation oft möglich.
- Durch Einsatz der langwirksamen **Somatostatin-Analoga Octreotid, Rapreotid** oder **Lanreotid** (Nebenwirkung: Gallensteinbildung) kann die Hormonfreisetzung insbesondere beim Karzinoidsyndrom, beim Glukagonom, VIPom und oft beim Insulinom wirksam reduziert werden. Diese Stoffe wirken auch antiproliferativ.
- Spezielle antihormonale Wirkungen haben Protonenpumpenhemmer beim Gastrinom und Diazoxid beim metastasierenden Insulinom.
- Der Einsatz von Interferon (IFN α) wird wegen des erheblichen Nebenwirkungsspektrums vor allem beim Versagen der Somatostatintherapie empfohlen.

- Nuklearmedizinisch können mit radioaktiv markierten Somatostatinanaloga (z. B. ^{111}In- oder ^{90}Y-Octreotid) bei rezeptorpositiven Tumoren mit relativ geringen Nebenwirkungen therapeutische Erfolge erzielt werden.
- Die selektive Embolisation oder Chemoembolisation (mit Doxorubicin, 5-FU, Cisplatin) wird häufig durchgeführt, kann aber mangels kontrollierter Studien noch nicht abschließend beurteilt werden. Ähnliches gilt für die regionale hypertherme Leberperfusion, für lokale Alkoholinjektionen, Radiofrequenztherapie, Laserkoagulation und Kryotherapie der Metastasen. Diese Verfahren konkurrieren mit der palliativen Leberresektion, die nur dann empfohlen wird, wenn voraussichtlich mindestens 90 % der Tumormasse entfernt werden kann. Es wurden damit ähnliche Überlebensraten wie nach einer Resektion mit kurativem Ansatz erreicht.
- Beim Fehlen von extrahepatischen Tumorabsiedelungen wurde in Einzelfällen, insbesondere bei jüngeren Patienten, Langzeitüberleben durch Lebertransplantation erzielt.
- **Chemotherapeutika** (z. B. Streptozotocin, 5-FU, Doxorubicin) erzielen allenfalls bei NET des Pankreas akzeptable Ansprechraten. Bei schnell wachsenden anaplastischen Tumoren wird die Kombination von Cisplatin und Etoposid empfohlen.
- Zusammenfassend ist ein **multidisziplinärer Therapieansatz** unter Beteiligung von Chirurgen, Gastroenterologen, Onkologen, ggf. Transplantationsmedizinern, interventionellen Radiologen und Nuklearmedizinern sinnvoll.

20 Weichteiltumoren

R. Reutter

„Weichteile" nennt man die nichtknöchernen Teile des Körpers. Es gibt eine Vielzahl von Weichteiltumoren. Alle gehen von mesenchymalem Gewebe aus. Die wichtigsten Beispiele sind in Tab. 1 zusammengestellt.

Einteilung

Tabelle 1 Einteilung der Weichteiltumoren

Ursprungsgewebe	**Benigne Tumoren (Beispiele)**	**Maligne Tumoren (Beispiele)**
Bindegewebe	Fibrome	Fibrosarkome
Fettgewebe	Lipome	Liposarkome
Glatte Muskulatur	Leiomyome	Leiomyosarkome
Quergestreifte Muskulatur	Rhabdomyome	Rhabdomyosarkome
Blutgefäße	Hämangiome, Hämangio-perizytome	Angiosarkome Maligne Hämangioperi-zytome
Lymphgefäße	Lymphangiome	Lymphangiosarkome
Tendosynovialgewebe	Tenosynoviale Riesenzell-tumoren	
Peripheres Nervengewebe	Schwannome, Neurofibrome	Maligne Schwannome, Klarzellsarkome
Knochen- und Knorpelgewebe	Extraskelettale Osteome Extraskelettale Chondrome	Extraskelettale Osteo-sarkome, Extraskelettale Chondrosarkome
Nichtklassifizierbar	Benigne Granularzelltumoren	Alveolarzellsarkome, Synovialsarkome

Neben den benignen und malignen Weichteiltumoren gibt es sog. „intermediäre Tumoren", deren biologisches Verhalten nicht sicher beurteilt werden kann.

Lokalisation

- **zentrale Weichteiltumoren**: ca. 15 %
  in Retroperitoneum, Mesenterium, Mediastinum, Orbita
- **periphere Weichteiltumoren**: ca. 85 %
  an Extremitäten, Rumpf, Kopf, Hals
  Die häufigste Lokalisation von Weichteilsarkomen sind die Extremitäten (insbesondere der Oberschenkel): ca. 50 %.

Häufigkeit

- **gutartige Tumoren**: Über 90 % der Weichteiltumoren sind benigne. Am häufigsten kommen Lipome und Fibrome vor.
- **Bösartige Weichteiltumoren** machen ca. 0,5–1 % aller malignen Tumoren im Erwachsenenalter aus (im Kindesalter: ca. 6–8 % aller malignen Erkrankungen). Am häufigsten sind Liposarkome und Leiomyosarkome der Extremitäten. Das häufigste Weichteilsarkom im Kindesalter ist das Rhabdomyosarkom.

Cave: Alle Weichteiltumoren müssen so lange als maligne betrachtet werden, bis das Gegenteil bewiesen ist!

Altersverteilung

Weichteiltumoren können in jeder Altersgruppe auftreten, bevorzugt kommen sie jedoch bei älteren Menschen (über 55 Jahren) vor.

20.1 Symptome und Diagnostik

Symptome

- periphere Weichteiltumoren: schmerzlose Schwellung als Leitsymptom
- Schmerzen (ca. 30–50 %) treten in der Regel erst auf, wenn benachbarte Nerven, Gefäße oder Organe befallen oder verdrängt werden.
- zentrale Weichteiltumoren: uncharakteristische Symptome
- retroperitoneale Tumoren: Neurologische Ausfälle sind möglich.

Häufig späte Diagnosestellung aufgrund der uncharakteristischen Beschwerden! (Cave: Fehlinterpretation des Arztes!)

Bildgebende Verfahren

- Die beste Darstellung der Weichteiltumoren gelingt mit der **MRT** (besserer Kontrast zwischen Tumor und Muskelgewebe bzw. Gefäßen als im CT).
- Röntgenaufnahmen des Thorax zur Metastasensuche

Biopsie und histologische Untersuchung

- wichtigste diagnostische Maßnahme
- Exzisionsbiopsie: radikale Entfernung kleiner Tumoren (< 5 cm) mit Kapsel und Randzone, wenn dadurch kein funktionell wichtiges Gewebe verletzt wird
- Ansonsten Inzisionsbiopsie: 1 x 1 x 1 cm großes Präparat aus dem Randbereich des Tumors

20.2 Benigne Weichteiltumoren

- **Therapie: limitierte Resektion**
  - Entfernung des Tumors mit einem schmalen Randsaum aus gesundem Gewebe. Dabei sollte ein Funktionsverlust möglichst vermieden werden.
- **Lokale Rezidivrate**: 10–15 %

20.3 Maligne Weichteiltumoren

Klassifikation

Es gibt mehrere unterschiedliche Grading- und Staging-Systeme. Klinisch wichtig ist die Unterscheidung zwischen

- **High-grade-Sarkomen** (wenig differenziert, Metastasen in > 50 % der Fälle, schlechte Prognose) und
- **Low-grade-Sarkomen** (hochdifferenziert, Metastasierungsrisiko < 15 %, bessere Prognose).

Metastasierung

- hämatogen: Fast 80 % aller Fernmetastasen liegen in der Lunge. (Die Resektion solitärer Fernmetastasen zusammen mit dem Primärtumor ist oft erfolgreich.)
- innerhalb der serösen Häute
- lymphogen (selten)
- intraoperative Verschleppung von Tumorzellen
- „Skip"-Metastasen („springen"): diskontinuierliche Ausbreitung an Bindegewebssepten, Muskeln oder Sehnen

20.3.1 OP-Taktik

- Die Weichteilsarkome sind von einem **tumorinfiltrierten Randsaum** (Pseudokapsel) umgeben. Dieser sollte mit entfernt werden, um Rezidive zu vermeiden. (Hohe Rezidivrate bei limitierten Resektionen.) Der Operateur sollte die ‚Tumorkapsel' nicht zu Gesicht bekommen!
- Die Sarkome breiten sich zuerst in **longitudinaler Richtung** aus entlang anatomischer Grenzflächen (z. B. Septen, Faszien) oder innerhalb der Muskulatur eines Kompartiments. Die transversale Ausbreitung (z. B. durch die Faszien hindurch) beginnt erst relativ spät. Dies erklärt die guten Ergebnisse der Kompartimentresektion.
- Durch den Einsatz der adjuvanten Strahlen- und Chemotherapie können viele Tumoren so stark verkleinert werden, dass eine gliedmaßenerhaltende Operation bzw. eine R0-Resektion möglich ist. Die Überlebensrate ist mit den Ergebnissen der radikalen chirurgischen Eingriffe vergleichbar. Mutilierende Eingriffe müssen heute nur noch in weniger als 10 % der Fälle vorgenommen werden.

20.3.2 Operationsverfahren

20.3.2.1 Limitierte Resektion (Exzisionsbiopsie)

- Entfernung des Tumors mit einem schmalen Randsaum aus gesundem Gewebe
- **Indikationen**
  - kleine periphere Weichteilsarkome
  - zentrale Weichteilsarkome und Tumoren, die in enger Beziehung zu lebenswichtigen Strukturen wachsen, nur in Verbindung mit einer präoperativen Chemo- und Strahlentherapie
- **Rezidivrate:** ca. 50–75 %

20.3.2.2 Weite Resektion

- Tumorexzision mit einem Sicherheitsabstand von mindestens 1 cm
- Selbst nach ausgedehnten Muskelresektionen kann man in der Regel noch eine „brauchbare Extremität" erhalten. Die Weichteilrekonstruktion erfolgt nach der weiten Resektion durch lokale Verschiebelappen und/oder Spalthauttransplantate.
- **Cave**: Hauttransplantate dürfen nicht über freiliegenden Knochen oder zur Deckung bradytropher Gewebe verwendet werden!
- **Indikationen**
  - kleine Weichteilsarkome (maximal 5 cm) der Extremitäten; bei High-grade-Sarkomen ist eine adjuvante Chemo- und/oder Strahlentherapie obligat!
  - Low-grade-Weichteilsarkome
- **Rezidivrate:** ca. 20–50 %
  - High-grade-Sarkome ohne adjuvante Therapie: ca. 50–60 %

20.3.2.3 Kompartimentresektion

- komplette Ausräumung des gesamten tumortragenden Kompartiments (z. B. vorderes Oberschenkelkompartiment mit M. quadriceps, M. sartorius, A., V., N. femoralis) mit anschließendem Gefäßersatz, Nerven-, Muskel- und Knochentransplantation oder Alloplastik

- Dies gilt insbesondere für Weichteilsarkome in Muskellogen. Die betroffenen Muskeln müssen stets vom Ursprung bis zum Ansatz entfernt werden. Mit dieser Methode lassen sich auch alle Skip-Metastasen erfassen.
- Die Gelenkfunktion wird anschließend durch Muskeltranspositionen wieder hergestellt. Der **gliedmaßenerhaltende Eingriff** ermöglicht eine akzeptable Extremitätenfunktion.
- **Indikationen**
  - periphere Weichteilsarkome (größer als 5 cm), insbesondere Sarkome in Muskellogen
  - Schwierigkeiten gibt es bei Tumoren in der Leiste, der Kniekehle und am distalen Unterarm, da hier wenig umgebendes Gewebe zur Verfügung steht. In diesen Fällen ist eine weite Resektion mit präoperativer Chemo- und/oder Strahlentherapie besser.
- **Rezidivrate:** ca. 10 %

20.3.2.4 Amputation

- Die **Amputationshöhe** hängt von den betroffenen Muskeln ab. Alle knöchernen Ursprünge der tumortragenden Muskelgruppe müssen entfernt werden.
- Bei der Präparation des Stumpfes sind gut durchblutete Haut- und Muskellappen und eine gute Muskelbedeckung wichtig.
- **Indikationen**: große Sarkome der Extremitäten mit Einbruch in Gelenke oder Befall von nicht rekonstruierbaren großen Nerven (z. B. Plexus) und Gefäßen, bei denen keine Kompartimentresektion möglich wäre
- **Rezidivrate**: unter 10 %

20.3.2.5 Supraradikale Eingriffe

- **Operationsverfahren**
  - Exarticulatio
  - interskapulothorakale Amputation (Armamputation mit Schultergürtel und Axillainhalt)
  - Hemipelvektomie (Beinamputation mit zugehöriger Beckenhälfte)
  - jeweils mit prothetischem Ersatz
- **Indikationen:** sehr gelenknahe oder in die Gelenke eingebrochene Sarkome (z. B. Schulter oder Hüfte)
- **Behandlungserfolg:** oft gut, jedoch deutliche kosmetische und funktionelle Beeinträchtigung des Patienten

20.3.3 Adjuvante Therapie

- **Ziele**
  - Verkleinerung des Primärtumors und dadurch Vermeidung von verstümmelnden und funktionsbeeinträchtigenden Operationen
  - Reduktion von Fernmetastasen
  - Verbesserung der Prognose
- **Indikationen**
  - High-grade-Sarkome
  - Nichtradikale Operationen (Weichteilsarkome, die aufgrund ihrer Lage nicht radikal entfernt werden können oder bei denen ein Sicherheitsabstand von mindestens 1 cm nicht möglich ist)

Strahlentherapie

- gute Erfahrungen mit einer postoperativen Bestrahlung nach einer weiten Resektion an den Extremitäten
- präoperative Bestrahlung zur Tumorreduktion bei primär nicht resezierbaren Tumoren
- intra- und postoperative Bestrahlung bei retroperitonealen Weichteiltumoren (nur in Zentren)

Chemotherapie

- Die systemische Chemotherapie (z. B. mit Doxorubicin, Ifosfamid) wird bei Erwachsenen derzeit nur im Rahmen klinischer Studien eingesetzt.
- Bei Kindern und Jugendlichen mit chemosensiblen Tumoren (z. B. Rhabdomyosarkom) ist eine präoperative Chemotherapie etabliert.

20.3.4 Prognose

- Die Prognose der Weichteiltumoren hängt ab
  - von der **Differenzierung der Tumorzellen**: Hochdifferenzierte Low-grade-Sarkome haben eine bessere Prognose als die wenig differenzierten High-grade-Sarkome.
  - von der **Tumorgröße**: Primärtumoren < 5 cm mit geringer Eindringtiefe haben eine bessere Prognose, unabhängig vom histologischen Grading.
  - vom **Resektionsausmaß**: Die komplette Tumorresektion (R0-Resektion) ist die einzige kurative Therapie.
  - von der **Lage des Tumors**: Retroperitoneale Weichteilsarkome haben eine schlechtere Prognose als periphere Sarkome, da sie in der Regel später entdeckt werden.
- **Rezidivrate**: 30–50 %
- **Durchschnittliche 5-Jahres-Überlebensrate**: 40–50 %

21 Gefäße

A. Weber

21.1 Arterien

21.1.1 Anatomie

Wandaufbau

- Allen Arterien gemeinsam ist der charakteristische **3-schichtige Wandaufbau** aus Tunica interna, Tunica media und Tunica adventitia.
  - Die Tunica interna besteht aus einer Endothelzellage und einer in der Regel schmalen Bindegewebszone (Lamina elastica interna).
  - Die Tunica media besteht aus einer unterschiedlich breiten Zone aus elastischen Membranen bzw. ringförmig angeordneter glatter Muskulatur, an die sich die Lamina elastica externa anschließt.
- Nach außen hin umschließt die aus kollagenen und elastischen Fasern aufgebaute Tunica adventitia das Gefäß. Hier verlaufen je nach Lokalisation unterschiedlich stark ausgeprägt vegetative Nervengeflechte und die Vasa vasorum.

Typ

- Man unterscheidet „Gefäße vom **elastischen Typ**" von „Gefäßen vom **muskulären Typ**".
  - Zur ersten Gruppe gehören die Aorta und die Anfangssegmente ihrer großen Abgänge (Truncus brachiocephalicus, A. carotis communis, A. subclavia, Truncus thyreocervicalis, A. vertebralis, A. thoracica interna und A. iliaca communis). Hier findet man in der Tunica media zahlreiche elastische Membranen in konzentrischer Schichtung, die eine ausgeprägte reversible Dehnbarkeit ermöglichen (Windkesselfunktion).
  - In den weiter peripher gelegenen Ästen des Arteriensystems nimmt die Dichte der elastischen Fasern ab und wird zunehmend durch eine Muskelschicht ersetzt, welche die Regulation des Blutdurchflusses durch eine Veränderung des Gefäßdurchmessers ermöglicht.

Altersbedingte Veränderungen

- Allgemein stehen die Arterien unter einer elastischen Längsspannung, die mit zunehmendem Alter nachlässt und zu einem geschlängelten Arterienverlauf führen kann.
- Im Alter kommt es auch zu einer gleichmäßigen Verdickung der Tunica intima (Physiosklerose), zur Atrophie der Tunica media und zur Verdickung der Tunica adventitia.

21.1.2 Diagnostik

- Zur Beurteilung der Durchblutungssituation kommt neben der **Anamnese** und der **klinischen Untersuchung** ein breites Spektrum von diagnostischen Maßnahmen zur Anwendung.
- **nichtinvasive, funktionelle Untersuchungsverfahren**: Oszillographie, Rheographie, Venenschlussplethysmographie und Dopplersonographie
  - Diese Verfahren haben den Vorteil der beliebigen Wiederholbarkeit, weshalb sie insbesondere zum Screening und zur Verlaufsbeurteilung sowie zur Indikationsstellung für weitergehende, invasive Untersuchungstechniken dienen.

- **invasive Untersuchungsverfahren**: Arteriographie, Phlebographie, digitale Subtraktionsangiographie, Magnetresonanzangiographie
  - Die **angiographische Diagnostik** ergibt ein landkartenähnliches Abbild der pathomorphologischen Befunde der dargestellten Gefäßabschnitte, wobei jedoch Aussagen über die Hämodynamik nur mit Einschränkungen gemacht werden können. Die Angiographie steht daher in der Regel am Ende des Untersuchungsganges aus Anamnese, klinischer Untersuchung und nichtinvasiven Verfahren.
  - **Nachteile** der konventionellen invasiven Untersuchungstechniken sind Nebenwirkungen und Komplikationen, die als Folge der Gefäßpunktion sowie als Folge der Kontrastmittelgabe auftreten können. Insbesondere die lokalen Komplikationen wie Hämatombildungen, Gefäßstenosen, Gefäßwandaneurysmen sowie AV-Fisteln sind für ein späteres operatives Vorgehen von Schaden. Auch das Risiko einer peripheren Embolie oder eines akuten Gefäßverschlusses, welcher von der Punktionsstelle ausgeht, darf nicht unterschätzt werden.

21.1.3 Gefäßersatz

Körpereigene Venen

Die günstigsten Ergebnisse bezüglich Inkorporation, Infektionsrisiko und Funktionsdauer des Transplantates werden mit körpereigenen Venen (V. saphena magna) erreicht. Nachteilig ist der größere zeitliche Aufwand für Entnahme und Präparation des Venensegmentes. Aufgrund der durch die Venenklappen vorgegebenen Flussrichtung im entnommenen Venensegment muss dieses in umgekehrtem Verlauf implantiert werden. Dadurch kann es im Bereich der proximalen Anastomose zu erheblichen Lumeninkongruenzen kommen. Umgangen werden diese Probleme durch einen sog. In-situ-Bypass.

Synthetischer Gefäßersatz

Wenn die Verwendung eines Venentransplantates nicht möglich ist (Ersatz von Aorta, A. iliaca usw.) bzw. wenn keine bypassgeeignete Vene zur Verfügung steht, muss auf einen synthetischen Gefäßersatz zurückgegriffen werden.

Als **Transplantatmaterial** haben sich Prothesen aus Polyester (Dacron) sowie aus Polytetrafluorethylen (PTFE, z. B. Gore-Tex) bewährt. Dacron-Prothesen weisen je nach Herstellungsart eine unterschiedlich stark ausgeprägte Porosität auf, die vor der Anastomosierung eine intraoperative Abdichtung (sog. Preclotting) erforderlich macht.

- Der Vorteil der **Dacron-Prothesen** liegt in der guten Gewebeverträglichkeit mit einem in der Regel reizfreien Einwachsen der Prothese in das Gewebe sowie der Ausbildung einer sog. Neo-Intima. Diese Eigenschaften werden durch eine Modifikation der Bypass-Oberfläche (Velour-Oberfläche) noch verbessert, die entweder nur innen (Velour-Prothese) oder innen und außen (Doppelvelour-Prothese) aufgebracht wird und so eine besonders gute Haftung der umgebenden Gewebe bzw. der Neo-Intima ermöglicht.
- Durch Oberflächenbeschichtung, z. B. mit Gelatine, Kollagen oder Albumin, kann auch bei neueren Dacron-Prothesen eine primäre Dichtigkeit erreicht werden.
- **PTFE-Prothesen** haben den Vorteil, dass sie primär dicht sind und so ein Blutverlust besser kontrolliert werden kann. Durch die glatte Oberfläche können hier Prothesen bis zu einem Mindestdurchmesser von 4 mm bei tolerablem Thromboserisiko eingesetzt werden. Ein Nachteil der PTFE-Prothesen liegt in der deutlich schlechteren Einheilung in das umgebende Gewebe im Vergleich zu den Dacron-Prothesen (sog. Perigraft-Reaktion).
- Um eine Implantation der Prothesen in einem gebogenen Verlauf bzw. in Kurven zu ermöglichen bzw. um dem Druck des umgebenden Gewebes standzuhalten, werden die Prothesen mit einer Fältelung bzw. mit Ringverstärkungen oder Spiralverstärkungen versehen.

- Um einer Torquierung entgegenzuwirken, sind die Prothesen auf der Oberfläche mit einer Längsmarkierung versehen.

21.1.4 Gefäßverletzungen

Man unterscheidet direkte Gefäßverletzungen, bei denen die Gefäßwand von außen nach innen penetriert wird (Schnitt, Stich, Schuss usw.), von indirekten, stumpfen Gefäßverletzungen bzw. Dezelerationstraumen mit einer Läsion der Gefäßwand von innen. Hier kommt es zu einer Minderdurchblutung der Peripherie durch Intima- und Mediaverletzungen mit sog. Einrollphänomenen bzw. thrombotischen Ablagerungen an der lädierten Gefäßwand.

Einteilung der Arterienverletzungen nach Vollmar

Grad I	Strombahn nicht verlegt, keine Blutung, keine periphere Ischämie
Grad II	Eröffnung des Lumens oder Intima- und Medialäsion mit Blutung oder Thrombose, fakultativ periphere Ischämie
Grad III	Durchtrennung oder Zerquetschung der Arterie mit schwerer Blutung oder komplettem Verschluss mit obligater peripherer Ischämie.

Therapie

Behandlungsziel ist stets die Wiederherstellung der arteriellen Perfusion innerhalb der ischämischen Toleranzzeit.

- Freilegung des Gefäßes am Ort der Läsion und Exklusion des verletzten Gefäßabschnittes
- wenn möglich, Gefäßrekonstruktion durch primäre Gefäßnaht nach ausreichender Mobilisation und Resektion zerstörter Gefäßwandanteile durch End-zu-End-Anastomose mit 5–0 oder 6–0 atraumatischem, monofilem Faden (z. B. Prolene) mit evertierender Allschichtnaht
- wenn möglich, Anlage der Anastomose in schrägem Verlauf (Querschnittsvergrößerung)
- wenn nötig, Anlage einer Patchplastik (Venenpatch oder PTFE-Patch) zur Vermeidung einer Stenose im Anastomosenbereich
- Wenn eine spannungsfreie Anastomose nicht möglich ist, wird ein Interponat (Vene oder Kunststoffprothese) eingesetzt.
- Bei III° oder IV° offenen Frakturen erfolgt zunächst die Stabilisierung der Fraktur, anschließend werden die Venen, dann die Arterien, danach die Nerven und zuletzt die Weichteile versorgt.

Komplikationen

- Frühthrombose (insbesondere nach einer Gefäßinterposition)
- Nahtaneurysma
- Infektion (dies ist besonders bei Kunststoffprothesen fatal)
- arteriovenöse Fisteln
- Kompartmentsyndrom

21.1.5 Aneurysmen

Definition

Aneurysmen sind Aussackungen der Gefäßwand, bei denen – im Gegensatz zur Ektasie – mindestens eine Schicht der Wandung einen Defekt aufweist.
Ursächlich kommen neben der Arteriosklerose auch Entzündungen (z. B. mykotische Aneurysmen), Traumata sowie genetische Defekte (z. B. Marfan-Syndrom) in Frage.

Einteilung

- **Aneurysma verum**: Erweiterung aller 3 Wandschichten, sack- oder spindelförmig
- **Aneurysma dissecans**: Durch einen Intimariss kommt es zur Dissektion der Gefäßwand nach distal mit Ausdehnung der äußeren Wand. Im distalen Verlauf ist ein Re-Entry des Blutes aus dem Dissektionsraum in das Gefäßlumen möglich. Durch die fortschreitende Dissektion kommt es zur Okklusion der abgehenden Arterienäste (absteigendes Ischämiesyndrom). Die dissezierenden Aneurysmen der Aorta werden je nach ihrer Ausdehnung z. B. nach De Bakey (I–III) eingeteilt.
- **Aneurysma spurium**: Das sog. falsche Aneurysma entsteht durch eine Läsion der Gefäßwand, meist nach einer penetrierenden Verletzung, aus der sich ein paravasales Hämatom bildet, das nach der Organisation von einer bindegewebigen Kapsel begrenzt wird.

Lokalisation

- Die häufigste Lokalisation der Aneurysmen ist die **Aorta**. Hier liegen 85 % der Aneurysmen im infrarenalen Aortenabschnitt (Segment 5), 15 % liegen im thorakalen Abschnitt (Segment 1/2). Die thorakoabdominale und die suprarenale Lokalisation ist selten betroffen (Abb. 20.**1**).
- Die insgesamt deutlich selteneren **peripheren Aneurysmen** entwickeln sich bevorzugt im Bereich der A. iliaca, der A. poplitea, der A. subclavia und der A. carotis.

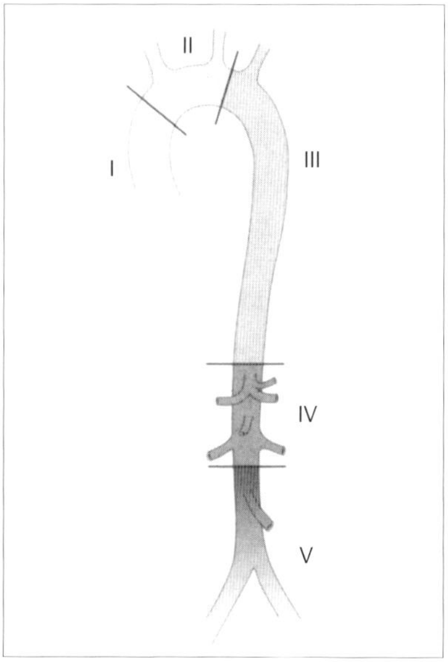

Abb. 20.1 Segmenteinteilung der Aorta

Symptome

- Aneurysmen treten klinisch sowohl durch den Druck des Gefäßtumors auf benachbarte Organe als auch durch ihre möglichen Komplikationen (z. B. Ruptur, Thrombose und Embolie) in Erscheinung.
- **Geschlossene Aneurysmen der Bauchaorta** werden symptomatisch durch Rückenschmerzen, Oberbauchbeschwerden (Duodenalkompression) oder durch periphere Embolien bzw. Ischämie, wenn das Aneurysma thrombosiert ist. In ca. 30 % der Fälle werden asymptomatische Aneurysmen zufällig entdeckt.
- **Gedeckt perforierte Aneurysmen** verursachen das klinische Bild des akuten Abdomens mit Vernichtungsschmerz, einem pulsierenden abdominellen Tumor und progredienter Schocksymptomatik.
- Das **frei perforierte Aneurysma** ist durch eine fulminante Schocksymptomatik gekennzeichnet, die in den meisten Fällen keine rechtzeitige operative Therapie ermöglicht.

21.1.5.1 Therapie

Therapieziele

- **Ziele** der Therapie sind die Ausschaltung einer Emboliequelle, die Vermeidung einer drohenden Ruptur, die Ausräumung eines septischen Streuherdes und die Wiederherstellung der Organ- bzw. Extremitätendurchblutung bei einer akuten obturierenden Dissektion.

OP-Indikationen

- Prinzipiell besteht bei jedem diagnostizierten Aneurysma eine Operationsindikation. Insbesondere bei aortalen Aneurysmen mit einer Rupturwahrscheinlichkeit von 30–50 % innerhalb von 2 Jahren besteht eine grundsätzliche Indikation zum operativen Vorgehen, zumal weder die Größe noch die Form des Aneurysmas eine sichere Prognose über das Rupturrisiko erlaubt.
- Bei asymptomatischen Aneurysmen mit einem Durchmesser von unter 4–5 cm und einem Alter > 80 Jahren bzw. bei Patienten mit hohem Allgemeinrisiko ist ein abwartendes Vorgehen zu vertreten.

OP-Technik

- Exklusion des aneurysmatisch veränderten Gefäßabschnittes, Längseröffnung des Aneurysmasackes, Ausräumung der Thromben und Umstechung abgehender Seitenäste (Lumbalgefäße) vom Lumen aus
- partielle Resektion des ventralen Anteiles des Aneurysmasackes und Wiederherstellung der Gefäßkontinuität durch eine Prothesenimplantation in der sog. Inlay-Technik
- Nach der Herstellung der proximalen und der distalen Anastomose wird die Prothese mit dem verbliebenen Anteil des Aneurysmasackes ummantelt.
- Im Bereich der distalen Aorta kommen (je nach der Ausdehnung des Aneurysmas und der bestehenden Gefäßsklerose im Bereich der Iliakal- und der Femoralgefäße) neben Rohrprothesen auch aortoiliakale bzw. aortofemorale Y-Prothesen zum Einsatz.
- Bei Aneurysmen im Extremitätenbereich (z. B. A. poplitea) erfolgt eine Ausschaltung durch Unterbindung des zu- und abführenden Gefäßes mit anschließender Überbrückung durch einen Bypass.

Transfemorale intraluminale Stentimplantation

- Als Alternative zur konventionellen Aortenchirurgie der infrarenalen Aortenaneurysmen, aber auch der thorakalen Aortenaneurysmen wurde in den letzten Jahren zunehmend die transfemorale intraluminale Stentimplantation bzw. der TPEG (= transluminal platzierter endovaskulärer Graft) eingeführt.

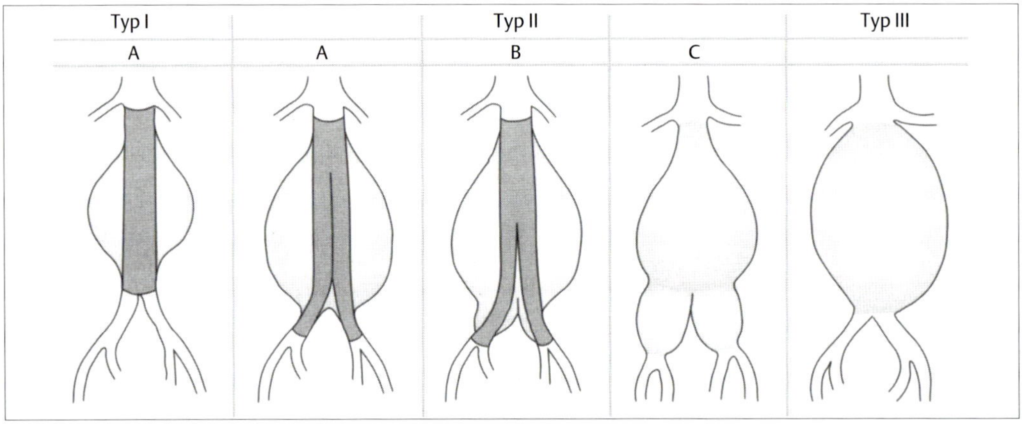

Abb. 20.2 Heidelberger AA-Klassifikation (nach Allenberg et al., Deutsches Ärzteblatt 94, Heft 43, 1997)

- Über inguinale Zugänge wird mit Hilfe von Führungsdrähten der Stent so platziert, dass er das Aneurysma überbrückt.
- Da die sichere Fixation des Stents proximal und distal des Aneurysmas geeignete Gefäßwandverhältnisse voraussetzt, kommen für diese Methode überwiegend Patienten mit einem Aneurysma der Typen I,II A und II B nach der sog. Heidelberger AAA-Klassifikation infrage (Abb. 20.**2**).
- Obwohl diese Methode seit nun nahezu 12 Jahren im Einsatz ist und zunehmende Verbreitung findet, bestehen nach wie vor Unsicherheiten in der Beurteilung der Langzeitergebnisse. Trotz Weiterentwicklung der eingesetzten Stents sowie der Implantationstechniken sind als Komplikationen die primären und sekundären Endoleaks, Stentbrüche sowie Stentmigrationen zu beobachten bzw. in die Bewertung dieser Therapieoption einzubeziehen.

21.1.6 Akute arterielle Verschlusskrankheit

Pathogenese

- Als Ursache des akuten Arterienverschlusses kommt in der Regel eine **Embolie** durch verschlepptes thrombotisches Material oder eine akute **Arterienthrombose** auf dem Boden einer vorgeschädigten Arterienwand in Frage.
  - Hauptquelle der arteriellen Embolie ist das Herz (Vorhofthromben bei absoluter Arrhythmie, Postinfarktembolie bei parietalen Herzwandthromben).
  - Seltener geht der Embolus von einem Aneurysma (in Aorta, A. subclavia, A. iliaca, A. poplitea) oder von aufgebrochenen arteriosklerotischen Intimaplaques (A. carotis) aus.
  - In Ausnahmefällen kommt als Emboliequelle auch ein Vorhofmyxom in Frage (Histologie des Embolus!) oder eine sog. paradoxe Embolie eines venösen Thrombus durch ein offenes Foramen ovale.
- Seltene Ursachen des akuten arteriellen Verschlusses sind Traumata bzw. posttraumatische Gefäßveränderungen oder ein Aneurysma dissecans.

21.1.6.1 Akuter Extremitätenarterienverschluss

Symptome

Distal des Arterienverschlusses kommt es durch die progrediente Gewebsischämie zur Ausbildung der typischen klinischen Symptomatik, die sich in Abhängigkeit von der Hypoxieempfindlichkeit der jeweiligen Gewebe (1. Nerven, 2. Muskulatur, 3. Haut) entwickelt.

- Charakteristische Symptome sind die **6 „P" nach Pratt**: pain, pulslessness, paralysis, paleness, paresthesia, prostration (Erschöpfung).
- Insbesondere die gestörte Oberflächensensibilität ist ein frühes Warnsignal für die bedrohliche Situation.
- Typisch für die arterielle Embolie ist ein perakuter Beginn der klinischen Symptomatik bei anamnestischer Herzerkrankung. Das klinische Bild der arteriellen Thrombose entwickelt sich in der Regel subakut bei anamnestisch vorbestehender AVK.

Diagnostik

- Die **Indikation zur Rekanalisation** ist bei einem kompletten Verschluss schnell und großzügig zu stellen. Bei entsprechender eindeutiger Klinik und sicherer Lokalisation kann in der Regel auf eine weitergehende präoperative Diagnostik verzichtet werden.
- Bei nicht eindeutiger Klinik, insbesondere bei einem inkompletten Ischämiesyndrom und vorbekannter arterieller Verschlusskrankheit, ist (wenn innerhalb der Ischämietoleranzzeit möglich) die Durchführung einer **Angiographie** ratsam.

Therapie

- **Erstmaßnahme** ist die intravenöse Bolusgabe von 5.000–10.000 IE Heparin zur Vermeidung eines Appositionsthrombus.
- Methode der Wahl ist insbesondere beim kompletten Ischämiesyndrom die operative Wiederherstellung der Perfusion durch **Fernembolektomie mittels Fogarty-Katheter**.
- Alternativ kommt eine **Fibrinolyse-Therapie** mit Streptokinase, Urokinase oder rt-PA (systemisch oder über lokale Katheterlyse) infrage.
- Eine neue Alternative stellen auch die perkutanen minimal-invasiven Interventionstechniken dar (perkutane Aspirationsthromboembolektomie), evtl. mit lokaler Lysetherapie.

OP-Technik der Fernembolektomie mit Fogarty-Katheter

- Die Freilegung der betroffenen Gefäßregion sollte an den leicht zugänglichen Stellen, also in der Leistenregion bzw. im Bereich des Sulcus bicipitalis oder im Kubitalbereich, erfolgen.
- In der Regel ist die Freilegung der Arterie in Lokalanästhesie möglich.
- Nach dem Anschlingen und der Exklusion der Gefäße erfolgt die Arteriotomie. Eine Längsarteriotomie hat hier den Vorteil einer besseren Übersicht über das eröffnete Gefäß mit leichterer Extraktion der Thromben bzw. der Emboli. Die Gefahr einer ungewollten Erweiterung der Arteriotomie oder eines Abrisses der Arterie im Arteriotomiebereich unter den Kathetermanövern ist geringer.
- Die Embolektomie bzw. die Thrombektomie mit dem Fogarty-Katheter wird zunächst nach peripher und anschließend nach zentral durchgeführt.
- Nach der erfolgreichen Embolektomie gibt man vor dem Verschluss der Arteriotomie in den zu- und abführenden Gefäßschenkel eine verdünnte Heparinlösung.
- Der Verschluss der Arteriotomie erfolgt fortlaufend mit 6–0 monofilem, atraumatischem Faden, wobei sich im distalen Arteriotomiebereich die Anlage einer Sperrnaht bewährt. Der Verschluss sollte ohne Stenosierung des Gefäßes erfolgen, im Zweifelsfalle ist die Anlage eines Erweiterungspatches (Vene oder PTFE-Patch) angezeigt.

21.1.6.2 Akuter Mesenterialarterienverschluss

Der akute Mesenterialarterienverschluss betrifft in der Regel die A. mesenterica superior und ist meistens durch eine Embolie, seltener durch eine arterielle Thrombose bedingt. Eine absolute Arrhythmie oder ein Myokardinfarkt in der Vorgeschichte ist wegweisend.

Symptome

Typisch ist der 3-zeitige Verlauf:

- akut einsetzende Ober- und Mittelbauchschmerzen, mit Übelkeit und Erbrechen, evtl. blutigen Durchfällen und Abwehrspannung (die aber durchaus auch fehlen kann)
- In der zweiten Phase (nach ca. 6 Stunden) kommt es zur Ausbildung eines paralytischen Ileus mit relativ geringer Schmerzsymptomatik (sog. **freies Intervall** für 6–12 Stunden).
- Die dritte Phase ist gekennzeichnet durch die Ausbildung einer Durchwanderungsperitonitis mit rasch progredienter Verschlechterung des Allgemeinzustandes und zunehmender Schocksymptomatik bzw. Multiorganversagen.

Differenzialdiagnosen

Differenzialdiagnostisch kommen alle Ursachen des „akuten Abdomens" infrage: z. B. Hohlorganperforation, Bridenileus, Appendizitis, Pankreatitis, Myokardinfarkt sowie die sog. nonokklusive mesenteriale Ischämie.

Diagnostik

- Beim Verdacht auf einen Mesenterialinfarkt ist die sofortige angiographische Darstellung der Aorta abdominalis mit ihren viszeralen Ästen indiziert.
- Wenn dies nicht ohne Zeitverlust möglich ist, sollte bei einem entsprechenden Verdacht eine sofortige Laparotomie erfolgen.
- Es gibt keine typischen Laborbefunde!

Therapie

- **Ziel** der Therapie ist die schnellstmögliche Wiederherstellung der Darmperfusion durch Embolektomie bzw. Thrombektomie der A. mesenterica superior oder Bypassverfahren.
- Da ein akuter Mesenterialarterienverschluss unbehandelt zum Tode führt, gibt es auch bei hohem Alter bzw. hohen Allgemeinrisiken **keine Kontraindikationen**.

OP-Technik

- über eine mediane Laparotomie Eröffnung des Abdomens und Klärung der Operabilität
- anschließend Vorlagern des Colon transversum und des großen Netzes nach kranial und des Dünndarms nach rechts
- Darstellung der Aorta an der Abgangsstelle der A. mesenterica superior, so dass hier die Aorta bei Bedarf passager abgeklemmt bzw. der Mesenterikaabgang tangential ausgeklemmt werden kann.
- Technisch einfacher ist die Exposition der A. mesenterica superior inframesokolisch am Pankreasunterrand.
- Anschlingen der A. mesenterica superior und Längsarteriotomie, wenige Zentimeter distal des Abganges aus der Aorta
- Durchführung der Embolektomie bzw. Thrombektomie
- Verschluss der Arteriotomie mit monophilem 6x0 Faden ohne Stenosierung, evtl. mit Patchplastik (Vene oder PTFE-Patch)
- Seltener (bei arteriosklerotischer Stenose und Thrombose) ist die Anlage eines aortomesenterialen Bypass mit V. saphena magna oder PTFE-Prothese indiziert oder eine aortale Transposition der abgehängten A. mesenterica sup.
- Nach der erfolgreichen Reperfusion werden evtl. infarzierte Darmanteile eher großzügig reseziert.
- Bei nicht sicher beurteilbarer Vitalität des Darmes ist eine programmierte Relaparotomie (Second-look-OP) nach 24 Stunden notwendig. Als mitentscheidendes Kriterium für eine Relaparotomie gilt die Analyse des postoperativen Serumlaktatverlaufes.

21.1.6.3 Nichtokklusive Darmischämie

- Eine nichtokklusive Darmischämie (NOD = non occlusive disease) liegt bei 10–20 % der akuten Ischämiesyndrome der Viszeralgefäße vor. Es handelt sich um eine ausgeprägte Vasokonstriktion im peripheren Gefäßbaum der Darmarterien, insbesondere der A. mesenterica sup. Ursache ist eine extrem alpha-adrenerge Stimulation im Splanchnikusgebiet.
- Als **Auslöser** kommen Myokardinsuffizienzen unterschiedlicher Genese, Schockzustände, Digitalisintoxikationen, Hypovolämien usw. infrage.
- **Diagnostisch** wegweisend ist die selektive Mesenterikographie mit dem typischen Befund eines offenen Hauptstammes bei langstreckiger Engstellung der peripheren Äste bzw. dem sog. Perlschnurphänomen oder dem Phänomen des entlaubten Baumes.

Therapie

- Als Therapie sollte der Katheter bei der Angiographie im Ostium der A. mesenterica sup. belassen werden und eine Infusionstherapie mit Prostavasin, Papaverin und evtl. Thrombolytika erfolgen. Gleichzeitig ist eine intensive supportive kardiale Therapie erforderlich.

21.1.6.4 Akute zerebrale Ischämie

- Akute embolische oder thrombotische Verschlüsse der A. carotis communis, der A. carotis interna sowie der A. cerebri media führen zu einem Schlaganfall.
- Ca. 20–30 % der apoplektischen Insulte werden durch einen Verschluss bzw. eine hochgradige Stenose der extrakraniellen Kopfgefäße verursacht und sind somit einer gefäßchirurgischen Therapie zugänglich.
- **Prädilektionsstellen** der extrakraniellen Stenosen und Ausgangspunkt größerer Embolien aus exulzerierten Plaques sind die Karotisgabel (ca. 60 %) sowie die Abgänge der A. carotis communis aus dem Aortenbogen bzw. dem Truncus brachiocephalicus.

Einteilung der zerebrovaskulären Insuffizienz

Stadium I	asymptomatische Stenose bzw. Verschluss
Stadium IIa	TIA = transitorische ischämische Attacke (innerhalb von 24 Stunden voll reversibel)
Stadium IIb	PRIND = prolongiertes reversibles ischämisches neurologisches Defizit (vollständige Rückbildung innerhalb von 7 Tagen bis 3 Wochen)
Stadium III	frischer apoplektischer Insult (nur teilweise Restitution der neurologischen Symptomatik)
Stadium IV	postapoplektischer Endzustand (irreversibler Defektzustand mit bleibender neurologischer Symptomatik)

OP-Indikationen

Die Indikation zum gefäßchirurgischen Vorgehen hängt von der Lokalisation und der Ausdehnung der Gefäßokklusion sowie vom Schweregrad bzw. Stadium der bereits eingetretenen neurologischen Schädigung ab. Außerdem sollte die zerebrale Perfusion über die Aa. vertebrales berücksichtigt werden.

- **Im Stadium I**
  - uni- oder bilaterale Stenose > 90 %
  - höhergradige unilaterale Stenose mit kontralateralem Verschluss
  - höhergradige Stenosen vor geplanten großen operativen Eingriffen (z. B. Herzoperationen, großen Bauchoperationen)
  - Neuere Studien zeigen, dass bei Stenosen der extrakraniellen A. carotis interna von > 70 % die Langzeitergebnisse der Karotisthrombendarteriektomie denen der konservativen Therapie auch bei der asymptomatischen Stenose überlegen sind, so dass hier eine Ausweitung der Indikation zur Karotis-TEA stattgefunden hat.
- Das **Stadium II**, d. h. die symptomatische Karotisstenose, ist eine zweifelsfreie Operationsindikation, da der Spontanverlauf ohne Operation ein wesentlich höheres Schlaganfallrisiko (ca. 6–7 % pro Jahr) birgt als der operative Eingriff.
- Im **Stadium des frischen Insultes** (III) besteht eine Operationsindikation innerhalb der ersten 6–8 Stunden bei wachen, ansprechbaren Patienten, bei denen eine intrazerebrale Blutung ausgeschlossen wurde (CT) und die klinischen Untersuchungen eine symptomatische Karotisstenose als Apoplexursache nahelegen.
- Im **Stadium des abgeschlossenen Schlaganfalles** (IV) ist eine gefäßchirurgische Intervention nur noch zur Prophylaxe eines Apoplexrezidives indiziert, wenn auf der kontralateralen Seite eine hochgradige Stenose vorliegt.

Therapie

- **Standardtherapie** ist die **Thrombendarteriektomie** der Karotisbifurkation mit oder ohne erweiternde Patch-Plastik, sowie die sog. Eversionsendarteriektomie.

- Bei einem langstreckigen Verschluss der A. carotis interna kommt auch ein extra-intrakranieller Bypass zwischen der A. temporalis superficialis und der A. cerebri media in Frage, wobei der prophylaktische Wert dieses Eingriffes sehr umstritten ist.
- Als Alternative zur Thrombendarteriektomie wird zunehmend auch die Angioplastie und Stentimplantation bei Karotisstenosen eingesetzt. Hierbei können zur Vermeidung embolischer Komplikationen verschiedene Protektionssysteme eingesetzt werden.
- Wenn kein intraoperativer Shunt eingelegt wird, ist ein intraoperatives EEG-Monitoring (z. B. evozierte Potenziale) zur Kontrolle der Hirnfunktion notwendig.

OP-Technik der Thrombendarteriektomie (TEA)

- Nach dem Freilegen der A. carotis communis und der Karotisgabel erfolgt eine Längsarteriotomie, welche von der A. carotis communis bis in die A. carotis interna reicht.
- Anschließend wird in der Regel ein entsprechend dimensioniertes Shunt-Röhrchen zur Aufrechterhaltung der zerebralen Perfusion eingelegt.
- Der nächste Schritt besteht aus der Endarteriektomie unter Vermeidung einer kranialen Intimastufe.
- Der Verschluss der Arteriotomie erfolgt meist mit Hilfe einer Patch-Plastik, um eine Stenosierung im Nahtbereich zu vermeiden.
- Vor der Beendigung der Naht muss das Gefäß kurzfristig abgeklemmt und das Shunt-Röhrchen entfernt werden.

Komplikationen

- Die Operationsletalität liegt an Zentren bei ca. 1 %, die Häufigkeit eines intraoperativen Apoplexes bei ca. 2 %, wobei sich hier in ca. 1/3 der Fälle die neurologische Symptomatik zurückbildet.
- In 1–4 % der Fälle kommt es zu einer Läsion des N. hypoglossus, in ca. 1 % zur Schädigung des N. recurrens.
- Bei ca. 10 % der Patienten muss mit dem Auftreten von postoperativen Hochdruckkrisen gerechnet werden.

21.1.7 Chronische arterielle Verschlusskrankheit

Pathogenese

- In über 80 % der Fälle ist die Ursache der chronischen arteriellen Verschlusskrankheit die **obliterierende Arteriosklerose**.
  - In der Frühphase entwickeln sich streifenförmige Fetteinlagerungen in der Intima der Gefäßwand, insbesondere in Arterienabschnitten mit hoher Druckbelastung und Vulnerabilität, z. B. im Bereich der Gefäßgabeln (Aortenbifurkation, Iliakagabel, Femoralisgabel, Karotisbifurkation usw.).
  - Diese zunächst noch reversiblen Veränderungen gehen in fibröse Plaques über, die zunehmend verkalken und damit zur progredienten Stenosierung führen.
  - Durch Exulzerationen der Plaques kommt es zur Ablagerung von thrombotischem Material und damit zu einer weiteren Stenosierung bzw. zu rezidivierenden Embolien der Peripherie.
- Ein **Sonderfall** ist die **Mediaverkalkung vom Typ Mönckeberg** mit steinharten, oft spangenartigen Kalkeinlagerungen ohne Intimaverdickung bei offenem Gefäßlumen.
- **Seltenere Ursachen** der Gefäßobliteration sind entzündliche Prozesse (z. B. Thrombangiitis obliterans, Riesenzellarteriitis), fibromuskuläre Hyperplasien und Angioneuropathien (M. Raynaud).
- Die **diabetische Angiopathie** betrifft in der Regel die kleinen und mittleren Gefäße und ist durch Beteiligung der Vasa nervorum oft mit einer peripheren Polyneuropathie vergesellschaftet.

21.1.7.1 Chronische arterielle Verschlusskrankheit der Extremitäten

Lokalisation

Die chronische AVK der Extremitäten betrifft zu 90 % die untere und zu 10 % die obere Extremität.
An der unteren Extremität unterscheidet man je nach der **Verschlusslokalisation** einen
- Beckentyp (aortoiliakale Etage)
- Oberschenkeltyp (femoropopliteale Etage)
- Unterschenkeltyp (krurale Etage)
- Beim Befall mehrerer Etagen spricht man vom sog. Mehretagentyp.

Symptome

Die Beschwerden hängen von der Verschlusslokalisation ab:
- aortoiliakaler Verschluss: Schmerzen im Gesäß- und Oberschenkelbereich (kombiniert mit Potenzstörungen beim Leriche-Syndrom)
- Oberschenkeltyp: Schmerzlokalisation im Unterschenkel (Wade)
- Unterschenkeltyp: Schmerzen im distalen Unterschenkel- bzw. Fußbereich

Klassifikation

Im klinischen Gebrauch wird unverändert die **Stadieneinteilung nach Fontaine** herangezogen:

Stadium I	arterielle Verschlüsse bzw. Stenosen ohne Symptomatik
Stadium II	Schmerzen unter Belastung (Claudicatio intermittens)
	II a: freie Gehstrecke > 100 m (200 m)
	II b: freie Gehstrecke < 100 m (200 m)
Stadium III	Ruheschmerzen (insbesondere nachts)
Stadium IV	lokaler Gewebeuntergang (Nekrosen/Gangrän)

Therapie

Die Therapie richtet sich sowohl nach dem klinischen Stadium als auch nach der Verschlusslokalisation.
- Im **Stadium I und II a** stehen konservative Verfahren (Ausschaltung von Noxen, vasoaktive Substanzen, rheologische Maßnahmen sowie insbesondere das Gefäß- bzw. Gehtraining) im Vordergrund.
- Bei **fortschreitender Verschlusssymptomatik** kommen insbesondere bei kurzstreckigen, konzentrischen Stenosen interventionelle Verfahren wie die PTA (perkutane transluminale Angioplastie), evtl. mit Einlage eines Stents, zur Anwendung.
- **Ab Stadium II** werden auch gefäßchirurgische Maßnahmen eingesetzt, wobei die Indikation zur Operation im aortoiliakalen Bereich großzügiger (Stadium II a) als im Oberschenkelbereich (Stadium II b) zu stellen ist.
- Sichere OP-Indikationen für alle Lokalisationen sind die **Stadien III** und **IV**.

Operationsverfahren

Gängige Operationsverfahren sind je nach Ausmaß und Lokalisation der Verschlüsse:
- Bypassimplantationen
- Thrombendarteriektomien
- Profundaplastiken
- Zur Hyperämisierung insbesondere der Haut des Unterschenkels kommt in ausgewählten Fällen eine lumbale Sympathektomie in Frage.

OP-Taktik

- **aortoiliakale Verschlüsse/Stenosen**
  - Beim **hohen Aortenverschluss/-stenose** mit beidseitigem Beckenarterienverschluss/-stenose ist die Anlage eines aortobifemoralen bzw. -biiliakalen Y-Bypasses indiziert. Als Prothese kommen PTFE- oder beschichtete Dacron-

Doppelvelour-Prothesen (z. B. die mit Gelatine beschichtete 16/8 mm Y-Prothese) zur Anwendung.
 - Bei einem **vollständigen Aortenverschluss** wird die proximale Anastomose End-zu-End angelegt, bei noch bestehender Restperfusion der Aorta wählt man eher eine End-zu-Seit-Anastomose. Die distalen Anastomosen werden je nach der Verschlusslokalisation End-zu-Seit auf die A. iliaca communis oder externa, die A. femoralis communis oder die A. profunda femoris angelegt.
 - Bei nur **segmentalen Verschlüssen/Stenosen** in diesem Bereich kommt alternativ eine offene bzw. halbgeschlossene TEA in Frage.
 - Bei Kontraindikationen gegen einen abdominellen Eingriff bzw. bei einem Infekt des aortobifemoralen Bypasses kann als Ausweichverfahren auch ein axillofemoraler bzw. axillobifemoraler Bypass (z. B. 8 mm ringverstärkte PTFE-Prothese) angelegt werden.
 - Bei einer einseitigen Verschlusslokalisation im Beckenbereich kommt neben der TEA und der Anlage eines aortofemoralen Bypasses auch ein extraanatomischer femorofemoraler Crossover-Bypass in Frage.
 - Bei Beckenarterienprozessen, aber auch bei Mehretagenverschlüssen bzw. -stenosen kommen auch zunehmend kombinierte Verfahren (z. B. Kombinationen von endoluminalen Verfahren wie Dilatationen mit und ohne Stent mit nachgeschalteter offener TEA, Crossover-Bypass oder nachgeschalteten femorodistalen Rekonstruktionen) zur Anwendung.
- **femoropopliteale Verschlüsse/Stenosen**
 - Rekonstruktive Eingriffe an den Arterien des Oberschenkels, der Kniegelenkregion und des Unterschenkels haben im Vergleich zu den Eingriffen im Bereich der Aorta und der Beckenetage schlechtere Früh- und Langzeitergebnisse.
 - Die **Indikation zur Operation** ist bei bedrohter Vitalität der Extremität (Stadium III/IV) immer gegeben, das Stadium II b stellt eine relative Indikation dar.
 - Neben den **Bypassverfahren** und der **TEA** hat in diesem Verschlussbereich die **Profundaplastik** zur Revaskularisierung des Profundaeinstromes zum Bein, insbesondere bei einem offenen Poplitea-Segment I (sog. Empfängersegment), eine große Bedeutung.
 - Ein neuer Ansatz in der Therapie der Oberschenkelleitarterienverschlüsse ist der Einsatz von sog. Vascular Grafts bzw. Endocrafts. Hier wird zunächst über einen inguinalen Zugang die A. femoralis dargestellt und eine halbgeschlossene Endarteriektomie durchgeführt. Anschließend wird die Prothese über die Arteriotomie in die A. femoralis superficialis eingebracht, wobei die Prothese die distale TEA-Stufe um ca 2 cm überlappt. Entsprechend dem vorliegenden Gefäßdurchmesser wird die Prothese mit 5, 6 oder 7mm Ballons aufgedehnt. Die an ihrem proximalen Ende abgeschrägte Prothese wird in typischer Nahttechnik in die Arteriotomie eingenäht.
- **popliteokrurale Verschlüsse/Stenosen**
 - Rekonstruktionen bei Verschlüssen in dieser Etage haben eine relativ ungünstige Prognose und sind nur bei vitaler Bedrohung der Gliedmaße indiziert. Voraussetzung für die Anlage eines Bypasses ist ein ausreichend großes Blutabstromgebiet (outflow) jenseits der Stenose bzw. des Verschlusses.
 - Je nach der Verschlusslokalisation kommt die Anlage eines Bypasses auf den Truncus tibiofibularis, die A. tibialis posterior, die A. tibialis anterior oder die A. peronea in Frage
 - Pedale Bypassanschlüsse bleiben seltenen Ausnahmefällen vorbehalten, wobei hier in den letzten Jahren, insbesondere bei Diabetikern, eine großzügigere Indikationsstellung zu beobachten ist.

- Für das Bypassmaterial gelten die gleichen Aussagen wie bei der femoropopliteealen Etage, auch hier ist der autologe Venenbypass das beste Interponat, wobei insbesondere beim Anschluss an die A. tibialis posterior die sog. In-situ-Technik mit Durchtrennung der Venenklappen durch ein Valvulotom zur Anwendung kommen kann.

OP-Technik der Profundaplastik

- Nach der Längsarteriotomie im Bereich der Femoralisgabel, von der A. femoralis communis bis in die A. profunda femoris, wird zunächst eine TEA durchgeführt. Auf eine stufenlose distale Dissektion muss besonders geachtet werden, evtl. ist hier ein Anheften der Stufe mit Einzelknopfnähten notwendig.
- Der Verschluss der Arteriotomie erfolgt entweder mit einer Patchplastik (Vene oder PTFE-Patch), mit einem arteriellen Schwenkpatch aus der distal durchtrennten A. femoralis superficialis oder durch eine sog. Gabelplastik. Ein komplett verschlossenes Abgangssegment der Profunda kann auch durch einen Bypass revaskularisiert werden.

OP-Technik des Femoropoplitealen Bypasses

- Femoropopliteale Rekonstruktionen werden zwischen der A. femoralis communis/superficialis und dem 1. oder 3. Segment der A. poplitea durchgeführt.
- Die günstigsten Ergebnisse erreicht man hier mit einem Vena-saphena-magna-Bypass.
- Steht keine geeignete Vene zur Verfügung, werden 6–7 mm starke Dacron- oder PTFE-Prothesen eingesetzt.
- Die Bypassführung erfolgt in anatomischer Position.
- Die proximale Anastomose wird entweder End-zu-Seit auf eine Längsarteriotomie im Bereich der A. femoralis comm. oder beim vollständigen Verschluss der A. femoralis superficialis als End-zu-End-Anastomose mit dem proximalen Superfizialisstumpf nach dessen Durchtrennung angelegt.

Komplikationen

- Nachblutungen
- Frühverschlüsse (meist durch fehlerhafte Anastomosentechnik oder falsche Indikationsstellung (fehlender outflow) bedingt)
- Wundheilungsstörungen (besonders im Leistenbereich)
- Protheseninfektion (erfordert in der Regel den Ausbau der Prothese)
- ischämische Kolitis (bei Eingriffen an der distalen Aorta und unzureichender Kollateralisierung über die Riolan-Arkade)
- Potenzstörungen bei Eingriffen an der distalen Aorta
- Prothesenspätverschlüsse (meist durch Verschlechterung der Ausstrombahn bedingt)

21.1.7.2 Chronische Verschlüsse der Nierenarterien

- In ca. 5 % der Fälle ist die Ursache einer Hypertonie eine Durchblutungsstörung der Nieren.
- Bei ca. 75 % der Patienten lässt sich die arterielle Stenose auf eine Arteriosklerose zurückführen, in 25 % auf eine fibromuskuläre Dysplasie, bei 5 % liegen andere Ursachen (z. B. Aneurysmen, kongenitale Hypoplasie, embolischer Verschluss) zugrunde.
- Arteriosklerotische Stenosen sind meist im proximalen Anteil der A. renalis, die fibromuskuläre Dysplasie im mittleren und distalen Bereich lokalisiert.

Therapie

Die Nierenarterienstenose bzw. der Nierenarterienverschluss mit nicht oder nur schwer einstellbarem Hypertonus oder eine progrediente Niereninsuffizienz sind Indikationen zum therapeutischen Vorgehen.

- Neben der perkutanen transluminalen Angioplastie kommt eine transaortale TEA der Nierenarterienostien, eine TEA der A. renalis mit Patchplastik oder die Anlage eines aortorenalen bzw. bei stark verkalkter Aorta eines iliakorenalen Bypasses in Frage.
- Bei einem Nierenarterienverschluss mit funktionsloser Schrumpfniere sollte eine Nephrektomie erfolgen.

21.1.7.3 Subclavian-steal-Syndrom

Es handelt sich um einen proximalen Verschluss der A. subclavia vor dem Abgang der A. vertebralis. Die linke Seite ist mit ca. 70 % deutlich häufiger betroffen.

Symptome und Diagnostik

- Unter Belastung des Armes kommt es zu einem Blutentzug aus dem vertebrobasilären Stromgebiet mit neurologischen Symptomen wie Schwindel, Ataxie, drop attacks, Sehstörungen usw.
- Klinisch findet man eine Blutdruckdifferenz zwischen rechtem und linkem Arm.
- Angiographisch lässt sich die Stenose dokumentieren und doppler-sonographisch die Strömungsumkehr in der A. vertebralis nachweisen.

Therapie

Therapeutisch kommt die Transposition der A. subclavia auf die A. carotis communis oder die Anlage eines Karotis-Subklavia-Bypasses (8 mm PTFE- oder Dacron-Bypass) zur Anwendung. Alternative: perkutane Angioplastie mit Stentimplantation

Komplikationen

Mögliche intraoperative Komplikationen sind Verletzungen des Ductus thoracicus, des N. vagus, des Ganglion stellatum sowie der Pleurakuppel.

21.2 Venen

21.2.1 Anatomie

- Im Gegensatz zu den Arterien handelt es sich bei den Gefäßen des Niederdrucksystems um dünnwandige, weitlumige Blutleiter.
- Die Richtung des Blutflusses wird insbesondere im Bereich der Extremitäten durch **Taschen**- und **Mündungsklappen** gewährleistet. Vor allem im Bereich der unteren Extremitäten sind intakte Klappen für eine Verminderung des auf die Gefäßwand wirkenden hydrostatischen Druckes von Bedeutung.
- **Histologisch** findet man wie bei den Arterien einen dreischichtigen Wandaufbau mit Tunica interna, Tunica media und Tunica adventitia, wobei die Abstufung der einzelnen Schichten nicht so deutlich ist und die geringer ausgeprägten Bindegewebs- und Ringmuskelschichten ohne eine strenge Abgrenzung miteinander verwoben sind.

21.2.2 Diagnostik

- klinische Untersuchungen wie Trendelenburg-Test und Perthes-Test
- Phlebographie
- Doppler-Sonographie bzw. Duplex-Sonographie
- Venenverschlussplethysmographie
- Lichtreflexionsrheographie

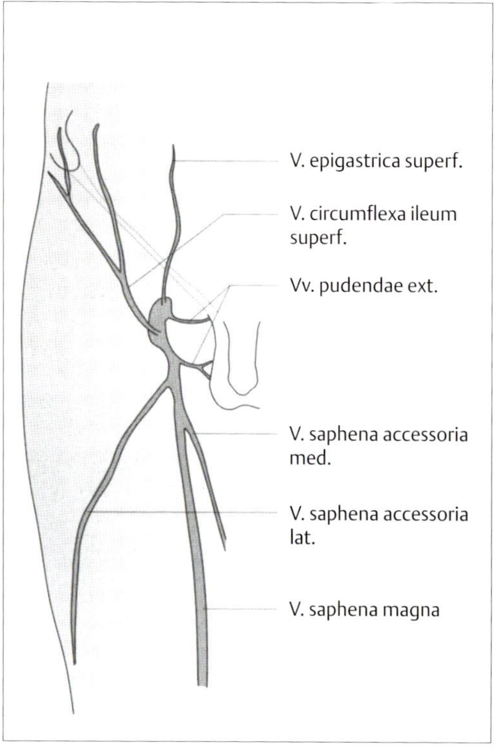

Abb. 20.3 Anatomie der Saphenamündung (sog. Venenstern)

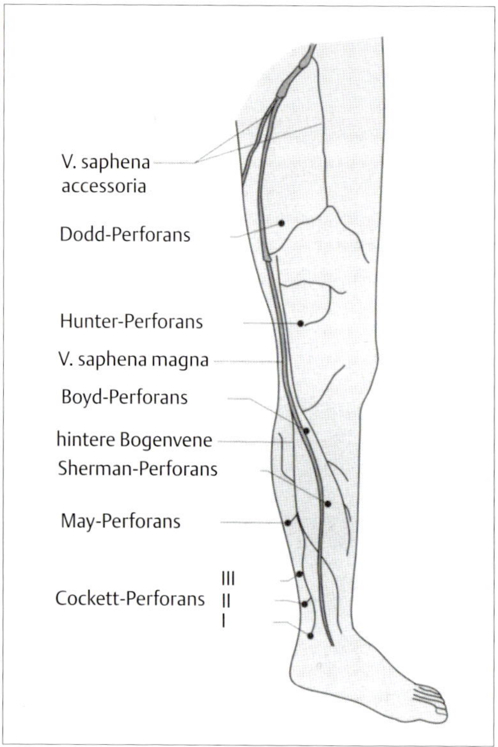

Abb. 20.4 Lokalisation der wichtigsten Perforansvenen

21.2.3 Varikose

Die Varikose ist neben der Venenthrombose die gefäßchirurgisch relevanteste Erkrankung der Venen. Durch die Erweiterung der Stammgefäße (V. saphena magna et parva) kommt es zu einer konsekutiven Klappeninsuffizienz und damit zur Erhöhung des periphervenösen Druckes mit den Folgen Ödembildung, Stauungsdermatose/Hämosiderose, Thrombophlebitis, Ekzem und Ulzera.

Einteilung der Stammvarikose nach Hach

Stadium I	Insuffizienz der Mündungsklappe der V. saphena magna am Venenstern
Stadium II	variköse Veränderung der V. saphena magna bis oberhalb des Kniegelenkes
Stadium III	variköse Veränderung bis ca. 5 cm unterhalb des Kniegelenkes
Stadium IV	variköse Veränderung der V. saphena magna bis zum Knöchel

OP-Indikationen

Indikationen zum operativen Vorgehen sind
- die typischen Beschwerden der Varikose: Schwellneigung, Schweregefühl der Beine, nächtliche Wadenkrämpfe
- die Komplikationen: Ulcus cruris, Ekzeme, Thrombophlebitiden, Stauungsdermatosen
- kosmetische Gründe

Präoperative Diagnostik

- Vor jeder Varizenoperation muss die Durchgängigkeit des tiefen Venensystems phlebographisch oder duplexsonographisch gesichert sein.
- Insuffiziente Perforansvenen (Abb. 20.**4**) werden palpatorisch, phlebographisch oder doppler-sonographisch diagnostiziert.

Therapie

- Die Therapie der primären Varikose besteht im **Stripping** nur der varikös veränderten Stammvenensegmente nach sorgfältiger Crossektomie und anschließender Exhairese der Seitenastkonvolute sowie subfaszialer Perforansligatur.

OP-Technik

- Freilegen des Mündungssegmentes der V. saphena magna in die V. femoralis
- Darstellung und Durchtrennung aller Äste des sog. Venensternes zwischen Ligaturen (Abb. 20.**3**)
- Darstellung des distalen Insuffizienzpunktes der V. saphena magna, periphere Ligatur, Venotomie und Einführen der Strippersonde nach zentral
- Exstirpation bzw. Exhairese der varikösen Seitenastkonvolute über kleinste Hilfsschnitte (Miniphlebektomie)
- Aufsuchen der insuffizienten Perforansvenen und subfasziale Ligatur derselben
- Strippen der V. saphena magna von peripher nach zentral unter sukzessiver Anlage eines Kompressionsverbandes
- Alternativ kommt ein Venenstripping in Blutleere zentrifugal bis zum distalen Insuffizienzpunkt in Frage (evtl. geringere Irritationen des N. saphenus)

Komplikationen

- Wundheilungsstörungen (insbesondere der Leistenwunde)
- Läsion des N. saphenus
- Lymphfistel
- Rezidivvarikosis

21.2.4 Phlebothrombose

Unter Phlebothrombose versteht man den thrombotischen Verschluss des tiefen Venensystems. Die Lokalisation reicht vom isolierten Verschluss der Unterschenkelvenen bis zur Okklusion der gesamten tiefen Venen eines Beines bis in die Beckenetage bzw. in die V. cava inferior. Bei einem Querschnittsverschluss aller Venen einer Extremität spricht man von Phlegmasia coerulea dolens.

- Die **Diagnose** einer tiefen Venenthrombose wird phlebographisch bzw. dopplersonographisch oder mit dem Farbduplex gesichert.
- **Komplikationen** der tiefen Beinvenenthrombose sind Embolien, die Ausbildung einer Phlegmasia coerulea dolens sowie die Entwicklung eines postthrombotischen Syndroms.

Konservative Therapie

- In der Mehrzahl der Fälle ist eine konservative Therapie der tiefen Beinvenenthrombose indiziert (Antikoagulation oder Lyse plus Antikoagulation).

Operative Therapie

- Indikationen zur operativen **Thrombektomie** sind ein flottierender Thrombus, die Phlegmasia coerulea dolens, segmentale Oberschenkel- oder Beckenvenenthrombosen sowie die septische Venenthrombose.
- Bei einem isolierten, älteren Beckenvenenverschluss kommt die **Operation nach Palma** in Frage, d. h. die Umgehung der verschlossenen V. iliaca durch Anastomose der V. femoralis mit dem mobilisierten distalen Schenkel der V. saphena magna der Gegenseite und Anlage einer a.-v.-Fistel mit der A. femoralis superficialis. Die Indikation sollte durch eine Venenverschlussplethysmographie gesichert werden.

- Bei einem isolierten alten Verschluss der V. femoralis ist der **Femoralisbypass nach May-Husni** zu diskutieren. Hier wird der verschlossene Femoralisabschnitt durch eine Anastomosierung der distalen V. saphena magna mit der V. poplitea überbrückt.
- Venenklappentransplantation

OP-Technik der Thrombektomie

- Freilegen der V. femoralis in der Leistenbeuge
- Venotomie und Vorschieben eines Ballonkatheters in die Vena cava inferior, welcher dort blockiert wird, um eine Embolie zu verhindern. Alternative: Einführung des Ballonkatheters von der kontralateralen Seite aus
- offene und retrograde Katheterthrombektomie mit dem Fogarty-Katheter
- Kompressionsthrombektomie der peripheren Strombahn, manuell und mit der Esmarch-Gummibinde
- Verschluss der Venotomie
- evtl. Anlage einer temporären arteriovenösen Fistel zur Rezidivprophylaxe

Komplikationen

- intraoperative Lungenembolie
- Rezidivthrombose
- inguinale Lymphfistel
- transfusionspflichtiger Blutverlust

21.2.5 Chronisch-venöse Insuffizienz

- Die chronisch-venöse Insuffizienz ist eine Situation, in der das Blut in den unteren Extremitäten unter den Bedingungen des täglichen Lebens nicht mehr ausreichend aus dem Beinvenensystem abgeleitet wird. Der Rückstau reicht über die großen Leitvenen und die kleinsten Venolen hinaus bis in den Bereich der Mikrozirkulation, wo der Gewebestoffwechsel gestört wird. Der venöse Rückfluss der Beine erfolgt nahezu vollständig über die großen intrafaszialen Leitvenen. Eine CVI hat daher als Ursache immer eine relevante Abflussbehinderung des tiefen Venensystems, eine primäre Varikose allein führt nicht zur CVI.
- Als Einteilungsprinzip der CVI hat sich die Klassifikation nach Hach (1994) bewährt. Sie beruht auf der Beurteilung der Haut- und Gewebesklerose als dominierendem Symptom der chronisch-venösen Insuffizienz.
- Weitere Klassifikationen sind die Einteilung nach Widmer (1981), die nur auf optischen Veränderungen der Haut beruht, sowie die sehr umfangreiche CEAP-Einteilung (1995) des „American Venous Forum", welche klinische (C), ätiologische (E), anatomische (A) sowie pathophysiologische (P) Kriterien sowie zusätzlich symptombezogene Scores und sozialmedizinische Aspekte erfasst.

Einteilung nach Hach

- **Stadium I:** Es liegen reversible, verschiebliche Ödeme vor, der intrakompartimentäre Druck ist in Ruhe und unter dynamischer Belastung normal. Es dürfen Narben, Pigmentierungen sowie Varizen verschiedener Ausprägung vorhanden sein, jedoch keine Gewebeindurationen.
- **Stadium II:** Kennzeichnend ist die Dermatoliposklerose mit entsprechenden trophischen Hautveränderungen (Hyperpigmentierungen, Ulcus cruris usw.). Die intrakompartimentären Drucke sind noch normal.
- **Stadium III:** Hier liegt eine Dermatolipofasciosclerosis regionalis in einem bis zu handflächengroßen Bezirk vor mit narbiger Blockbildung mit der tieferliegenden Faszie. Ein Ulcus cruris persistiert oder rezidiviert über Jahre, oft findet sich ein arthrogenes Stauungssyndrom. Die intrakompartimentäre Druckmessung ergibt in Ruhe leicht, unter dynamischer Belastung deutlich erhöhte Werte.

- **Stadium IV:** Die Dermatolipofasciosclerosis circularis geht in ein chronisches, destruierendes Faszienkompressionssyndrom über, welches einen großen Teil des Unterschenkels im Sinne eines chronisch persistierenden Ulkus bzw. eines Manschettenulkus erfasst. Es liegt ein sekundäres Lymphödem und eine völlige Versteifung der Sprunggelenke, evtl. auch des Kniegelenkes, vor. Die intrakompartimentären Drücke sind in Ruhe und in Orthostase massiv erhöht.

Therapie

- **Im Stadium I** steht die konservative Therapie im Vordergrund, evtl. werden Eingriffe am extrafaszialen Venensystem notwendig (Crossektomie, Stripping, Seitenastexhairese, Perforansligatur usw.).
- **Im Stadium II** können die Ulzera ebenfalls nach Sanierung des extrafaszialen Venensystems unter konsequenter konservativer Therapie zur Abheilung gebracht werden. Zusätzlich kommen hier Shavingverfahren und ggf. Hautplastiken zur Anwendung.
- **In den Stadien III und IV** ist das Behandlungsziel die Normalisierung bzw. Senkung der intrakompartimentären Drucke mit gleichzeitiger Sanierung des extrafaszialen Venensystems. Neben der paratibialen Fasziotomie (konventionell nach Hach oder endoskopisch nach Hauer), kombiniert mit einer Perforansdissektion, kommen die Ulkusexzision und die lokale Faszienexzision nach Homans sowie die laterale Muskeltranspositionsplastik nach Hach als Therapieoption in Frage. Im Stadium IV kann eine krurale Fasziektomie durchgeführt werden.

OP Technik der paratibialen Fasziotomie

- Über eine oberhalb des pathologischen Hautareals gelegenen, medial und parallel zur Tibia verlaufenden Hautinzision wird die Faszie nach distal sowie nach proximal bis ca. handbreit unterhalb des Kniegelenkes gespalten und die Perforantes disseziiert.
- Alternativ kann dieser Eingriff endoskopisch mit gleichzeitiger endoskopischer Perforansdissektion durchgeführt werden. Bei beiden Verfahren hat sich eine Blutleere mit der Rollmanschette nach Löfqvist bewährt.

OP Technik der lateralen Muskeltranspositionsplastik

- Zur chirurgischen Sanierung des lateralen Ulcus cruris venosum wird dieses zunächst einschließlich der Fascia cruris exzidiert mit Eröffnung der Kompartimente des M. extensor digitorum longus und des M. peroneus longus.
- Anschließend werden die beiden Muskeln aus ihrer Loge mobilisiert und über der Fibula miteinander adaptiert, wobei sie einen guten Wundgrund für die anschließende Hauttransplantation bilden.

OP Technik der kruralen Fasziektomie

- In Bauchlage des Patienten wird von einem Mittelschnitt im Bereich der Wade aus die krurale Faszie samt den Ulzerationen in toto exzidiert. Nekrotische Sehnenanteile inklusive der evtl. betroffenen Achillessehne werden entfernt, vitale Sehnen können mit Muskeltranspositionsplastiken gedeckt werden.
- Anschließend erfolgt eine Defektdeckung mit Thiersch-Lappen oder Meshgraft-Transplantation.

22 Traumatologie

E. Jörg

22.1 Wirbelsäule

22.1.1 Anatomie

- Die Wirbelsäule sorgt als **Achsenorgan** für statische Belastbarkeit, für das Ermöglichen der Rumpfbewegungen und ist zugleich Schutzorgan für das Rückenmark.
- Aus statischen Gründen liegt in jeder horizontalen Schnittebene der Wirbelkörper im Bereich des Massenschwerpunktes der betreffenden Ebene. In der Seitansicht zeigt die Wirbelsäule ein Sagittalprofil mit den physiologischen Krümmungen. Zu unterscheiden ist eine ventrale Säule, die von den Wirbelkörpern gebildet wird. Sie dient vor allem der Stützfunktion. Der mittlere Abschnitt, die Pedikel, umschließt den Spinalkanal. Als dorsales Gliederungselement gelten die Wirbelbogenplatten mit den Gelenk- und Dornfortsätzen. Letztere nehmen vor allem Zugspannungen bei der Rumpfbeuge auf. Kennzeichnend hierfür sind die spitzbogenartige Anordnung der Spongiosabälkchen und die dickere Ausbildung der Kortikalis der Pedikel nahe den Wirbelgelenken.
- Ein Bewegungssegment der Wirbelsäule umfasst 2 Wirbel, den Zwischenwirbelraum und die Gesamtheit der sie verbindenden Strukturen.
- Die **Bandscheiben** sorgen für eine gleichmäßige Druckverteilung auf die angrenzenden Deck- und Bodenplatten. Große axiale Stauchungen können sie allerdings nicht abfedern. Ihre Bauweise als Druckbehälter mit den einstrahlenden Lamellen aus Kollagenfasern ermöglicht die Minderung von Rotationsscherkräften und gibt diese an die Ventralseite der Wirbelkörper weiter.
- **Bandstrukturen:** Longitudinal verlaufen das unelastische Lig. longitudinale anterius und die segmentalen elastischen Ligg. flava. Schräg verlaufende Bänder sind das Lig. longitudinale posterius, die Ligg. interspinalia und die queren Kapselbänder. Das Lig. supraspinale ist eine Verstärkung der Fascia thoracolumbalis.
- Die Bandstrukturen koordinieren die Verschiebung der einzelnen Wirbel bei Bewegungen des Rumpfes. Für einen störungsfreien Bewegungsablauf notwendig ist die genügende Vorspannung der Bänder und die regelrechte Bandscheibenhöhe. Das Lig. longitudinale posterius begrenzt zusammen mit der Fascia thoracolumbalis die Rumpfbeuge, das Lig. longitudinale anterius limitiert eine Hyperextension und die Rotation.
- Die Stellung der Wirbelgelenke begrenzt segmental einzelne Bewegungsmöglichkeiten.

22.1.2 Klassifikation der Wirbelsäulenfrakturen

Halswirbelsäule

Klassifikation nach Gehweiler

- Typ I — isolierte Fraktur des vorderen Atlasbogens
- Typ II — isolierte Fraktur des hinteren Atlasbogens
- Typ III — kombinierte Frakturen des vorderen und hinteren Atlasbogens (Jefferson-Fraktur)
- Typ IV — isolierte Fraktur der Massa lateralis
- Typ V — Fraktur des Processus transversus

Klassifikation nach Anderson und D'Alonzo
- Typ I: Fraktur im Bereich der Spitze des Dens
- Typ II: Fraktur an der Densbasis
- Typ III: Fraktur durch den Körper des Axis

Klassifikation nach Effendi
- Typ I: Fraktur am Ring des Axis mit geringer Dislokation
- Typ II: Fraktur am Ring des Axis mit erheblicher Dislokation des ventralen Fragmentes
- Typ III: Das ventrale Fragment bleibt in einer Flexionsfehlstellung. Die Gelenkverbindung zwischen C2 und C3 ist zerstört.

Klassifikation der Frakturen der unteren Halswirbelsäule **nach Magerl, Müller und Muhr**
- **Typ A:** Kompression der Wirbelkörper
  - A1 Impaktionsbrüche
  - A2 Spaltbrüche
  - A3 Berstungsbrüche
- **Typ B:** Distraktion der vorderen und/oder hinteren Wirbelsäule
  - B1 Verletzung der Gelenke
  - B2 Verletzung der Wirbelbögen und der dorsalen Bänder (Flexion-Distraktion)
  - B3 Ventrale Zerreißung durch die Bandscheibe (Hyperextension-Distraktion)
- **Typ C:** Verletzung durch Rotation der vorderen und der hinteren Wirbelsäule
  - C1 Typ A mit Rotationsverletzung
  - C2 Typ B mit Rotationsverletzung
  - C3 Rotationsscherbrüche

Brust- und Lendenwirbelsäule

Klassifikation nach Magerl und Harms
- Flexions-Kompressionsverletzung: Stabilität bleibt erhalten
- Flexions-Distraktionsverletzung: Durch Zerreißung der hinteren Säule kommt es zur Instabilität und Gefahr der Rückenmarksschädigung. Hierzu gehört als Sonderform die Chance-Fraktur, eine isolierte knöcherne Verletzung.
- Rotationsverletzung
- Hyperextensions-Scherverletzung
- Luxation

AO-Klassifikation 5 nach Magerl
- **Typ A:** Kompression der Wirbelkörper:
  - A1.1 Impaktion, A1.2 Keilkompression,
  - A2.1 sagittaler Spaltbruch, A2.3 Kneifzangenfraktur
  - A3.1 inkompletter Berstungsbruch, A3.2 Berstungsspaltfraktur, A3.3 komplette Berstung
- **Typ B:** Distraktion der vorderen und/oder hinteren Wirbelsäule
  - B1 ligamentär
  - B2 ossär
  - B3 ventrale Zerreißung durch die Bandscheibe (Hyperextension-Distraktion)
- **Typ C:** Verletzung durch Rotation der vorderen und der hinteren Wirbelsäule
  - C1 Typ A mit Rotationsverletzung
  - C2 Typ B mit Rotationsverletzung
  - C3 Rotationsscherbrüche

22.1.3 Diagnostik

- Am Unfallort wird beim Verdacht auf eine Schädigung der Halswirbelsäule eine steife Krawatte angelegt.
- Beim Verdacht auf eine Verletzung der Brust- oder Lendenwirbelsäule ist die Lagerung des Verletzten auf einer Vakuum-Matratze notwendig.
- Zur klinischen Untersuchung gehört die Feststellung des Bewusstseinszustandes und die Erfassung von neurologischen Ausfällen.
- Mit Röntgenaufnahmen in 2 Ebenen werden knöcherne Verletzungen und indirekt ligamentäre Verletzungen dokumentiert. An der Halswirbelsäule ist insbesondere auf den Verlauf der spinolaminaren Linie, der Linie der Hinter- und Vorderkanten zu achten. Im a.-p.-Bild lässt der Verlauf der Dornfortsatzreihe Rückschlüsse auf Rotationsfehlstellungen zu.
- Bei neurologischen Ausfällen oder bei pathologischem Röntgenbefund ist eine sofortige weiterführende Diagnostik mittels CT erforderlich.
- Bei Bewusstlosen mit Instabilitätsverdacht an der HWS und unklarem CT-Befund sind manuell geführte Funktionsaufnahmen notwendig.

Frakturtyp	Beispiel	Therapieprinzip
A Kompressionsfrakturen		
A 1	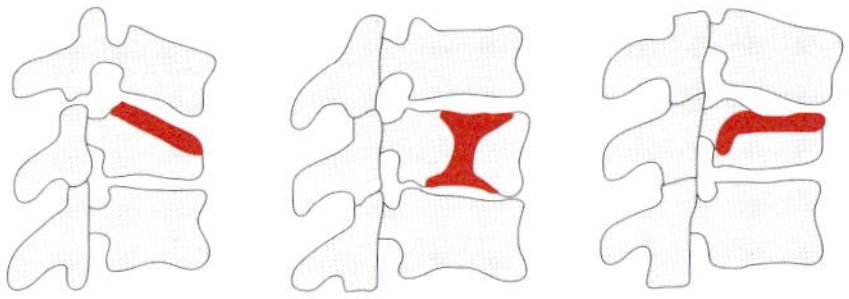	konservativ
A 2		dorsale Stabilisierung + Spongiosaplastik
A 3		
B Distraktionsfrakturen		
B 1	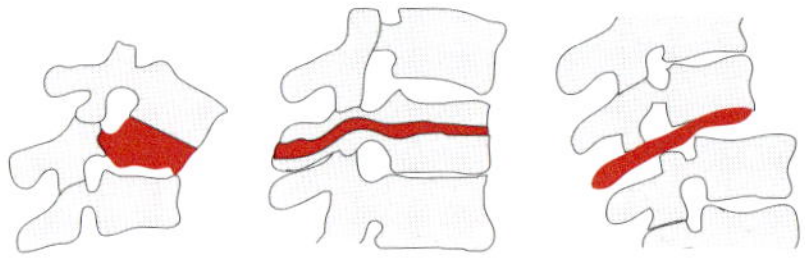	Fixateur interne
B 2		
B 3		
C Rotationsfrakturen		
C 1	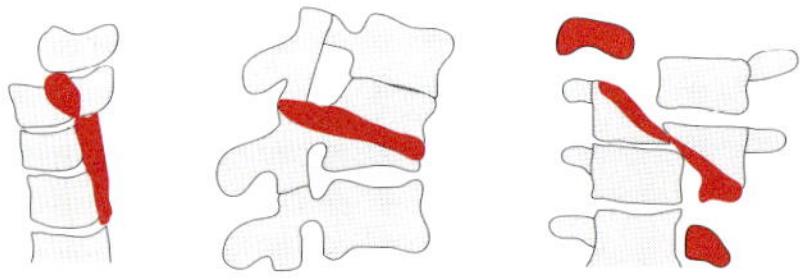	mehrsegmentaler Fixateur interne
C 2		
C 3		

22.1.4 Therapie

Zugangswege

- An der Halswirbelsäule wird ein **ventraler Zugang** bevorzugt. Er ermöglicht das Ausräumen von Bandscheibengewebe oder Knochenfragmenten. Den ventralen Zugang wählt man zwischen Ösophagus und Karotis. Der Zwischenwirbelraum wird ausgeräumt und Knochenfragmente sowie Bandscheibengewebe werden aus dem Wirbelkanal entfernt. Eine Gefahr besteht für den N. laryngeus recurrens. Operations- und lagerungstechnisch ist das ventrale Vorgehen weniger problematisch.
- Gelenk- und Bogenfrakturen werden von dorsal reponiert und stabilisiert.
- **Dorsale Zugänge** stehen für Ausnahmeindikationen zur Verfügung. Die vordere Säule muss intakt sein. Nach der Laminektomie können nur winkelstabile Implantate eine sichere Stabilität erreichen. Ein weiterer Nachteil stellt die Störung der Propriozeption der Nackenmuskulatur dar.
- alternative Zugangswege:
  - **lateral retropharyngeal**: Gefahr der Schädigung der A. vertebralis
  - **transoral** (Fang und Ong): ermöglicht einen guten Blick auf die obere HWS

Therapieziele

- Dekompression
- Stabilisierung
- Wiederherstellung der anatomischen Form
- Pflegefähigkeit und Rehabilitation
- Das neurologische Defizit, die Instabilität und die Dislokation bestimmen die Indikation für ein konservatives oder operatives Vorgehen. Bei einer hohen Halsmarklähmung sowie bei polytraumatisierten Patienten ist die Frühversorgung anzustreben.
- Dorsal muss die Fähigkeit zur Aufnahme von Zugbeanspruchungen wiederhergestellt werden. An der HWS ist dies mit Cerclagen möglich. An der BWS und LWS kommt hierfür der Fixateur interne zum Einsatz.
- Eine nichtoperative Behandlungsform für die HWS stellt die Anlage einer Halo-Weste dar. Mit 4 Schrauben wird der Ring an der Kalotte befestigt. Eine Kontraindikation ist eine Schädelfraktur.

22.1.4.1 Frakturen des Atlas

- Die **stabile** Atlasfraktur kann mit einem Philadelphia-Kragen behandelt werden.
- Für die Stabilität der **Jefferson-Fraktur** ist der Zustand des Lig. transversum von Bedeutung. Zur Einschätzung der Stabilität werden die Abstände zwischen Dens und der inneren Begrenzung der Massae laterales addiert. Beträgt die Summe mehr als 7 mm, gilt die Fraktur als instabil. Die instabile Fraktur des ersten Halswirbels wird mit einer Halo-Weste für 12 Wochen behandelt. Zunehmend favorisiert wird die sofortige offene Reposition in Verbindung mit einer transartikulären Verschraubung C1/C2 nach Magerl. Eine externe Stabilisierung ist nicht notwendig.

22.1.4.2 Frakturen des Dens-Axis und des Corpus-Axis

- **Frakturen des Typ Anderson I** werden mit einer festen Zervikalstütze behandelt.
- **Frakturen des Typ Anderson II und III** werden bis zu einer Dislokation von 6 mm mit einer Halo-Weste für 12 Wochen versorgt. Stärkere Dislokationen erfordern eine ventrale Densverschraubung. Verletzte jenseits des 60. Lebensjahres haben ein erhöhtes Pseudarthroserisiko.

- **Bei Frakturen des Typ I nach Effendi** (Dislokation geringer als 3 mm) ist nach einer Woche eine Kontrollröntgenuntersuchung notwendig. Primärtherapie mittels Stiffneck. Ruhigstellung von 6–8 Wochen. Bei zuverlässigen Patienten kann nach Abklingen der Beschwerden eine funktionelle Übungsbehandlung eingeleitet werden. Lange Ruhigstellungszeiten führen zur Muskelatrophie und unter Umständen zu therapieresistenten Beschwerden.
- Verschiebungen von mehr als 4mm erfordern eine 10–12 Wochen dauernde Ruhigstellung, die Hälfte davon im Halo-Fixateur.
- Operationsindikationen: polytraumatisierter Patient, sekundäre Dislokation, Patient lehnt Behandlung mit Halo ab.
- Dorsale Isthmusverschraubung nach Judet mit minimal-invasivem Zugang und perkutaner Osteosynthese über kanülierte Schrauben.
- Eine ventrale interkorporale Spondylodese C2/C3 ist indiziert bei hochgradig instabilen Situationen, z. B. Rupturen des vorderen Längsbandes. Ein Knochenspan und eine Platte werden von ventral eingesetzt, eine Hyperlordosierung muss vermieden werden.
- Die **Verletzung Effendi Typ III** weist zusätzlich die Luxation der kleinen Gelenke auf. Eine erfolgreiche Narkosereposition mit Halo-Fixateur zieht die ventrale interkorporale Spondylodese nach sich. Bei Irreponibilität wird die Reposition von dorsal vorgenommen.

22.1.4.3 Frakturen der unteren HWS

- Frische Luxationen ohne neurologische Ausfälle werden sofort extendiert und reponiert.
- Frakturen des Typ A erfordern eine Halo-Extension.
- Bei Frakturen des Typ B besteht die Gefahr von Dislokationen in der Sagittalebene. Bei einer Kompression von ventral werden die Frakturen von ventral dekomprimiert und stabilisiert. In die ventrale Säule wird ein Beckenkammspan als Ersatz eingebracht. Eine Titanplatte sichert die Rekonstruktion.
- Frakturen des Typ C benötigen zumeist eine operative Stabilisierung. Bevorzugt wird der ventrale Zugang.

22.1.4.4 Frakturen der BWS und LWS

- Stabile Frakturen werden konservativ behandelt.
- Für die Frakturen des **Typ A2.3 und A3.3** bestehen **absolute OP-Indikationen.** Zur Operationsplanung wird ein CT angefertigt. 2/3 der operationspflichtigen Verletzungen werden von dorsal, 29 % kombiniert versorgt.
- Die kombinierte Intervention wird bei gravierenden Einengungen des Spinalkanals durch ventrale Fragmente und Frakturen mit starker Zerstörung der ventralen Säule empfohlen (z. B. C1.2.2, C1.2.3 und C1.3.3). Die dorsale Instrumentierung umfasst in der Regel den Fixateur interne und eine transpedikuläre Spongiosaplastik. Bei einem neurologischen Defizit wird der Spinalkanal revidiert und dekomprimiert. Revisionspflichtige Komplikationen treten in einer Häufigkeit von 6 % auf.
- präoperative Winkelbestimmungen: Körperwinkel eines Wirbelkörpers, sagittaler Index (Vorderkantenhöhe/Hinterkantenhöhe), mono-/bisegmentaler Grund-Deckplatten-Winkel, Sagittalverschiebung

22.1.4.5 Kindliche Wirbelfrakturen

- Bei Kindern finden sich überwiegend Kompressionsverletzungen. Bei 1/8 der Fälle liegen neurologische Begleitverletzungen vor. Die Elastizität der Bandstrukturen der kindlichen Wirbelsäule erlaubt eine ausgedehnte Längsdehnung. Das Rückenmark erleidet jedoch schon viel früher eine Schädigung, so dass das SCIWORA-Syndrom (**S**pinal **c**hord **i**njury **w**ith**o**ut **r**adiological **a**lterations) zu beobachten ist.
- Verletzungen vor dem 12. Lebensjahr haben eine gute Prognose, sofern keine neurologischen Defizite vorliegen.
- Impaktions- und Keilkompressionsfrakturen werden konservativ behandelt.
- Verletzungen des Typ A3 und B2 werden reponiert und im Gipsmieder fixiert.
- Operativ versorgt werden Verletzungen mit neurologischer Symptomatik und bei Instabilität, Distraktionsverletzungen mit vorwiegend ligamentärer Schädigung (Typ B1) und Rotationsverletzungen (Typ C).

22.1.4.6 Wirbelfrakturen bei älteren Patienten

- Die am häufigsten vorkommenden Kompressionsfrakturen der LWS werden konservativ behandelt.
- An der HWS ist insbesondere der Dens betroffen. Typ-II-Frakturen und Typ III mit Begleitfrakturen des Atlas werden von ventral verschraubt. Der Typ III ohne Begleitverletzungen kann konservativ ausbehandelt werden.
- Im Alter können eine ausgeprägte thorakale Kyphose und degenerative Spinalkanaleinengungen sowie eine Irreponibilität den dorsalen Zugang erzwingen.
- Aufgrund der Osteoporose sollten dickere Schrauben (7–8 mm) eingebracht werden. Kein Aufbohren des Kanals. Um einen besseren Halt zu erreichen, müssen die Kräfte über mehrere Segmente verteilt werden. Außerdem kann der Halt durch Verbundostessynthese mit Zementeinbringung verbessert werden.
- Bei einer Zerstörung der vorderen Säule muss zur Sicherung des Repositionsergebnisses der Wirbelkörper wieder aufgebaut werden (Harms-Korb und Spongiosaplastik), ansonsten droht der Korrekturverlust.

22.2 Beckenverletzungen

22.2.1 Anatomie

- Das knöcherne Becken wird aus den paarigen Beckenhälften (Os ilium, Os ischiadicum, Os pubis) und dem Os sacrum gebildet. Die knöchernen Strukturen werden über Synchondrosen (Iliosacralfuge und Symphyse) miteinander verbunden. Der gesamte knöcherne Rahmen dient als:
  - Ursprung und Ansatz eines Teils der Oberschenkel- und Rumpfmuskulatur
  - Koordinierung von Bewegung, Statik und der Lastübertragung
  - Durchgangspforte (Nerven und Gefäße für die unteren Extremitäten)
  - Austrittsstelle für den Urogenitaltrakt und den Enddarm

Funktionsweise der Bandstrukturen

- vordere sakroiliakale Bänder: wirken Außenrotation und Scherkräften entgegen
- dorsale iliosakrale Bänder: verhindern die Dorsalverschiebung des Beckenringes auf dem Sakrum und die vordere Verschiebung des Sakrums während der Belastung
- sakrospinales Band: hemmt die Außenrotation des Beckenringes
- sakrotuberales Band: verhindert die Vertikalverschiebung der Beckenschaufel

- Zur Zerstörung der kräftigen Knochen- und Bandstrukturen des Beckens ist eine erhebliche Gewalteinwirkung notwendig. Unfallursachen:
  - 60 % Verkehrsunfälle
  - 30 % Sturz aus großer Höhe
  - 10 % Quetschungen und Verschüttungen
- Die Häufigkeit von Frakturen mit komplizierenden intrapelvinen Begleitverletzungen liegt bei etwa 10 % aller Beckenverletzungen. 60–80 % der Patienten mit komplexen Beckenverletzungen sind polytraumatisiert. Das akute Verbluten, das schockbedingte Multiorganversagen und die Sepsis sind Ursachen der Letalität.

22.2.2 Diagnostik

- **klinische Untersuchung**: Hämodynamik, Instabilitäten bei manueller Kompression des Beckens in verschiedene Richtungen, sichtbare Fehlstellungen und/oder Beinverkürzung, auffällige Hüftrotation, Hämatome oder Blutaustritt am Damm, an der Harnröhre, am Anus
- **Röntgen**: Nativaufnahmen des Beckens lassen die Fraktur(en) und grobe Dislokationen erkennen
- **Sonographie**: erfolgt routinemäßig beim Polytraumatisierten und erlaubt eine erste und rasche Orientierung über evtl. vorhandene intraabdominelle oder retroperitoneale Verletzungen
- **Computertomographie**: überlagerungsfreie Darstellung der Frakturen, Beurteilung der Stabilität, direkte Darstellung von Begleitverletzungen der pelvinen und retroperitonealen Organe und der Nachweis großer Hämatome
- **ergänzende Röntgenaufnahmen**:
  - **Inlet-Outlet-Aufnahmen** nach Pennal mit 45° fußwärts bzw. kopfwärts gerichtetem Zentralstrahl zur Beurteilung der Stabilität, falls ein CT nicht verfügbar ist
  - **Ala- und Obturatoraufnahmen** zur Beurteilung des vorderen bzw. hinteren Pfeilers und des Pfannendachs sowie der Beckenschaufel bzw. der Linea terminalis
- **Angiographie**: bei nicht beherrschbarem Blutungsschock

22.2.3 Zugangswege

Beckenringfrakturen

- **Pfannenstielschnitt** bzw. **Mittelbauchlängsschnitt** wegen Probelaparatomie für vordere Beckenringfrakturen
- **anterolateral am Beckenkamm in Rückenlage**: bei transiliakaler Instabilität
- **Zugang vom hinteren Beckenrand entlang des ISG** in Bauchlage: Ablösen des M. glutaeus maximus. Darstellen der Außenfläche des Os ilium von der Spina iliaca posterior superior bis zur Incisura ischiadica major bei Instabilität des iliosakralen Komplexes
- **perkutane dorsale Verfahren** bei dorsaler Instabilität

Azetabulumfrakturen

- **Standard**:
  - **Kocher-Langenbeck-Zugang** (dorsolateraler Zugang)
  - **ilioinguinaler Zugang** (vorderer Zugang)
  - gerader lateraler Zugang
- **erweiterte Zugänge**:
  - erweiterter iliofemoraler Zugang (Letournel)
  - Maryland-Zugang
  - Triradiate-Zugang

- Die Wahl des operativen Zugangs wird durch den Frakturtyp bestimmt. Alle Frakturen des hinteren Pfannenrandes und/oder des hinteren Pfeilers werden durch einen dorsalen Zugang operiert, alle Frakturen des vorderen Pfeilers durch einen vorderen Zugang, Zwei-Pfeiler-Frakturen können über die Anlage beider Zugänge reponiert und stabilisiert werden.

22.2.4 Frakturen des Beckenringes

Tile (AO-Klassifikation 6)

- stabile Frakturen: Die knöcherne Integrität des hinteren Beckenringsegmentes ist gewahrt, der dorsale sakroiliakale Bandkomplex ist intakt; somit kann das Becken den physiologischen Kräften unter Belastung ohne Deformation standhalten.
- instabile Frakturen:
  - 1. Schädigung des osteoligamentären posterioren sakroiliakalen Komplexes mit Deformierung des Beckens unter Belastung (Rotation und/oder Vertikalverschiebung)
  - 2. Ruptur mehrer sequenzieller Bandstrukturen
- **A: stabile Frakturen**
  - A1 Frakturen ohne Beteiligung des Beckenringes (Abrissfrakturen)
  - A2 Frakturen der Beckenschaufel ohne Ringbeteiligung und Beckenringfrakturen ohne (wesentliche) Dislokation
  - A3 Querfrakturen von Kreuz- oder Steißbein ohne Ringbeteiligung
- **B: rotatorisch instabil, vertikal stabil**
  - B1 Außenrotationsverletzung („open book") = Symphysensprengung
  - B2 laterale Kompressionsverletzung mit Innenrotationsfehlstellung eines Hemipelvis, B 2.1 ipsilateraler Typ, B2.2 kontralateraler Typ
  - B3 bilaterale Typ-B-Verletzungen
- **C: rotatorisch und vertikal instabil („vertical shear")**
  - C1 unilateral, C1.1 Fraktur des Os ilium, C1.2 Sprengung oder Luxationsfraktur des Sakroiliakalgelenkes, C1.3 Fraktur des Os sacrum
  - C2 bilateral inkomplett
  - C3 bilateral komplett; C-Läsion mit zusätzlicher Azetabulumfraktur

Klassifikation nach Ganz und Isler

- Sie ist im Wesentlichen der AO-Klassifikation angelehnt. Die vorderen Beckenringbrüche werden weiter differenziert:
- keine oder einfache Unterbrechung des vorderen Ringsegmentes: 1.1 Keine Verletzung des vorderen Ringsegmentes 1.2 Vertikalfraktur durch den Obturatorring 1.3 Vertikalfraktur durch das Corpus ossis pubis 1.4 Symphysenruptur
- doppelte oder mehrfache Unterbrechung des ventralen Ringsegmentes
- Azetabulumfraktur(en) allein oder in Kombination mit 1 oder 2

Hannover-Klassifikation

- Diese Einteilung ist eine Kombination aus der auf dem Verletzungsmechanismus beruhenden Klassifikation nach Tile mit der anatomischen Beschreibung der Frakturklassifikation, modifiziert nach Judet und Letoumel.
  - Typ A stabil
  - Typ B rotationsinstabil – die dorsalen Bandstrukturen sind zumindest partiell intakt
  - Typ C translationsinstabil – komplette Aufhebung der dorsalen Stabilität mit Verschiebung in Sagittal-, Frontal- oder Horizontalebene
- Bezeichnung der Instabilitätsrichtungen: transsymphysär, transpubisch, transazetabulär, transiliakal, transiliosakral, transsakroiliakal, transsakral

Sakrumfrakturen (Denis)

- Zone 1 (transalar) Frakturverlauf im Bereich der Ala ossis sacri: neurologische Ausfälle sind selten; sie betreffen im Wesentlichen die 5. Lumbalwurzel
- Zone 2 (transforaminal) Frakturverlauf im Bereich der Foramina sacralia: unterschiedliche Beteiligung der 5. Lumbalwurzel und der 2 oberen Sakralwurzeln
- Zone 3 (zentral) Frakturverlauf mit Einstrahlung in den Canalis centralis, sowohl als vertikale als auch als quere Fraktur: neurologische Begleitverletzungen in 56 %, 2/3 davon als Störung der Blasen-, Darm- und Sexualfunktion

Begleitverletzungen

- **arterielle Blutungen** (Häufigkeit 10–25 %): A. iliaca communis und die Aufteilung in die A. iliaca interna und externa, die in direkter anatomischer Beziehung zum IS-Gelenk liegen
- **venöse Blutungsquellen**: große venöse Gefäße; direkt präsakrale sowie prävesikale venöse Plexus
- **Blutungen aus Frakturflächen**: Os sacrum und spongiöse Knochenregionen beider Beckenschaufeln
- **Zerreißung des Beckenbodens** sowie der pelvinen Kompartimente: Dadurch wird das Volumen des Beckens erheblich vergrößert und der Effekt der Selbsttamponade ist nicht zu erwarten.
- **Harnröhre und Harnblase**: bei Frakturen des vorderen Beckenringes und Symphysenrupturen. Harnröhrenabrisse sind besonders am fixierten Durchtritt durch das Diaphragma urogenitale durch Einwirkung von Scherkräften zu beobachten.
- **Nervenverletzungen**: Nervenwurzeln der Cauda equina, Plexus lumbosacralis, periphere Nerven durch Traktion oder dislozierte Knochenfragmente
- **Peritonealverletzungen**: durch Überroll- und Quetschtraumen mit akuter Drucksteigerung in der Bauchhöhle
- **Décollement**: offene oder geschlossene Zerstörung der Weichteile

22.2.4.1 Therapie

Konservativ

- stabile Frakturen des Beckenringes, Typ A der AO-Klassifikation: frühfunktionelle, schmerzabhängige Mobilisation, Thromboseprophylaxe

Operativ

- Indikationen für sofortige operative Versorgung: instabile Frakturen, stark verschobene Frakturen, anhaltende Blutungen, offene Frakturen, Polytraumapatienten
- **Notfallstabilisierung**:
  - **Beckenzwinge**: bei dorsalen Instabilitäten mit weit offenen IS-Fugen
  - **Fixateur externe** z. B. bei der „Open-book-Verletzung" und bei offenen Beckenfrakturen. Durchführung: Einbringen der Schanz-Schrauben (300 mm) im Bereich der Spina iliaca anterior inferior, supraazetabulär ca. 4 cm unterhalb der Spina iliaca anterior superior, stumpfes transmuskuläres Vorgehen auf die ventrolaterale Seite des Azetabulums. Unter Verwendung des Dreifach-Troikars Aufbohren der Kortikalis und Eindrehen einer Schanz-Schraube mit selbstschneidendem Gewinde, die an der Basis des Os ileum zwischen innerer und äußerer Kortikalis in Richtung auf das IS-Gelenk geht. Danach wird eine weitere Schanz-Schraube ca. 2 cm oberhalb der ersten in derselben Weise mit Richtung auf das IS-Gelenk eingebracht.
  - **Platten-/Schraubenosteosynthese**: im Rahmen der blutstillenden operativen Maßnahmen bei lebensbedrohlichen intrapelvinen Blutungen
- **instabile Beckenfrakturen**: aufgeschobene Primärversorgung: nach Stabilisierung des Gesamtzustandes, aber innerhalb von 7 Tagen; wenn aufgrund des Verletzungsausmaßes und des Instabilitätsgrades notwendig – in 2 Schritten: von vorne/von hinten.

Komplikationsmöglichkeiten

- starke Blutungen und Gerinnungsstörung
- Hautnekrosen (dorsale Zugänge)
- Nervenverletzungen
- SIRS, ARDS und Multiorganversagen
- Infekt/Sepsis, Thrombose
- Pseudoobstruktions- und Ileuszustände
- sekundäre Lagerungsschäden

Frakturtyp	**Beispiel**	**Therapieprinzip**
A Stabile Frakturen		
A 1	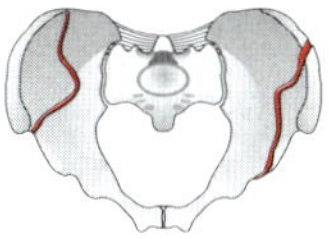	
A 2		konservativ
A 3		
B Rotatorisch instabil, vertikal stabil		
B 1	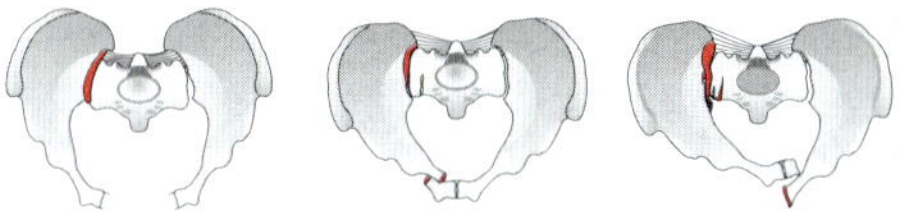	
B 2		ventrale Plattenosteosynthese
B 3		
C Rotatorisch und vertikal stabil		
C 1	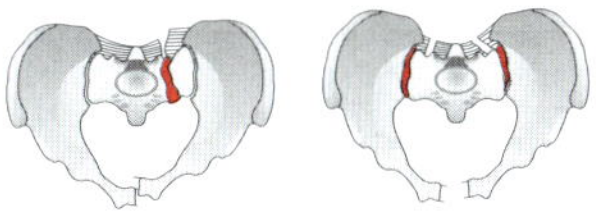	ventrale Plattenosteosynthese und dorsale Verschraubung
C 2		
C 3		Fixateur externe

Nachbehandlung

- möglichst frühfunktionell durch passive/aktive Physiotherapie, Mobilisation, evtl. Wassergymnastik
- Belastungsstabilität nach 2–4 Wochen

22.2.5 Frakturen des Azetabulums

Judet (AO-Klassifikation)

- **A-Frakturen: Beteiligung von nur einem Pfeiler des Azetabulums, während der zweite intakt ist**
  - A1 Frakturen des hinteren Pfannenrandes mit Varianten
  - A2 Frakturen des hinteren Pfeilers mit Varianten
  - A3 Frakturen des vorderen Pfannenrandes und des vorderen Pfeilers

- **B-Frakturen: quer verlaufende Frakturkomponente, wobei mindestens ein Teil des Pfannendaches intakt ist**
  - B1 Querfrakturen durch die Gelenkpfanne mit/ohne Fraktur des hinteren Pfannenrandes
  - B2 T-förmige Frakturen mit verschiedenen Varianten
  - B3 Frakturen des vorderen Pfeilers/Pfannenrandes, verbunden mit hinterem „hemitransversalem" Bruch
- **C-Frakturen: Frakturen beider Pfeiler: alle gelenkbildenden Fragmente einschließlich des Pfannendaches sind vom restlichen Os ilium getrennt**
  - C1 Fraktur des vorderen Pfeilers mit Verlauf zur Crista iliaca
  - C2 Frakturen des vorderen Pfeilers mit Verlauf bis in die obere Begrenzung des Os ilium
  - C3 Querfrakturen mit Ausdehnung bis in das sakroiliakale Gelenk

Entstehung der Frakturen

- Verkehrsunfälle mit starker Krafteinwirkung über den Schenkelhals, direkter Schlag auf den Trochanter major oder Längsstauchung des Oberschenkels, Armaturenbrettverletzung bei gebeugtem Kniegelenk („dashboard injury")

Begleitverletzungen

- Beckenringverletzungen samt deren Komplikationen
- Femurkopfverletzungen, Frakturen, Bandverletzungen an Schenkelhals, Knie und Fuß
- primäre Nervenschäden (N. ischiadicus, N. glutealis superior), Dehnungsschäden
- Gefäßverletzungen (A. glutealis superior)
- Begleitschäden im Rahmen eines Polytraumas

22.2.5.1 Therapie

Konservativ

- nicht verschobene Frakturen
- nicht rekonstruierbare Trümmerfrakturen (beim älteren Verletzten eher: Pfannenrekonstruktion und Implantation einer Totalendoprothese der Hüfte)
- kleines Fragment bei dorsaler Pfannenrandfraktur ohne Femurkopfluxation
- vordere Pfeilerfraktur ohne oder mit nur geringer Verschiebung, wobei der gewichtstragende Teil der Gelenkfläche intakt ist
- schwerwiegende allgemeine Narkose- und/oder Operationsrisiken
- frühfunktionelle Bewegungstherapie, Teilbelastung von 20 kg in den ersten 6 Wochen, Übergang zur Vollbelastung nach weiteren 4–6 Wochen
- Extension über 4–6 Wochen bei Frakturierung der gesamten Gelenkfläche, nicht rekonstruierbare Trümmerfrakturen. Das Gelenk wird hierbei unter Erhalt der Extension durchbewegt. Sollte eine definitive operative Stabilisierung geplant sein, darf die Extension aus hygienischen Gründen nicht am Schenkelhals angebracht werden.

Operativ

- Azetabulumfrakturen sollten bei stabilisiertem Zustand des Verletzten operiert werden, d. h. zwischen dem 2. und 10. Tag nach dem Unfall. Alle Frakturen des hinteren Pfannenrandes und/oder des hinteren Pfeilers werden durch einen dorsalen Zugang operiert. Alle Frakturen des vorderen Pfeilers werden durch einen vorderen Zugang, Zwei-Pfeiler-Frakturen werden über die Anlage beider Zugänge reponiert und stabilisiert. Nach erreichter Reposition werden die Frakturen mit 3,5-mm-Beckenplatten oder anmodellierten 3,5- oder 4,5-mm-Rekonstruktionsplatten stabilisiert. Gelegentlich können Azetabulumfrakturen auch durch reine interfragmentäre Verschraubung(en) stabilisiert werden: Extralange 3,5- oder 4,5-mm-Kortikalisschrauben werden zwischen innerer und äußerer Kortikalis der Beckenschaufel in Längsrichtung im hinteren oder vorderen Pfeiler eingedreht.

Frakturtyp	Beispiel	Therapieprinzip
A Beteiligung nur eines Pfeilers		
A 1	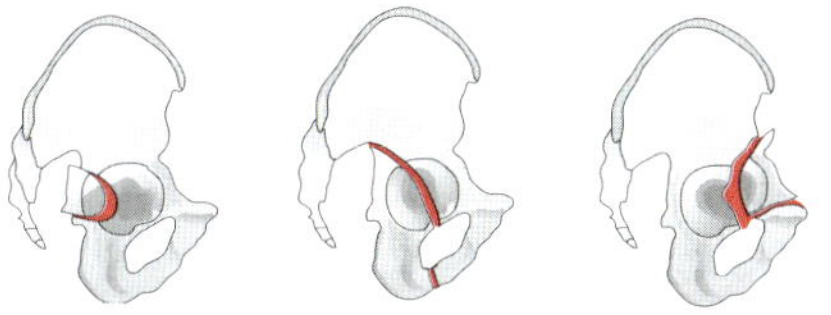	dorsale Platte
A 2		dorsale Platte
A 3		ventrale Platte
B Quer verlaufende Frakturkomponente		
B 1	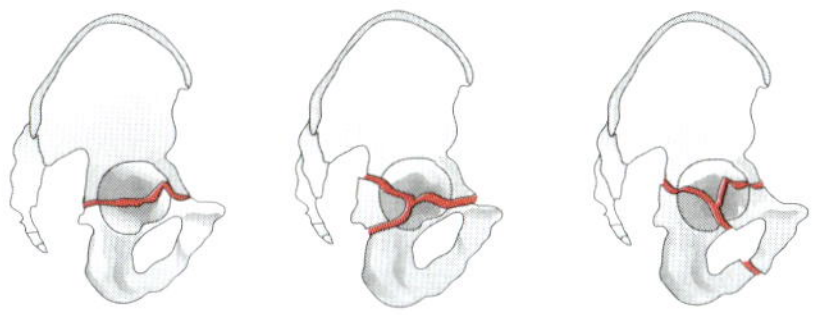	ventrale und dorsale Platte
B 2		
B 3		Extension
C Frakturen beider Pfeiler		
C 1	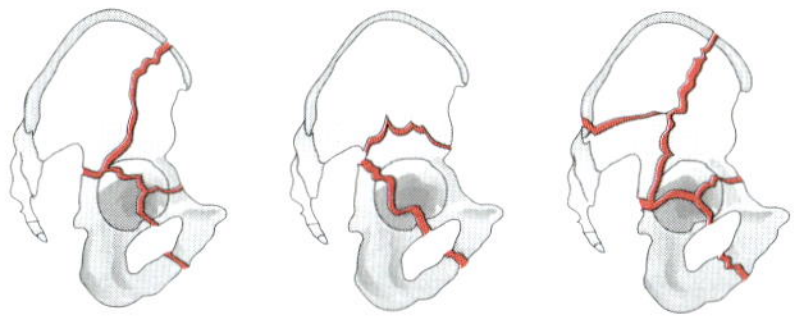	ventrale und dorsale Platte
C 2		
C 3		Extension

Komplikationsmöglichkeiten

- Ischiadikusparese: Präparationshinweis: Beugung des Kniegelenkes und Streckung des Hüftgelenkes, Bedecken des Nervs mit feuchten Bauchtüchern
- unzureichende Reposition
- Schraubenfehllage im Hüftgelenk
- periartikuläre Ossifikationen
- Femurkopfnekrosen: durch Verletzung der A. circumflexa femoris medialis

Nachbehandlung

- frühfunktionelle Behandlung, Gehschule kann nach 4–5 Tagen mit 20 kg Teilbelastung für ca. 6 Wochen
- danach Steigerung der Belastung bis zum Erreichen der Vollbelastung in den nächsten 4–6 Wochen

22.3 Schulter

22.3.1 Anatomie

Die **Gelenkpfanne** umschließt nur ein Drittel des Humeruskopfes. Die Gelenkfläche wird durch das Labrum vergrößert. Der Oberarmkopf wird muskulär, kapsulär und durch Unterdruck in der Pfanne fixiert. Das Schultergelenk bietet eine große Beweglichkeit, gleichzeitig besteht jedoch die Gefahr einer Instabilität.

Rotatorenmanschette

- M. supraspinatus: Abduktion des Arms. Aus der Neutralstellung heraus bis 90° wird er vom M. deltoideus in seiner Funktion unterstützt. Er verhindert das Tiefertreten des Humeruskopfes.
- M. infraspinatus: Außenrotation. Ab 90° Abduktion wird der M. deltoideus ausgeschaltet (Adduktion bei angelegtem Arm).
- M. teres minor: unterstützt den M. infraspinatus (Außenrotation, Adduktion)
- M. subscapularis: Innenrotation

Nervenversorgung

- M. deltoideus und M. teres minor durch den N. axillaris, dessen ventraler Ast am Unterrand des M. subscapularis verläuft
- M. supraspinatus und M. infraspinatus durch den N. suprascapularis
- M. subscapularis durch den N. subscapularis
- M. coracobrachialis, M. biceps brachii und M. brachialis durch den N. musculocutaneus

22.3.2 Schulterluxation

Lokalisationen

- Luxatio anterior, mit 98 % am häufigsten, fast ausschließlich traumatisch
- Luxatio axillaris
- Luxatio posterior

Formen der Instabilität

- Traumatisch oder durch repetitive Mikrotraumen (Neer) (Merkwort: TUBS)
  - **U**nidirektionale Instabilität
  - **B**ankart-Läsion
  - **S**urgery als Therapie
- **A**traumatisch (Merkwort: AMBRI)
  - **M**ultidirektionale Instabilität (meist willkürlich provozierbar)
  - **B**eidseitig
  - **R**ehabilitation als konservative Therapie
  - **I**nferiore Kapselshift als operative Behandlung

Begleitverletzungen

- Ruptur der Gelenkkapsel zwischen Pfannenrand und dem anatomischen Skapulahals (Broca-Hartmann) mit der Folge einer gelockerten Kapsel
- knöcherner oder knorpeliger Abriss des Labrum glenoidale (Bankart)
- Knorpelimpression am Humeruskopf (Hill-Sachs, Malgaigne-Furche)
- Abriss des Tuberculum majus und andere Frakturen
- Läsionen des N. axillaris und des Plexus brachialis
- Läsionen der A. axillaris (Intimaruptur)

22.3.2.1 Diagnostik

Klinische Untersuchung

- Befunde: leere Schulterpfanne, Deformität des Gelenkes, schmerzhafte Aufhebung der Beweglichkeit
- Prüfung der Sensibilität und des Radialispulses
- Im Intervall Überprüfung, ob eine stabile, uni- oder multidirektionale Instabilität vorliegt. Das positive **Sulkuszeichen** (der Untersucher zieht am herabhängenden Arm entlang der Armlängsachse und kann unterhalb des Akromions eine Rinne provozieren) ist für eine multidirektionale Instabilität pathognomonisch.

- Die aussagekräftigste klinische Prüfung ist der **„Apprehensionstest"** (eine Hand des Untersuchers drückt von hinten und oben auf den Humeruskopf, während die andere den zu untersuchenden Arm in Außenrotationsstellung bis zu 135° Abduktion führt). Bei der vorderen Instabilität lässt sich so eine Subluxation provozieren. Trotz Instabilität kann dieser Test allerdings negativ ausfallen.
- Relokationstest: Der Untersucher drückt ventral auf den Humeruskopf. Bei einer vorhandenen Instabilität führt dies zur Schmerzlinderung am Schultergelenk.

Sonographie

- **Standardebenen der Schnittführung**
  - quere ventrale Ebene (quer zum Sulcus intertubercularis): zur Beurteilung der Bizepssehne im Querschnitt
  - ventrale Ebene (im Längsverlauf der Bizepssehne)
  - schräge ventrale Ebene (im Längsverlauf des M. subscapularis): in Außenrotationsstellung quer zum Sulcus intertubercularis
  - Querschnitt der Supraspinatussehne (parallel zur queren ventralen Ebene): In Innenrotationsstellung wird der quer zur Bizepssehne eingestellte Schallkopf nach kranial verschoben.
  - Längsschnitt der Supraspinatussehne
  - Schnittebene im Längsverlauf der Fossa supraspinata (dorsal): Der dorsale Limbus kommt hier zur Darstellung.
  - ventraler Schnitt beim über den Kopf erhobenen Arm im Liegen zur Beurteilung des vorderen Labrums (Wittner/Holz)
- **Sonographische Anatomie und mögliche Befunde**
  - Abstand zwischen Humeruskopf und Akromion 13,4 ± 2,1 mm (bei Instabilität um 2,4 mm größer, bei Subluxationen bis zu 15 mm möglich)
  - Abstand zwischen dorsaler Humeruskopfbegrenzung und Glenoidkante 8–10 mm (eine physiologische a.–p.-Translation beträgt 5 mm, bei einer multidirektionalen Instabilität beträgt der Abstand 14 mm)
  - Rotatorenmanschettenruptur (Kontinuitätsunterbrechung der parallel verlaufenden oberflächlichen und humeruskopfnahen Begrenzung der Manschette)
  - knorpelige und bis zu 50 % knöcherne Hill-Sachs-Läsionen erkennbar
  - intraartikulärer Erguss

Röntgenaufnahmen

- im luxierten Zustand zur Dokumentation des Befundes und zum Ausschluss oder Nachweis von begleitenden Frakturen. Vereinzelt kann bereits hier ein Hill-Sachs-Defekt erkannt werden.
- Dysplasien und Verkalkungen der Sehnen können ebenfalls festgestellt werden.
- spezielle Einstellungen:
  - Notch-View nach Stryker: Darstellung des Hill-Sachs-Defektes
  - Bernageau-Aufnahme: Darstellung des vorderen Pfannenrandes
  - Outlet-View: Darstellung des subakromialen Raumes
  - Rockwood-Aufnahme: Darstellung des AC-Gelenkes und des Akromionunterrandes

Computertomographie und Kernspintomographie

- Zur Diagnose von knorpeligen Kopf- und Pfannendefekten sowie von Rotatorenmanschettenrupturen.
- Zur Operationsplanung als Entscheidungshilfe für offene OP oder arthroskopischen Eingriff.

Arthroskopie

- Möglichkeit zur Befunderhebung und zur minimal-invasiven Therapie. Diese Methode kann bereits bei der Erstluxation eingesetzt und zugleich mit der Therapie (transkapsuläre Nähte) verbunden werden.
- Kontraindikationen sind knöcherne Bankart- und Hill-Sachs-Läsionen sowie größere Kapseldefekte.

22.3.2.2 Therapie

Konservative Therapie

- **Reposition:** Das luxierte Schultergelenk wird geschlossen reponiert. Zur Verfügung stehen die Verfahren nach
  - **Hippokrates**: Fuß als Hypomochlion in der Achselhöhle
  - **Arlt**: über eine gepolsterte Stuhllehne, Patient sitzt
  - **Kocher**: Nacheinander wird eine Außenrotation, Adduktion und Innenrotation durchgeführt (die Gefahr der Gefäß-, Knorpel- und Knochenverletzung ist bei dieser Methode am größten).
  - **Milch**: Extension und Faust als Hypomochlion in der Achselhöhle
- Die **anschließende Ruhigstellung** beträgt bei über 40-Jährigen wenige Tage. Beim jüngeren Patienten sollte sie 3 Wochen dauern.

OP-Indikationen

- Beim jugendlichen Sportler unter 20 Jahren stellen einige Autoren bereits nach dem ersten Trauma die Indikation zur operativen Therapie.
- Beim älteren Sportler ergibt sich eine chirurgische Konsequenz nach dem 2. traumatischen Rezidiv. (Eine willkürliche multidirektionale Instabilität gilt als Kontraindikation.)

OP-Taktik

- Bei der traumatischen vorderen Luxation ist die Methode nach Bankart das Verfahren der Wahl. Sie kann durch eine Neer-Kapselshift ergänzt werden.
- Die hintere Luxation wird mit einer Kombination aus Bankart-Operation und dorsaler Neer-Kapselshift stabilisiert.
- Ein großer Hill-Sachs-Defekt, der als Ursache für die Instabilität erkannt wird, sollte mit dem Verfahren nach Weber behandelt werden.

Operationsprinzipien

1. Verkürzung und Verlagerung der Subskapularissehne
2. Raffung der ventralen Kapsel
3. Refixation des Labrums
4. Vergrößerung und Wiederherstellung der knöchernen Pfanne

Zugangswege

- Die Eingriffe können über einen **ventralen axillären Zugang** im Sulcus deltoideopectoralis durchgeführt werden. Die V. cephalica wird medial beiseite gehalten und geschont. Die Fascia clavipectoralis wird längs inzidiert. Dadurch kommen die Sehnen des M. biceps brevis und des M. coracobrachialis zur Darstellung. Sie werden nach medial weggehalten. Man ligiert die A. und V. circumflexa humeri anterius. In Außenrotationsstellung wird der M. subscapularis präpariert und 2 cm medial der Insertion durchtrennt. Auf den N. axillaris, der am Unterrand des Muskels verläuft, muss geachtet werden (Abb. 22.**1** und 22.**2**).
- **dorsaler Zugang** in stabiler Seitenlage: Zur Behandlung der hinteren Instabilität wird die Haut in der hinteren Axillarlinie inzidiert. Man löst den M. deltoideus von der Spina scapulae scharf ab. Die Mm. infraspinatus und teres minor werden an der Kapsel abgetrennt.
- **arthroskopischer Zugang**: Zunächst werden die Landmarken (Akromion, Spina scapulae, AC-Gelenk, Processus coracoideus) mit einem Stift markiert. Die Videooptik wird im Soft-Spot, 2 cm medial und kaudal des Angulus acromialis von **dorsal** eingeführt. Der zweite Zugang wird dann unter arthroskopischer Sicht **ventral**, d. h. 2 cm lateral des Processus coracoideus, geschaffen. Als dritte Möglichkeit dient ein **laterales** Portal, lateral des Akromionrandes.

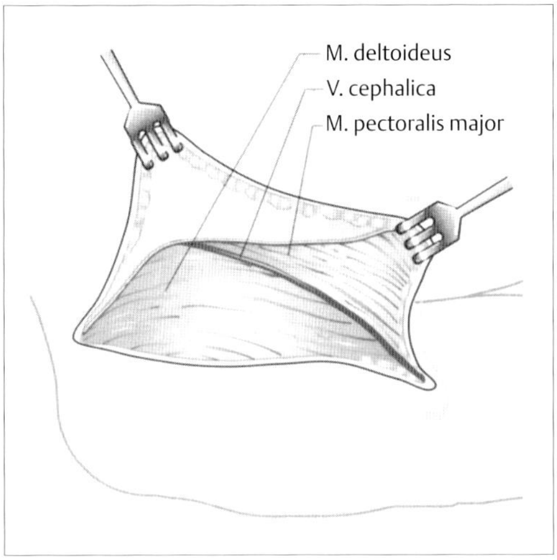

Abb. 22.1 Ventraler Zugang, oberflächliche Schicht

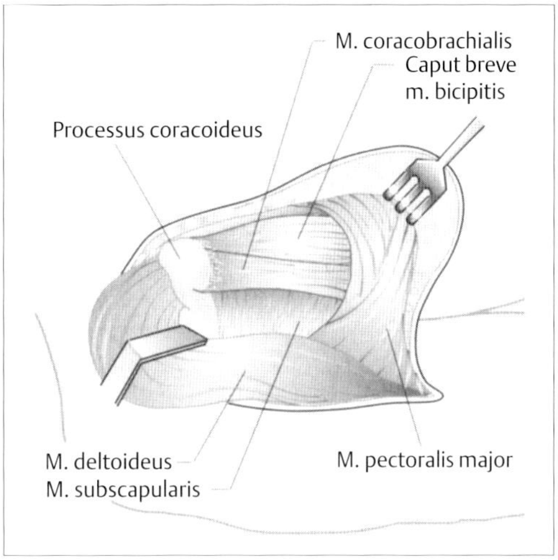

Abb. 22.2 Ventraler Zugang, tiefe Schicht

Operationsverfahren

- **Bankart-Operation** (Abb. 22.**3**)
  - Präparation des M. subscapularis und der ventralen Kapsel
  - Fräsen einer Nut und Setzen von transossären Löchern
  - Refixation des Limbus am Skapulahals mit transossären Nähten
  - Refixation der ventralen Kapsel unter Raffung derselben
  - Refixation des M. subscapularis
- **Eden-Hybinette**: Ein Knochenblock (1,5 x 2,5 cm vom Beckenkamm) wird nach J-förmiger Präparation am Kapselrand eingefügt, um den zerstörten Limbus zu ersetzen und die Gelenkfläche zu vergrößern.
- **Neer-Kapselplastik**: Nach der Kapselspaltung wird diese durch Übereinandernähen der unteren und der oberen Hälfte gedoppelt (Abb. 22.**4** und 22.**5**).

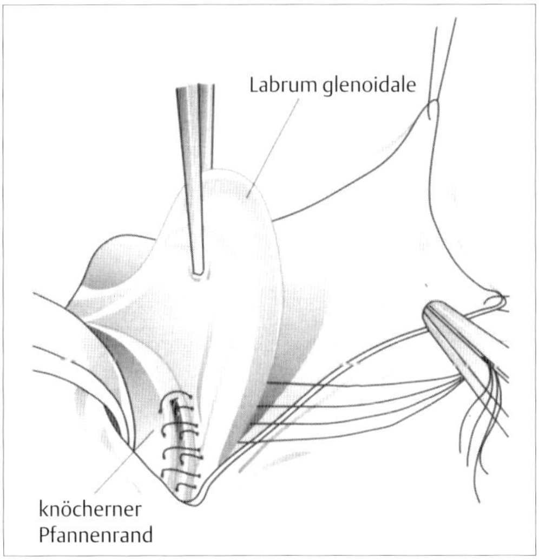

Abb. 22.3 Bankart-Operation (Schema nach dem Legen der transossären Nähte)

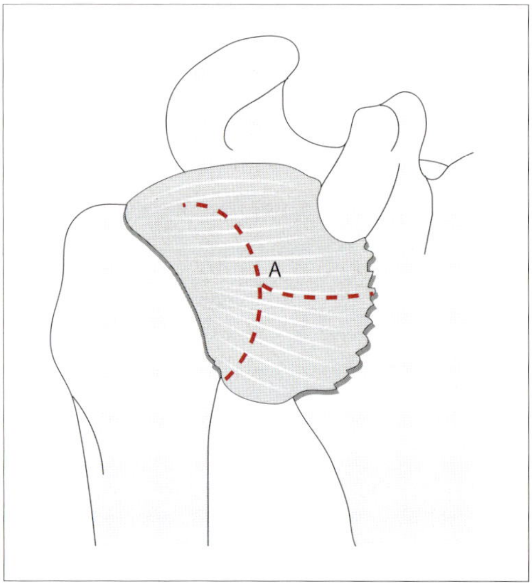

Abb. 22.4 Neer-Kapselplastik, T-förmige Kapselinzision

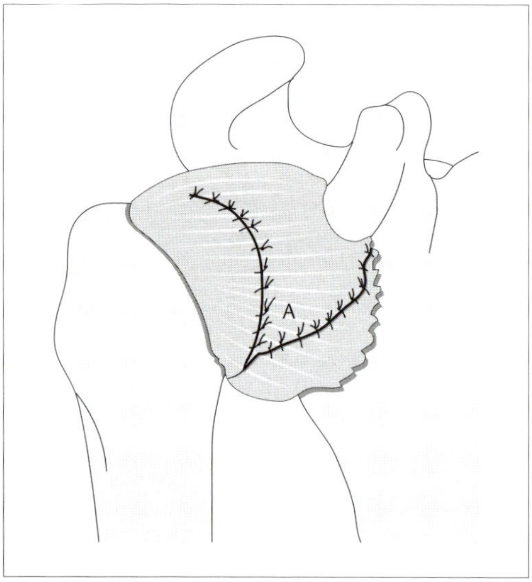

Abb. 22.5 Neer-Kapseltechnik, nach überlappender Naht

- **Magnusson-Stack:** Verlagerung der Insertion des M. subscapularis nach lateral und distal (transossär an der Crista tubercularis)
- **Weber-Drehosteotomie** (Abb. 22.6):
  - Nach einer queren subkapitalen Osteotomie wird der Humeruskopf um 20–30° innenrotiert. Dadurch wird der Hill-Sachs-Defekt aus der Kontaktzone des anterioren Labrums herausgedreht und die dorsale Kapsel gestrafft.
  - Zusätzlich muss der M. subscapularis nach lateral und distal transponiert werden, um eine ventrale Stabilisierung zu erreichen.
- **Rekonstruktion des Labrum glenoidale und der Gelenkkapsel nach Jobe**
  - indiziert bei chronischer, vorderer Instabilität, schmerzhaften rezidivierenden Subluxationen, Hyperlaxität nach erfolgloser Krankengymnastik
  - Über einen deltoideopektoralen Zugang wird der M. subscapularis stumpf gespalten und die ausgeweitete Kapsel in 2 Lappen gespannt am Pfannenrand mit Knochenankern fixiert.
- **arthroskopische Technik nach Caspari**
  - Zur Behebung der Bankart-Läsion wird über den dorsalen Zugang zwischen dem M. infraspinatus und dem M. supraspinatus in Höhe des Gelenkspaltes das Schultergelenk punktiert und die Videooptik eingeführt.
  - Den Glenoidhals frischt man mit der Kugelfräse an.
  - Mit speziellen Nahtzangen werden PDS-Fäden (Stärke 0) vorgelegt und ventral ausgeleitet.
  - In dorsomedialer Richtung bohrt man vom Glenoidrand einen Durchziehdraht und leitet ihn unterhalb der Spina scapulae dorsal aus. Danach werden die Fadenenden in die Öse des Drahtes eingefädelt und durchgezogen.
  - Unter arthroskopischer Kontrolle knüpft man die Fäden in Innenrotation des Armes straff.
- **arthroskopische Technik nach Sperner/Resch**
  - Arthroskopisch werden Kapsel und Labrum mit einer 2,7 mm kanülierten Titanschraube am angefrischten knöchernen Pfannenrand refixiert. Die Implan-

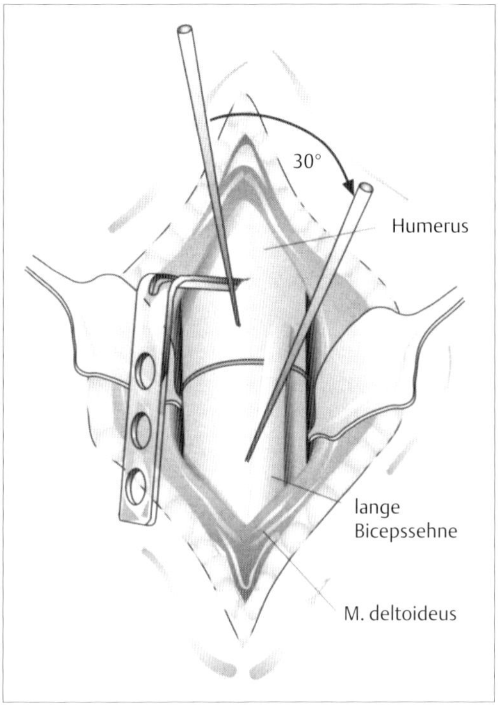

Abb. 22.6 Weber-Rotationsosteotomie, mit Spickdrähten wird die geplante Rotation um 30 % markiert (wird nur noch selten durchgeführt)

tate kommen extraartikulär zu liegen. Als Implantatvariante können resorbierbare Anker (Suretac, Mitek) oder Cork-Screws (Arthrex) eingebracht werden.

Verfahren zur Behandlung der hinteren Instabilität

- **dorsale Kapselplastik nach Neer**: Unter Schonung des N. axillaris werden in Innenrotationsstellung die Sehnen der Mm. teres minor und infraspinatus 2 cm medial der Insertion durchtrennt. Kapselspaltung durch Längsinzision und T-förmig dazu eine Querinzision. Mit der Kugelfräse wird dorsal am Skapulahals eine Rinne geschaffen. Eine überlappende transossäre Naht führt zur Kapseldopplung. Die Muskeln werden refixiert.
- **Pfannenplastik nach Stack**: Durch eine dorsale Osteotomie wird die Pfanne anteflektiert. Bei intaktem Pfannenrand erfolgt die Osteotomie außerhalb der Gelenkkapsel, ansonsten innerhalb nach der Ablösung der Kapsel. Aus dem hinteren Anteil des Akromions wird ein Knochenblock entnommen und keilförmig zugeschnitten. Normalerweise verklemmt sich der Span in der Osteotomie.

Nachbehandlung

- Nach der **Bankart-Operation** genügt meist eine Ruhigstellung von 2 Wochen im Gilchrist-Verband. Ab dem 2. Tag kann eine passiv assistive Physiotherapie angefangen werden. Es folgen Pendelübungen und aktive Belastungen mit zunehmender Intensität. Die Flexion und die Abduktion können bis zu 60° betragen. Ab der 4. Woche Flexion bis 90°, volle Innenrotation, Außenrotation bis zur Neutralstellung. Zwischen der 6. und 12 Woche sollte die freie Beweglichkeit zurückgewonnen werden.
- Die **Neer-Kapselplastik** erfordert eine Ruhigstellung von 4 Wochen im Gilchrist-Verband. Im Anschluss daran sind passiv geführte Bewegungsübungen unter physiotherapeutischer Kontrolle indiziert.

22.3.3 Rotatorenmanschettendefekt

Anatomie

Die RM wird von den Ausläufern des M. subscapularis, des M. suprapinatus und des M. infraspinatus sowie des M. teres minor gebildet. Die lange Bizepssehne verlässt das Schultergelenk durch das RM-Intervall. Die Intervallschlinge wird von der Sehne des M. subscapularis und des M. supraspinatus gebildet.

- **Ausmaß:** komplett oder inkomplett
- **Lokalisation:**
  - ventral oben (zw. Subskapularissehne und Lig. coracohumerale)
  - zentral oben (Zentralbereich mit der Supraspinatussehne)
  - hinten oben (M. infraspinatus und M. teres minor)
- **Pathogenese:** akut-traumatisch (bei adäquater Krafteinwirkung) oder spontan-degenerativ

Diagnostik

- **Supraspinatustest:** In 20° Abduktion und 20° Elevation übt der Patient Druck gegen einen Widerstand aus. Schmerz spricht für eine Tendinitis oder ein Impingement-Syndrom. Kraftlosigkeit (Drop-arm-sign) ist das Zeichen für eine Rotatorenmanschettenruptur.
- **Infraspinatustest:** Der Untersuchte soll bei 0° Abduktion gegen einen Widerstand den Arm außenrotieren. Kraftlosigkeit weist auf eine Rotatorenmanschettenruptur hin.
- **Subskapularistest:** aktive Innenrotation bei 0° Abduktion nicht möglich; oder Lift-off-test: Wegdrücken der Hand gegen Widerstand aus dem Schürzengriff heraus.

- **Gruppe I:** traumatische Ruptur; Patient jünger als 40 Jahre; repetitive Mikrotraumen
- **Gruppe II:** mit Schultergelenkluxation kombinierte Rotatorenmanschettenruptur
  - Typ II A: vordere Luxation; Patient über 40 Jahre
  - Typ II B: multidirektionale Instabilität
  - Typ II C: massives Schultertrauma mit Ausriss der Rotatorenmanschette und Plexusläsion
- **Gruppe III:** komplette und inkomplette Rupturen, Defektarthropathien aufgrund eines Supraspinatus-outlet-Syndroms

22.3.3.1 Therapie

Konservative Therapie

- Konservativ werden inkomplette Rupturen und die Stadien I und II des Supraspinatus-outlet-Syndroms nach Neer behandelt (Analgetika, Bewegungsübungen).

OP-Indikationen

- akutes Trauma
- Versagen der konservativen Therapie nach Ablauf von 12 Monaten
- mechanische Behinderung durch einen Akromionsporn oder Osteophyten des Akromioklavikulargelenkes

Operationsverfahren

- **Akromioplastik**
  - essenzieller Bestandteil der nachfolgenden Verfahren zur Dekompression des Subakromialraumes und zur Erweiterung des Zugangs. Die Akromioplastik trägt zur Vermeidung eines postoperativen Impingement-Syndroms bei.
  - Das Lig. coracoacromiale wird hierbei nahe am Korakoid durchtrennt, die Bursa subacromialis eröffnet und am Vorder- und Unterrand des Akromions eine keilförmige Osteotomie durchgeführt (Neer). Schutz der Rotatorenmanschette mit einem Meißel
  - Die Bursa subacromialis exzidiert man nur im Falle einer starken Vernarbung bzw. bei entzündlich fibrotischen Veränderungen vollständig. Ansonsten wird sie am Operationsende fortlaufend verschlossen.

- **direkte Naht der Rotatorenmanschette**
  - Sie ist bei kleineren bis großen Defekten (I.–III. Grades) indiziert.
  - Die Rotatorenmanschette wird stumpf digital mit Hilfe von Kletterfäden ober- und unterseitig mobilisiert. Die Gelenkkapsel selbst bleibt unberührt. Die avitalen Sehnenränder werden reseziert, unvollständige Rupturen komplett eröffnet, dargestellt und durch direkte Sehnennaht (U-Nähte) verschlossen.
- **transossäre Refixation** (Abb. 22.7)
  - Bei einem knochennahem Riss bzw. wenn nur unbrauchbare Sehnenreste verblieben sind, fräst man am Übergang vom knorpeligen Humeruskopf zum Tuberculum majus eine Knochennut von 5 mm Tiefe.
  - Versetzt zueinander werden Bohrkanäle gebohrt, um ein Ausbrechen der Kortikalis zu vermeiden. Die Nut soll einem Impingement-Syndrom vorbeugen (alternativ Nahtanker).
  - Die U-förmigen Haltefäden werden spannungsfrei in etwa 30° Abduktionsstellung auf der dem Sehnenstumpf gegenüberliegenden Seite geknotet.

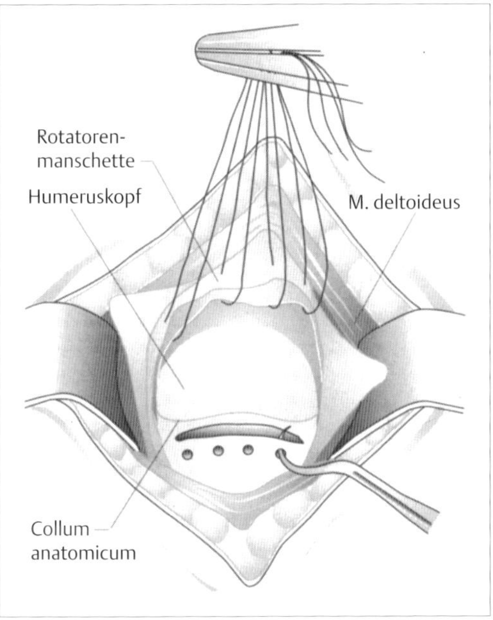

Abb. 22.7 Transossäre Fixation der Rotatorenmanschette: Bohrkanäle und Nähte sind platziert

- **Sehnentransfer und Verschiebeplastiken**
  - Größere Defekte erfordern einen Verschluss mit intakten Teilen der Subskapularissehne (Cofield). Die Kapsel und das Lig. glenohumerale bleiben unberührt.
  - Nach schräger Inzision lässt sich der freipräparierte Anteil der Sehne auf den Defekt schwenken und vernähen.
  - Ein apikaler Defekt wird mit Anteilen der Infraspinatussehne gedeckt (Nevasier).
  - Um eine Kapselverletzung zu vermeiden, beginnt die Sehnenpräparation am muskulotendinösen Übergang.
  - Die transponierte Infraspinatussehne wird transossär am Oberrand des Tuberculum majus fixiert.
  - Ein ausgedehnter veralteter Defekt kann durch Mobilisierung des M. supraspinatus behandelt werden (Debeyre).
  - Um eine Verletzung des N. suprascapularis zu vermeiden, wird über eine weitere Inzision in der Fossa supraspinata nach dem Auseinanderdrängen der Trapeziusfasern der M. supraspinatus mobilisiert.

- Das intakte Gewebe lässt sich nun unter dem Akromion hindurch in den Defekt schieben.
- **Interpositionsplastiken**
  - z. B mit Fascia lata, Plantarissehne, freier langer Bizepssehne, Lig. coracoacromiale, Carbonfasern, PDS, Mersilene.
  - Die Resultate lassen zu wünschen übrig.
- **Osteotomie der Spina scapulae**
  - Durch **T**ranslokation, **R**otation und **E**levation des Akromions (TRE-Osteotomie) wird der subakromiale Raum erweitert. Der Rotatorenmanschettendefekt selbst bleibt unbehandelt.
  - Dieses Verfahren hat eine Schmerzlinderung und eine Verbesserung der Abduktionskraft durch Änderung des Drehmoments zum Ziel.
- **Arthrolyse**
  - Nach schwerster Zerstörung der Rotatorenmanschette, wenn die vorgenannten Verfahren nicht mehr erfolgreich eingesetzt werden können, kann man beim älteren Menschen auch ein Débridement und eine Exzision aller im subakromialen Raum eingeklemmten zerfetzten Bursa- und Sehnengewebe (einschließlich des Lig. coracoacromiale) durchführen. Das prominente Tuberculum majus wird abgemeißelt.
  - Diese Methode führt zu einem vollständigen Funktionsverlust im Schultergelenk und sollte nur als ultima ratio in Betracht kommen. Der therapieresistente Nacht- und Dauerschmerz lässt sich jedoch erfolgreich behandeln.

Nachbehandlung

- Ruhigstellung im Gilchrist-Verband für 2 Tage
- danach funktionelle Übungsbehandlung

22.4 Humerus

22.4.1 Anatomie

Arterien

- Die Blutversorgung des Humeruskopfes erfolgt über die Aa. circumflexae humeri anterior und posterior. Den Hauptzufluss liefert die A. arcuata, ein Ast der A. circumflexa anterior, die im Sulcus intertubercularis in den Oberarmkopf eintritt. Brüche im anatomischen Hals führen durch die Unterbrechung der den Humeruskopf versorgenden Gefäße zu einer Kopfnekrose.
- Die A. subscapularis gibt ventral Äste an die Gelenkkapsel ab.
- Dorsal erfolgt die Gefäßversorgung aus der A. suprascapularis.

Nerven

- Der **N. axillaris** versorgt den M. deltoideus und ist an der lateralen Zirkumferenz unterhalb des Humeruskopfes anzutreffen.
- In der Axilla findet man die wesentlichen Gefäß- und Nervenstrukturen der oberen Extremität.

Muskelansätze

- Der Oberarmkopf wird vom M. deltoideus bedeckt. Dieser entspringt vom Akromion und von der lateralen Klavikula. Ventral schließt sich der M. pectoralis major an, welcher von der Crista tuberculi majoris entspringt. Beide Muskeln umschließen zusammen den Sulcus deltoideopectoralis, in welchem die V. cephalica verläuft.
- Die Sehnen des M. supraspinatus, des M. infraspinatus und des M. teres minor setzen am Tuberculum majus an.
- Der M. subscapularis, der M. latissimus dorsi und der M. teres major inserieren am Tuberculum minus und an der zugehörigen Crista.
- Die **Rotatorenmanschette** wird vom M. supraspinatus, M. infraspinatus, M. teres minor auf der Dorsalseite und vom M. subscapularis ventralseitig gebildet. Die lange Bizepssehne verläuft im Sulcus intertubercularis.

Anmerkung

Die nachfolgenden Klassifikationen entsprechen der AO-Klassifikation der Frakturen, welche von der Arbeitsgemeinschaft Osteosynthese erarbeitet wurde. Nähere Informationen zu den Untergruppen und ausführlichere Erläuterungen finden sich in: M.E. Müller, S. Nazarin, P. Koch: Classification AO des Fractures. Springer, Berlin 1987.

22.4.2 Frakturen des proximalen Humerus

AO-Klassifikation (11)

- **A: extraartikuläre unifokale Frakturen**
  - A1 tuberkulär
  - A2 metaphysär impaktiert
  - A3 metaphysär nicht impaktiert
- **B: extraartikuläre bifokale Frakturen**
  - B1 mit metaphysärer Impaktion
  - B2 ohne metaphysäre Impaktion
  - B3 mit skapulohumeraler Läsion
- **C: Frakturen mit Gelenkbeteiligung**
  - C1 wenig disloziert
  - C2 disloziert und impaktiert
  - C3 disloziert (luxiert)

Frakturtyp	Beispiel	Therapieprinzip
A Extraartikuläre unifokale Fraktur		
A 1	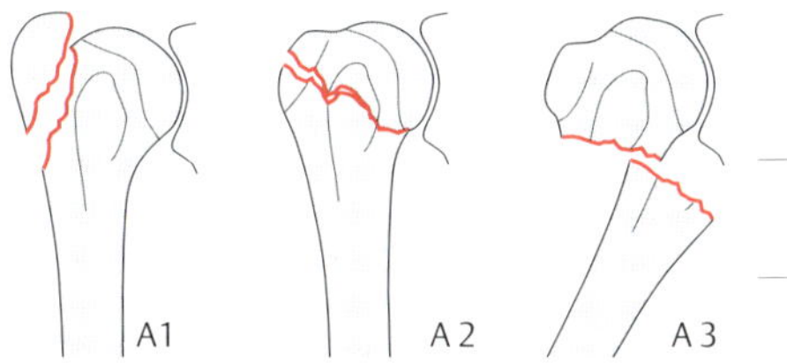	Spongiosaschraube, konservativ
A 2		konservativ
A 3		Spickdraht, T-Platte
B Extraartikuläre bifokale Fraktur		
B 1	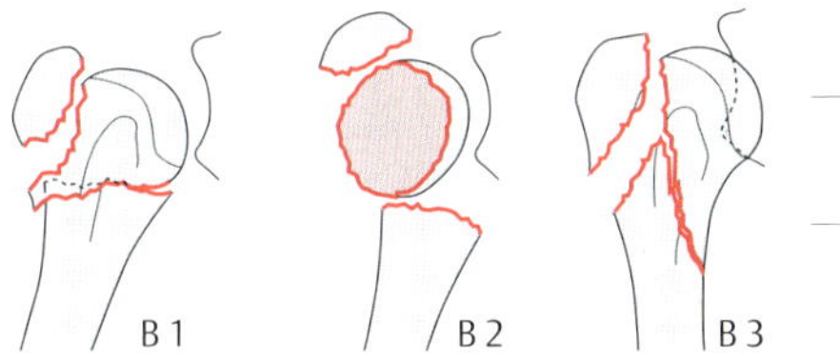	Spickdraht, Zuggurtung
B 2		Zuggurtung
B 3		Schrauben, Zuggurtung, winkelstabile Platte
C Gelenkfraktur		
C 1	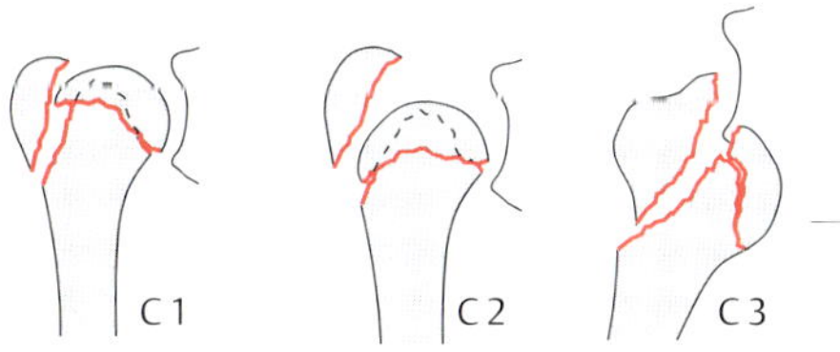	Zuggurtung, Schrauben
C 2		
C 3		Prothese

Andere Klassifikationen

- Eine andere Klassifikation erfolgte durch **Neer**: Sie unterscheidet 6 Typen unter Berücksichtigung der Anzahl der Fragmente (2–4), des Grades der Dislokation (minimale Dislokation = Gruppe 1) und der Luxation (Luxation = Gruppe 6) im Schultergelenk.
- Eine modifizierte Klassifikation wurde von **Betz und Sebisch** erstellt. Sie verbindet die Vorteile der AO-Klassifikation mit der Einfachheit des Neer-Schemas. Durch die Beschreibung des Dislokationsgrades, der Anzahl der Fragmente und der Beziehung der Fraktur zur Gelenkkapsel lassen sich 9 Klassen (A I–C III) unterscheiden.

22.4.2.1 Zugangswege

- **ventraler Zugang** (Kocher): Zwischen M. pectoralis und M. deltoideus lässt sich das proximale Humerusende am besten darstellen. Zur Erweiterung kann der M. deltoideus von seinem Ursprung an Akromion und Klavikula abgelöst werden. Als knöcherne Orientierungshilfen bieten sich der Processus coracoideus und die Tuberkula an. Um Zugang zum Humeroskapulargelenk, insbesondere zum unteren Pfannenrand, zu bekommen, muss der M. subscapularis an seinem Ansatz abgelöst werden. Er kann hierzu z. B. mit Haltefäden markiert werden. In Außenrotation kommt die Gelenkfläche zur Darstellung. Zur Frakturversorgung am Oberarmkopf wird die Inzision 1,5 cm lateral der Korakoidspitze durchgeführt.
- **kranialer Zugang**: Er wird für operative Eingriffe wie Rotatorenmanschettennaht, Akromioplastik, Frakturen am Tuberculum majus und zur Implantation einer Oberarmkopfprothese verwendet. Die Hautinzision erfolgt am ventralen Rand des Akromions und wird von dort auf dem M. deltoideus nach ventrolateral fortgeführt. Stumpfes Spalten des M. deltoideus. Am unteren Wundpol muss man auf den N. axillaris achten. Spaltung der Fascia subdeltoidea.

22.4.2.2 Therapie

Konservative Therapie

- Die häufigsten Frakturformen, die stabile Oberarmkopf- und die subkapitale Humerusfraktur (A2), werden insbesondere beim älteren Menschen mit einer Ruhigstellung im Gilchrist- oder Desault-Verband behandelt.
- Eine konservative Therapie kann auch bei einer Dreifragmentfraktur des älteren, unkooperativen oder mit Risiken behafteten Patienten durchgeführt werden. Vierfragmentbrüche führen – konservativ behandelt – in etwa 1/3 der Fälle zur avaskulären Kopfnekrose mit schmerzhafter Bewegungseinschränkung.

OP-Indikationen

- Nach Neer besteht bei einer **Dislokation von über 1cm** sowie bei einem **Achsknick von über 45°** eine Operationsindikation.

Operative Therapie

- **Spongiosazugschraube:** Sie kommt beim Abriss des Tuberculum majus (A1) und bei einer Luxationsfraktur mit Tuberkulumabriss (B3) in Frage. Nach der offenen Reposition wird das Fragment mit einer 4,5-mm-Spongiosaschraube und einer Unterlegscheibe am Humerus fixiert. Am besten geeignet sind kanülierte Schrauben. Die Indikation wird bei starker Dislokation und bei jugendlichen Patienten gestellt.
- **Drahtzuggurtung:** Sie stellt eine Alternative zur Spongiosaschraube bei gleicher Indikation dar. Eine 1,0-mm-Drahtschlinge wird achtförmig um die Supraspinatussehne gelegt und durch die Crista tubercularis transfixiert.
- **T-Platte:** Geeignet für Frakturen des Typ A3, wenn eine geschlossene Reposition nicht möglich ist. Die lange Bizepssehne muss geschont werden. Zuerst wird die Platte im längsovalen Loch am Humerus adaptiert, dann werden die proximalen

Löcher mit Spongiosaschrauben besetzt. Mit dem Spanner kann man die Fraktur nun unter Kompression setzen.

- **Spickdrahtosteosynthese:** Bei instabilen subkapitalen Oberarmfrakturen (A3) und Frakturen der Typen B1, B2. Nach der erfolgreichen geschlossenen Reposition werden 1,4 mm starke Kirschner-Drähte perkutan oder offen eingebracht. Der Zugang sollte aber so wenig wie möglich traumatisierend sein, um die Durchblutung der Fragmente nicht zu gefährden.
- **Kombination von Zuggurtung und Spongiosaschrauben:** Bei Frakturen des Typs C ist die Refixation der Tuberkula mit Zuggurtungsschlingen notwendig. Weitere Fragmente werden mit Schrauben fixiert.
- **Schulterhemiendoprothese**: Aufgrund der Nekroserate von 13–49 % bei Vierfragmentluxationsbrüchen des proximalen Humerus ist bei diesen Patienten eine primäre prothetische Versorgung möglich. Als Implantat kann eine Neer-II-Prothese (und alternative Modelle) mit wählbarem Kopfdurchmesser, Schaftdicke und Schaftlänge verwendet werden. Die Prothese wird mit 30° Retroversion implantiert. Eine weitere Indikation zur primären prothetischen Therapie stellt eine Humeruskopfimpressionsfraktur dar, bei der mehr als 50 % der Gelenkfläche betroffen sind (Nekroserate ca. 87 %).

22.4.3 Frakturen des Humerusschaftes

AO-Klassifikation (12)

- **A: einfache Frakturen**
  - A1 spiralförmig
  - A2 schräg (>30°)
  - A3 quer (<30°)
- **B: Keilfrakturen**
  - B1 Drehkeil
  - B2 Biegungskeil
  - B3 Keil fragmentiert
- **C: komplexe Frakturen**
  - C1 spiralförmig
  - C2 etagenförmig
  - C3 irregulär

22.4.3.1 Zugangswege

- Der **anterolaterale Zugang** erfolgt in Rückenlage des Patienten. Der Arm wird frei beweglich abgedeckt. Dieser Zugang eignet sich zur Versorgung von Frakturen des proximalen Schaftdrittels oder zur Behandlung des Kompartmentsyndroms am Oberarm. Die Hautinzision verläuft im Sulcus deltoideopectoralis entlang einer Linie zwischen Korakoid und radialem Epikondylus. Die V. cephalica wird nach medial abgedrängt und der M. deltoideus lateral davon in Faserrichtung gespalten. In Schaftmitte muss der N. radialis dargestellt werden.
- Der **dorsale Zugang** erfordert die Bauchlage des Verletzten. Er dient der Versorgung von Frakturen im mittleren und distalen Schaftdrittel. Der M. triceps wird im Faserverlauf gespalten. Cave: Der N. radialis verläuft im mittleren Drittel mediodorsal des Humerus, im distalen Drittel laterodorsal des Humerus.
- Den **kranialen Zugang** wählt man für eine intramedulläre Stabilisierung. Lateral des Akromions wird die Haut über dem Tuberculum majus inzidiert und der M. deltoideus in Faserrichtung stumpf gespalten. Über dem Tuberculum majus kann man nun die Rotatorenmanschette längs durchtrennen.

Frakturtyp	Beispiel	Therapieprinzip
A Einfache Fraktur		
A 1	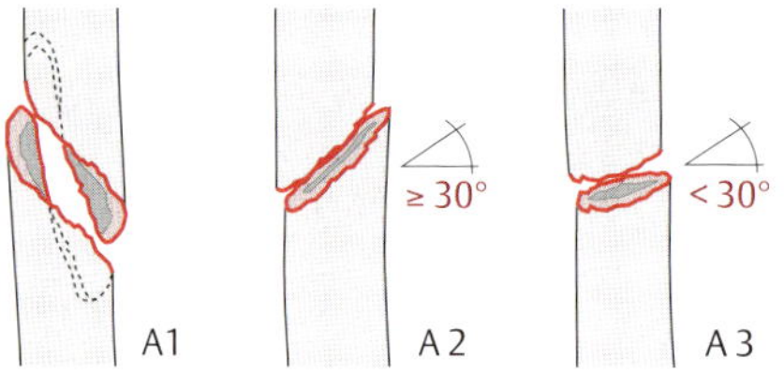	konservativ (Gilchrist, Brace)
A 2		relative Operationsindikation (Platte, intramedulläre Schienung)
A 3		
B Keilfraktur		
B 1	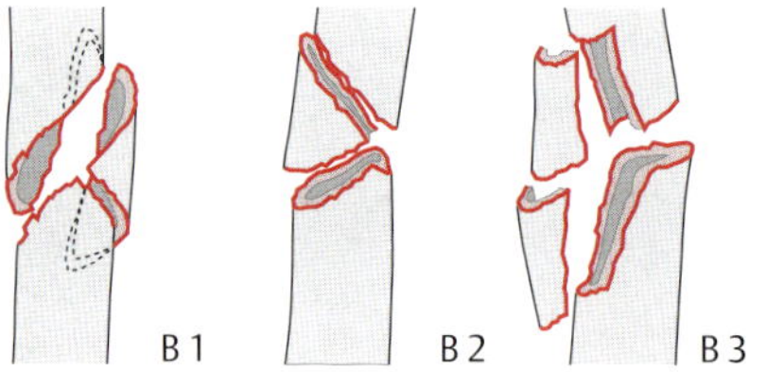	konservativ
B 2		relative Operationsindikation (Platte, Verriegelungsnagel)
B 3		
C Komplexe Fraktur		
C 1	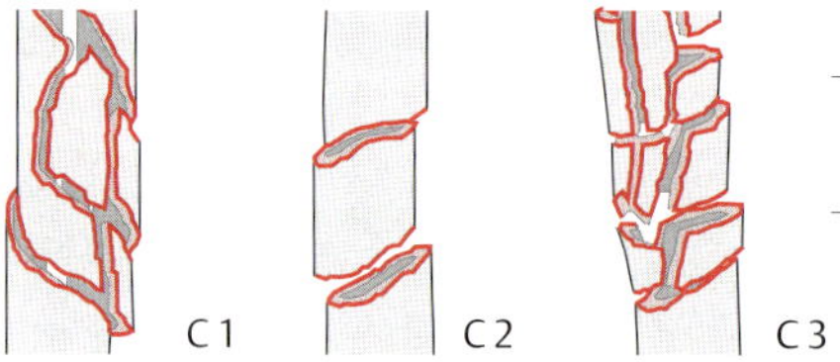	konservativ oder DC-Platte
C 2		konservativ oder Nagelung
C 3		konservativ oder DC-Platte oder intramedulläres Implantat

- Der **distale Zugang** wird für die retrograde Einführung intramedullärer Implantate gewählt. Nach Längsspaltung der Trizepssehne wird 1 cm proximal der Fossa olecrani der Markraum mit Bohrer oder Pfriem eröffnet und ein Loch von 1 x 2 cm geschaffen.

22.4.3.2 Konservative Therapie

- Die konservative Therapie mit **Gipsschiene** und **Brace** ist das Verfahren der Wahl für die Frakturen ohne absolute oder relative Operationsindikation. Nach 1–2 Wochen Ruhigstellung im Gilchrist-Verband wird der Arm 4–6 Wochen lang mit einem angepassten Brace behandelt. Eine ideale Indikation sind die Frakturen in Schaftmitte.
- Mögliche **Komplikationen** der konservativen Behandlung sind eine verzögerte Bruchheilung bei Querfrakturen, die Pseudarthrosebildung in 1–9 % und Dislokationen. Eine Achsabweichung bis 20° und Rotationsfehler bis 10° werden ohne Funktionseinschränkung toleriert.

22.4.3.3 Operative Therapie

Absolute OP-Indikationen

- Oberarmfrakturen mit primärer oder sekundärer Radialisparese (20–33 %) weisen intraoperativ Schädigungen auf, die im Spontanverlauf irreversible Schäden ergeben hätten. Die Indikation zur Revision ist um so dringender, je komplexer und je distaler die Fraktur ist).
- offene Frakturen (II. und III. Grades)
- Frakturen mit begleitenden Gefäßverletzungen.
- Polytraumatisierte
- pathologische Frakturen
- Pseudarthrosen

Relative OP-Indikationen

- Ober- und Unterarmfrakturen (Kettenfrakturen)
- beidseitige Oberarmschaftfrakturen
- A2- und A3-Frakturen
- Alter und Adipositas per magna

Plattenosteosynthese

- Sie ist bei einer Beteiligung des N. radialis (Nervendarstellung) und bei pathologischen Frakturen wegen der Möglichkeit der gleichzeitigen Gewebeprobe das Verfahren der Wahl. Bei den anderen Indikationen können auch die nachfolgend genannten Verfahren angewandt werden.
- Am häufigsten kommt eine breite 4,5-mm-DCP zum Einsatz. Die LC-DC-Platte und die schmale 4,5-mm-DCP sind den dünnen, schmalen Knochen vorbehalten. Erforderlich ist jedoch bei allen Plattenimplantaten, dass in jedem Hauptfragment mindestens 6 Kortikales gefasst werden.
- Eine Schrägfraktur wird durch eine Kompessionsschraube zusätzlich unter Druck gebracht.
- Eine Trümmerzone erfordert eine zusätzliche Spongiosaanlagerung.
- Bei Frakturen der Kategorie C sollte das Prinzip der überbrückenden Osteosynthese ohne Trennung der Fragmente von ihren Gefäßen beachtet werden.
- Bei Pseudarthrosen und Refrakturen nach Querfrakturen kommt ebenfalls die Plattenosteosynthese in Verbindung mit einer Spongiosaplastik zur Anwendung.

Intramedulläre Stabilisierung

- Durch die intramedulläre Schienung können Verletzte mit zusätzlichen Frakturen der unteren Extremität rascher mobilisiert werden.
- Ideale Indikationen sind kurze Schräg- und Querbrüche.
- elastische Fixierung: Bündelnagelung, Rush-Pins, Prevot-Nägel, Endohelix
- starre Systeme: Seidel-Nagel (mit Spreizkonus), Verriegelungsnagel, Küntscher-Nagel, UHN, Russel-Taylor-Nagel, Krallennagel
- **Bündelnagelung:** (Hackethal)
  - Dieses Verfahren eignet sich nicht für offene Frakturen und Radialisläsionen. Bei Kettenfrakturen bzw. bei Patienten mit mehreren Frakturen ermöglicht es jedoch eine frühe funktionelle Behandlung. A3- und Frakturen der Gruppe B sind geeignete Indikationen für dieses Verfahren.
  - 3 Bündelnägel sollten in den Kondylen verspreizt werden. Den 1. und den 2. Nagel platziert man in den Condylus ulnaris. Proximal davon werden durch das Einschlagloch, das sich am Tuberculum majus befindet, so viele Nägel eingebracht, bis alle Nägel fest miteinander verklemmt sind. In 8 % der Fälle kommt es dennoch zur Nagellockerung.
- **Verriegelungsnagel**
  - Durch die Verriegelung wird eine Rotationsstabilität erreicht. Als Implantat eignet sich ein Seidel-Nagel, ein AO-Nagel oder ein Delta-Nagel der Stärke 7–12 mm bei allen Frakturtypen.

- Bedingung ist jedoch ein Mindestabstand der Fraktur von 3 cm zum Collum chirurgicum, um eine Verriegelung zu ermöglichen. Distal muss der Nagel 5 cm in das Fragment eindringen.
- Als Komplikationen sind zusätzliche Frakturen beim Einschlagen bzw. ein subakromiales Impingement-Syndrom durch zu lang gewählte Nägel möglich. In Einzelfällen kann eine postoperative Radialisparese auftreten.

- Der **Russel-Taylor-Nagel** wird retrograd und in Bauchlage eingebracht. Der Markraum wird durch den Zugang oberhalb der Fossa olecrani von Hand bis etwa 8 mm aufgebohrt. Bei Polytraumatisierten ist eine Bauchlage meist nicht möglich, so dass dieser Nagel hier nicht geeignet ist.

Fixateur externe

- nur bei Frakturen mit großen Weichteildefekten
- Auf den Verlauf des N. radialis muss geachtet werden, um seine Schädigung beim Einbringen der Schanz-Schrauben zu vermeiden.

22.4.4 Frakturen des distalen Humerus

AO-Klassifikation (13)

- **A: extraartikuläre Frakturen**
  - A1 apophysär
  - A2 metaphysär einfach
  - A3 metaphysär mehrfragmentär
- **B: partielle Gelenkfrakturen**
  - B1 lateral-sagittal
  - B2 medial-sagittal
  - B3 Frontalebene
- **C: intraartikuläre Frakturen**
  - C1 artikulär einfach, metaphysär einfach
  - C2 artikulär einfach, metaphysär mehrfragmentär
  - C3 mehrfragmentär

22.4.4.1 Zugangswege

- Der **dorsale Zugang** ermöglicht die beste Übersicht. Der Patient befindet sich in Bauchlage, der betroffene Arm wird über eine Rolle gelagert. Der Ellenhaken wird bogenförmig radial umschnitten und der N. ulnaris dargestellt. Man spaltet den M. triceps in seinem Faserverlauf. Zur Erweiterung des Zugangs oder wenn die Darstellung der Gelenkflächen notwendig ist (Frakturen der Gruppe C), wird die Olekranonspitze V-förmig abgetrennt (Olekranonosteotomie). Am Ende der Operation wird sie mit einer Zuggurtung refixiert.
- Der **radiale Zugang** kann zur Versorgung unikondylärer Frakturen oder zur Exstirpation freier Gelenkkörper genutzt werden. Die Inzision sollte eher etwas dorsal des Condylus radialis erfolgen, um eine bessere Übersicht zu erhalten. Der N. radialis befindet sich beugeseitig und wird durch den M. brachialis verdeckt. Der M. brachioradialis und der M . extensor carpi radialis longus werden von ihrem Ursprung am Epikondylus abgelöst.
- Der **ulnare Zugang** dient der Versorgung von Frakturen des Epicondylus ulnaris. Auf den Verlauf des N. ulnaris dorsal des Epicondylus muss man bei der Präparation und beim Einbringen von Implantaten unbedingt achten. Eine Darstellung des Nervs ist unerlässlich (ca. 10 % Schädigungen).

Frakturtyp	Beispiel	Therapieprinzip
A Extraartikuläre Fraktur		
A 1	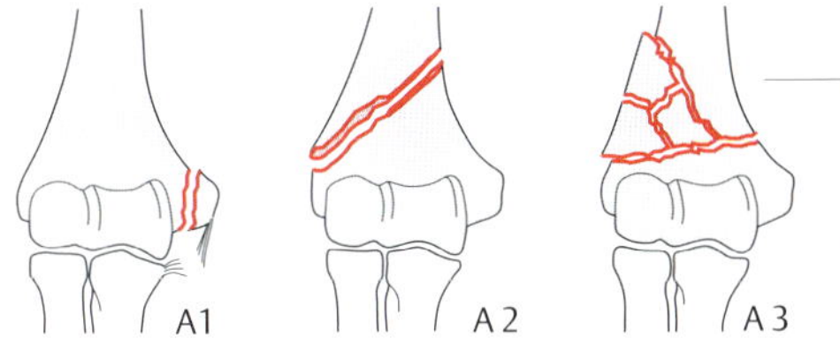	Zugschraube
A 2		Rekonstruktionsplatte
A 3		Platte + Keinfragment-Zugschraube
B Partielle Gelenkfraktur		
B 1	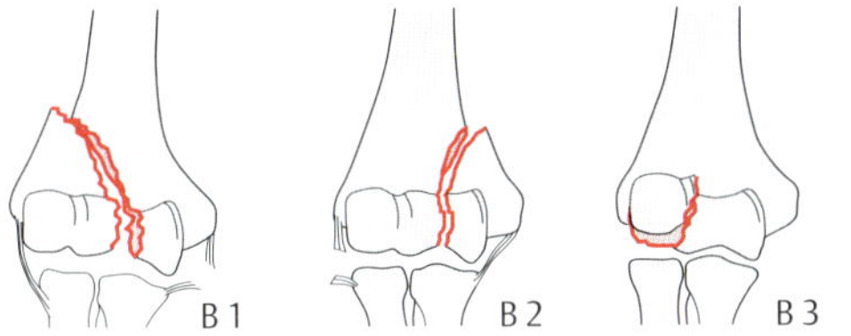	2 Zugschrauben
B 2		
B 3		
C Gelenkfraktur		
C 1	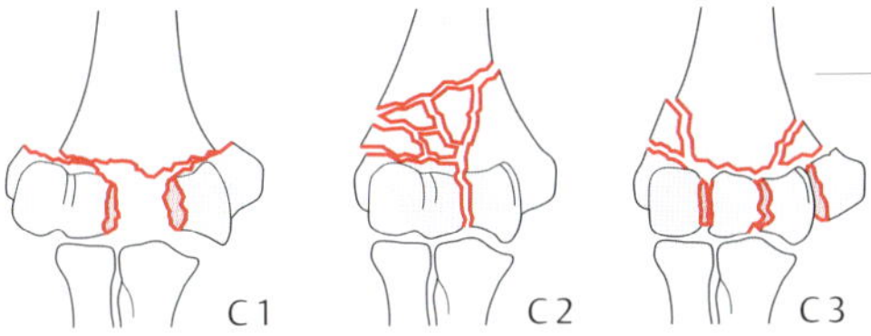	Zugschraube. Platte
C 2		transkondyl. Zugschrauben
C 3		Rekonstruktionsplatte, evtl. Spongiosaplastik

22.4.4.2 Therapie

Konservative Therapie

- Korrekt reponierbare, stabile suprakondyläre und kondyläre Frakturen sowie
- eine perkondyläre Trümmerfraktur (C3) beim osteoporotischen Knochen lassen sich durch eine **Oberarmgipsschiene** bzw. einen **Oberarmcast** ausbehandeln.

Operative Therapie

- Die **Kirschner-Drahtspickung** kommt bei einer Dislokation oder wenn sich die Fraktur nach der Reposition nicht retinieren lässt, zur Anwendung. Von jedem Kondylus aus wird ein Kirschner-Draht eingebohrt. In der Gegenkortikalis muss er sicheren Halt finden. Eine relevante Varusstellung nach der Ausheilung findet man bei 4 % der Patienten, insbesondere wenn eine exakte Reposition nicht erreicht wurde. Eine Ruhigstellung von 3–4 Wochen ist erforderlich. Im Übrigen ist dieses Verfahren eine Domäne der Versorgung kindlicher distaler Humerusfrakturen.
- Mit **Zugschrauben** lassen sich apophysäre (A1) und perkondyläre, monokondyläre (B1–B3) Frakturen behandeln. Es können 4,0-mm-Spongiosa- oder 3,5-mm-Kortikalis-Zugschrauben zum Einsatz kommen. Der Zugang erfolgt über separate ulnare bzw. radiale Inzisionen. Cave: N. ulnaris.

- Mit **Rekonstruktionsplatten, Kleinfragment-DC-Platten** oder **Drittelrohrplatten** werden die komplexeren Frakturen (A2, A3, C2, C3) wiederhergestellt. Die Platten müssen entsprechend den anatomischen Formen vorgebogen werden. Radialseitig wird die Platte dorsal angebracht, ulnarseitig empfiehlt sich eine Platzierung auf der Kante (N. ulnaris!). Taktischer Hinweis:
  - Rekonstruktion eines möglichst anatomiegerecht reponierten Gelenkblocks
  - transkondyläre quere Kompression durch eine Zugschraube
  - Defektauffüllung durch Spongiosa
  - Einfügen verbliebener Knochen und Gelenkanteile
  - Fixation mit Spickdrähten oder Schrauben
  - Reposition und Plattenosteosynthese des distalen Gelenkblocks mit dem proximalen Hauptfragment
  - Als **Komplikationen** sind Schädigungen des N. ulnaris (20 % bei unterlassener Darstellung) und der A. brachialis sowie Rotationsfehler und Varisierungsfehler von über 25° und auch heterotope ankylosierende Ossifikationen (bis zu 50 % bei Schädel-Hirn-Traumatisierten) bekannt.

Nachbehandlung

- Bei guten Wundverhältnissen und geringer Schwellung kann man bei einer stabilen Osteosynthese nach der Drainagenentfernung mit Bewegungsübungen anfangen. Bei einem stärkeren Ödem verschiebt sich der Beginn der Übungsbehandlung um einige Tage.
- Ist die Fraktur nur eingeschränkt übungsstabil versorgt, werden bis zur 3. Woche Übungen aus der Schiene heraus durchgeführt. Danach sollte der Arm freigegeben werden können.
- Eine Metallentfernung erfolgt in der Regel nur bei Materiallockerung oder im Rahmen eines Revisionseingriffes (Arthrolyse, Neurolyse).

22.5 Unterarm

22.5.1 Anatomie

Nervenversorgung

- Der **N. ulnaris** läuft auf der Streckseite des Ellenbogengelenkes am Condylus ulnaris durch den Sulcus n. ulnaris.
- Der **N. medianus** befindet sich in der Ellenbeuge auf der ulnaren Seite der distalen Bizepssehne und unterquert den M. pronator teres.
- Der **N. radialis** verläuft speichenseitig in der Ellenbeuge und wird radial vom M. brachioradialis bedeckt. Sein R. profundus durchbohrt den M. supinator. Eine enge Beziehung besteht zum Radiusköpfchen.

22.5.2 Frakturen des proximalen Unterarmes

AO-Klassifikation (21)

- **A: extraartikuläre Frakturen**
  - A1 Ulnafraktur, Radius intakt
  - A2 Radiusfraktur, Ulna intakt
  - A3 Fraktur beider Unterarmknochen

- **B: mit Gelenkfraktur eines Knochens**
  - B1 artikuläre Fraktur der Ulna, Radius intakt
  - B2 artikuläre Fraktur des Radius, Ulna intakt
  - B3 artikuläre Fraktur eines Knochens mit extraartikulärer Fraktur des anderen Knochens

- **C: mit Gelenkfraktur beider Knochen**
  - C1 einfach
  - C2 ein Knochen einfach, der andere mehrfach fragmentiert
  - C3 mehrfragmentär

Frakturtyp	**Beispiel**	**Therapieprinzip**
A Extraartikuläre Fraktur		
A 1	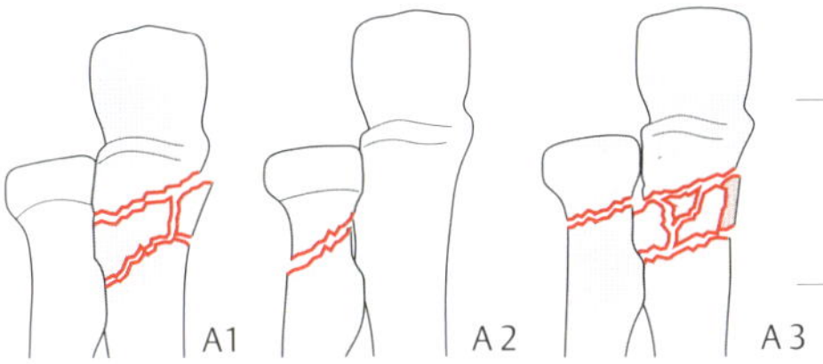	Zuggurtung, Platte
A 2		konservativ, abhängig von Dislokation
A 3		DC-Platte der Ulna
B Gelenkfraktur eines Knochens		
B 1	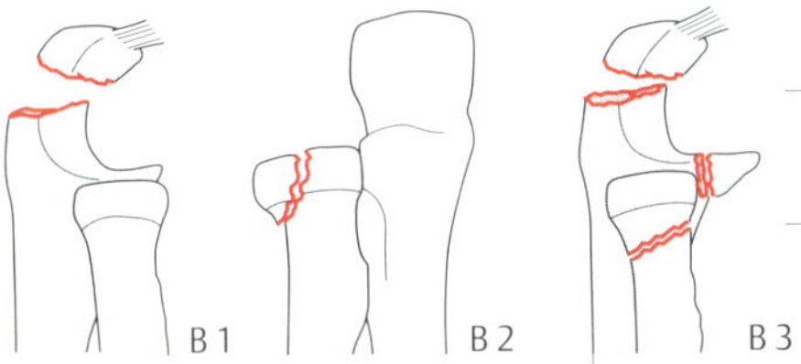	Zuggurtung
B 2		Minifragmentschraube bei Dislokation > 1 mm
B 3		Zuggurtung + Zugschraube
C Gelenkfraktur beider Knochen		
C 1	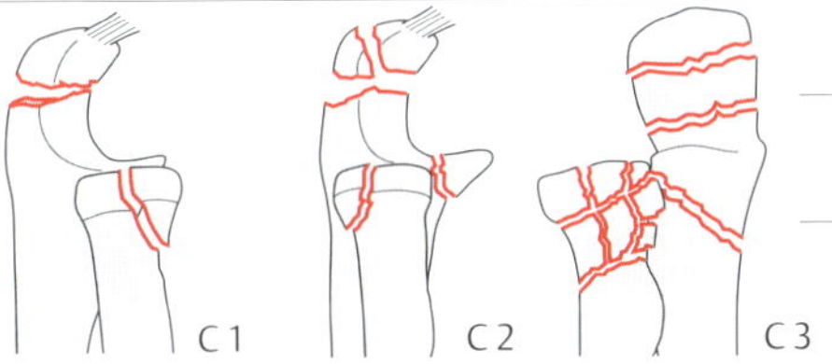	Zuggurtung + Minifragmentschraube
C 2		Zuggurtung + -schraube + Minifragmentschraube
C 3		Radiusköpfchenresektion + DC-Platte oder Zuggurtung

Einteilung der Radiusköpfchenfrakturen nach Bakalin/Carsten:

I = Abscherfraktur
II = Meißelfraktur (a–c)
III = Trümmerfraktur
IV = Impressionsfraktur
V = Radiushalsfraktur

Einteilung der Radiusköpfchenfrakturen nach Mason/Betz:

- A mit Gelenkbeteiligung:
  - A1 = Dislokation <1 mm
  - A2 = Dislokation >1 mm
  - A3 = Trümmerfraktur
- B mit Gelenkbeteiligung:
  - B1 = Dislokation <30°
  - B2 = Dislokation >30°

- C im Wachstumsalter:
  - C1 mit Beteiligung der Gelenkfläche (Salter)
  - C2 ohne Beteiligung der Gelenkfläche (Judet)
- D in Fehlstellung verheilte Fraktur

22.5.2.1 Zugangswege

- Eine **Olekranonfraktur** lässt sich über einen Zugang auf der Streckseite des Ellenbogengelenks unter radialseitiger Umschneidung des Olekranons versorgen (Boyd und Thompson). Der Patient verbleibt in Rückenlage. Bequemer und übersichtlicher ist die Bauchlage mit Lagerung des Armes über eine Rolle.
- Zur Versorgung von Frakturen an der **proximalen Ulna** bietet sich eine Inzision 0,5 cm dorsal der palpablen Ulnakante als Schnittverlängerung an. Der Knochen befindet sich hier direkt unter der Inzision.
- Bei **Radiusköpfchenfrakturen** wählt man einen dorsoradialen Zugang (Kocher): 1 Querfinger radial der Ulnakante wird die Haut inzidiert. Der M. anconeus und der darunter liegende M. extensor carpi ulnaris werden an ihrem Ansatz abgelöst. Notwendig ist die Darstellung des R. profundus n. radialis, welcher in diesem Bereich den M. supinator durchbohrt.
- Ist ein Eingriff am **proximalen Radiusschaft** beabsichtigt, wird die Haut entlang einer Linie zwischen Epicondylus radialis und dem Processus styloideus radii inzidiert (Thompson). Die Präparation führt man zwischen dem M. extensor digitorum communis und dem M. extensor carpi radialis brevis unter Schonung des R. profundus n. radialis fort, der hier nach seinem Durchtritt durch den M. supinator erkennbar wird. Die Leitmuskeln des N. radialis distal hiervon sind M. abductor pollicis longus und Mm. extensores pollicis longus et brevis.

22.5.2.2 Therapie

Konservative Therapie

- Isolierte gering dislozierte extraartikuläre Radiusköpfchenfrakuren (A2) werden mittels Gipsschiene für 1 Woche ruhiggestellt.
- Unverschobene unvollständige Olekranonfrakturen benötigen 2–3 Wochen Immobilisation.

Operative Therapie

- **Zuggurtungsosteosynthese der Olekranonfrakturen** (A1, B1, B3, C1–C3): Über den dorsalen Zugang wird die Frakturzone dargestellt und von Interponaten gereinigt. Nach der anatomischern Reposition werden 2 Kirschner-Drähte parallel zueinander vom Ellenhaken eingebohrt. Diese sollen so schräg eingebohrt werden, dass sie in der beugeseitigen Gegenkortikalis etwas distal des Processus coronoideus festen Halt finden. Die Ulna wird distal der Fraktur quer mit einem 2,0-mm-Bohrer durchbohrt. Durch dieses Loch schiebt man nun einen 1,6-mm-Draht, aus dem anschließend die Drahtschlinge der Zuggurtung geformt wird. Proximal wird die Schlaufe unter der Trizepssehne durchgeführt. Mit 2 bzw. einem Zwickel kann man jetzt die Fraktur unter Kompression bringen. Die Kirschner-Drähte werden gekürzt und um 180° umgebogen und in der Kortikalis versenkt.
- Ein **Abriss des Processus coronoideus** kann mit einer **Zugschraube** refixiert werden. Ein Verlust des Processus coronoideus führt zur ventralen Luxation der Trochlea humeri. Zur Rekonstruktion kann das Einbringen eines kortikospongiösen Spans vom Beckenkamm notwendig werden. Bei gleichzeitiger Radiusköpfchentrümmerfraktur kann hiervon auch ein Fragment transponiert werden.

- Bei **Trümmerfrakturen** (C2, C3) kann die proximale Ulna über einer **Drittelrohrplatte** rekonstruiert werden. Mit Zugschrauben wird eine interfragmentäre Kompression erreicht.
- Eine **Meißelfraktur des Radiusköpfchens** (B2, B3, C2) lässt sich mit **Minifragmentzugschrauben** rekonstruieren. Der Schraubenkopf muss im Knorpel vollständig versenkt werden. Eine spätere Entfernung der Implantate ist nicht vorgesehen.
  - Die Indikation zur operativen Therapie stellt sich bei einer Stufenbildung von >2 mm und einer Fragmentgröße von >1/3 der Gelenkfläche.
  - Lässt sich eine Osteosynthese bei Mehrfragmentfrakturen nicht durchführen, bietet sich die Radiusköpfchenresektion an. Die funktionellen Ergebnisse nach einer Resektion sind besser als die einer nichtübungsstabilen Osteosynthese.
- Bei einer **Impressionsfraktur des Radiushalses** ist zusätzlich zur Plattenosteosynthese eine **Spongiosaplastik** erforderlich.
- Eine **Monteggia-Fraktur** ([Luxations]fraktur des Radiusköpfchens und proximale Ulnafraktur) erfordert zunächst die Reposition der Ulna. Sie wird mit einer **DC-Platte** stabilisiert. Durch die Längenkorrektur kommt es meist zur spontanen Reposition des Radiusköpfchens. Es folgt die Osteosynthese des Radiusköpfchens. Das Lig. anulare wird adaptierend genäht.

22.5.3 Frakturen des Unterarmschaftes

AO-Klassifikation (22)

- **A: einfache Frakturen**
  - A1 Ulnafraktur, Radiusschaft intakt
  - A2 Radiusfraktur, Ulnaschaft intakt
  - A3 Fraktur beider Unterarmknochen
- **B: Keilfrakturen**
  - B1 Ulnafraktur, Radiusschaft intakt
  - B2 Radiusfraktur, Ulnaschaft intakt
  - B3 Keilfraktur eines Knochens in Kombination mit der Fraktur des anderen
- **C: komplexe Frakturen**
  - C1 Ulna mehrfach, Radius einfach
  - C2 Radius mehrfach, Ulna einfach
  - C3 beide Knochen mehrfach

22.5.3.1 Zugangswege

- Wie bei den Frakturen am proximalen Radius werden die Schaftfrakturen über einen **radialen Zugang** (Thompson) in der Linie zwischen Epicondylus radialis und dem Processus styloideus radii versorgt. Zwischen M. extensor carpi radialis und M. extensor digitorum wird die Frakturzone dargestellt. Dabei muss man auf den Verlauf des R. profundus n. radialis achten.
- Ein **palmarer Zugang** (Henry) orientiert sich an der Linie zwischen Bizepssehne und Processus styloideus radii. Die Faszie wird zwischen M. brachioradialis und M. flexor carpi radialis gespalten. **Cave**: R. superficialis n. radialis, der dem M. brachioradialis entlangläuft. Muskeläste der A. radialis müssen ligiert werden. Die Muskel- und Sehnenansätze des M. biceps brachii, des M. supinator, M. pronator teres, M. flexor digitorum communis superficialis, M. flexor pollicis longus und des M. pronator quadratus sind nun von proximal nach distal entlang des Radiusschaftes zu sehen.
- Der **Zugang zur Ulna** erfolgt 1 Querfinger dorsal der tastbaren Kante.
- Müssen beide Knochen operativ stabilisiert werden, ist darauf zu achten, dass zwischen beiden Inzisionen eine mindestens 5 cm breite Hautbrücke bestehen bleibt.

Frakturtyp	Beispiel	Therapieprinzip
A Einfache Fraktur		
A 1	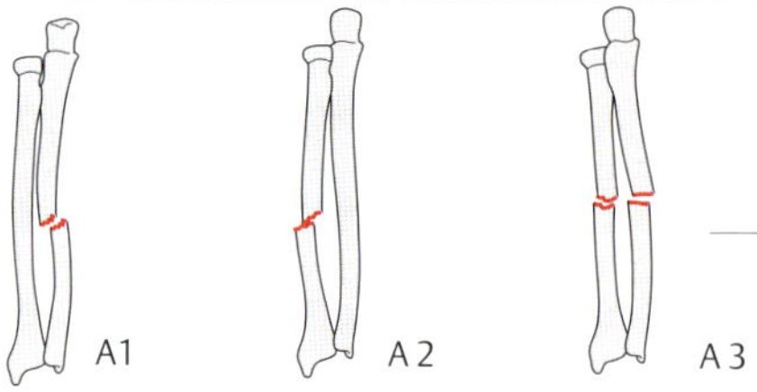	DC-Platte konservativ: unverschobene Schrägfraktur
A 2 **A 3**		DC-Platte(n)
B Keilfraktur		
B 1 **B 2** **B 3**	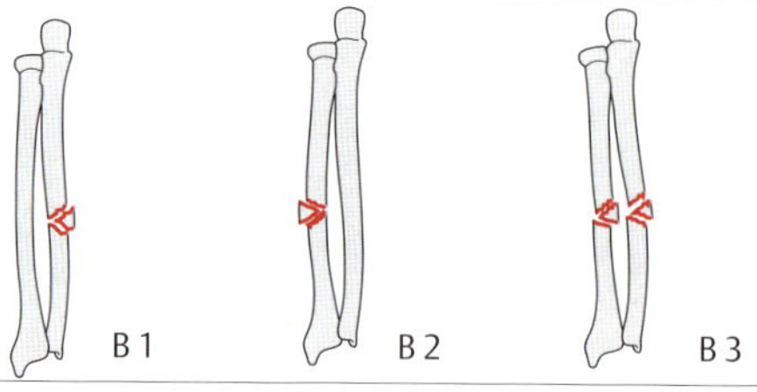	7/8-Loch-DC-Platte mit Zugschraube
C Komplexe Fraktur		
C 1 **C 2**	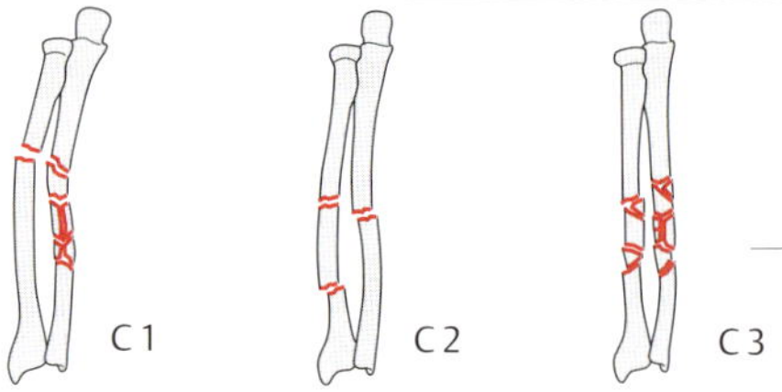	DC-Platte(n), ggf. Zugschraube
C 3		DC-Platte mit Spongiosaaplastik, ggf. Fixateur externe

22.5.3.2 Therapie

- **Unterarmschaftfrakturen** werden mit einer **3,5-mm-DC-Platte** behandelt. Mindestens 5 Kortikales sollen in jedem Hauptfragment gefasst werden. Das heißt, man benötigt eine Plattengröße von 6–10 Löchern. Die Platte muss dem Knochen exakt anmodelliert werden (Verwendung von weichen Schablonen als Vorlage). Größere ausgebrochene Keile werden mit Zugschrauben gefasst.
- **Trümmerfrakturen** werden durch Anlage **autologer Spongiosa** ergänzt.
- Sind **beide Unterarmknochen** gebrochen (A3, B3, C1–C3), beginnt die Reposition und Osteosynthese bei der leichter zugänglichen Fraktur. Dies ist meist die Ulna. Gelingt die Reposition des zweiten Knochens nicht, kann das Lösen der ersten Osteosynthese notwendig werden. Am Ende des Eingriffes muss die Pro- und die Supination frei sein.
- Der **Fixateur externe** kommt bei einer kombinierten Ulnaschaftfraktur mit distaler Radiusträmmerfraktur und bei offenen Frakturen II. und III. Grades sowie Frakturen mit größerem knöchernen Substanzverlust primär zur Anwendung. Die Montage erfolgt gelenküberbrückend zwischen dem distalen Radiusschaft und dem Mittelhandknochen II. Die Ulna wird in gewohnter Weise verplattet.
- Die **Galeazzi-Fraktur** (Radiusfraktur mit distaler Ellenluxation) wird durch anatomische Reposition und **Plattenosteosynthese** behandelt. Das distale Radioulnargelenk reponiert sich hierbei meist spontan. In einer Gipsschiene, die für 3–6 Wochen

angelegt wird, kann die ligamentäre Heilung abgewartet werden. Bleibt jedoch eine radioulnare Subluxation bestehen, muss das Gelenk durch eine dorsale Inzision dargestellt und von Interponaten befreit werden. Die dorsale Kapsel kann genäht, das Radioulnargelenk mit einem **Spickdraht** etwa für 6 Wochen fixiert werden.

- Besteht der geringste Verdacht auf ein **drohendes Kompartmentsyndrom**, so ist eine ausgedehnte **Fasziotomie** erforderlich. Um Schädigungen des N. medianus zu vermeiden, muss auch das Retinaculum flexorum an der Handwurzel gespalten werden.

22.5.4 Frakturen des distalen Unterarmes

Frakturtyp	Beispiel	Therapieprinzip
A Extraartikuläre Fraktur		
A 1	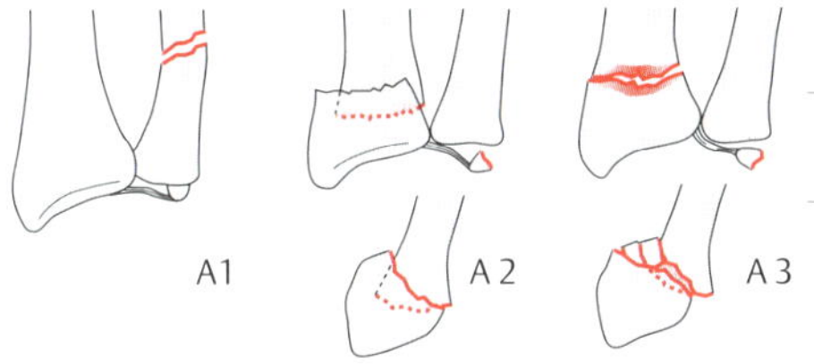	konservativ
A 2		konservativ, evtl. Spickung
A 3		Spickung, dorsale oder volare T-Platte (+ Spongiosaplastik), Fixateur
B Partielle Gelenkfraktur		
B 1	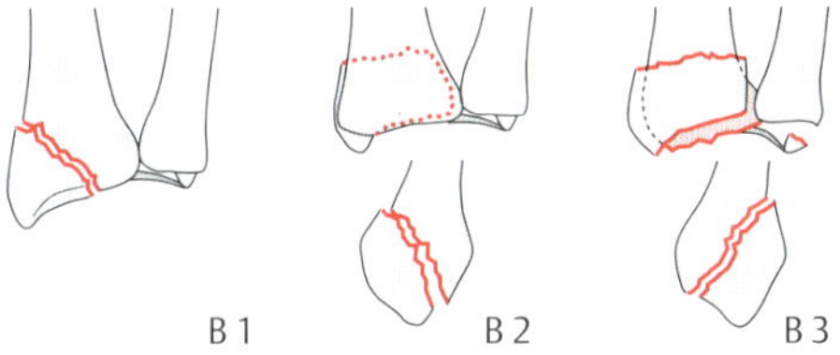	Zugschraube, Draht
B 2		dorsale T-Platte
B 3		volare T-Platte
C Vollständige Gelenkfraktur		
C 1	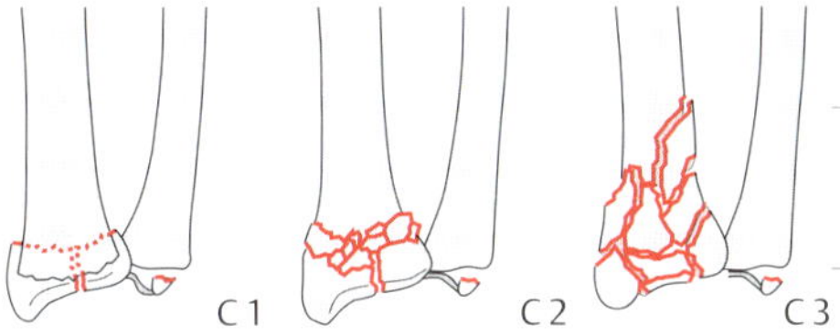	T-Platte, Zugschraube, Spongiosaplastik
C 2		Fixateur oder T-Platte mit Spongiosa
C 3		Fixateur externe

AO-Klassifikation (23)

- **A: extraartikuläre Frakturen**
  - A1 Ulnafraktur, Radius intakt
  - A2 Radiusfraktur, einfach und impaktiert
  - A3 Radiusfraktur, mehrfragmentär
- **B: partielle Gelenkfrakturen des Radius**
  - B1 in der Sagittalebene
  - B2 an der dorsalen Kante
  - B3 an der volaren Kante (Goyrand-Smith II)

- **C: vollständige Gelenkfrakturen des Radius**
  - C1 artikulär einfach, metaphysär einfach
  - C2 artikulär einfach, metaphysär mehrfragmentär
  - C3 mehrfragmentär

22.5.4.1 Zugangswege

- **volarer Zugang** zur Durchführung einer Plattenosteosynthese am distalen Radius (B3, C2, C3): Hautinzision über dem distalen Radius, volarseitig. In distaler Richtung wird der Schnitt jenseits der Handgelenkbeugefalte entlang der Thenarfalte fortgesetzt. Der N. medianus, der M. flexor carpi radialis und der M. flexor pollicis longus werden ulnar abgedrängt. Die Präparation erfolgt unmittelbar entlang der Sehne des M. flexor carpi radialis. Die Fraktur wird durch eine radialseitige Ablösung des M. pronator quadratus freigelegt. Das Retinaculum flexorum wird gespalten, um ein drohendes Kompressionssyndrom des N. medianus zu vermeiden.
- Beim **dorsalen Zugang** ist ein geradliniges direktes Präparieren auf die Speiche unter Schonung der Strecksehnen möglich. Der Hautschnitt reicht von der Basis des 3. Mittelhandknochens etwa 10 cm in proximaler Richtung. Das Retinaculum extensorum wird zwischen den Sehnenfächern des M. extensor pollicis longus und des M. extensor carpi radialis gespalten.

22.5.4.2 Therapie

Konservative Therapie

- Die am häufigsten vorkommenden **Frakturen (Colles: A2, A3)** lassen sich **geschlossen reponieren.**
- Bei einer Redislokation oder wenn die Reposition nicht gehalten werden kann sowie bei A3.1/A3.2-Frakturen ist eine **Spickdrahtosteosynthese** erforderlich.

Operative Therapie

- Ein **isolierter Abriss des Processus styloideus** (B1) lässt sich sowohl mit Spickdraht als auch mit einer **Zugschraube** refixieren. Eine Schraubenosteosynthese ermöglicht eine funktionelle Nachbehandlung.
- Eine **dorsal dislozierte Fraktur** (Barton: B2) und **dorsale Trümmerzonen** werden mit einer dorsalen **T-Platte** stabilisiert. Hierzu wird das Retinaculum extensorum durchtrennt und nach der Osteosynthese über der Platte wieder verschlossen, um die Strecksehnen zu schonen. Probleme sind die geringe Weichteildeckung und eine Irritation der Strecksehnen.
- Eine **volar dislozierte Fraktur** (Smith: B3) versorgt man mit einer volar angelegten **T-Platte.** Zusätzlich ist die Spaltung des Karpaltunnels möglich, um einem Medianuskompressionssyndrom vorzubeugen. Der M. pronator quadratus wird von der volaren Radiusfläche abgelöst. Die Plattenosteosynthese ermöglicht eine Nachbehandlung ohne Gipsimmobilisation. Schwierigkeiten gibt es bei der Fixation der Schrauben im osteoporotischen Knochen. Hier ist eine Spongiosaauffüllung hilfreich.
- Die **komplexen C-Frakturen** oder auch die **A3.3-Frakturen** (d. h. Mehrfragmentfrakturen, Frakturen mit Gelenkbeteiligung und Frakturen bei Osteoporose) sind eine Domäne des **Fixateur externe.** Es handelt sich um ein weichteilschonendes Verfahren. Die Ruhigstellung mit dem Fixateur dauert ca. 6 Wochen.
  - Zusätzlich können aber auch Zugschrauben zur Stabilisierung der gelenkflächenbildenden Fragmente im Sinne einer Verfahrenskombination eingebracht werden.

  - Bei komplexen C-Frakturen können auch Spickdrahtfixationen oder die Reposition an einer T-Platte zur Anwendung kommen. Die distalen Schrauben müssen jedoch im distalen Fragment festen Halt finden. Spongiosaplastiken ergänzen den Eingriff.

Nachbehandlung

- **Olekranon**- und **Radiusköpfchenfrakturen** sowie **plattenosteosynthetisch versorgte Schaftfrakturen** können funktionell nachbehandelt werden. Nach der Entfernung der Drainagen wird die Übungsbehandlung aus der Schiene heraus aufgenommen.
- Die **Galeazzi-Fraktur** und die **Monteggia-Fraktur** werden nach der Plattenosteosynthese und Reposition des Ulnaköpfchens 3 Wochen im Oberarmgipsverband ruhiggestellt.
- **Distale Radiusfrakturen** werden 4–6 Wochen im Gips bzw. mit einer Schiene ruhiggestellt, wenn sie nicht mit einer Plattenosteosynthese übungsstabil versorgt wurden. Die Behandlung muss der Gefahr eines Reflexdystrophiesyndroms (Morbus Sudeck) Rechnung tragen. So sollte ein Oberarmgips nicht länger als 2–3 Wochen angelegt sein. Ab der 6. Woche ist eine Ergotherapie notwendig.

22.6 Hand

22.6.1 Frakturen der Handwurzel

Anatomie

- **Handwurzelknochen**
  - proximale Reihe: Os scaphoideum (Naviculare), Os lunatum, Os triquetrum, Os pisiforme
  - distale Reihe: Os trapezium, Os trapezoideum, Os capitatum, Os hamatum
- Bei Flexion rotiert das Kahnbein, bei Dorsalextension das Os lunatum.
- Volar ist die Handwurzel konkav und umwölbt den Karpalkanal, der beugeseitig vom Retinaculum flexorum begrenzt wird. Mit den Beugesehnen der Langfinger verläuft hier der N. medianus.
- Auf der ulnaren Seite der Handgelenkbeugefalte befindet sich die Loge de Guyon. Sie ist eine Engstelle des N. ulnaris und kann posttraumatisch zu Schädigungen im Sinne einer Krallenfingerbildung des 4. und 5. Fingers führen. Die Sensibilität des Handrückens ist aufgrund des Abgangs des sensiblen R. dorsalis vor dem Nervenkanal erhalten.

Pathogenese

- Die häufigste Fraktur der Handwurzel ist die Navikularefraktur. Man findet Querfrakturen (ca. 70 %), Horizontal- und Schrägbrüche. Bei letzteren kommt es am häufigsten zu einer Beeinträchtigung der Blutversorgung und zu einer späteren Pseudarthrose.
- Von klinischer Bedeutung sind ferner die perilunäre Luxation und die transnavikuloperilunäre Luxationsfraktur (De Quervain).

Diagnostik

- Der Hauptschmerz einer Navikularefraktur ist bei der klinischen Untersuchung in der Tabatière lokalisiert. Eine Stauchung des Daumens führt zur Schmerzverstärkung.
- Röntgenaufnahmen der Hand in 2 Ebenen gehören zur Basisdiagnostik.
- Beim Verdacht auf eine Navikularefraktur sichern weitere Zielaufnahmen (Navikulare-Quartett) die Diagnose.
- Eine Luxation des Mondbeines ist in der seitlichen Handwurzelaufnahme durch den Verlust der Mondsilhouette bzw. deren volares Abkippen und durch die Formänderung in der a.–p.-Aufnahme vom Quadrat zum Dreieck zu erkennen.

22.6.1.1 Zugangswege

- **volarer Zugang zum Os naviculare**: Lagerung der Hand in Extensionsstellung. Parallel zur Sehne des M. flexor carpi radialis wird die Haut inzidiert. Die A. radialis und der R. superficialis n. radialis werden radial davon beiseite gehalten. Die Sehne und der R. palmaris n. mediani werden ulnar gehalten. Die Thenarmuskulatur wird vom fibrösen Boden des Sehnenkanals abgeschoben. Nach dem Spalten des radialen Handwurzelbandes kommt das Os naviculare zur Darstellung.
- **palmarer Zugang zur Handwurzel**: Hautinzision entlang des Thenars bis zur Handgelenkbeugefalte. Das Retinaculum flexorum wird ulnar der Sehne des M. palmaris longus und radial des N. medianus gespalten. Die langen Fingerbeugersehnen und der N. medianus lassen sich nun ulnar luxieren. Die Handwurzel ist nach dem Spalten der ligamentären Strukturen zugänglich.
- **Zugang zum Daumensattelgelenk (Gedda/Moberg)**: proximal palmar vom Tuberculum ossis scaphoidei bis distal dorsal jenseits der Basis des MHK I. Schonung der Zweige des N. radialis und der A. radialis. Darstellung der Sehne des M. extensor pollicis longus, die ulnar/dorsal gehalten wird, der Sehnen des M. extensor pollicis brevis und des M. abductor pollicis longus, die radial gehalten werden. Längsspaltung der Thenarmuskulatur. Aufsuchen der Gelenkkapsel.
- **dorsoulnarer Zugang zum Daumensattelgelenk**: Hautinzision dorsoulnar über dem Sattelgelenk. Die Extensorensehne wird radialwärts beiseite gehalten. Der R. superficialis n. radialis wird ulnarwärts abgedrängt. Darstellung der Gelenkkapsel und der angrenzenden knöchernen Strukturen.

22.6.1.2 Therapie

Konservative Therapie

- **Unverschobene Kahnbeinfrakturen** werden im Oberarmgips (bei Schwellung im Schienenverband) mit Daumeneinschluss für 6 Wochen ruhiggestellt. Danach wird für weitere 6 Wochen ein Unterarmgips mit Daumeneinschluss angelegt.
- Die **perilunäre Luxation** muss sofort durch Aushängen und beugeseitigen Druck reponiert werden. Besteht ein Repositionshindernis, z. B. eine knopflochartige Kapselenge, muss die Reposition offen erfolgen.

Operative Therapie

- **Verschobene** und **instabile Frakturen des Os naviculare** werden mit der Herbert-Schraube (jedes Schraubenende ist mit einem unterschiedlich steilen Gewinde ausgestattet), die perkutan über einen Spickdraht in der Längsachse des Os scaphoideum appliziert wird, behandelt. Offen werden sie durch einen volaren Zugang über dem Kahnbein bzw. dem Radiokarpalgelenk mit einer Kortikaliszugschraube und Spickdraht versorgt. Einige Autoren führen die Kahnbeinosteosynthese als primäres Verfahren auch bei unverschobenen Frakturen durch, um die lange Immobilisation durch eine übungsstabile Osteosynthese abzukürzen.
- Die **transnavikuläre perilunäre Luxation** wird primär offen reponiert und osteosynthetisch (Schraube plus Draht) versorgt.
- Eine **Kahnbeinpseudarthrose** kommt am häufigsten bei proximalen Querfrakturen vor. Sie stellt eine Instabilität der Handwurzel dar und muss zur Vermeidung einer Sekundärarthrose so früh wie möglich behandelt werden. Mögliche Verfahren sind:
  - Resektion und Verschraubung bei instabilen Pseudarthrosen im mittleren Drittel und Fehlen degenerativer Veränderungen und wenn die Implantate ein festes Widerlager finden
  - Matte-Russe-Plastik: Ausbohren des Kahnbeins, Ausfüllung mit einem kortikospongiösen Span und anschließende Ruhigstellung mit Radialadduktion der

Handwurzel, wenn die Pseudarthrose stabil ist und degenerative Veränderungen fehlen
- Matti-Russe-Plastik II: Ein pilzförmiger kortikospongiöser Span wird bei einem proximalen avitalen Fragment übertragen. Eventuell Ergänzung durch Kompressionsosteosynthese mittels Herbertschraube (Preißer)
- Transposition eines vaskularisierten kortikospongiösen Blocks aus dem distalen Radius (aus dem Bereich des Ansatzes des M. pronator quadratus) (Braun). Alternative Methode nach Pechlaner: freies gefäßgestieltes Transplantat vom Beckenkamm mit einem Stiel aus der A. circumflexa ilium profunda
- Matti-Russe-Plastik plus Resektion des Processus styloideus radii oder Skaphoidexzision und mediokarpale Teilarthrodese bei degenerativer Destruktion und radialem Kollaps der Handwurzel (SLAC I)
- Handgelenkarthrodese mit einer Platte oder mit Spickdrähten bei schweren schmerzhaften degenerativen Destruktionen (SLAC III)
- Denervierung nach Wilhelm bei eingetretener Arthrose als Palliativmaßnahme

22.6.2 Mittelhandfrakturen

Anatomie

- Die Basen der Mittelhandknochen schließen sich dem Bogen der Handwurzelknochen an. Untereinander sind die Basen und die Karpalknochen mit straffen Bändern verbunden. Die Beweglichkeit der Knochen gegeneinander ist dadurch weitgehend aufgehoben.
- Eine zentrale Rolle in diesem Gefüge spielt das Os capitatum, an das die Basen der Mittelhandknochen II–IV grenzen. Die Basis des MHK I bildet ein Sattelgelenk. An ihr setzt außenseitig die Sehne des M. abductor pollicis longus an. Dies kann zur Fragmentdislokation bei Basisfrakturen des I. Mittelhandknochens führen.

Pathogenese

- Die Schaftfrakturen der Mittelhand entstehen z. B. bei Fauststößen oder bei Stürzen auf den abduzierten Daumen.
- Bei der intraartikulären Bennett-Fraktur der Basis des MHK I kommt es zur Dislokation des Fragmentes und zur Luxation des Sattelgelenkes.
- Eine weitere häufige Frakturform stellt die Rolando-Fraktur des I. Mittelhandknochens dar. Die Y-förmige Frakturlinie trennt die in sich gebrochene Basis vom Schaft des Metakarpale I.
- Die distale Fraktur des V. Mittelhandknochens ist die häufigste Mittelhandfraktur (Bennett-Frakturen stehen an zweiter Stelle).

Diagnostik

- Die klinische Untersuchung zeigt die Schmerzpunkte, den Funktionsverlust, Sensibilitätsstörungen und Deformitäten bei Schaftfrakturen.
- Röntgenaufnahmen der Hand in 2 Ebenen; wenn die Position der Mittelhandknochen zur Handwurzel beurteilt werden soll, ist eine strenge seitliche Projektion wichtig, um Luxationen durch Überlagerungen nicht zu übersehen.

22.6.2.1 Therapie

Konservative Therapie

- Bei unverschobenen Frakturen wird eine volare Gipsschiene für 3 Wochen angelegt.

Operative Therapie

- Nach geschlossener Reposition lassen sich **Schrägfrakturen des Schaftes** mit gekreuzten, von distal eingebrachten Spickdrähten fixieren.

- Plattenosteosynthesen führt man über dorsale Längsinzisionen zwischen den Metakarpalknochen durch. Miniplättchen oder L-Plättchen werden von dorsal angeschraubt. Dieses Verfahren ist für **Quer-** und **kurze Schrägfrakturen** geeignet. Wegen der erhöhten Infektionsgefahr muss man auf den Weichteilmantel besondere Rücksicht nehmen.
- **Dislozierte subkapitale Frakturen** lassen sich geschlossen reponieren und werden von der Basis aus mit einem 1,4 mm starken Kirschner-Draht intramedullär geschient. Das K-Drahtende darf den Knochen bis zu 5 mm überragen und wird subkutan versenkt.
- Manchmal gelingt eine geschlossene Reposition der **Bennett-Fraktur**, die dann mit Spickdrähten fixiert oder falls nötig auch am MHK II transfixiert wird. Beim Vorliegen von Repositionshindernissen ist eine offene Behandlung mit Einbringen von 2,0-mm-Minifragmentschrauben notwendig. Der Zugang erfolgt von der radiopalmaren Thenarbasis aus (Moberg). Die Thenarmuskulatur wird von der Kapsel des Sattelgelenkes abgehoben und soweit wie notwendig eingekerbt.
- Die **Fraktur vom Rolando-Typ** lässt sich am besten mit einer T-Plattenosteosynthese versorgen. Die Fixation erfolgt mit 2,0-mm-Kortikalisschrauben. Als Zugang eignet sich die dorsoulnare Inzision.
- Die **Winterstein-Fraktur** (extraartikuläre Basisfraktur) kann mit Spickdrähten stabilisiert werden.

Nachbehandlung

- Postoperativ ist eine Gipsschiene notwendig. Übungsstabil versorgte Frakturen können dann nach der Abschwellung physiotherapeutisch nachbehandelt werden.

22.6.3 Frakturen der Phalangen

Anatomie

Alle Strahlen der gebeugten Hand konvergieren auf das Os scaphoideum.
Eine Abweichung davon lässt auf einen Rotationsfehler schließen.

Einteilung

Zu unterscheiden sind Schräg- und Torsionsbrüche, Quer- und Trümmerfrakturen sowie knöcherne Ausrisse der Beuge- und Strecksehnen.

22.6.3.1 Therapie

Konservative Therapie

- Bei den meisten Frakturen ist eine Behandlung mit Gipsimmobilisation ausreichend. Auf die korrekte Anlage der Schiene mit 90° Beugung in der Hohlhandfalte und 80–90° Beugung unter dem distalen Drittel des Grundglieds muss geachtet werden.

Operative Therapie

- Kurze Schräg-, Quer- und Torsionsbrüche, die eine Neigung zur Dislokation haben, werden mit Spickdrähten stabilisiert.
- Eine Plattenosteosynthese sollte bei langen Schrägfrakturen mit mehreren Fragmenten einer solitären Schraubenosteosynthese vorgezogen werden.
- Wenn eine Platte anzubringen ist, sollte diese über eine dorsolaterale Inzision unter Schonung der Strecksehne, der Gefäße und Nerven eingebracht werden. Postoperativ bereiten oft Adhäsionen der Strecksehne Probleme.

22.7 Femur

22.7.1 Anatomie

Arterien

- Die **A. femoralis superficialis** verläuft medial des Femurs. Im Adduktorenkanal tritt sie auf die Rückseite des distalen Femurs und geht in die A. poplitea über.
- **Blutversorgung des Femurkopfes**
  - Ast der A. obturatoria im Lig. teres; physiologischer Gefäßverschluss zwischen 4. und 8.–12. Lebensjahr
  - Kapselgefäße, zur Versorgung der Randzone
  - intraossäre, metaphysäre Gefäße

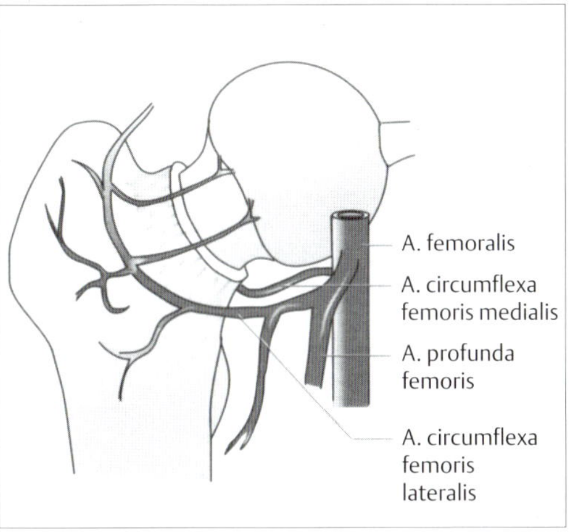

Abb. 22.8 Blutversorgung des Femurkopfes

Nerven

- Der **N. femoralis**, der durch die Lacuna muscolorum unter dem Leistenband verläuft, befindet sich unmittelbar ventral des Hüftgelenkes und kann dort durch den Einsatz von Hohmann-Hebeln beim ventralen und ventrolateralen Zugang geschädigt werden.
- Der **N. ischiadicus** verlässt das kleine Becken durch das Foramen infrapiriforme und verläuft im Fettgewebe unterhalb des M. gluteus maximus. Entlang des M. biceps femoris und des M. adductor magnus zieht er zur Kniekehle. Oberhalb des Kniegelenkes teilt er sich in die Äste N. tibialis und N. peroneus. Auf den N. ischiadicus muss man beim posterolateralen Zugang zum Femur besonders achten.

22.7.2 Hüftkopffrakturen

AO-Klassifikation (31)

- C: Femurkopffrakturen
  - C1 Abscherfraktur
  - C2 Impressionsfraktur
  - C3 Kombination von Kopf- und Halsfrakturen

Frakturtyp	Beispiel	Therapieprinzip
C 1 Abscherfrakturen		
C 1.1	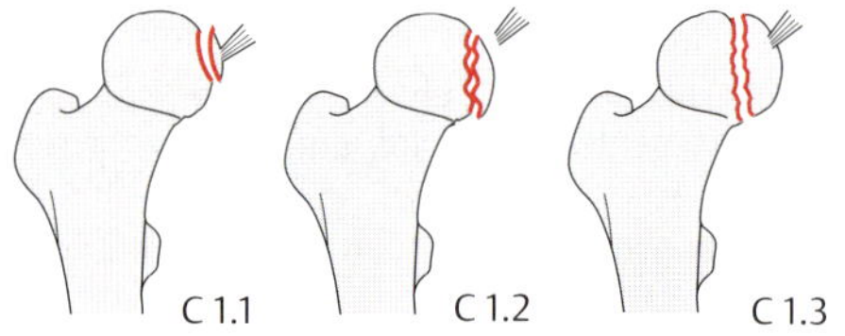	bei Dislokation geschlossene Reposition, ggf. offen
C 1.2		
C 1.3		offene Reposition, Verschraubung
C 2 Impressionsfrakturen		
C 2.1	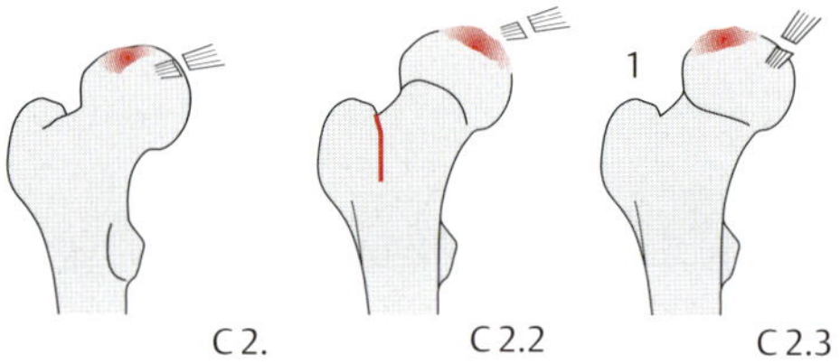	konservativ, ggf. Spongiosaplastik
C 2.2		intertrochantäre Korrekturosteotomie
C 2.3		
C 3 Kombination von Kopf- und Halsfrakturen		
C 3.1	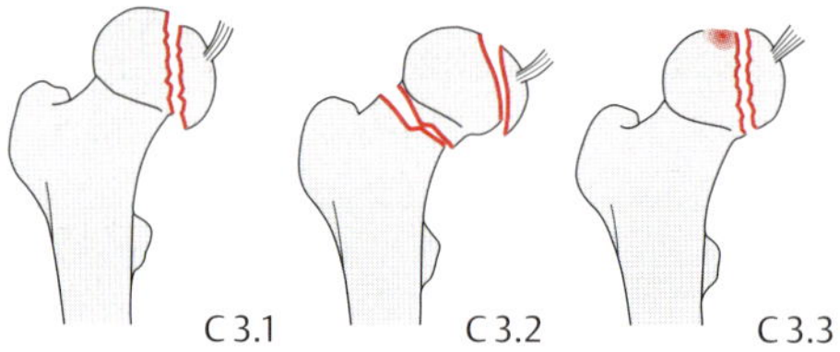	Spongiosaplastik, transchondrale Schraubenfixation
C 3.2		TEP bei avaskulärem Hauptfragment
C 3.3		Spongiosaplastik, Verschraubung als Erhaltungsversuch beim Jugendlichen

Pipkin unterscheidet 4 Frakturtypen am Femurkopf:

- I Hüftluxation mit Kopffraktur kaudal der Fovea capitis femoris
- II Hüftluxation mit Kopffraktur kranial der Fovea capitis femoris
- III Typ I oder II in Kombination mit einer Schenkelhalsfraktur
- IV Typ I oder II in Kombination mit einer Azetabulumfraktur

Klassifikation nach Brumback (1986)

1. dorsale Hüftluxation mit Femurkopffraktur außerhalb der Belastungszone
2. dorsale Luxation mit Femurkopffraktur in der Belastungszone
3. Hüftluxation mit Schenkelhalsfraktur, A ohne Kopf-, B mit Kopffraktur
4. ventrale Hüftluxation mit Femurkopffraktur
5. zentraler Hüftverrenkungsbruch mit Femurkopffraktur

Die **Azetabulumfrakturen** werden nach **Stewart und Milford** eingeteilt. Es gibt 4 Grade. Der 4. Grad assoziiert die Luxation mit einer Fraktur des Femurkopfes oder des Schenkelhalses.

Basisdiagnostik

- Als Basisdiagnostik wird eine **Beckenübersichtsaufnahme** angefertigt.
- Sie wird durch eine axiale Projektion des Hüftgelenkes und bei Bedarf auch durch die Ala- und Obturatoraufnahme ergänzt. Die Alaaufnahme zeigt den hinteren

Pfeiler und den vorderen Pfannenrand, die Obturatoraufnahme den vorderen Pfeiler.

Pathogenese

- Die Frakturen des Femurkopfes entstehen durch Einwirkung großer Kräfte und sind meist mit Azetabulumfrakturen oder Hüftgelenkluxationen verbunden. Gehäuft treten sie bei einer Kettenverletzung der unteren Extremität auf.
- Abscherfrakturen sind oft kombiniert mit Impressionen des Femurkopfes (C3.1). Die Abscherfraktur mit begleitender subkapitaler Schenkelhalsfraktur hat aufgrund der Devaskularisation des Hauptfragmentes, die meist zu beobachten ist, eine schlechte Prognose. Beim älteren Patienten ist hier der primäre Gelenkersatz indiziert.

22.7.2.1 Zugangswege

- Der **laterale Zugang (Watson)** zum Hüftkopf erfolgt über eine Inzision auf der Außenseite des proximalen Femurs. Hinter dem M. tensor fasciae latae und ventral des M. gluteus medius wird das dort befindliche Fettgewebe zwischen Ligaturen durchtrennt und die Schenkelhalsvorderfläche dargestellt. Die Hohmann-Hebel werden kranial und kaudal des Schenkelhalses eingesetzt. Den dritten setzt man auf dem ventralen Pfannenrand auf. Nun wird die Kapsel T-förmig inzidiert, bei Hüft-TEP reseziert.
- Beim **ventralen Zugang (Smith-Peterson)** löst man den M. gluteus von der Außenseite der Beckenschaufel ab. Der M. rectus femoris wird an seinem Ursprung abgetrennt; ein Reinsertionsstumpf wird belassen. Die A. circumflexa femoris muss beiseite geschoben oder ligiert werden. Die Hohmann-Hebel werden nun um die Gelenkkapsel herum eingesetzt. Die Kapsel wird eröffnet, so dass die störenden kleinen Fragmente entfernt werden können.
- Beim **posterolateralen** Zugang stößt man nach dem Ablösen des M. gluteus maximus vom Tractus iliotibialis auf Fettgewebe, in dem sich der N. ischiadicus befindet. Die dorsalen kurzen Außenrotatoren werden durchtrennt. Stümpfe zur Reinsertion sind zu belassen. Der Zugang eignet sich zur Stabilisierung der dorsalen Pfannenrandfrakturen.

22.7.2.2 Therapie

Konservative Therapie

- Unverschobene C1.1-, C1.2- und C2.x-Frakturen sowie Pipkin-I-Frakturen werden mit einer Extension über 1–4 Wochen oder durch Entlastung mit Gehstöcken behandelt.
- Geschlossene Reposition im Falle einer Disloktion der Frakturen C1.x und C2.x bzw. bei Pipkin-II-Frakturen, sofern das Fragment nicht aus der Belastungszone stammt und mehr als 1/3 des Femurkopfes beträgt.

Operative Therapie

- **offene Reposition und Schraubenosteosynthese**
  - Wenn eine geschlossene Reposition aufgrund eines Hindernisses nicht möglich ist, so muss dieses über einen geeigneten Zugang beseitigt werden.
  - Wenn sich nach der geschlossenen Reposition im CT eine Stufe in der Gelenkfläche von mehr als 2 mm nachweisen lässt, ist die Indikation zum operativen Vorgehen zu stellen.
  - Zur Fixation des Repositionsergebnisses kann eine Schraubenosteosynthese im Hüftkopf durchgeführt werden.

  - Bei Patienten unter 60 Jahren werden C3.2- und C3.3-Frakturen mit Spongiosaschrauben behandelt. Eine Hämatomentlastung der Gelenkkapsel ist notwendig.
- **endoprothetische Versorgung**: Bei C3.2-Frakturen, d. h. bei Hüftkopf- und Schenkelhalsfrakturen, wird beim älteren Menschen sowie nach einer Hüftkopfnekrose bzw. bei ausgedehnten Defekt- und Trümmerzonen auch beim jüngeren Patienten die Resektion des Hüftkopfes unumgänglich.

22.7.3 Schenkelhalsfrakturen

AO-Klassifikation (31)

- B: Schenkelhalsfrakturen
  - B1 subkapitale Abduktionsfraktur
  - B2 transzervikale Adduktionsfraktur
  - B3 dislozierte subkapitale Halsfraktur

Frakturtyp	Beispiel	Therapieprinzip
B 1 Subkapitale Abduktionsfrakturen		
B 1.1	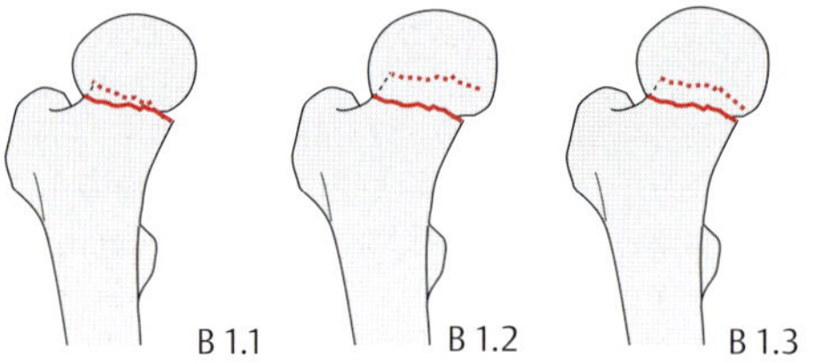	Kapsulotomie
B 1.2		Verschraubung, wenn eine Retroversion von über 20° vorliegt
B 1.3		
B 2 Transzervikale Adduktionsfrakturen		
B 2.1	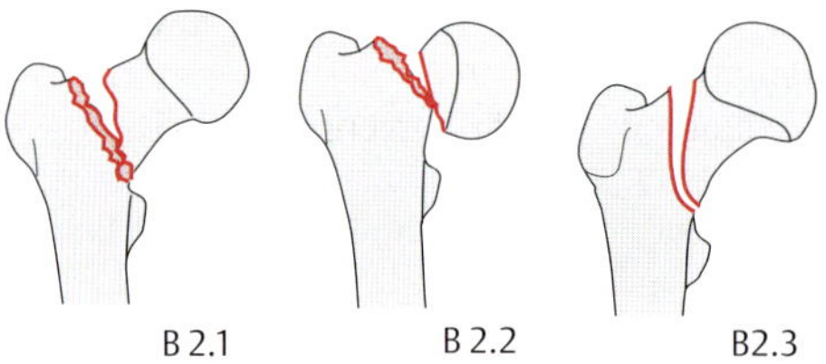	Kapsulotomie, Verschraubung, ggf. 130° Winkelplatte, ggf. 120° Doppelwinkelplatte mit 30° Valgusosteotomie, DHS
B 2.2		
B 2.3		
B 3 Dislozierte subkapitale Halsfrakturen		
B 3.1	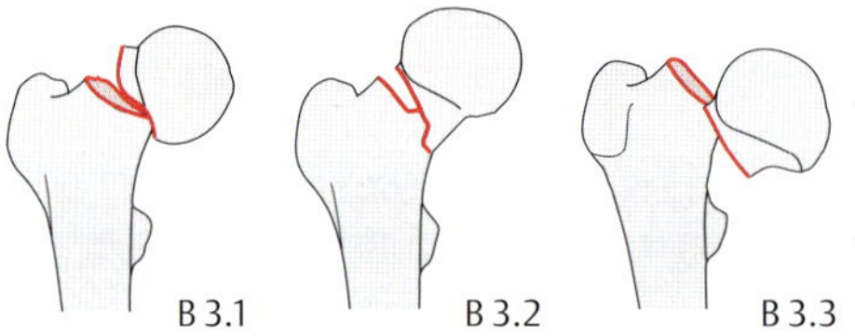	130° Winkelplatte, ggf. TEP
B 3.2		130° Winkelplatte, DHS + Schraube
B 3.3		Erhaltungsversuch, ggf. TEP

Die Klassifikation nach Garden unterscheidet:

- I eingestauchte oder unvollständige Fraktur
- II unverschobenes Kopffragment trotz vollständiger Fraktur
- III partielle Verschiebung
- IV vollständige Dislokation, der Kopf steht allerdings in der Pfanne

22.7.3.1 Zugangswege

- Am häufigsten wird der **laterale Zugang** (Watson) oder seine Modifikation nach Baur genutzt. Er ist für Plattenosteosynthesen (Winkelplatte, DHS) und prothetische Versorgungen geeignet. Bei kombinierten subtrochantären Frakturen kann er nach distal verlängert werden.

22.7.3.2 Therapie

Konservative Therapie

- schmerzabhängige Mobilisation mit Belastung bei Frakturen des Typ B1.x (auch als Abduktionsfraktur bzw. Typ Pauwels I bezeichnet)
- **Femurkondylenextension**: bei Patienten mit instabiler Schenkelhalsfraktur und hohem kardiopulmonalem Risiko

Operative Therapie

- **Schraubenosteosynthese**: Frakturen des Typ B2.x (Pauwels II und III) sind instabil und müssen beim jüngeren Menschen (bis 60 Jahre) sofort mit 3 6,5-mm-Spongiosaschrauben versorgt werden. Diese sind auch als kanülierte Schrauben verfügbar und werden über Spickdrähte eingebracht. Zusätzlich ist eine ventrale Kapsulotomie zur Entlastung des Hämarthros notwendig. Hierdurch will man einer Minderdurchblutung des Femurkopfes und der Nekrose entgegenwirken.
- **endoprothetische Versorgung** nach einer Hüftkopfnekrose bei den o. g. Frakturen:
  - bei jüngeren Patienten und bei Menschen, die zu einer differenzierten Nachbehandlung fähig sind: zementfreie Implantation
  - Die zementfreien Pfannen bestehen aus einem metallischen Korb und einem Polyethylen-Inlay. Der Korb kann im Azetabulum aufgespreizt (Typ Spotorno) oder eingeschraubt (Typ Zweymüller: konisch; Typ Stühmer: sphärisch) oder als trabekuläres System (Holz/Copf) implantiert werden. Anschließend wird der Femurmarkraum sukzessive aufgeraspelt. Einbringen und Reposition einer Probeprothese, Implantation der definitiven Prothese sind die folgenden Schritte.
  - Das Hybridverfahren (zementfreie Pfanne, zementierter Schaft) eignet sich für Patienten, die trotz fortgeschrittenen Alters zu einer differenzierten Nachbehandlung fähig sind.
  - bei älteren Patienten: primär zementierte Implantate (z. B. Hybridprothese oder Duokopfprothese)
- **dynamische Hüftschraube** mit 6,5-mm-Zugschraube: bei B3.x-Frakturen mit dem Risiko einer Femurkopfnekrose
- **130°-Vierlochwinkelplatte** (Hut-am-Haken-Prinzip): bei B3.x-Frakturen
- **120°-Doppelwinkelplatte**: Bei einer B3.3-Fraktur mit nahezu vertikaler Frakturlinie sind zur Umwandlung der Scherkräfte in Druckkräfte eine intertrochantäre Valgusosteotomie von etwa 30° und eine Osteosynthese mit der 120°-Doppelwinkelplatte notwendig.

22.7.4 Per- und intertrochantäre Frakturen

AO-Klassifikation (31)

- **A: Trochanterregion**
  - A1 pertrochantär einfach
  - A2 pertrochantär mehrfach, mediale Kortikalis unterbrochen
  - A3 intertrochantär

Frakturtyp	Beispiel	Therapieprinzip
A 1 Einfache pertrochantere Fraktur		
A 1.1 **A 1.2** **A 1.3**	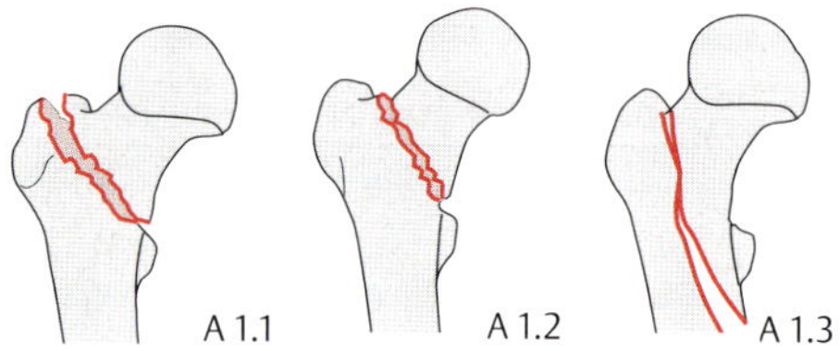	DHS Gamma-Nagel
A 2 Pertrochantere, multifragmentäre Fraktur		
A 2.1 **A 2.2** **A 2.3**	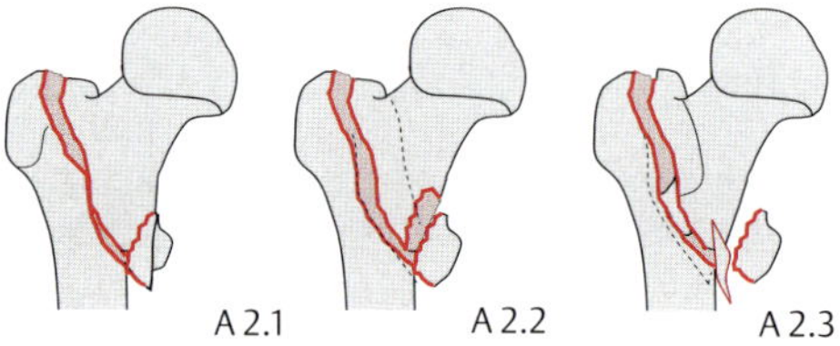	Gamma-Nagel Kondylenplatte, wenn mediale Abstützung möglich
A 3 Intertrochantere Fraktur		
A 3.1 **A 3.2** **A 3.3**	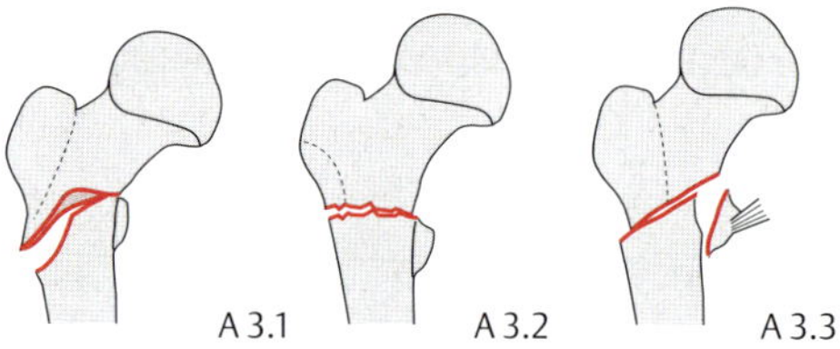	Kondylenplatte (DCS mit Zugschraube) Gamma-Nagel

22.7.4.1 Zugangswege

- Für **DHS** und **Plattenosteosynthesen** erfolgt die Hautinzision vom Trochanter major aus in distaler Richtung. Nach der Spaltung der Fascia lata und des M. tensor fasciae latae wird der M. vastus lateralis L-förmig eingetrennt. Proximal bleibt ein Stumpf zur Reinsertion bestehen. Die Präparation wird entlang der Faszie fortgesetzt, um den Muskel vollständig mit einem Hohmann-Hebel ventralisieren zu können.
- Zur Durchführung der **Gamma-Nagelung** wird ein Zugang wie zur Marknagelosteosynthese des Femurs gewählt. Zusätzlich benötigt man laterale Hilfsinzisionen um die Schenkelhalsschraube und die Verriegelungsbolzen mittels Zielgerät einbringen zu können.

22.7.4.2 Therapie

Operative Therapie

- **dynamische Hüftschraube:** Prinzipiell lassen sich alle 31-A-Frakturen mit einer DHS versorgen. Besonders eignet sich dieses Verfahren für ältere Menschen wegen der Nachbehandlung unter sofortiger Vollbelastung. Die Ventralseite des Schenkelhalses wird mit einem Kirschner-Draht markiert. Parallel dazu bohrt man den

Führungsdraht unter Verwendung des 135°- oder 150°-Zielgeräts im kaudalen Drittel des Schenkelhalses ein. Über den Draht wird nun der Schraubenkanal gefräst. Wenn die mediale Kortikalis unterhalb des Trochanter minor gebrochen ist, sollte eine 4-Loch-Platte Verwendung finden. Distal der Fraktur müssen mindestens 7 Kortikales gefasst werden.

- **Gamma-Nagelung**: Nach Reposition der Fraktur auf dem Extensionstisch wird die Schaftkomponente des Nagels (12 mm Durchmesser) von der Trochanterspitze eingebracht. Mit einem Zielgerät bohrt man in einem Winkel von 130° einen Kanal in den Schenkelhals und Kopf und setzt die Kopfschraube. Durch ein Doppel-Profil wird die Rotation des Kopf-Hals-Fragmentes verhindert. Die distale Verriegelung des Marknagels erfolgt mit dem Zielgerät. Mögliche Komplikationen sind die Entstehung zusätzlicher Frakturen, Frakturen am Nagelende, Fehlbohrungen und Rotationsfehler um mehr als 20°. Das Implantat hat seine Vorzüge bei Trümmerfrakturen und bei gleichzeitiger Schaftfraktur.
- **95°-Kondylenplatte**: Sie ist für jüngere Patienten mit A1.x-, A2.1-, A2.2- und A3.x-Frakturen geeignet. Mit ihr gelingen eine anatomische Rekonstruktion und ein solider Verbund von Implantat und Knochen. Technische Schwierigkeiten können beim Bestimmen der Lage des Klingenlagers auftreten. Mit einem Kirschner-Draht wird die Schenkelhalsvorderseite markiert. Einen zweiten Draht bringt man unter Zuhilfenahme des Kondylenzielgeräts in der Knochenmitte, im axialen Bild parallel zum ersten Draht ein. Die laterale Kortikalis wird auf die Breite der Klinge angebohrt und die auf dem Einschlaginstrument vormontierte Kondylenplatte von dort aus eingeschlagen. Zur Vermeidung von Rotationsfehlern fixiert man das Plattensitzinstrument mit einem Schlitzhammer. Die proximale Schraube wird als Zugschraube eingesetzt.
- **dynamische Kondylenplatte**: Sie erlaubt bei A3.x-Frakturen eine starke Kompression der lateralen Kortikalis. Abweichungen zur Längsachse des Femurs lassen sich leichter korrigieren als bei der 95°-Kondylenplatte.
- **endoprothetische Verfahren:** bei A2.3-Frakturen mit kurzem Kopf-Hals-Fragment wegen der unvermeidlichen Hüftkopfnekrose. Zur ausreichenden Schaftfixation sollte eine Langschaftprothese gewählt werden.
- **Nagelung nach Ender-Simon-Weidner** (heute ein weitgehend verlassenes Verfahren): Knapp proximal des medialen Kondylus werden nach der Eröffnung der Markhöhle mit dem Pfriem vorgebogene 5 mm starke Markraumnägel eingebracht. Die Nägel verklemmen sich gegenseitig im Isthmus der Markhöhle. Die Divergenz der Nagelenden im Femurkopf ist für das Erreichen einer Rotationsstabilität notwendig. Die Lockerung der Drähte und verbleibende Rotationsfehler sind die Nachteile dieses Verfahrens.

22.7.5 Femurschaftfrakturen

AO-Klassifikation (32)

- **A: einfache Fraktur**
  - A1 spiralförmig
  - A2 schräg
  - A3 quer
- **B: Keilfraktur**
  - B1 Drehkeil
  - B2 Biegungskeil
  - B3 Keil fragmentiert
- **C: komplexe Fraktur**
  - C1 spiralförmig
  - C2 etagenförmig
  - C3 irregulär

Frakturtyp	Beispiel	Therapieprinzip
A Einfache Fraktur		
A 1 **A 2** **A 3**	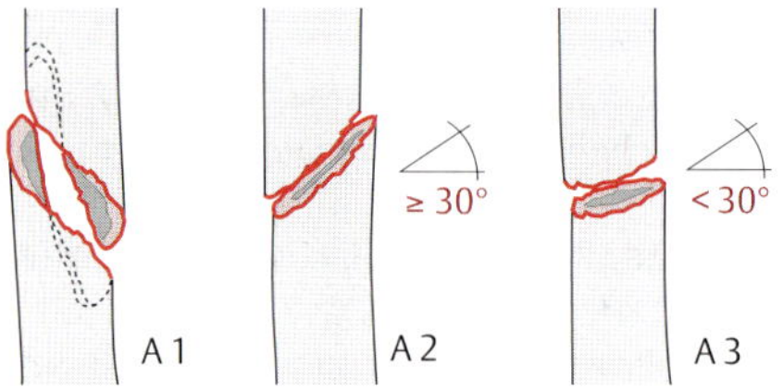	Marknagel in Schaftmitte, UFN Verriegelungsnagel im proximalen und distalen Drittel, Platte im proximalen und distalen Sechstel
B Keilfraktur		
B 1 **B 2** **B 3**	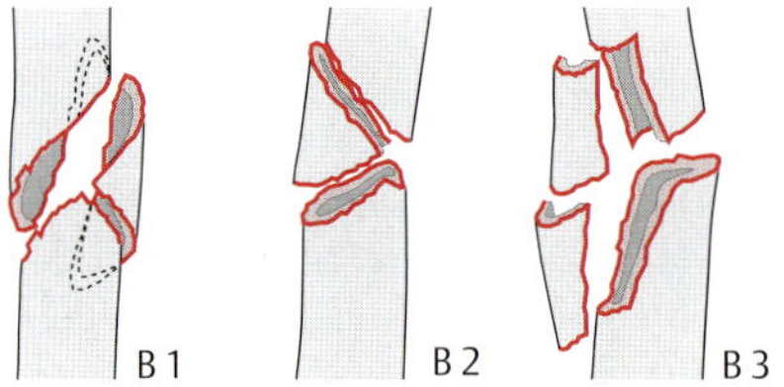	Marknagel in Schaftmitte, UFN Verriegelungsnagel im proximalen und distalen Drittel, Platte im proximalen und distalen Sechstel
C Komplexe Fraktur		
C 1 **C 2**	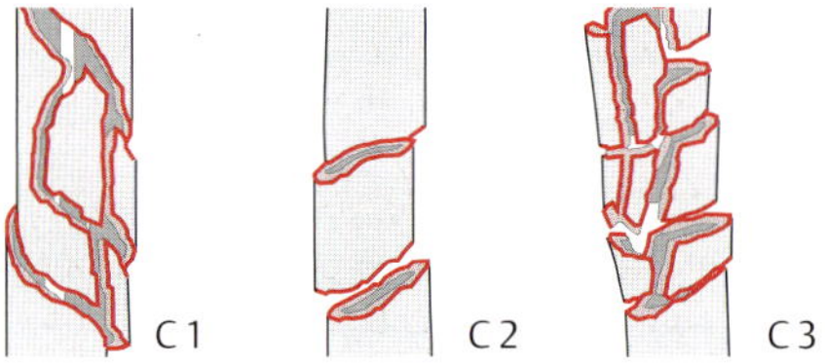	Kondylenplatte (subtrochantär) DC-Platte Verriegelungsnagel, UFN
C 3		biologische Plattenosteosynthese oder Fixateur externe

22.7.5.1 Zugangswege

- Zur **Marknagelosteosynthese** kann der Verletzte in Rücken- oder Seitenlage gebracht werden. Die Reposition erfolgt über eine Tibiakopfextension im Extensionstisch. Das unverletzte Bein wird auf einer Lagerungsschale in Beugung und Abduktion gelagert. Die 8 cm lange Hautinzision liegt über der Spitze des Trochanter major. Die Fasern der Glutealmuskulatur werden stumpf gespreizt, bis man die Außenseite und Spitze des Trochanter major erreicht hat. Bei Verwendung des Femuruniversalmarknagels befindet sich die Einschlagstelle in der Fossa piriformis. Andere Marknägel erlauben den Eintritt durch die Trochanterspitze. Der Zugang zum Markraum wird mit dem kanülierten 11-mm-Markraum-Eröffnungsinstrument (Käsebohrer) geschaffen.
- Wenn eine **Verriegelung** durchgeführt werden muss, erfolgt diese proximal über das aufmontierbare Zielgerät von lateral. Die distale Verriegelung führt man unter Bildverstärkerkontrolle durch. Der C-Bogen wird so positioniert, dass die Verriegelungslöcher des Marknagels einen konzentrischen runden Kreis bilden. Nach der Hautinzision und dem Aufsetzen des strahlendurchlässigen Bohrers wird nun an

der lateralen Kortikalis – unter Wahrung der konzentrischen Projektion – der Bohrkanal für die Verriegelungsbolzen gebohrt. Als Zielhilfe kann auch ein identischer Nagel auf der Lateralseite des Femurs dienen.
- Zur Behandlung von **subtrochantären Frakturen**, die nach der AO-Klassifikation zu den Schaftfrakturen zählen, ist ein Hautschnitt wie bei pertrochantären Femurfrakturen notwendig.
- Der Standardzugang zum **lateralen Femur** zur Durchführung von **Plattenosteosynthesen** erfolgt zwischen Trochanter major und dem lateralen Femurkondylus. Die Fascia lata wird gespalten, der M. vastus lateralis samt Faszie ventralisiert (Briefkastenzugang). Jedoch sollte die Ablösung vom Femur nur soweit erfolgen, wie dies für den Plattensitz notwendig ist.
- Die **biologische Plattenosteosynthese** sieht lediglich Stichinzisionen vor, über welche die Platte und die Befestigungsschrauben eingebracht werden.

22.7.5.2 Therapie

Operative Therapie

- **Marknagelung**
  - **Indikationen**: Frakturen in Schaftmitte (klassische Indikation), Frakturen im zweiten proximalen und im fünften distalen Sechstel aufgrund der Möglichkeit der Verriegelung sowie komplexe (C1 u. C2) Frakturen (in diesem Fall muss statisch verriegelt werden)
  - **Kontraindikationen**: bei Jugendlichen unter 16 Jahren wegen der möglichen Schädigung der Wachstumsfugen; wegen der Gefahr von Fettembolien darf dieses Verfahren nicht bei Polytraumatisierten mit Lungenkontusionen (ISS >9) bzw. Thoraxtrauma angewandt werden; (bei bis zu 50 % der Verletzten kann es zum ARDS kommen); drittgradig offene Frakturen sollten in der Hand des Erfahrenen bleiben.
  - **Technik:** Generell sollte der Bohrvorschub langsam erfolgen. Wiederholte Bohrvorgänge sind unnötig. Das Einschlagen des Nagels erfolgt mit dosierter Kraft und langsam, um intramedulläre Druckspitzen zu vermeiden. Im Falle der Verwendung eines UFN entfällt der Bohrvorgang. Der Nagel wird mit langsamen rotierenden Bewegungen vorangetrieben.
  - Die **Vorteile** des Verfahrens liegen in der Biomechanik mit einer frühen postoperativen Teil-/Vollbelastung. Die Fragmentdurchblutung wird im Vergleich zu den alternativen Verfahren geringer beeinträchtigt.
- **Gamma-Nagel** bei subtrochantären Frakturen: vgl. Marknagel. Als Problem können allerdings Frakturen distal des Nagels auftreten. Der Eintrittspunkt des Gamma-Nagels liegt in der Trochanterspitze. Die Schenkelhalsschraube soll zentral bis kaudal im Schenkelhals liegen.
- **UFN** (ungebohrter Femurnagel): Durch sein modulares System, z. B. Spiralklinge, ist er für Frakturen des gesamten Oberschenkelschaftes und insbesondere für Frakturen mit kombinierten sub-/intertrochantäre Frakturen geeignet. Da der Nageltotraum entfällt, ist das Infektionsrisiko hier geringer ausgeprägt, der Nagel kann somit auch bei offenen Frakturen und auch als Implantat bei einem Verfahrenswechsel zum Einsatz kommen. Für einen polytraumatisierten Patienten ist er nur bedingt geeignet. Der ISS sollte unter 29 Punkten liegen. Zur Lagerung ist der Standardtisch ausreichend. Mittels Distraktor (Pins am Trochanter major und am lateralen Femurkondylus) wird die Länge wiederhergestellt und die Reposition erleichtert. Bei Querfrakturen sind Drehfehler immer wieder zu beobachten. Die distale Verriegelung sollte zuerst erfolgen, damit der Nagel samt distalem Fragment bei Distraktionsfehlstellung zurückgeschlagen werden kann. Die mittlere Heilungszeit beträgt ca. 12 Wochen.

- **retrograde Marknagelung** bei Polytraumatisierten, Serienverletzungen der unteren Extremität, simultanen Azetabulumfrakturen: Der Patient wird auf dem Normaltisch gelagert. Aufwendige Extensionslagerungen entfallen. Das Knie wird um 45–60° gebeugt. Der Zugang erfolgt wie beim Unterschenkelnagel durch das Lig. patellae. Der Eintrittspunkt des Nagels in den Femur liegt in der Interkondylärgrube 1 cm vor dem Ansatz des hinteren Kreuzbandes. Nach einer primär statischen Verriegelung erfolgt die Dynamisierung nach ca. 6 Wochen bei erkennbarer Kallusbildung. Das Pseudarthroserisiko liegt bei 15 %.
- **Kondylenplattenosteosynthese** der subtrochantären Fraktur: Reposition und Einbringen einer Zugschraube. Bestimmen des Antetorsionswinkels mit Hilfe eines Kirschner-Drahtes auf der Vorderseite des Schenkelhalses. Festlegung des Einschlaglochs und des Winkels mit der montierten Winkellasche. Nach dem Einschlagen der Platte wird das erste Loch mit einer Zugschraube besetzt. Die Fraktur wird nun durch die verwendete DC-Platte oder durch einen Plattenspanner unter axiale Kompression gebracht. Brüche mit 2 oder 3 Fragmenten erfordern vor der Plattenmontage weitere Zugschrauben. Mehrfragmentbrüche werden nach zentraler Montage der Kondylenplatte mittels Distraktor reponiert. Die Kontinuität zu den Muskelansätzen bleibt erhalten. Auf eine exakte anatomische Reposition wird zugunsten der erhaltenen Durchblutung verzichtet (Prinzip der biologischen Osteosynthese). Eine mediale Spongiosaanlagerung erübrigt sich in diesem Fall. Ihr Nachteil besteht darin, dass die Fraktur nicht primär belastbar ist.
- Zur Wahrung des Prinzips der biologischen Osteosynthese eignet sich die **dynamische Kondylenschraube** bei komplexen Frakturen (32–C3). Gegenüber der Kondylenplatte ist die Operationstechnik hinsichtlich der Ausrichtung einfacher.
- Sollte im mittleren Schaftdrittel eine **DC-Platte** zum Einsatz kommen (z. B. Polytrauma mit Lungenkontusion), müssen bei 32-A/B-Frakturen Kompressionsschrauben und die Forderungen der anatomischen Osteosynthese (Vorbiegen der Platte, mediale Spongiosaanlagerung) Anwendung finden. Zur Wahrung der Statik sind proximal und distal der Fraktur je 7 Kortikales zu fassen.
- Mehrfragment- und Trümmerfrakturen lassen sich nach dem Prinzip der **biologischen Osteosynthese** mit einer Platte behandeln. Es handelt sich um ein extramedulläres stabilisierendes Verfahren. Auf ein skelettierendes Präparieren zur Reposition wird verzichtet, um die Durchblutung der Fragmente nicht zu gefährden. Die Platte wird hinter dem M. vastus lateralis eingeschoben und proximal fixiert. Anschließend reponiert man das distale Hauptfragment an die Platte und befestigt es mit einer Schraube. Nach der Röntgenkontrolle werden die übrigen Schraubenlöcher besetzt. Auf jeder Seite der Fraktur sind es mindestens 3 Schrauben. Die Kallusbildung führt zur Ausbildung einer medialen Abstützung.
- Der **Fixateur externe** hilft beim Polytraumatisierten eine Frakturstabilisierung zu erreichen. Das Risiko einer weiteren pulmonalen Schädigung durch Einschwemmungen aus dem Markraum ist hier nicht gegeben. Schwerverletzte mit einem ISS ≥ 29 und/oder Thoraxtrauma werden mit dem Fixateur externe versorgt. Eine III° offene Fraktur stellt nach wie vor eine klassische Indikation dar. Proximal und distal der Fraktur werden je 2 Schanz-Schrauben eingedreht. Beim Polytraumatisierten erfolgt häufig ein Verfahrenswechsel zum Marknagel nach dem 5. Tag. Infektionen können bei einer sekundären Marknagelung in bis zu 9 % der Fälle auftreten.

22.7.5.3 Komplikationen

Probleme der Schaftfraktur sind beinahe verfahrensunabhängig:

- Pseudarthrosen < 3 %
- Implantatbruch 1–6 %
- Infektion < 2 %

- Achsabweichungen für Valgus/Varus/Rekurvation < 8 %
- Verkürzung um mehr als 2 cm: 10 %
- Außenrotationsfehler um mehr als 20°: 9 %

22.7.6 Frakturen des distalen Femurs

AO-Klassifikation (33)

- **A: extraartikuläre Frakturen**
  - A1 einfach
  - A2 mit metaphysärem Keil
  - A3 metaphysär, komplex
- **B: partielle Gelenkfrakturen**
  - B1 unikondylär, lateral, sagittal
  - B2 unikondylär medial, sagittal
  - B3 Frontalebene (Hoffa-Fraktur)
- **C: vollständige Gelenkfrakturen**
  - C1 einfach artikulär und metaphysär
  - C2 einfach artikulär, mehrfragmentär metaphysär
  - C3 mehrfragmentär artikulär und metaphysär

Frakturtyp	Beispiel	Therapieprinzip
A Extraartikuläre Fraktur		
A 1	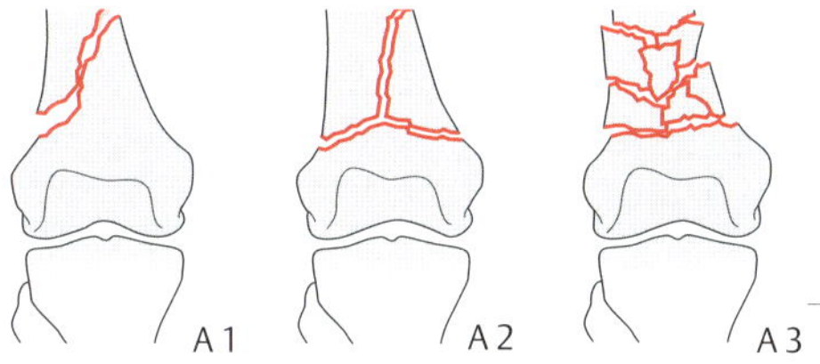	Verriegelungsnagel, retrograde Nagelung Sonderform A 1.1: Kleinfragment-Spongiosaschraube
A 2		Kondylenplatte
A 3		DCS, retrograde Nagelung
B Partielle Gelenkfraktur		
B 1	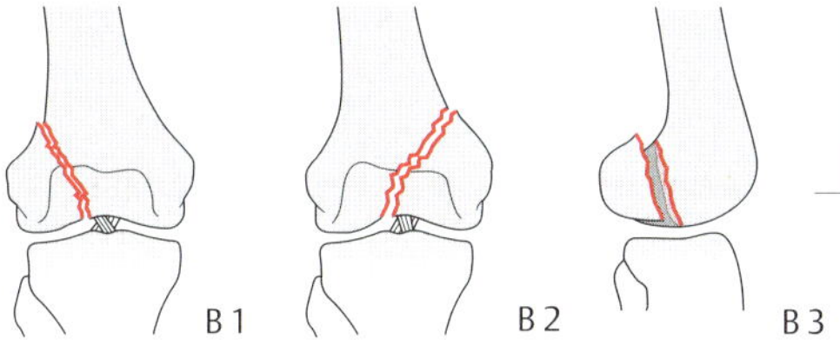	Spongiosaschrauben 6,5 mm
B 2		
B 3		Kleinfragmentzugschrauben
C Vollständige Gelenkfraktur		
C 1	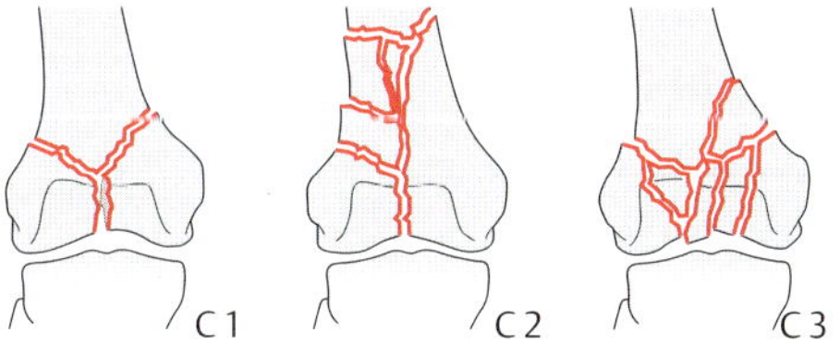	Kondylenplatte + Spongiosaplastik + Zugschrauben
C 2		DCS + Spongiosaplastik
C 3		Abstützplatte mit Spongiosaschraube + Spongiosaplastik

22.7.6.1 Zugangswege

- Um die **laterale Femurkortikalis** zu erreichen, wird die Haut auf der Außenseite des Femurs inzidiert. Ab dem Kniegelenk biegt die Inzision nach ventral zur Tuberositas tibiae ab. Nach der Faszienspaltung wird der M. vastus lateralis von dieser abgelöst und nach ventral geschoben.
- Zur Versorgung **bikondylärer Frakturen** kann eine zusätzliche mediale Inzision, dorsal des M. vastus medialis, notwendig werden.
- Bei der **Verriegelungsnagelosteosynthese** im 5. Sechstel erfolgt der Zugang über die Trochanterregion.
- Die **retrograde Nagelung** erfolgt bei 60° Kniebeugung durch eine Inzision zwischen dem unteren Patellapol und der Tuberositas tibiae.

22.7.6.2 Therapie

Konservative Therapie

- Konservativ kann eine gering dislozierte suprakondyläre Femurfraktur des älteren Menschen behandelt werden. Hierzu ist eine **Tibiakopfextension** mit Flexion im Kniegelenk und Zug über ein Hypomochlion in der Kniekehle notwendig. Anders lässt sich die dorsale Abkippung des distalen Fragmentes durch den Zug der Wadenmuskulatur nicht ausgleichen. Blutige Gelenkergüsse werden punktiert. Nach einer Woche kann die Extension von einem Tutor abgelöst werden.

Operative Therapie

- Mit einer **Spongiosaschraube** (4,0 mm) und Unterlegscheibe lässt sich eine Apophysenfraktur (33–A1.1) versorgen.
- **Spongiosazugschrauben** (6,5 mm) mit Unterlegscheiben eignen sich zur Therapie der unikondylären Fraktur (33–Bx).
- Die **Kondylenplattenosteosynthese** kommt bei suprakondylären (A2 und A3) sowie bei intraartikulären (C1 und C2) Frakturen zur Anwendung. Zuerst wird der Gelenkblock mit Zugschrauben anatomisch wiederhergestellt. Es gelten die Regeln der rigiden Osteosynthese (interfragmentäre Kompression, Spongiosatransfer, Erhalt der Weichteilverbindungen, Rekonstruktion des Kapsel-Band-Apparates) im Gelenkbereich unverändert. Zur Positionierung der Klinge werden Kirschner-Drähte zur Orientierung eingebracht. Der erste markiert die kondyläre Gelenkfläche, der zweite das Femoropatellargelenk und somit die Rotation. In beiden Ebenen parallel zu den Kirschner-Drähten schlägt man nun das Plattensitzinstrument ein. Nach dem Einbringen der Platte wird die erste Schraube als Zugschraube gewählt. Der Längenausgleich erfolgt über den Distraktor. Die mediale Gefäßversorgung der Fragmente wird erhalten. Meist ist eine Spongiosaplastik notwendig.
- Alternativ hierzu können diese Frakturen mit der **DCS** behandelt werden.
- **Abstützplatten** kommen in den gleichen Fällen bei osteoporotischen Knochen und bei C3-Frakturen zum Einsatz. Die vorgeformte Platte wird intraoperativ anmodelliert. Wenn durch perkondyläre Zugschrauben bei Cx-Frakturen der Weg für eine Kondylenplatte versperrt ist, wird die Osteosynthese mit einer Abstützplatte vervollständigt. Nachteil dieser Versorgung ist die fehlende Winkelstabilität.
- Bei metaphysären Frakturen kann auch ein **Verriegelungsnagel** implantiert werden. Der Nageldurchmesser wird so gewählt, dass er den Isthmus nach einer Aufbohrung um 1 oder 2 mm passieren kann. Auf die Durchblutung der Unterschenkelarterien muss geachtet werden, da eine Dislokation des distalen Fragments zur Kompression der A. poplitea führen kann.
- Der **retrograde Nagel** weicht in seinem Design vom Schaftnagel ab. Der Nagelkopf bildet zum Schaft einen Winkel von 8°, um nicht zur Extensions-/Rekurvationsdislokation des Gelenkblocks zu führen.

- Ein **gelenküberbrückender Fixateur externe** ist als temporäre Lösung vorzuschlagen für:
  - vital gefährdete Polytraumatisierte
  - III° offene Frakturen
  - zusätzliche Knieluxationen

22.7.7 Nachbehandlung

- Die **Mobilisation** erfolgt nach Möglichkeit ab dem 1. postoperativen Tag, d. h. Bewegungsübungen und Spannungsübungen.
- Die Frakturen des mittleren und distalen Femurdrittels sollten postoperativ mit 60–90° Knieflexion **gelagert** werden.
- **Belastung:**
  - Nach einer zementierten Hüft-TEP oder nach einer DHS-Osteosynthese der 31-A1-Frakturen kann der Patient sofort voll belasten.
  - In Abhängigkeit von der knöchernen Durchbauung kann bei 31-A2- und A3- bzw. B2- und B3-Frakturen, die mit einer DHS versorgt wurden, die Vollbelastung gestattet werden.
  - Winkelplattenosteosynthesen, Plattenosteosynthesen und zementfreie Hüft-TEPs dürfen in den ersten 6 Wochen nur mit Bodenkontakt belasten. Steigerung bis zur Vollbelastung in den nächsten 6 Wochen.
  - Nach einer konventionellen Marknagelung ist eine frühzeitige Vollbelastung möglich. Nach 8 Tagen darf der Patient mit halbem Körpergewicht unter Zuhilfenahme von Unterarmgehstöcken auftreten. Nach 3–6 Wochen wird die Vollbelastung erreicht.
  - Nach einer Verriegelungsmarknagelosteosynthese ist Übungsstabilität gegeben. An einigen Kliniken dürfen die Verletzten auch postoperativ schmerzabhängig rasch zunehmend belasten. Nach 6 Wochen kann die proximale Verriegelung entfernt werden. Weiterer Belastungsaufbau in den nächsten 3 Wochen.
- **Röntgenkontrollen** erfolgen postoperativ, nach Belastung bzw. nach ca. 10 Tagen und wieder nach 6 Wochen. In Zweifelsfällen und bei disloktionsgefährdeten Frakturen kann eine Röntgenuntersuchung auch häufiger notwendig sein.

22.8 Kniegelenk

22.8.1 Anatomie

Bandapparat

Ligamentäre Strukturen zur Stabilisation des Kniegelenkes sind die **Kollateralbänder** und die **Kreuzbänder**.

- Das **vordere Kreuzband** hat eine Dicke von 11 mm und eine Länge von 35 mm. Man unterscheidet ein anteromediales und ein posterolaterales Bündel. Sowohl an seinem femoralen Ursprung als auch an seiner tibialen Insertion gibt es je einen „Isometriepunkt“. Zwischen beiden bleibt die Distanz bei jeder Winkelstellung des Kniegelenkes gleich groß. Bei Streckung des Kniegelenkes spannt sich das vordere Kreuzband an. Das Dach der Fossa intercondylaris, in dem der zentrale Isometriepunkt liegt, wird als „notch“ bezeichnet.
- Das **hintere Kreuzband** entspringt vom Dach der Fossa intercondylaris, am medialen Femurkondylus, und setzt in der Area intercondylaris posterior tibiae an. Es stabilisiert das Knie bei der Beugung und verhindert das Zurückgleiten des Schienbeinkopfes gegenüber den Femurkondylen. Das Band entwickelt bei der Beugung

zunehmend Spannung. In Streckstellung verläuft es bogenförmig über das vordere Kreuzband und sorgt für die Rotationsstabilität, insbesondere die Innenrotation wird gehemmt. Das hintere Kreuzband besteht aus mehreren Faserbündeln:
- anteromediales Bündel
- anterolaterales Bündel
- hinteres Schrägbündel
- vorderes meniskofemorales Bündel (Humphrey)
- hinteres meniskofemorales Bündel (Wrisberg)

Menisken

- Die Menisken sind faserknorpelige Scheiben, welche die Inkongruenz der Gelenkflächen ausgleichen und die Fläche der Kraftübertragung im Kniegelenk vergrößern. Bei Beugung und Kreiselung werden sie von den Femurkondylen mitgeführt. Sie bestehen aus einem freien Rand und der breiten Außenkante, mit der sie mit der Gelenkkapsel verwachsen sind und über die die Durchblutung erfolgt. Im äußeren Drittel sind Blutgefäße mikroskopisch erkennbar.
- Der **laterale Meniskus** ist im Gegensatz zum medialen Meniskus nicht mit dem seitlichen Kollateralband verwachsen und daher beweglicher. Ventral sind die Menisken durch das Lig. transversum genus verbunden.

Die physiologische Traglinie des Körpergewichts (Miculicz) verläuft vom Mittelpunkt des Femurkopfes mitten durch die Fossa intercondylaris, durch das obere Sprunggelenk bis zum Tuber calcanei.

Arterien

- Die arterielle Gefäßversorgung erfolgt von dorsal über Äste der **A. poplitea**:
  - A. genus superior medialis
  - A. genus superior lateralis
  - A. genus media (versorgt die Kreuzbänder).
  - A. genus inferior medialis
  - A. genus inferior lateralis

22.8.2 Diagnostik

Klinische Untersuchung

- Erguss
- Druckpunkte
- Beweglichkeitsprüfung
- **Stabilitätsprüfung:** Die einzelnen ligamentären Strukturen werden in den Stellungen, in denen sie das Kniegelenk physiologischerweise stabilisieren, geprüft. Ihr Funktionsverlust durch eine Ruptur wird so offensichtlich. Ein frisch verletztes Knie mit Hämarthros kann allerdings schmerzbedingt dennoch erhebliche diagnostische Schwierigkeiten bereiten.
  - **Böhler-Zeichen** (Abduktions- bzw. Adduktionstest durch Valgus- bzw. Varusstress in Neutralstellung und 30° Beugung) zur Prüfung der Kollateralbänder
  - **Lachmann-Test**: Prüfung der anterioren Stabilität, Provokation einer Translation des Schienbeinkopfes nach ventral bei 20° Kniebeugung
  - **Rotationschubladenphänomen nach Slocum** (15° Außenrotation, Neutralstellung, 30° Innenrotation des Unterschenkels) für die anteromediale Instabilität
  - **Pivot-shift**: (Innenrotation des Unterschenkels, Valgusstress, Druck von dorsal gegen den Schienbeinkopf, langsame Beugung) lässt eine anterolaterale Instabilität erkennen.

- **Jerk-Test:** (90° Beugung, Innenrotation, Valgusstress, Überführung in Streckung) zeigt eine anterolaterale Instabilität
- **Außenrotations-Rekurvations-Test:** (Heben des Fußes an den Zehen) zeigt eine posterolaterale Instabilität
- Provokation von **Meniskuszeichen:** Durch Kompression der Menisken wird ein Schmerz ausgelöst (z. B. Steinmann-Zeichen, Apley Grinding).

Röntgendiagnostik

- Standardaufnahmen in 2 Ebenen
- axiale Patellaaufnahmen
- gehaltene Aufnahmen

Sonographie

Von dorsal lassen sich Risse am Hinterhorn des Innenmeniskus und Rupturen des vorderen bzw. hinteren Kreuzbandes darstellen. Der 5-MHz-Schallkopf wird in Längsachse des Beines gehalten.

- Die Untersuchung beginnt bei gestrecktem Kniegelenk. Das **Innenmeniskushinterhorn** wird aufgesucht. Bei bestehendem Gelenkerguss wandert dieser unter Beugung nach dorsal, so dass die Gelenkkapsel vom Femur abgehoben wird. Durch Innenrotation wird das Hinterhorn nach ventral gezogen. Ein Vertikalriss lässt sich in dieser Position gut erkennen. Die Untersuchung wird im Längs- und im Querschnitt durchgeführt.
- Das **hintere Kreuzband** stellt sich als gerade verlaufende keilförmige Struktur dar, deren Spitze auf die hintere Schienbeinkante zuläuft. Die Basis des Dreiecks befindet sich im interkondylären Raum.
- Das **vordere Kreuzband** lässt sich bei einer Untersuchung von ventral nur bei maximaler Kniegelenkbeugung darstellen. Ein Patient mit frischem Kniegelenkstrauma kann diese Position jedoch nicht einnehmen, so dass die Untersuchung von dorsal durchgeführt werden muss. Sonographische Kriterien für eine Ruptur des vorderen Kreuzbandes sind:
  - eine echofreie Raumforderung am femoralen Ansatz des vorderen Kreuzbandes (Querschnitt)
  - eine rückwärtige Vorwölbung der dorsalen Gelenkkapsel mit Verdrängung der dorsalen Weichteile (Längsschnitt)
  - ein S-förmiger Verlauf und eine Verbreiterung des hinteren Kreuzbandes (Längsschnitt)
  - Beim Lachmann-Test in Bauchlage ist eine Translation um 3 mm noch normal.

Kernspintomographie

- Sie ist der reinen diagnostischen Arthroskopie bei chronischen Beschwerden vorzuziehen. Mit ihr ist die Beurteilung der Knorpelschichten, z. B. „flake-fractures", des subchondralen Knochens, der Menisken und der Kreuzbänder möglich.
- Bei akuten Verletzungen in Verbindung mit einem durch Punktion gesicherten Hämarthros ist ihr Stellenwert umstritten. Ergibt die klinische Untersuchung einen eindeutigen Hinweis auf eine Meniskusläsion, ist eine diagnostische und therapeutische Arthroskopie indiziert.
- Unklare klinische Befunde sollten kernspintomographisch abgeklärt werden. Dieser Forderung kann aus Gründen der Verfügbarkeit und Kosten jedoch nicht immer entsprochen werden.
- Wird an einer Klinik die Ruptur des vorderen Kreuzbandes prinzipiell sekundär versorgt, wäre zur Primärdiagnostik auch hier die NMR vorzuziehen.

Kniegelenkpunktion

- zur Gewinnung von Gelenkflüssigkeit. Beurteilt wird diese hinsichtlich Blut- und Fettbeimengungen und entzündlichen Komponenten.
- Nach Ausschluss einer knöchernen Läsion ist ein Hämarthros in 70% der Fälle mit einer Ruptur des vorderen Kreuzbandes verbunden.

Arthroskopie

- Inspektion der Menisken, Bänder, Knorpel- und Kapseloberflächen mit minimalinvasivem Zugang
- Meniskusläsionen werden arthroskopisch reseziert oder genäht. In Zentren werden Kreuzbandplastiken rein arthroskopisch durchgeführt.
- Beseitigung des Hämarthros

22.8.3 Meniskusläsionen

- Traumata führen selten zu solitären Meniskusverletzungen. Häufiger stellen degenerative Meniskusveränderungen eine Indikation für einen isolierten Eingriff an den Menisken dar. 10–70 % der Kreuzbandverletzungen werden von Meniskusschädigungen begleitet.
- Meniskusläsionen treten bevorzugt an den Stellen auf, an denen die Architektur der Kollagenfasern wechselt (außen bogenförmig, innen radiär)
  - Korbhenkelrisse (41 %)
  - Längsrisse
  - Hinter-/Vorderhornabrisse (22 %)
  - Lappenrisse

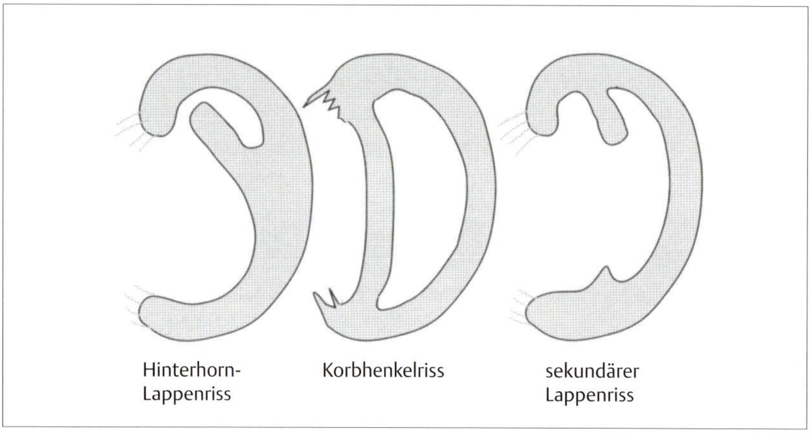

Abb. 22.9 Formen der Meniskusrisse

22.8.3.1 Zugangswege

- **arthroskopische Zugänge**: Lateral neben der Patellarsehne im sog. Softspot für die Videooptik, medial neben der Patellarsehne für den Instrumentenzugang. Geeignet für Meniskusresektionen, Meniskusnähte, Plikaresektionen, Knorpelglättungen und arthroskopische Kreuzbandplastiken.
- Als Zugang für die offene Meniskusresektion wird ein **medialer parapatellarer** Schnitt gewählt. Mit großzügiger proximaler und distaler Erweiterung ermöglicht dieser Zugang nach lateraler Luxation der Kniescheibe eine optimale Darstellung bei endoprothetischen Versorgungen. Muss eine Präparation am Pes anserinus erfolgen, kann dieser von hier unter der superfiziellen Faszie erreicht werden.
- Für Eingriffe am Außenmeniskus eignet sich eine **laterale parapatellare** Inzision. Dieser Zugang ist für die Nervenversorgung am Kniegelenk schonender als die mediale Inzision.

22.8.3.2 Therapie

Arthroskopisch

- Wenn ein **Korbhenkeleinriss bei jüngeren Patienten** als Ursache ihrer Beschwerden (Schmerz, Einklemmung) erkannt wird, ist die Indikation zur arthroskopischen Meniskusrefixation oder -resektion gegeben.
- **Lappenrisse** werden arthroskopisch reseziert.
- Eine **Arthrotomie** zur Meniskusnaht oder -resektion stellt die Ausnahme dar.

Nachbehandlung

- Nach Meniskusresektionen ist keine Einschränkung durch Schienen erforderlich. Die Patienten werden funktionell nachbehandelt, außer wenn rezidivierende Ergüsse auftreten.

22.8.4 Bandläsionen

22.8.4.1 Einteilung

Ohne Verlust der Gelenkstabilität

- Zerrungen und Dehnungen (ca. 80 % aller Kniegelenksverletzungen)

Mit Verlust der Gelenkstabilität

- **einfache Instabilität** in einer Ebene:
  - mediale Valgusinstabilität: Ruptur des medialen Kollateralbandes
  - laterale Varusinstabilität: Ruptur des lateralen Kollateralbandes
  - vordere Instabilität: Ruptur des vorderen Kreuzbandes
  - hintere Instabilität: Ruptur des hinteren Kreuzbandes
- **Rotationsinstabilitäten**:
  - anteromediale Rotationsinstabilität (mediale Kapsel und mediales Kollateralband, anteromediale Kapsel, vorderes Kreuzband, Innenmeniskus)
  - anterolaterale Rotationsinstabilität (laterale Kapsel und laterales Seitenband, posterolaterale Kapsel, vorderes Kreuzband, Vorderhorn des Außenmeniskus)
  - posteromediale Rotationsinstabilität (mediale Kapsel und mediales Seitenband, posteromediale Kapsel mit Ausläufern des Semimembranosus, hinteres Kreuzband oder beide Kreuzbänder)
  - posterolaterale Rotationsinstabilität (laterale Kapsel und laterales Kollateralband, posterolaterale Kapsel und dorsale Kapsel, hinteres Kreuzband oder beide Kreuzbänder)
  - kombinierte anterolaterale – posterolaterale Rotationsinstabilität
  - kombinierte anterolaterale – anteromediale Rotationsinstabilität
  - kombinierte anteromediale – posteromediale Rotationsinstabilität

Hintere Instabilitäten entstehen meist durch große Gewalteinwirkungen (Rasanztraumen) und werden oft bei der klinischen Erstuntersuchung aufgrund der dominierenden anderen Verletzungen übersehen.
In Narkose wird vor der Arthroskopie die Stabilitätsprüfung wiederholt und in Zweifelsfällen (z. B. hintere Kreuzbandruptur) das Ergebnis unter Bildwandlerkontrolle dokumentiert.

22.8.4.2 Therapie

Therapiegrundsätze

- Einbandverletzungen mit geringer Instabilität werden frühfunktionell behandelt. Das Narbengewebe strafft sich unter Belastung und stabilisiert nach der Heilung das Kniegelenk. Ein Brace ist nicht unbedingt erforderlich.

- Ausgeprägtere Einbandinstabilitäten können bei Patienten mit geringem sportlichen Interesse ebenfalls konservativ behandelt werden.
- Die operative Versorgung einer Kniebandverletzung erfolgt nicht akut, sondern zu einem elektiven Zeitpunkt, wenn die Bewegungsfähigkeit für Strecken/Beugen 0/0/90° beträgt. Eine Wartezeit von 6 Wochen wird empfohlen.
- Komplexverletzungen mit erheblicher Instabilität werden jedoch frühzeitig operativ behandelt. Ein Ersatz des vorderen Kreuzbandes wird dann bei erheblicher Instabilität mit gleichzeitigem Meniskusriss durchgeführt.
- Chronische Instabilitäten werden nur bei deutlicher Seitendifferenz und störender Beeinträchtigung versorgt.
- Die intraligamentäre Kreuzbandruptur wird mit Transplantaten stabilisiert. Hierzu kommen in Frage: Lig. patellae, Semitendinosussehne, Grazilissehne, Quadrizepssehne. Eine Kreuzbandnaht bei intraligamentären Rupturen hat eine Instabilitätsrate von bis zu 94 %.

Vorderes Kreuzband

- **Proximale Ausrisse des vorderen Kreuzbandes** können durch eine gesonderte Naht des anteromedialen und des dorsolateralen Bündels behandelt werden. Die Naht muss eine frühfunktionelle Nachbehandlung erlauben.
- Bei der Versorgung der **frischen Ruptur** des vorderen Kreuzbandes hat sich die **primäre Kreuzbandplastik** durchgesetzt. Als Kreuzbandersatz bietet sich die Patellarsehne mit Knochenblöcken von der Patella und der Tuberositas tibiae an. Als freies Transplantat kann sie sowohl arthroskopisch als auch offen eingebracht werden (Abb. 22.**10**).

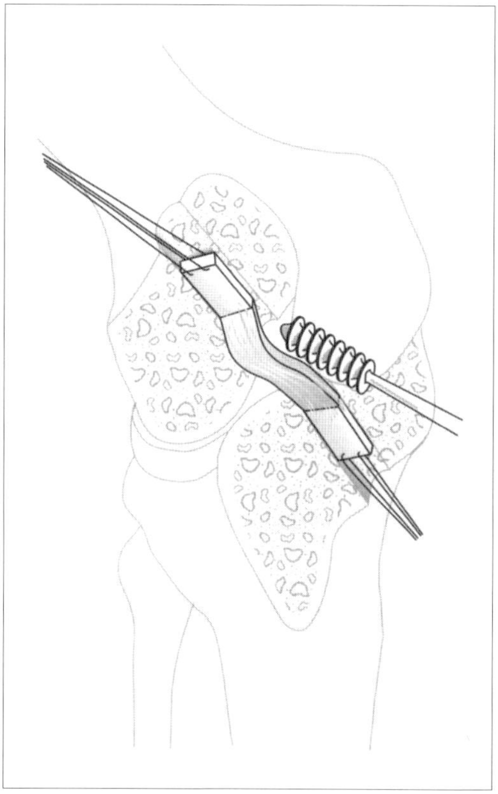

Abb. 22.10 Bone-tendon-bone-Ersatzplastik des vorderen Kreuzbandes mit Interferenzkrause

- **Zugangsweg:** mediane Längsinzision über der Patella, der Patellarsehne und der Tuberositas tibiae
- Die Entnahme erfolgt im Bereich der medialen Faserbündel mitsamt den anhängenden Knochenblöcken. Die Bohrkanäle, in denen die Knochenblöcke verklemmt werden sollen, werden sowohl am Femur als auch an der Tibia mit Zielgeräten gebohrt.
- Notwendig ist eine exakte Platzierung an den Isometriepunkten, um eine primäre Stabilität wiederzuerlangen. Ein zu weit ventral am Tibiakopf platziertes Transplantat führt zur Streckhemmung im Kniegelenk.
- Um ein Abscheren des Ersatzes am Dach der Interkondylargrube zu vermeiden, kann eine Notchplastik erforderlich werden. Einzelne Autoren führen diese in jedem Fall durch.
- Die Interferenzschraube zur Fixation des Knochenspans im Femur wird bei der **arthroskopischen Technik** über eine anteromediale Hilfsinzision mit einem flexiblen Schraubenzieher über einen liegenden, bahnenden flexiblen Draht eingebracht. Alternativ gibt es resorbierbare Verankerungsstifte (Rigidfix). Der tibiale Knochenblock wird in Streckstellung des Kniegelenkes an die anteromediale Tibiafläche mit einem Spickdraht oder einer Klammer fixiert.

Hinteres Kreuzband

- Die frische isolierte Ruptur des hinteren Kreuzbandes wird bei einer Instabilität von weniger als 8 mm Translation funktionell behandelt.
- **Zugangswege**
  - **hinterer Zugang:** S-förmig zur Vermeidung von Kontrakturen; häufiger Wundheilungsstörungen als bei lateralen Zugängen. Dieser Zugang eignet sich auch zur Baker-Zysten-Entfernung. Präparation lateral der Sehne des Semimembranosus. Nach der Ablösung des medialen Gastroknemius und dessen Lateralisierung samt Gefäß-Nerven-Bündel wird die Gelenkkapsel eröffnet.
  - **ventraler Zugang:** als Hilfszugang für den dorsalen Zugang oder auch als alleiniger Zugangsweg für Kreuzbandplastiken (präpatellare Inzision)
- Der **OP-Zeitpunkt** kann unmittelbar posttraumatisch (Komplexverletzungen) oder beim Erreichen einer ausreichenden Kniegelenksbeweglichkeit (sekundär) gewählt werden. Für die Behandlung der Rupturen des hinteren Kreuzbandes stehen folgende Methoden zur Verfügung:
- **Kreuzbandplastik mit zentralem Patellarsehnendrittel**
  - ventraler und dorsaler Zugang, Augmentation des Transplantats mit LAD-Band (Gachter)
  - dorsaler intermuskulärer Zugang, Längseröffnung der dorsalen Kapsel auf einer Strecke von 3 cm, Darstellung der dorsalen Tibiafläche durch Inzision des M. popliteus. Dort wird eine Knochenrinne gemeißelt und gefräst. Fixation des Patellaknochenblocks mit 2 Kleinfragmentschrauben (Benedetto)
  - Fixation des hinteren Kreuzbands in 60° Beugestellung zur Optimierung der Isometrie
  - **arthoskopisch**: Als Transplantate finden das mittlere Patellarsehnendrittel oder die Semitendinosussehne Verwendung. Mit dem arthroskopischen Zielgerät wird der dorsal der Eminentia gelegene Insertionspunkt aufgesucht und der tibiale Bohrkanal geschaffen. Der femorale Bohrkanal wird ventromedial beginnend transfemoral gebohrt. Das Transplantat wird in 2 Arbeitsgängen eingezogen. Fixation des Transplantates mit resorbierbaren Stiften und einer Interferenzschraube.
- **Augmentation ohne Naht (Pässler)**
  - Aufgrund der guten Durchblutung des distalen Drittels des hinteren Kreuzbandes kommt es zur Spontanheilung, wenn durch Einzug eines stabilisierenden

Bandes den zerrissenen Bandenden eine Chance zur Annäherung gegeben wird. Das synthetische Augmentationsband (Dacron) wirkt wie ein interner Fixateur.
  - Zugang: tibial anterolateral und femoral dorsomedial
- **Draht- bzw. Schraubenosteosynthese des knöchernen Kreuzbandausrisses**
  - Nach der Reposition des Fragmentes wird dieses mit Spickdrähten oder mit einer 4,0-mm-Spongiosaschraube refixiert.

Ruptur mehrerer Bänder

- Eine anteromediale Rotationsinstabilität erfordert die Rekonstruktion des vorderen Kreuzbandes. Hier kann ein Patellarsehnenersatz auch primär erfolgen. Eine frühfunktionelle Behandlung muss ermöglicht werden.
- Leichtere Instabilitäten des medialen Kollateralbandes werden konservativ behandelt.
- Knöcherne Ausrisse lassen sich mit einer Kleinfragmentschraube refixieren.
- Rupturen des vorderen und des hinteren Kreuzbandes mit gleichzeitiger Kollateralbandläsion sind Folgen einer Knieluxation. Hier sollte entweder eine Naht oder eine Ersatzoperation mit langem Transplantat (z. B. Quadrizepssehne, Knochenblock, Patellarsehne, Knochenblock) primär erfolgen.

Nachbehandlung

- Die Nachbehandlung nach einer **Plastik des vorderen Kreuzbandes mit Patellarsehne** ist durch eine Frühmobilisation charakterisiert. Ab dem 1. Tag werden aktive Muskelübungen und passive Bewegungsübungen (CPM) durchgeführt. Nach 2–3 Wochen kann die Vollbelastung erreicht werden. Eine Anlage von abnehmbaren Orthesen ist nicht zwingend notwendig. Bei gleichzeitig vorliegender komplexer Instabilität (z. B. anteromediale Rotationsinstabilität) bzw. nach Meniskusnaht, trägt der Verletzte einen Knie-Brace mit Limitierung der maximalen Streckung und Beugung bis zur 6. Woche. Zu bemerken ist allerdings, dass das Transplantat in der 6.–8. Woche die geringste Reißfestigkeit aufgrund von Abbau- und noch nicht abgeschlossenen Umbauvorgängen (Remodeling und Ligamentisation) besitzt.
- Patienten, die eine **Kreuzbandnaht** erhielten, werden mit einer Orthese auf 0/20/60 für Strecken/Beugen limitiert. Bis zur 6. Woche Teilbelastung, Vollbelastung in der 8. Woche. Einige Operateure verzichten auch auf die Schienung mittels Orthese und lassen den Verletzten schmerzabhängig mit zunehmendem Bewegungsumfang üben.
- Die Spickdrahtosteosynthese des **knöchernen Ausrisses des hinteren Kreuzbandes** erfordert eine Ruhigstellung im abnehmbaren Tutor für 6 Wochen. Ab dem 10. Tag Vollbelastung. Nach der Gipsabnahme werden die Spickdrähte mit kurzer Inzision in Lokalanästhesie entfernt.

22.9 Patella und Unterschenkel

22.9.1 Anatomie

Nerven

- Der N. peroneus superficialis verläuft entlang des M. biceps femoris auf die Außenseite des Kniegelenkes und ist knapp unter dem Wadenbeinköpfchen einer möglichen Druckschädigung ausgesetzt.
- Oberflächlich findet man am Unterschenkel medial den N. saphenus, der vor den Innenknöchel kreuzt, und laterodorsal neben der Achillessehne den N. suralis.
- Bei gestrecktem Kniegelenk liegt das popliteale Gefäß-Nerven-Bündel der dorsalen Gelenkkapsel unmittelbar auf.

Kompartimente

Am Unterschenkel gibt es 4 Kompartimente:
- laterales Kompartiment (N. peroneus superficialis)
- oberflächliches dorsales Kompartiment
- Tibialis-anterior-Loge (A. tibialis anterior, N. peroneus profundus)
- tiefe Beugerloge (A. interossea, N. tibialis).

22.9.2 Patellafrakturen

Einteilung

- Längsbrüche mit und ohne Dislokation
- Querfrakturen mit Distraktion
- Polfrakturen
- Mehrfragment- und Trümmerfrakturen

22.9.2.1 Zugangswege

Zur Anwendung kommen
- bogenförmige quere Inzisionen (gute Übersicht, jedoch werden zahlreiche sensible Hautnerven verletzt)
- Längsinzisionen
- parapatellare Längsinzisionen

22.9.2.2 Therapie

- Die **unverschobene Patellalängsfraktur** wird konservativ behandelt. Nach der Ruhigstellung bis zur Schmerzfreiheit kann die Fraktur funktionell behandelt werden. Der Patient benötigt evtl. noch Gehstützen und Hilfsmittel beim Treppensteigen.
- Eine **dislozierte Längsfraktur** wird offen reponiert und mit 2 quer eingebrachten Spongiosazugschrauben (4,0 mm) fixiert.
- Die Zuggurtungsosteosynthese mit Draht ist die Methode der Wahl bei **Querfrakturen**, **Mehrfragment**- und **Trümmerfrakturen**. In der von Pauwels eingeführten Methode ist das oberste Ziel die stufenlose Rekonstruktion der Patellarückfläche zur Vermeidung einer posttraumatischen Retropatellararthrose.
  - Nach der Reposition und passageren Zangenfixation werden 2 Kirschner-Drähte parallel in Längsrichtung eingebohrt. Der Draht kann als 8er-Tour oder kreisförmig um die Drahtenden gelegt werden.
  - Kranial wird der Draht z. B. mit einer dicklumigen Kanüle durch die Quadrizepssehne geführt. In analoger Weise kann man den Draht kaudal durch die Patellarsehne führen.
  - Intraoperativ wird die korrekte Lage und Spannung des Drahtes durch Flexion im Kniegelenk geprüft. Unter Beugung muss die retropatellare Gelenkfläche stufenfrei sein.
- Eine **Mehrfragmentfraktur** wird durch Zugschrauben in eine Querfraktur umgewandelt, die dann mit einer Zuggurtung versorgt wird.
- Die primäre Patellektomie bleibt der **Trümmerfraktur der dorsalen Gelenkfläche** vorbehalten. Im Vergleich zur Spätpatellektomie lassen sich so bessere Ergebnisse erzielen.
- Die **Patellarsehnenruptur** wird mit resorbierbarem Nahtmaterial versorgt. Über 4–6 Monate wird die Naht mit einer gekreuzten Drahtschlinge (McLaughlin) gesichert. Die Schlinge führt man um eine an der Tuberositas tibiae sagittal oder transversal eingebrachte Kortikalisschraube bzw. durch einen Bohrkanal.

22.9.3 Frakturen der proximalen Tibia

AO-Klassifikation (41)

- **A: extraartikuläre Frakturen**
  - A1 Ausriss
  - A2 metaphysär einfach
  - A3 metaphysär mehrfragmentär
- **B: monokondyläre Frakturen**
  - B1 reine Spaltung
  - B2 reine Impression
  - B3 Impression mit Spaltung
- **C: bikondyläre Fraktur**
  - C1 artikulär einfach, metaphysär einfach
  - C2 artikulär einfach, metaphysär mehrfragmentär
  - C3 mehrfragmentär

Frakturtyp	Beispiel	Therapieprinzip
A Extraartikuläre Frakturen		
A 1	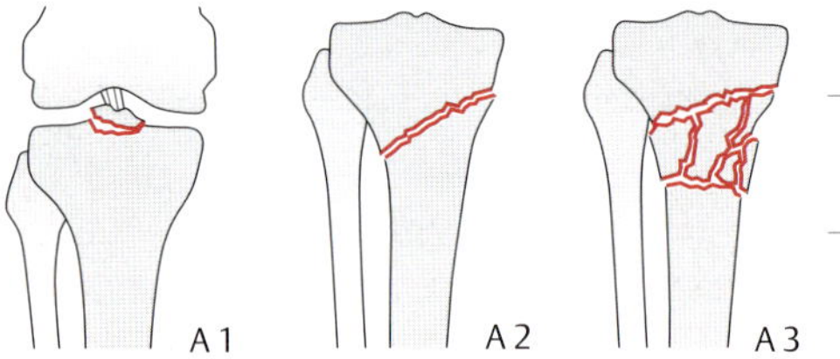	Zugschraube, Spickdraht
A 2		Zugschraube, Abstützplatte
A 3		Abstützplatte
B Monokondyläre Frakturen		
B 1	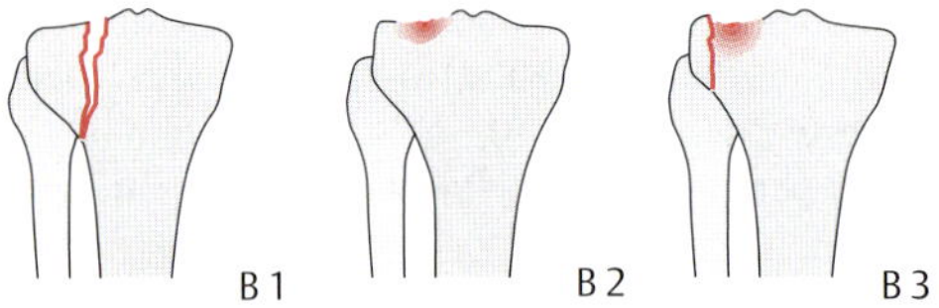	Zugschrauben
B 2		arthroskopisch assistierte Spongiosaplastik mit Zugschraube
B 3		Abstützplatte mit Spongiosaplastik
C Bikondyläre Frakturen		
C 1	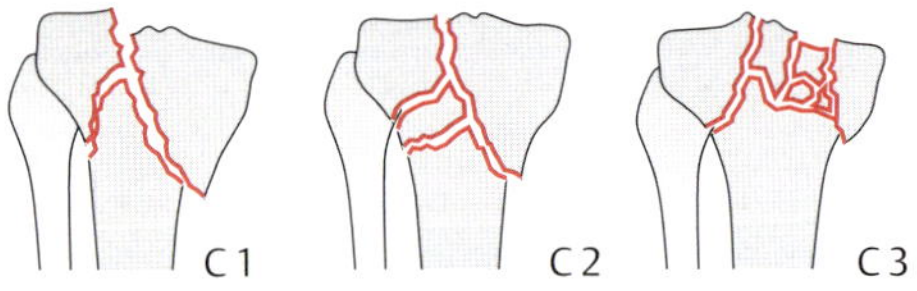	T-Abstützplatte mit Zugschrauben, evtl. bilateral
C 2		bilaterale Abstützplatte
C 3		gelenküberbrückender Fixateur externe

22.9.3.1 Zugangswege

- Da es sich am häufigsten (30 %) um Frakturen mit Impression des lateralen Plateaus handelt (Valgusstress bei intaktem Innenband), ist ein lateraler Zugang am häufigsten. Die Haut wird dazu **lateral** S-förmig inzidiert.

- Analog dazu kann auch eine Inzision auf der **Medialseite** notwendig sein.
- Ein Zugang **parallel zur Patellarsehne** kann zur Refixation eines knöchernen Kreuzbandausrisses in Betracht kommen.

22.9.3.2 Therapie

Operative Therapie

- Eine **Zugschraubenosteosynthese** ist indiziert für Spaltbrüche und für metaphysäre extraartikuläre Frakturen. Es muss peinlichst darauf geachtet werden, dass das Gewinde nur auf einer Seite der Fraktur zu liegen kommt. Wegen der hohen Kräfte ist eine Unterlegscheibe notwendig. Beim osteoporotischen Knochen wird die Osteosynthese durch eine Abstützplatte ergänzt. Ein knöcherner Kreuzbandausriss kann mittels Zugschraube transartikulär refixiert werden.
- Eine Anhebung der imprimierten Gelenkfläche ist nach Bildung eines Knochenfensters am Tibiakopf möglich. Eine gelenkseitige Kontrolle ist durch die simultane Kniegelenkarthroskopie möglich. Gleichzeitig kann eine Kniegelenkspülung zur Ausräumung des Hämarthros vorgenommen werden. Danach wird der Defekt mit **Spongiosa** (vom ipsilateralen Beckenkamm) aufgefüllt. Das Repositionsergebnis wird mit einer Zugschraube oder **Abstützplatte (L- oder T-Platte)** gesichert. Bei komplexen Frakturen kann die passagere Fixation mit Spickdrähten, bis zum Abschluss der Unterfütterung und Abstützung, notwendig sein.
- Die bikondyläre Fraktur kann bei akzeptabler Weichteilsituation mit **Zugschrauben** und **Abstützplatten** rekonstruiert werden. Zuerst werden die Gelenkflächen wiederhergestellt. Meist ist der mediale Kondylus ohne Impression abgesprengt worden. Er lässt sich dann an das die Tuberositas tragende Fragment reponieren. Nun erfolgt die Defektauffüllung mit Spongiosa oder einem kortikospongiösen Span. Im nächsten Schritt wird die Verbindung zwischen Gelenkfläche und Tibiaschaft wiederhergestellt. Hierbei kommen anmodellierte Abstützplatten zum Einsatz.
- Ein **gelenküberbrückender Fixateur externe** lässt sich bei höhergradig offenen oder instabilen Frakturen sowie beim polytraumatisierten Patienten anwenden. Nach Beruhigung der Weichteilsituation bzw. nach 6 Wochen, wenn Fixationskallus zu sehen ist, kann der Fixateur demontiert und das Kniegelenk zur Übungsbehandlung freigegeben werden.
- Eine Marknagelung ist in diesem Skelettabschnitt nicht indiziert. Das Implantat würde eine unerwünschte Rekurvationsfehlstellung provozieren.

22.9.4 Frakturen der Tibiadiaphyse

AO-Klassifikation (42)

- **A: einfache Frakturen**
  - A1 spiralförmig
  - A2 schräg
  - A3 quer
- **B: Keilfrakturen**
  - B1 Drehkeil
  - B2 Biegungskeil
  - B3 fragmentierter Keil
- **C: komplexe Frakturen**
  - C1 spiralförmig
  - C2 etagenförmig
  - C3 irregulär

Frakturtyp	Beispiel	Therapieprinzip
A Einfache Fraktur		
A 1 **A 2** **A 3**	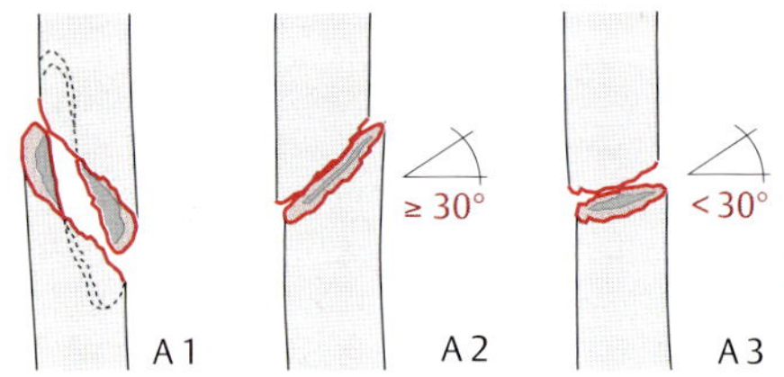	Marknagel in Schaftmitte, Verriegelungsnagel im proximalen und distalen Drittel, Platte im proximalen und distalen Sechstel
B Keilfraktur		
B 1 **B 2** **B 3**	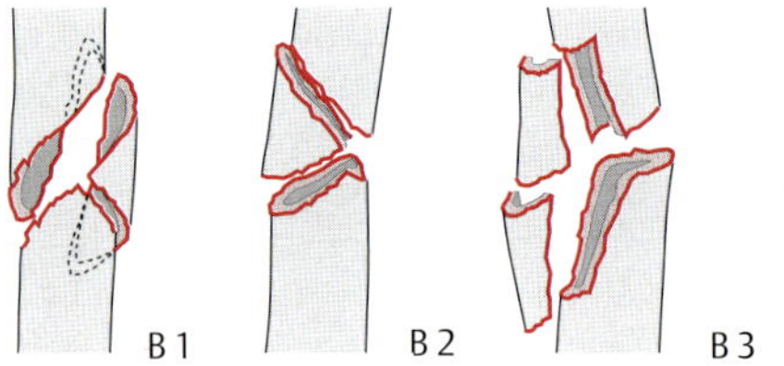	Marknagel in Schaftmitte, Verriegelungsnagel im proximalen und distalen Drittel, Platte im proximalen und distalen Sechstel
C Komplexe Fraktur		
C 1	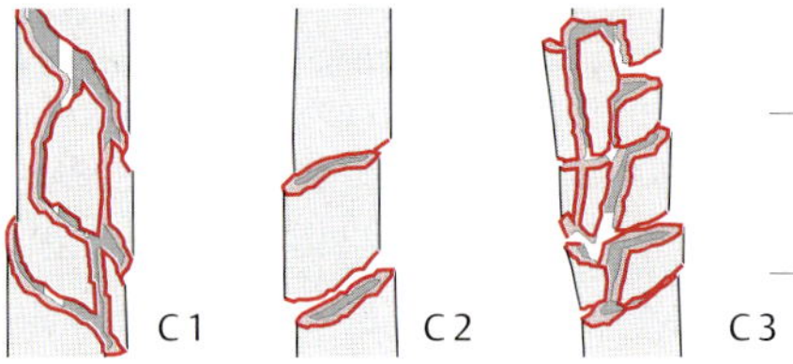	Plattenosteosynthese
C 2		Verriegelungsnagel, DC-Platte
C 3		Fixateur externe

22.9.4.1 Zugangswege

- Zur **Marknagelosteosynthese** erfolgt die Hautinzision am Schienbeinkopf, proximal der Tuberositas tibiae. Die Haut wird längs gespalten und die Patellarsehne stumpf in der Mittellinie auseinandergedrängt oder lateral abgedrängt. Der Markraum wird etwas mediokranial der Tuberositas eröffnet.
- Zur **Platten**- und **Zugschraubenosteosynthese** kann ein anterolateraler oder ein medialer (ein Querfinger dorsal der medialen Tibiakante) Zugang gewählt werden. Bei abweichenden Zugängen besteht die Gefahr, dass die Haut über den Implantaten nekrotisch wird und es zur Sekundärheilung kommt.

22.9.4.2 Therapie

Konservative Therapie

- **Gipsimmobilisation** über ca. 8 Wochen bei Frakturen mit geringer Verkürzung (<1 cm), geringer Achsenfehlstellung und leichter Reponierbarkeit
- 3 Wochen **Extension**, weitere Gipsruhigstellung über 5 Wochen bei instabilen Frakturen oder in Ausnahmefällen, wenn der Patient für ein operatives Verfahren ungeeignet ist (mangelnde Compliance)

Operative Therapie

- **Marknagelosteosynthese**
  - Indikationen: geschlossene und I° offene Frakturen des Typ A.x
  - **Technik**: Der Patient muss entweder auf dem Extensionstisch gelagert werden oder es kommt der Distraktor zum Einsatz. In der Kniekehle befindet sich ein Hypomochlion, über das das Knie 90° gebeugt wird. Dabei muss besonders auf eine ausreichende Polsterung und die Vermeidung einer Kompression der Poplitealgefäße geachtet werden. Reposition unter Kalkaneusextension vor dem sterilen Abdecken.
  - Der Zugang liegt proximal der Tuberositas tibiae.
  - Die Patellarsehne wird lateralisiert. Man eröffnet den Markraum mediokranial der Tuberositas tibiae mit dem Käsebohrer. Nach dem Bohren unter Vermeidung von intramedullären Druckspitzen und dem Messen der Länge des Marknagels wird dieser mit dosierten Schlägen eingetrieben. Der Insertionswinkel beträgt zur Schaftachse 11°.
- **Verriegelungsnagelosteosynthese**
  - Indikationen: geschlossene und I° offene Frakturen des Typ A.x im gelenknahen Bereich, Frakturen der Typen B.x und C.x
  - **Technik:** Das Einbringen von proximalen und distalen Bolzen ist zur Sicherung der Rotationsstabilität und zur Wahrung der Knochenlänge notwendig. Proximal können die Bolzen mit Hilfe des Zielgeräts appliziert werden. Distal ist eine Verriegelung unter Bildverstärkerkontrolle erforderlich. Ein Bolzen wird transversal, der zweite sagittal eingebracht. Bei den B- und C-Frakturen erfolgt die Aufbohrung jedoch nur wenige Millimeter über die Taillenweite des Markraumes.
- **UTN**
  - Indikationen: I° und II° (III°) offene Unterschenkelschaftfrakturen
  - **Technik:** Eine Lagerung auf dem Extensionstisch ist nicht unbedingt notwendig. Die Stärke des Marknagels sollte so gewählt werden, dass er gerade den Isthmus passieren kann. Hierzu gibt es eine Messschablone. Übliche Nageldicken sind 8–10 mm. Die Infektrate liegt bei primärer Nagelung bei 3 %, die Rate der Bolzenbrüche bei 15 %.
  - Zu einer verzögerten Heilung kommt es insbesondere bei statisch verriegelten Querfrakturen. Die Quote der verzögerten Heilungen liegt bei 15 %. Ein Verfahrenswechsel wird dann notwendig.
  - Dem Weichteilschaden der Frakturen ist ein besonderes Augenmerk zu schenken. Ein Débridement sollte frühzeitig und großzügig erfolgen, da das Risiko eines tiefen Infektes mit der Dauer oberflächlicher Infekte ansteigt.
  - Gelenknahe Frakturen müssen distal und proximal in mehreren Ebenen (vgl. Nageldesign) verriegelt werden.
- **Platten- und Zugschraubenosteosynthese**
  - Indikationen: instabile Schaftfrakturen mit Weichteilinterposition, Dislokation der Hauptfragmente um mehr als Schaftbreite oder bei einer Beteiligung von Sprung- oder Kniegelenk
  - Kontraindikationen: geschlossene Frakturen mit schwerem Weichteilschaden, offene Frakturen
  - **Technik:** Eine Neutralisationsplatte muss mindestens 6 Kortikales in jedem Hauptfragment fassen. Sie wird am besten auf der Medialseite des Tibiaschaftes fixiert, da dieser Bereich am leichtesten zugänglich ist. Lateral wird sie angebracht, wenn es die Weichteilsituation oder die Zahl und Größe der medialen Fragmente nicht zulässt, bzw. wenn es sich um einen dorsomedialen Drehkeil handelt.
  - Ein Torsionsbruch des Typs A.1 kann mit 2 oder 3 **Zugschrauben** ausreichend versorgt sein. Die Schrauben werden senkrecht zum Verlauf der Winkelhalbierenden von Schaftachse und Frakturlinie eingebracht.

- Die höhergradigen Frakturen benötigen eine Platte und Zugschrauben (3,5 mm).

- **Fixateur externe**
  - Indikationen: alle Frakturen mit schwerem Weichteilschaden oder offene Frakturen, Polytraumata, B.3- und C.x-Frakturen
  - **Montagetechnik:** Der Fixateur kann unilateral mit Doppelrohrsystem oder unilateral V-förmig montiert werden. Man benötigt je 2 Schanz-Schrauben proximal und distal der Fraktur (5 mm Stärke, langes Gewinde).
  - Bei Stück- oder Etagenfrakturen werden die Zwischenfragmente jeweils mit einer weiteren Schanz-Schraube gefasst.

22.9.5 Frakturen der distalen Tibia

Frakturtyp	Beispiel	Therapieprinzip
A Extraartikuläre Frakturen		
A 1	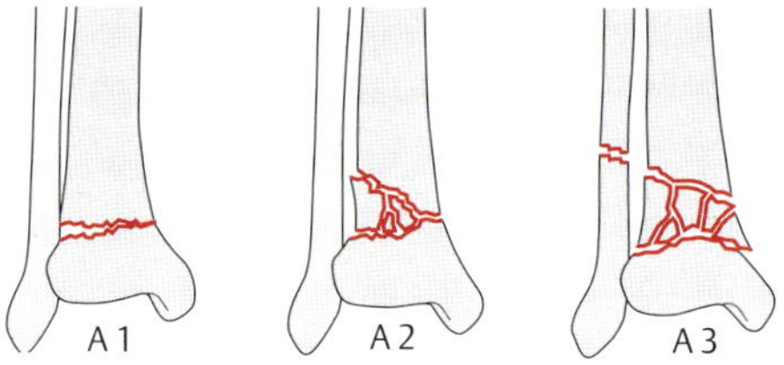	DC-Platte
A 2		
A 3		
B Partielle Gelenkfrakturen		
B 1	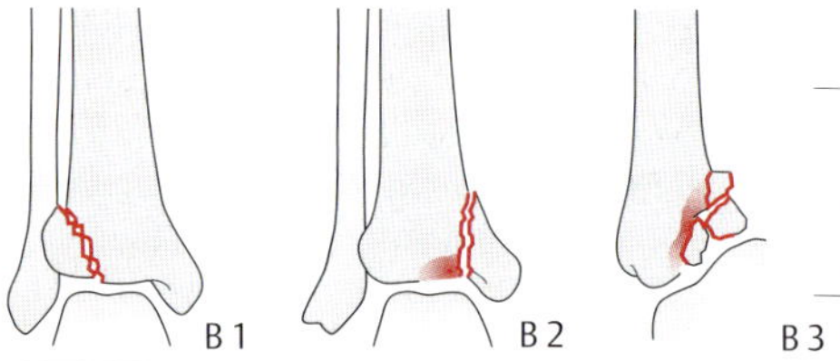	Zugschrauben
B 2		Zugschraube mit Spongiosaplastik
B 3		ventrale T-Platte
C Vollständige Gelenkfrakturen		
C 1	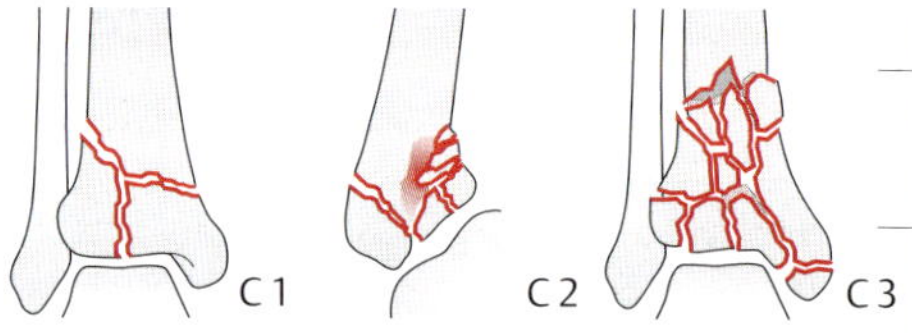	Zugschraube und DC-Platte
C 2		T-Abstützplatte mit Zugschrauben und Spongiosaplastik
C 3		Kalkaneusextension, Fixateur externe

AO-Klassifikation (43)

- **A: extraartikuläre Frakturen**
  - A1 metaphysär einfach
  - A2 mit metaphysärem Keil
  - A3 metaphysär mehrfragmentär

- **B: partielle Gelenkfrakturen**
  - B1 reine Spaltung
  - B2 Impression mit Spaltung
  - B3 mehrfragmentär mit Impression
- **C: Frakturen mit vollständiger Gelenkbeteiligung**
  - C1 artikulär einfach, metaphysär einfach
  - C2 artikulär einfach, metaphysär mehrfragmentär
  - C3 mehrfragmentär

22.9.5.1 Zugangswege

- Es gelten die gleichen Zugangswege wie bei den Schaftfrakturen.
- Als zusätzliche Alternative kann auch ein dorsaler Zugang mit Abdrängen der tiefen Flexoren notwendig sein, um eine Platte oder Zugschrauben dorsal anzubringen.

22.9.5.2 Therapie

Konservative Therapie

- **Gipsschiene**
  - Indikationen: Frakturen mit geringer Dislokation und weitgehend erhaltenen Gelenkflächen
  - Nach der Anfertigung von Schichtaufnahmen zum sicheren Ausschluss von Stufenbildungen im Gelenk wird das Bein mit einer Unterschenkelgipsschiene ruhiggestellt.
  - nach Abschwellung Castanlage, nach 6 Wochen Ergänzung durch Gehstollen
- **Kalkaneusextension**
  - Indikationen: Wiederherstellung der tibialen Gelenkfläche bei schlechter Weichteilsituation oder undifferenziertem Patienten
  - Die Extension erfolgt über 3–6 Wochen.
  - Anschließend wird je nach Befund eine Fibularekonstruktion, eine Rekonstruktion der Gelenkfläche oder eine Spongiosaplastik mit medialer Tibiaplattenosteosynthese durchgeführt.

Operative Therapie

- **zweizeitige minimal-invasive Osteosynthese**
  - Die Frakturbehandlung muss auf den ausgeprägten Weichteilschaden abgestimmt werden. Ziele sind die anatomische Wiederherstellung der Gelenkfläche, eine frühe funktionelle Behandlung und Belastbarkeit.
  - Beim Ersteingriff wird die Fibula in Länge und Achse wiederhergestellt, die Tibiagelenkfläche exakt reponiert und mit Kleinfragmentschrauben fixiert und ein Fixateur externe als temporäre gelenküberbrückende Stabilisation angelegt.
  - Beim Zweiteingriff, der nach der Heilung der Weichteile (ca. 14 Tage) durchgeführt wird, erfolgt ein Verfahrenswechsel. Eine vorgebogene 4,5-mm-DC-Platte wird subkutan durch eine mediale Inzision auf Gelenkspalthöhe eingeschoben und über Stichinzisionen mit Schrauben besetzt. Der Fixateur kann nun entfernt werden. Eine Teilbelastung ist jetzt erlaubt.
- **Plattenosteosynthese**
  - Indikationen: dislozierte Frakturen mit intakten Weichteilen und Gelenkbeteiligung, Spaltung und Impression (Typ B2,3 und C1,2) sowie Polytraumapatienten mit Lungenkontusion
  - **Technik:** Liegt gleichzeitig eine Fibulafraktur vor (zumeist bei Typ-C-Frakturen), wird diese zuerst reponiert und mit einer Zugschrauben- und Plattenos-

teosynthese versorgt, damit Länge und Rotation wiederhergestellt sind. Bei komplexen Frakturen gestaltet sich die Rekonstruktion schwierig. Als Hilfsmittel kann eine Röntgenaufnahme der Gegenseite eingesetzt werden. Zur Versorgung der Fibulafraktur wird die Inzision an der Hinterkante des Wadenbeins gelegt. Bei der Rekonstruktion des Wadenbeins stellt sich somit das Kantenfragment in anatomischer Position ein und dient als Leitschiene für die Rekonstruktion der tibialen Gelenkfläche.
- Die tibiale Gelenkfläche wird über einen anteromedialen Zugang (beste Übersicht) unter Zuhilfenahme von Spickdrähten wiederhergestellt. Danach folgt die **Spongiosaübertragung** und die Osteosynthese mittels medialer oder ventraler Platte sowie Zugschrauben. Als Implantate im distalen Drittel kommen **DC-Platten** (mind. 6-Loch) in Verbindung mit Zugschrauben zur Anwendung. Die Platten werden durch Verbiegung und Verwindung den Konturen angepasst. Zur Verankerung im metaphysären Abschnitt dienen langgewindige Spongiosaschrauben (6,5 mm). Durch Verwendung der DC-Platten wird eine zusätzliche Kompression erzielt.
- Die Versorgung der B1-Fraktur mit **Zugschrauben** ist ausreichend.. Bei der B2-Fraktur ist eine **Spongiosaplastik** notwendig. Das Resultat wird mit einer DC-Platte gesichert. Meist ist die Syndesmose zerrissen und muss tibial refixiert werden. Ein osteoporotischer Knochen bedarf einer **Abstützplatte.**

- **Fixateur externe**
  - Indikationen: offene Frakturen II° und III°, schwerer Weichteilschaden, Polytrauma
  - **Technik:** Der Fixateur kann als Dreieckkonstruktion, als bilateraler oder als unilateraler Fixateur zur Anwendung kommen. Die distalen Schrauben werden in Talus und Kalkaneus eingebracht. Zur Rekonstruktion der Gelenkfläche ist eine Osteosynthese mit 4,0-mm-Spongiosaschrauben oder 3,5-mm-Kortikaliszugschrauben parallel zum Gelenkverlauf möglich. Allerdings muss es die Weichteilsituation erlauben.
  - Um Pin-Infekten vorzubeugen, sollten die Pins dort platziert werden, wo der Weichteilmantel am dünnsten ist und die geringsten Verschiebungen aufweist.
  - Der Fixateur kann als vorübergehendes Verfahren bis zur Sanierung der Weichteile oder als definitives Osteosyntheseverfahren eingesetzt werden. Aufgrund der für längere Zeit notwendigen Entlastung ist eine verzögerte Knochenbruchheilung zu beobachten.
- **Verriegelungsnagelosteosynthese**
  - Indikationen: Frakturen mit kritischer Weichteilsituation im 5. Sechstel der Tibia (Typ A)
  - Technik: siehe S. 381
- **Unaufgebohrter Tibianagel (UTN)**
  - Indikationen: Frakturen mit schwerem Weichteilschaden, II° offene Fraktur
  - relative Indikationen: III° offene Frakturen, Polytraumapatienten
  - **Technik:** Nach der Wahl des gewohnten Zugangs zur Marknagelosteosynthese wird der solide Marknagel in den Markraum eingebracht. Ein Aufbohren ist nicht notwendig, Einschwemmungen in die Blutbahn werden vermieden. Die Taillenweite des Markraumes wird ausgemessen und der Nageldurchmesser dementsprechend gewählt (ca. 8 mm). Zur Sicherung der Rotationsstabilität ist eine Verriegelung notwendig. Meist handelt es sich um die definitive Versorgung der Fraktur. Ein Verfahrenswechsel wird bei einer verzögerten Frakturheilung oder bei einem Markrauminfekt notwendig.

22.9.6 Malleolarfrakturen

AO-Klassifikation (44)

- **A: laterale infrasyndesmale Frakturen**
  - A1 isoliert
  - A2 mit Innenknöchelfraktur
  - A3 mit posteromedialer Fraktur
- **B: laterale transsyndesmale Frakturen**
  - B1 isoliert
  - B2 mit Innenknöchelfraktur
  - B3 mit Innenknöchelfraktur und hinterem Volkmann-Dreieck
- **C: laterale suprasyndesmale Frakturen**
  - C1 diaphysär einfach
  - C2 diaphysär mehrfragmentär
  - C3 proximale Fibula

Frakturtyp	Beispiel	Therapieprinzip
A Laterale infrasyndesmale Frakturen		
A 1	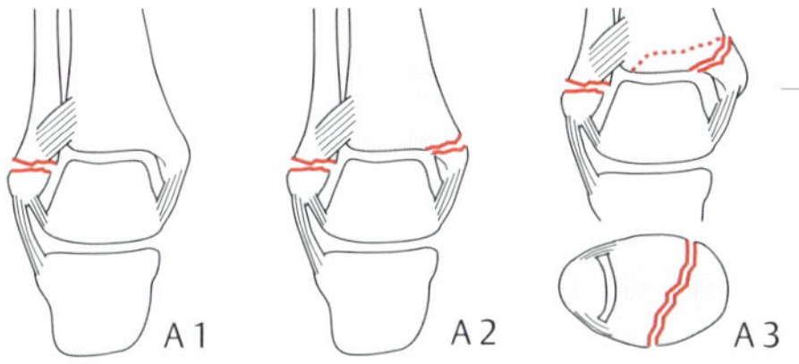	Zuggurtung, konservativ
A 2		Drittelrohrplatte lateral, Malleolarschraube medial
A 3		
B Laterale transsyndesmale Frakturen		
B 1	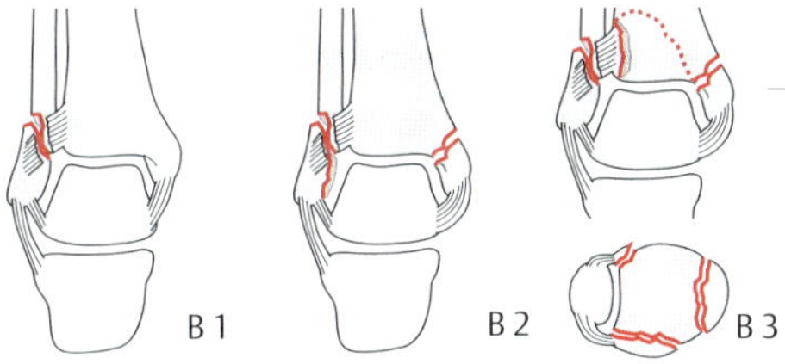	Drittelrohrplatte
B 2		Drittelrohrplatte lateral, Malleolarschraube medial
B 3		evtl. Zugschraube für hinteres Fragment
C Laterale suprasyndesmale Frakturen		
C 1	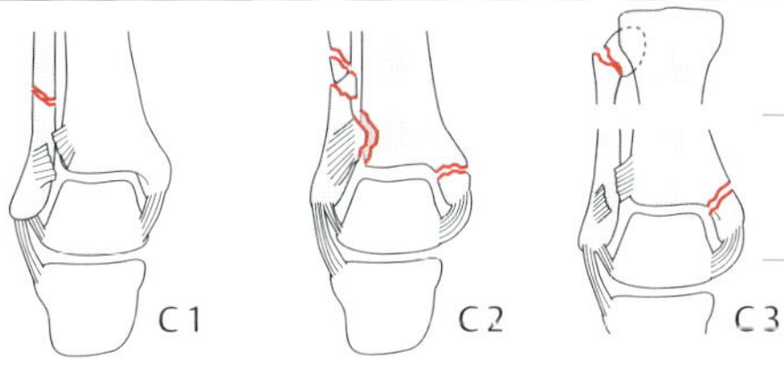	Drittelrohrplatte, Stellschraube
C 2		Drittelrohrplatte lateral, Stellschraube, Malleolarschraube medial
C 3		2 Stellschrauben lateral, Malleolarschraube medial

22.9.6.1 Zugangswege

- Bei **Frakturen der Fibula** erfolgt die Inzision auf Höhe der Fraktur, und reicht bis zur Knöchelspitze, so dass zumindest eine 5-Loch-Drittelrohrplatte (in der Regel 6–8 Loch) eingebracht werden kann.
- Die Versorgung des **Innenknöchels** erfolgt über eine bogenförmige Inzision ventral oder dorsal des Malleolus. Dabei ist auf den Verlauf der V. saphena magna bzw. des N. saphenus zu achten.

22.9.6.2 Therapie

Konservative Therapie

- **Gipsschiene**
  - Indikationen: unverschobene Frakturen des Typ A
  - Nach der Abschwellung wird die Gipsschiene durch einen Gehcast ersetzt, der bis zur 6. Woche belassen wird.

Operative Therapie

- **Zuggurtungsosteosynthese am Außenknöchel**
  - Indikation: dislozierter Außenknöchelspitzenabriss, wenn das Fragment so klein ist, dass eine Platte nicht mehr verwendet werden kann
- **Zugschrauben und Plattenosteosynthese der Fibula**
  - Indikationen: verschobene infrasyndesmale Frakturen, alle Frakturen auf Syndesmosenhöhe und darüber, da zur Wiederherstellung der Gelenkkongruenz die Syndesmosennaht unerlässlich ist
  - Zeitpunkt: Die Fraktur sollte entweder in den ersten 6 Stunden oder nach der Abschwellung versorgt werden.
  - **Technik:** Nach der Reinigung des Frakturspaltes erfolgt die Reposition der Fraktur. Zugschraubenosteosynthese (3,5-mm-Kortikalis) und Anbringen einer anmodellierten Drittelrohrplatte sind die nächsten Schritte. Kontrolle und ggf. Rekonstruktion der Syndesmose.
- **Zugschraubenosteosynthese am Innenknöchel**
  - mit Malleolarschrauben
- **Zuggurtungsosteosynthese am Innenknöchel**
  - Einbringen von 2 parallelen Spickdrähten und einer 3,5-mm-Kortikalisschraube, um die 8förmig der Zuggurtungsdraht gelegt wird
- **Zugschraube und Spickdraht am Innenknöchel** (4,0-mm-Spongiosaschraube)
  - Indikationen: verschobene Innenknöchelfrakturen Typ ABC.2, ABC.3
- **Zugschraubenosteosynthese des hinteren Kantenfragmentes**
  - Frakturen mit Stufenbildung im Gelenk und Frakturen, die sich nicht mit der Außenknöchelosteosynthese anatomisch reponieren lassen
  - **Technik:** Wichtig ist bei der Versorgung mit einer ventralen Zugschraube (4,0 mm, mit Unterlegscheibe), dass das Gewinde der kurzgewindigen Spongiosaschraube nur das dorsale Kantenfragment fasst. Der mediodorsale Zugang zur direkten Verschraubung ist aufgrund des medialen Gefäß-Nerven-Bündels gefährlicher.
- **Stellschraubenosteosynthese**
  - Indikationen: tibiofibulare Instabilität (Typ C), Maisonneuve-Trauma (Röntgen des Kniegelenkes)
  - Bei allen Frakturen des Typ C ist die Syndesmose rupturiert und die Membrana interossea bis zur Fraktur zerrissen. Bei Frakturen des Typ B liegt die ligamentäre Verletzung in ca. 50 % der Fälle vor (Weber). Eine Zerreißung der Membrana interossea findet sich bei allen Formen des Maisonneuve-Schadens (einschließlich Fibulaköpfchenluxation).

- **Technik:** Geprüft wird die Stabilität mit dem Einzinkerhaken. Bei Instabilität, auch nach einer Fibulaosteosynthese und Syndesmosennaht, erfolgt die Reposition mit dem Haken. Nun wird 2–3 cm proximal des Gelenkspaltes der Kanal für eine 3,5-mm-Kortikalisschraube parallel zur Gelenkfläche und schräg von dorsal gebohrt. Die Schraube muss die mediale Kortikalis der Tibia nicht erreichen. Bleibt die hohe Fibulafraktur bei der Maisonneuve-Verletzung unversorgt, wird parallel zur ersten eine zweite Stellschraube eingebracht.

22.9.7 Nachbehandlung von Patella- und Unterschenkelfrakturen

- Die mit **Zuggurtung** versorgte **Patellafraktur** wird ab dem zweiten postoperativen Tag aus der im Kniegelenk 10° gebeugten Schiene heraus mobilisiert. Die Belastung wird bis zur 4.–6. Woche gesteigert.
- **Tibiakopffrakturen** bedürfen einer Entlastung über 3–4 Monate. In den ersten 2–3 Monaten ist in Abhängigkeit vom Röntgenbefund lediglich eine Belastung von 10–15 kg erlaubt.
- Frakturen im **Tibiaschaft** bzw. an der **distalen Tibia** benötigen keine so lange Entlastung.
- Nach einer **Marknagelosteosynthese** kann die Belastung nach Abschluss der Wundheilung erfolgen. Der Patient wird ab dem ersten postoperativen Tag zu aktiven und passiven Bewegungsübungen aufgefordert.
- Nach einer **Verriegelungsnagelosteosynthese** darf der Verletzte bis zur Entfernung der proximalen Bolzen das Bein nur beistellen. Die Dynamisierung erfolgt nach ca. 6 Wochen, zu einem Zeitpunkt, an dem eine Kallusbildung zu erkennen ist. Stufenweise wird nun die Belastung in den nächsten 4–6 Wochen zur Vollbelastung gesteigert.
- Die Nachbehandlung einer **Plattenosteosynthese** entspricht diesem Vorgehen. Dabei können auch Orthesen (starre Kunststoffapparate und Systeme mit Entlastung über Federn), die eine Kraftübertragung auf den Schienbeinkopf bewirken, eingesetzt werden.
- **Osteosynthetisch** versorgte **Malleolarfrakturen** ermöglichen eine funktionelle Nachbehandlung. Zwischen der 4. und 6. Woche kann die Belastung von 10 kg bis zur Vollbelastung gesteigert werden.
- Verletzungen mit **Beteiligung der Syndesmose** bzw. **Stellschraubenosteosynthesen** bedürfen einer Gipsimmobilisation über 6 Wochen. Zuverlässigen Patienten kann eine Teilbelastung erlaubt werden. Nach Gipsabnahme und Entfernung der Stellschraube erfolgt eine rasche Mobilisation bis zur Vollbelastung.
- War bei der Verletzung das hintere Kantenfragment gelenkbildend beteiligt, verlängert sich die Entlastung auf 8 Wochen, wobei nach der Hälfte der Zeit mit einem langsamen Belastungsaufbau begonnen werden kann.

22.9.8 Offene Frakturen

Einteilung

Tscherne und **Oestern** ergänzten die Klassifikation von Allgöwer (I°–III° offen) und bezogen in ihre Einteilung den Weichteilschaden bei geschlossenen Frakturen ein. **Gustilo** erweiterte die Einteilung. Durch Kontusion der Weichteile verliert die Haut ihre Barrierefunktion und ermöglicht die Entstehung von Infekten. Entscheidend für die Prognose ist auch die Zeit, die zwischen Unfall und Versorgung vergeht.

- **geschlossene Fraktur Grad 0 (Fr. G 0)**
  - keine oder unbedeutende Weichteilverletzung. Meist bei einfachen Bruchformen

- **geschlossene Fraktur Grad I (Fr. G I)**
  - oberflächliche Schürfung oder Kontusion durch Fragmentdruck von innen. Einfache bis mittelschwere Bruchform
- **geschlossene Fraktur Grad II (Fr. G II)**
  - tiefe kontaminierte Schürfung mit lokalisierter Haut- und Muskelkontusion. Drohendes Kompartmentsyndrom
  - meist bei direktem Trauma mit mittelschwerer bis schwerer Bruchform (z. B. Zwei-Etagenfraktur der Tibia)
- **geschlossene Fraktur Grad III (Fr. G III)**
  - ausgedehnte Hautkontusion, Hautquetschung oder Zerstörung der Muskulatur oder subkutanes Décollement sowie manifestes Kompartmentsyndrom oder Verletzung eines Hauptgefäßes. Schwere Bruchformen und Trümmerfrakturen
  - Diese Gruppe bereitet bei der Behandlung oft mehr Schwierigkeiten als eine drittgradig offene Fraktur.
- **offene Fraktur Grad I (Fr. O I)**
  - Durchtrennung der Haut mit nur geringer Kontusion und geringer bakterieller Kontamination. In der Regel einfache Frakturform
- **offene Fraktur Grad II (Fr. O II)**
  - Durchtrennung der Haut mit umschriebener Haut- und Weichteilkontusion. Mittelschwere Frakturform
- **offene Fraktur Grad III (Fr. O III)**
  - Hautdurchtrennung mit ausgedehnter Weichteildestruktion sowie häufig mit zusätzlichen Gefäß- und Nervenverletzungen; starke Kontamination. Hierunter fallen auch alle Frakturen mit Ischämie, ausgedehnter Knochenzertrümmerung und offene Frakturen bei Unfällen im landwirtschaftlichen Bereich.
  - IIIa: Weichteildeckung möglich
  - IIIb: Verlust der Weichteildeckung mit offenliegendem Knochen
  - IIIc: offene Fraktur mit operationspflichtiger Arterienschädigung
- **offene Fraktur Grad IV (Fr. O IV)**
  - Totale und subtotale Amputation, d. h. alle wichtigen anatomischen Strukturen (Hauptgefäßverbindungen mit Ischämie) sind durchtrennt. Vom Weichteilmantel ist höchstens ein Viertel der Zirkumferenz erhalten.

22.9.9 Kompartmentsyndrom am Unterschenkel

Pathophysiologie

Aufgrund der straffen Faszienverhältnissse ist der Unterschenkel bei einem übermäßigen Anstieg des Druckes in den Logen besonders gefährdet. Dies kann als Traumafolge durch Einblutungen und Weichteilödeme sowie iatrogen auftreten. Bei Patienten, die mit einem Verriegelungsnagel versorgt wurden, ist die Gefahr am größten.

Symptome und Diagnostik

- Klinische Hinweise auf ein Kompartmentsyndrom sind Ruheschmerzen und ein Dehnungsschmerz der Sehne des M. flexor hallucis longus.
- Im weiteren Verlauf treten Gefühlsstörungen am Fuß und Unterschenkel auf. Zu prüfen ist die Sensibilität im autonomen Versorgungsgebiet des N. peroneus profundus (Kompartment der A. tibialis ant.) und des N. tibialis (tiefes Beugerkompartment), der den 1. Interdigitalraum versorgt.
- Die Fußpulse lassen sich auch bei einem manifesten Kompartmentsyndrom tasten.
- Die klinische Diagnose ergibt sich aus
  - Schwellung
  - Muskelverhärtung
  - Spannungsgefühl und
  - sensomotorischen Ausfällen

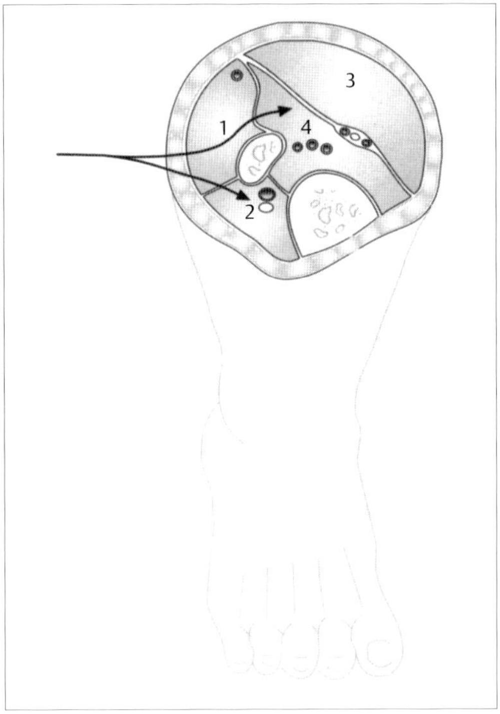

Abb. 22.11 Kompartimente des Unterschenkels
1 laterale Loge
2 Tibialis-anterior-Loge
3 dorsolaterale oberflächliche Loge
4 tiefe Beugerloge

- Ergänzend kann eine intrakompartmentale Druckmessung durchgeführt werden. Die Werte liegen bei 50–80 mmHg (Normalwerte bis 30 mmHg).

22.9.9.1 Therapie

Verdacht

- Bereits beim Verdacht auf ein Kompartmentsyndrom müssen alle konstringierenden Verbände aufgeschnitten werden.
- Bei **fortbestehenden Beschwerden** und beim drohenden Kompartmentsyndrom muss prophylaktisch eine gedeckte Dermatofasziotomie erfolgen.

Manifestes Kompartmentsyndrom

- Das manifeste Kompartmentsyndrom erfordert eine großzügige Dermatofasziotomie, die Exzision nekrotischen Gewebes und bei bislang konservativ behandelten Frakturen die Osteosynthese zur Stabilisation. Nach Wegfall der Schienung durch den Weichteilmantel werden die Frakturen instabil.
- Zeichen der Vitalität der Muskulatur sind
  - Kontraktilität
  - Konsistenz
  - Kolorit
  - Kapillarblutung
- **Verfahren:** Am Unterschenkel kann man eine **bilaterale Inzision** oder eine **laterale parafibulare Dermatofasziotomie** durchführen, um alle Kompartimente zu eröffnen. Bei der bilateralen Inzision muss man aufgrund der häufig vorkommenden Verletzung der V. saphena magna mit einer erhöhten Inzidenz des postthrombotischen Syndroms rechnen.

- **OP-Technik**
  - Direkt unter der Haut erfolgt die Spaltung der Faszie des lateralen Kompartments. Das ventrale Kompartment wird durch Unterminierung der Haut in ventraler Richtung erreicht. Die dorsale oberflächliche Loge kann man durch subkutane Präparation in dorsaler Richtung aufsuchen. Zuletzt geht man zwischen den Mm. peronei und dem M. triceps surae ein, um das dorsale tiefe Kompartment zu spalten.
  - Die Haut bleibt breit offen, die Lücke wird mit synthetischem Hautersatz gedeckt.
  - Nach der Rückbildung des Ödems (ca. 1 Woche) kann der Wundverschluss durch eine Sekundärnaht möglich sein. Verbleibende Hautdefekte werden mit einer Meshgraft-Plastik gedeckt.

Unbehandelt führt das Kompartmentsyndrom zu Nervenschädigungen, Funktionsverlusten und Kontrakturen wie Kurzfuß-, Hammer- oder Krallenzehenbildung.

22.10 Fuß

22.10.1 Talusfrakturen

Anatomie

- Der Talus lässt sich in Korpus, Kollum und Kaput gliedern.
- Gelenkflächen bildet er gegenüber dem Kalkaneus, dem Os naviculare, der Tibia und dem Außenknöchel. Die kalkaneare Gelenkfläche wird durch den Sinus tarsi unterbrochen.

Pathogenese

- Zentrale Berstungsfrakturen sind die Folge einer axialen Stauchung.
- Abscherfrakturen an der Trochlea tali kommen bei Varus- bzw. Valgusdislokation im Rahmen eines Supinationstraumas vor.
- Frakturen des Processus posterior des Korpus können bei subtalarer Luxation beobachtet werden.
- Chopart-Gelenkluxationen können mit einer Taluskopffraktur einhergehen.

Klassifikation

- Die Klassifikation nach **Hawkins, Canale** und **Kelly** unterscheidet 4 Grade der Dislokation bei Talushalsfrakturen (I–IV).
- **Marti** und **Weber** berücksichtigen in ihrer Klassifikation die Anzahl der beteiligten Gelenke (0–3) bei den Korpusfrakturen.
- Die von **Zwipp** entwickelte Unterteilung ist ein prognostisches Maß für Nekroserate und Arthrosehäufigkeit. Sie umfasst die Talushals- und Korpus-Luxationsfrakturen. Es wird die Zahl der betroffenen Gelenkflächen berücksichtigt.
- Die aktuelle AO-Klassifikation (8) wurde auf dem DGU-Kongress vorgestellt; sie ist bei Drucklegung noch nicht verfügbar

Diagnostik

- Die Standardaufnahmen des oberen Sprunggelenks in anterior-posteriorer und seitlicher Projektion können durch die a.-p.-Aufnahmen des Fußes in größter Plantarflexion sowie durch Schrägaufnahmen in 45° Innen- und Außenrotation ergänzt werden.
- Mit Hilfe der Computertomographie lassen sich Trümmerfrakturen detaillierter beurteilen.

22.10.1.1 Therapie

Konservative Therapie

- **Unverschobene Brüche** werden mit abschwellenden Maßnahmen und funktionell, d. h. mit Kontaktbelastung, Abrollen und Bewegungsübungen behandelt. Patienten mit eingeschränkter Compliance sollten nach der Abschwellung einen Gehcast für 6 Wochen erhalten. Eine längerfristige Entlastung verhütet keine Talusnekrose, welche beim unverschobenen Typ (Typ I) in 0–13 % der Fälle auftritt. Beim Typ IV (Trümmerfraktur) ist eine Nekroserate von 50–100 % zu erwarten.
- Eine **geschlossene Reposition** ist bei Frakturen der Typen II–IV notwendig. Eine arterielle Verschlusskrankheit, Diabetes mellitus und eine infektgefährdete Weichteilsituation stellen jedoch Kontraindikationen zur erforderlichen operativen Therapie dar.
  - Halsfrakturen werden in Bauchlage mit gebeugtem Knie zunächst dorsal überstreckt, axial extendiert und anschließend plantar flektiert.
  - Bei einer dislozierten Korpusfraktur muss der Repositionsvorgang in umgekehrter Reihenfolge durchgeführt werden. Da dieses Manöver die Dislokation jedoch häufig nicht vollständig beseitigt, ist die primäre Anlage einer Extension mit Hilfe einer transkalkanearen Schanz-Schraube indiziert.

Operative Therapie

- **Dislozierte Frakturen** (Typ II–IV) werden, sofern keine Kontraindikationen vorliegen, operativ behandelt.
  - Die **Talushalsfrakturen** lassen sich über einen anteromedialen Zugang, der bogenförmig vom Innenknöchel zum Os naviculare reicht, reponieren und mit zwei 4,0-mm-Spongiosaschrauben stabilisieren. Auf die Sehne des M. tibialis anterior und die A. tibialis posterior muss hierbei geachtet werden.
  - Frakturen des **Taluskörpers** werden am besten über einen medialen Zugang unter Osteotomie des Innenknöchels erreicht.
  - Der dorsolaterale Zugang eignet sich zur Behandlung von **Frakturen des Processus posterior**. Lateral der Achillessehne wird die Haut inzidiert, der N. suralis, die A. fibularis, die Peronealsehnen und das Lig. fibulotalare posterius werden geschont. Zur Reposition kann das Einbringen einer Schanz-Schraube notwendig sein. Nun kann die Fraktur mit Kortikaliszugschrauben fixiert werden.
  - Zur Behandlung von **Trümmerfrakturen** ist der bilaterale anteriore Zugang notwendig. Von hier aus lässt sich eine Spongiosaplastik einfügen, die mit Spickdrähten gestützt wird. Falls keine genügende Stabilität erreicht wird, ist eine tibiotarsale Transfixation über 3 Wochen angebracht. Alternativ kann bei älteren Patienten mit Trümmerfrakturen primär eine Arthrodese durchgeführt werden.

Nachbehandlung

- Ein gängiges Schema sieht insgesamt 8 Wochen Gipsruhigstellung vor, in der zweiten Hälfte wird ein Gehgips angelegt.
- Sofern möglich, sollte eine frühfunktionelle Nachbehandlung zum Erreichen der bestmöglichen Bewegungsfähigkeit begonnen werden. Die Vollbelastung ist ab der 6.–12. Woche möglich.
- Bei **Trümmerfrakturen** wird die Entlastung im Allgöwer-Apparat empfohlen, um ein Sintern des Talus unter Belastung zu verhindern.

22.10.1.2 Komplikationen

- Talusnekrose (partiell oder vollständig)
  - bei Typ I 0–13 %
  - bei Typ II 20–50 %
  - bei Typ III 20–100 %
  - bei Typ IV 50–100 %

- septische Nekrosen: ca. 10 %
- Arthrose: ca. 26 %
- Dystrophie: ca. 43 %
- Fehlstellung: ca. 7 %
- Pseudarthrose (keine Konsolidierung nach 6 Monaten): ca. 3 %

22.10.2 Kalkaneusfrakturen

Anatomie

- Am Fersenbein unterscheidet man die Strukturen Tuber calcanei, Sustentaculum tali und Processus anterior.
- Der Kalkaneus besitzt 3 Gelenkflächen zum Talus und eine zum Os cuboideum.
- Unter dem medial gelegenen Sustentakulum verläuft die Sehne des M. flexor hallucis longus.
- Normalerweise kreuzen sich die Verlängerung der Oberkante des Tubers und die Linie durch den subtalaren Gelenkspalt in einem Winkel von 30° (Böhler-Winkel).
- Auf der Lateralseite befindet sich der N. suralis, medialseitig ventral des Innenknöchels der N. saphenus.

Pathogenese

- Die **häufigsten Frakturen** entstehen durch axiale Gewalteinwirkung. Es kommt zur Abscherung und zur Impaktion von Fragmenten. Als Hauptfragmente sind das sustentakulumtragende superomediale und das posterolaterale, die hintere Gelenkfacette tragende Fragment von Bedeutung.
- Die Entstehung des **extraartikulären Entenschnabelbruchs** kann durch einen reaktiven übermäßigen Zug der Achillessehne am Tuber calcanei erklärt werden, lässt sich jedoch nicht experimentell am Präparat erzeugen.

Klassifikationen

- Es gibt mehrere Klassifikationen zur Beschreibung der Fersenbeinfrakturen. **Essex-Lopresti** unterscheidet den „tongue type“ und den „joint depression type“ unter Hinzuziehung der Zahl der Fragmente.
- **Zwipp** führte die X-Fraktur/Y-Gelenk-Klassifikation ein. Das Punktesystem wurde um die Einbeziehung des Schweregrades der Fraktur (G1–G3; O1–O3) und der zusätzlichen Frakturen benachbarter Knochen erweitert.

Diagnostik

- Standardaufnahmen sind die seitliche und die axiale Kalkaneusaufnahme sowie die a.–p.-Aufnahme des Sprunggelenkes und der Fußwurzel.
- Ergänzend können Défilé-Aufnahmen nach Brodén angefertigt werden.
- Zur Operationsplanung empfiehlt sich die Erstellung koronarer und axialer computertomographischer Schichtaufnahmen.

22.10.2.1 Therapie

Konservative Therapie

- **Indikationen**: extraartikuläre Frakturen ohne wesentliche Rückfußfehlstellung, bei Patienten mit infektgefährdeter Weichteilsituation, schweren Allgemeinerkrankungen und Diabetes mellitus sowie peripherer arterieller Verschlusskrankheit. Die Maßnahmen umfassen Hochlagerung, Kühlung und Antiphlogistika.
- **funktionelle Behandlung**: Hochlagerung, Eisapplikation, Antiphlogistika, Bewegungsübungen nach 3 Tagen. Eine Teilbelastung mit 15 kg ist nach 3 Wochen möglich. Eine frühere Teilbelastung kann nach der Anlage eines am Tibiakopf abstützenden Spezialstiefels erlaubt werden. Die Vollbelastung wird nach 6–12 Wochen erreicht.
- **geschlossene Reposition**: Beim Vorliegen von Kontraindikationen beim Jugendlichen mit Rückfußstauchung, Varus- oder Valgusfehlstellung wird das Repositions-

manöver nach Omonto durchgeführt. In Bauchlage wird das Kniegelenk um 90° gebeugt, die Ferse umgriffen und durch einen ruckartigen Zug und durch Rütteln die Reposition des Tubers erreicht. Anschließend muss ein gespaltener Unterschenkelgips angelegt werden. Die Vollbelastung im Gehcast ist nach 3–6 Wochen möglich. Freigabe nach 6–12 Wochen.

Operative Therapie

- Eine **Minimalosteosynthese** mit Spickdrähten lässt sich bei Patienten mit instabiler Fraktur und Kontraindikationen (vgl. Talusfrakturen) gegen einen größeren operativen Eingriff durchführen. In Bauchlage wird das Tuberfragment mit einer Schanz-Schraube oder mit dem Distraktor aufgerichtet. 6–8 Kirschner-Drähte werden perkutan eingebracht, bis zum Kuboid bzw. zum Talus vorgebohrt und für 6 Wochen belassen. Der zeitliche Ablauf entspricht der konservativen funktionellen Behandlungsform.
- Alternative: Auch mit Hilfe eines **Distraktions-Fixateur externe** kann der Tuber-Gelenk-Winkel (Böhler) wiederhergestellt werden. Steinmann-Nägel werden in den Tuber calcanei und in den Tibiaschaft eingebohrt und mit dem Distraktor auf die richtige Entfernung gebracht.
- Eine **offene Reposition** ist bei instabilen und deformierenden Brüchen notwendig, sofern nicht Kontraindikationen vorliegen. Bei 2–3-Fragmentbrüchen wird der mediale Zugang (McReynolds) gewählt. 3–4-Fragmentbrüche mit Beteiligung der posterioren Gelenkfläche oder des Kalkaneokuboidgelenkes erfordern einen bilateralen Zugang. Frakturen mit mehr als 4 Fragmenten und Gelenkbeteiligung werden über einen ausgedehnten lateralen Zugang versorgt.
  - Die **mediale Schnittführung** verläuft parallel zur Fußsohle und zwischen Innenknöchelspitze und Plantarebene. Nach der Reposition lässt sich von hier aus das sustentakuläre an das tuberositäre Fragment mit einem H-Plättchen und Kleinfragmentschrauben fixieren.
  - Bei der **bilateralen Versorgung** erfolgt die laterale Inzision nach Palmer: Sie beginnt 1 cm proximal der Außenknöchelspitze, führt bogenförmig an den Peronealsehnen entlang und reicht bis an das Kalkaneokuboidgelenk. Bei einer tiefen Einstauchung wird ein Spongiosatransfer notwendig. Joint-Depression-Frakturen lassen sich mit 60–70 mm langen Kleinfragmentkortikalisschrauben stabilisieren. Abschließend wird ein H-Plättchen angeschraubt.
  - Der **ausgedehnte laterale Zugang** (Seattle approach) beginnt 2 Querfinger oberhalb der Außenknöchelspitze, verläuft zwischen Achillessehne und Außenknöchel bogenförmig und schwenkt parallel zur Fußsohle über das Kalkaneokuboidgelenk hinaus. Mit einer Schanz-Schraube wird das Fersenbein vom Tuber aufgerichtet. Die Reposition lässt sich durch eine Beugung im Kniegelenk (Wegfall des Zugs der Achillessehne) erleichtern. Temporär werden Spickdrähte eingebracht. Nach der Spongiosaübertragung wird die laterale Kalkaneusfläche rekonstruiert und mit einem 3-fachen H-Plättchen oder der Ulmer Kalkaneusplatte stabilisiert. Man platziert 2 Schrauben in den Processus anterior, 2 Schrauben in den Tuber calcanei und 2 Schrauben in Richtung Sustentakulum.

Nachbehandlung

- Bis zum Abschluss der Wundheilung wird eine Gipsschiene, aus der der Patient ab dem 1. postoperativen Tag Bewegungsübungen durchführt, angelegt.
- Danach ist eine Teilbelastung mit 15 kg möglich.
- Vollbelastung ab der 6.–12. Woche
- Bei Schwellneigung kann eine Lymphdrainage hilfreich sein.
- Medial eingebrachte Implantate können bei regelrechtem Heilverlauf in situ belassen werden.

Komplikationen

- Wundrandnekrosen: ca. 8 %
- Hämatome: ca. 2,5 %
- Weichteil- und Knocheninfektion: ca. 2 %

22.10.3 Frakturen der anderen Fußwurzelknochen

Für Frakturen des Os naviculare und des Os cuboideum gelten sinngemäß die Behandlungsrichtlinien für Kalkaneusfrakturen. Isolierte Frakturen des Os cuboideum sind sehr selten.
Die am häufigsten eingeschlagenen Verfahren sind die konservative Behandlung, die Stabilisierung mit Kortikaliszugschrauben und der Fixateur externe.

22.10.4 Mittelfußfrakturen

Anatomie

- Das Lisfranc-Gelenk bildet die Grenze zwischen Fußwurzel und Mittelfuß. In ihm artikulieren die Basen der Mittelfußknochen mit den 3 Ossa cuneiformia und dem Os cuboideum. Zusammen bilden die Knochen einen Brückenbogen, dessen Schlussstein die Basis des II. Mittelfußknochens darstellt und somit eine Schlüsselfunktion hat.
- Zur dynamischen Stabilisierung tragen der M. peroneus longus und der M. tibialis anterior bei.
- Die tragenden Pfeiler sind der 1. und der 5. Strahl, welche im Kalkaneus konvergieren.

Pathogenese

- Bei Supinations- und Torsionsverletzungen kann es nicht nur zu Läsionen des fibulotalaren Bandapparates kommen, sondern es können auch Frakturen der Mittelfußknochen, insbesondere des V. Mittelfußknochens, entstehen.
- Bei Überrolltraumen kommt es oft zu Frakturen einer oder mehrerer Mittelfußknochen.
- Stürze aus großer Höhe führen zu (Luxations-)Frakturen im Lisfranc-Gelenk.

Diagnostik

- Standardröntgenaufnahmen des Fußes in 2 Ebenen
- Zielaufnahmen des Lisfranc-Gelenks 20° dorsoplantar und 45° schräg

22.10.4.1 Therapie

Konservative Therapie

- **Unverschobene Frakturen** der Mittelfußknochen werden mit einer Gipsschiene bis zur Abschwellung ruhiggestellt. Danach muss entschieden werden, ob der Patient für eine funktionelle Nachbehandlung geeignet ist oder ob die Anlage eines Gehcasts notwendig ist.

Operative Therapie

- **Schaftfrakturen** des **I. und V. Metatarsalknochens** werden mit Drittelrohrplättchen osteosynthetisch versorgt. Als Zugang dienen dorsale Inzisionen.
- Die Frakturen der **übrigen Mittelfußknochen** werden geschlossen reponiert und mit Spickdrähten perkutan fixiert. Gelingt eine anatomische Reposition nicht, muss die Einrichtung offen erfolgen. Der Spickdraht wird nun offen von der Fraktur in distaler Richtung eingebracht und durch die Basis der Grundphalanx plantarseitig ausgeleitet. Von dort aus bohrt man ihn nach exakter Reposition zurück. Ein Gehcast zur Teilbelastung wird für 4 Wochen anmodelliert, nach der Spickdrahtentfernung ist ein Gehcast für weitere 2–4 Wochen erforderlich.

- Die Abrissfraktur (**Jones-Fraktur**) der Basis des V. Mittelfußknochens wird ab einer Dislokation von mehr als 4 mm mit einer 4,5-mm-Zugschraube oder einer Zuggurtung versorgt. Eine geringere Dislokation ist ausreichend mit einer Gipsschiene bis zur Abschwellung und einer frühfunktionellen Therapie mit fixierenden Verbänden behandelt.
- **Luxationsfrakturen des Lisfranc-Gelenks** erfordern eine offene Reposition. Die meist vorliegende Fraktur an der Basis des MFK II wird im ersten Schritt behoben. Zur Erhaltung der Reposition bohrt man lateral und medial 2 Spickdrähtchen ein. Danach werden die Basen der Mittelfußknochen mit der Fußwurzelknochenreihe durch 3,5-mm-Kortikalisstellschrauben verbunden. Bei einem drohenden Kompartmentsyndrom bleibt die lange mediane Fußrückeninzision unverschlossen.
- Bei einem **schweren Weichteilschaden** ist eine Behandlung mit dem **Fixateur externe** notwendig. Die Schanz-Schrauben werden in den 1. und 4. Mittelfußknochen und in den Tibiaschaft eingebohrt.

22.11 Sehnenverletzungen

22.11.1 Bizepssehnenruptur

Anatomie

- Der **lange Bizepssehnenkopf** entspringt vom Tuberculum supraglenoidale und verläuft im Sulcus intertubercularis über den Oberarmkopf. Einengungen im Subakromialraum führen zu Schädigungen der Sehne.
- Das **Caput breve** hat seinen Ursprung am Processus coracoideus.
- Die **distale Bizepssehne** setzt an der Tuberositas radii an.
  Bei der Pronation wird die Sehne um das Radiusköpfchen gerollt.
- Die Kraftübertragung auf den Vorderarm wird durch den Lacertus fibrosus, der in die Fascia antebrachii einstrahlt, verstärkt.

Pathogenese

- Die **proximalen** Sehnenrupturen beruhen meist auf degenerativen Veränderungen. Selten sind sie durch ein adäquates Trauma verursacht.
- Bei der **distalen** Sehnenruptur kann man jedoch beim Vorliegen eines nach Art und Schwere geeigneten äußeren Traumas einen kausalen Zusammenhang herstellen.
- Bei histologisch gesicherten nichtdegenerativen Veränderungen kann eine distale Bizepssehnenruptur als Unfallfolge vom Rentenversicherungsträger anerkannt werden.

Häufigkeit

- Rupturen der langen Bizepssehne: 96 %
- Rupturen der kurzen Bizepssehne: 1 %
- Rupturen der distalen Bizepssehne: 3 %

22.11.1.1 Ruptur der langen Bizepssehne

Symptome und Diagnostik

- Als charakteristischer Befund einer kompletten Ruptur der langen Bizepssehne ist beim Versuch, den supinierten Arm im Ellenbogengelenk zu beugen, die Vorwölbung eines kraftlosen, distal verlagerten Muskelbauches zu erkennen.
- Der Sulcus intertubercularis ist druckschmerzhaft (Yergason-Zeichen). Derselbe Befund kann beim „Palm-up“-Test beobachtet werden (gestreckter, abduzierter Arm mit der Handfläche nach oben).
- Die klinische Untersuchung kann durch eine **Schultersonographie** ergänzt werden.

Konservative Therapie

- Konservativ wird die Ruptur der langen Bizepssehne beim älteren Menschen behandelt. Der betroffene Arm wird, solange die Schmerzen dies erfordern, im **Gilchrist-Verband** ruhiggestellt. So früh wie möglich sollte mit der Übungsbehandlung begonnen werden.

Operative Therapie

- Eine **OP-Indikation** stellt sich beim jungen, sportlichen und berufstätigen Verletzten.
- **Zugangswege**
  - gerade Hautinzision über dem Sulcus intertubercularis
  - Ist die rupturierte Bizepssehne nicht zu finden, kann der Zugang durch eine kraniale Inzision des M. pectoralis major erweitert werden.
- **Operationsverfahren**
  - **Verlagerung des muskelbauchnahen Sehnenstumpfes** zum Processus coracoideus (DePalma und Callery); dabei kann sich jedoch ein Höhertreten des Humeruskopfes durch Verlust der Depressorfunktion der langen Sehne als Nachteil bemerkbar machen und ein Impingement provozieren.
  - **Schlüssellochoperation** (Froimson): Der distale Sehnenstumpf wird zu einem Knoten geformt und in ein schlüssellochartiges Loch (ca. 1,5 x 0,5 cm), das im Bereich des Sulcus intertubercularis geschaffen wird, eingehängt. Das Verfahren ist technisch einfach und führt zur Rückgewinnung der Kraft des M. biceps. Die Indikation ist bei manuell tätigen Patienten mit großen beruflichen Anforderungen und besonders sportlichen Menschen zu stellen. Eine hochgradige Osteoporose, veraltete Rupturen und eine vorbestehende ausgeprägte Bewegungseinschränkung des Schultergelenkes sind Kontraindikationen.
  - **Refixation am M. pectoralis major** als letzte Möglichkeit, wenn die lange Bizepssehne nahe am Muskelbauch gerissen ist. Eine Durchflechtungsnaht von der langen in die kurze Sehne ist ebenfalls möglich.

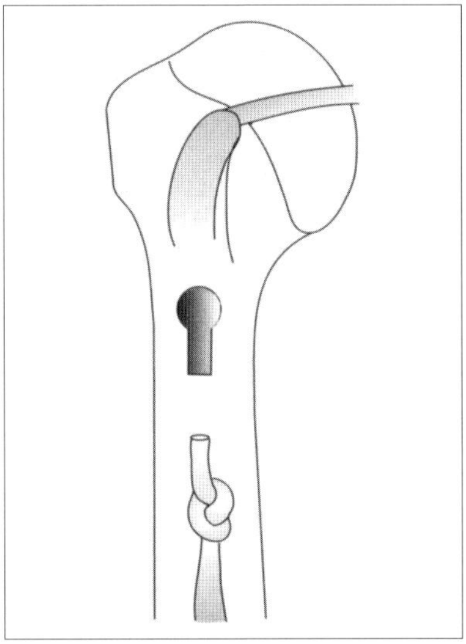

Abb 22.12 Schlüssellochoperation

Nachbehandlung

Nach der Entfernung der Drainagen beginnt eine Übungsbehandlung aus dem Gilchrist-Verband heraus. Supination und aktive Beugung im Ellbogengelenk sollten nicht vor der 3. Woche erfolgen.

22.11.1.2 Ruptur der kurzen Bizepssehne

Therapie

- Solange die lange Bizepssehne intakt ist, kann auf eine operative Therapie verzichtet werden, da die Kraft nicht wesentlich gemindert ist.
- Über rekonstruktive Verfahren (Refixation am Processus coracoideus) gibt es in der Literatur wenig Angaben.

22.11.1.3 Ruptur der distalen Bizepssehne

Lokalisation

- Am häufigsten liegt die Rupturstelle direkt am knöchernen Ansatz. Risse am Muskel-Sehnen-Übergang und in der Sehne sind seltener.

Symptome und Diagnostik

- Die Ruptur der distalen Bizepssehne kann man an dem nach proximal verlagerten Muskelbauchwulst beim Versuch, den Arm im Ellbogengelenk zu beugen, erkennen.
- Die Supinationskraft ist stark vermindert.

Therapie

- Die Sehnenruptur sollte möglichst frühzeitig **operativ** behandelt werden.
- **Zugangsweg:** Auslagerung des supinierten Arms. Die Inzision verläuft auf der Beugeseite des Ellenbogengelenkes, von proximal-medial nach distal-radial. Sie folgt dem Medialrand des M. brachioradialis. Der N. radialis wird radial belassen und sollte nicht mit Haken traktiert werden. In der Tuberositas radii wird ein Bohrloch der Stärke 4,5 mm von ventral nach dorsal gebohrt (Platt).
- **Operationsverfahren**
  - **Tendoplastik nach Schmieden:** Vernähen der Sehne mit dem Lacertus fibrosus und dem M. brachialis
  - **Refixierung nach Kerschner:** Mit einer Schraube und Unterlegscheibe wird die Sehne an der Tuberositas radii refixiert.
  - **Bohrlochdurchzug nach Platt:** Durch ein bei Supination sagittales Bohrloch wird die Sehne durchgezogen und zu einer Schlinge vernäht.
  - **Modifikation** der OP nach **Platt:** Durch das sagittale Bohrloch führt man nur eine Hälfte der Sehne. Die andere Hälfte wird auf der Dorsalseite von ulnar nach radial gelegt. Radial werden die Sehnenhälften vernäht.
  - OP nach **Thompson:** Die distale Sehne wird mit einem Doppelseidenfaden gefasst und durch ein Bohrloch an der Tuberositas radii geführt. Den Faden knotet man über dem Radius.

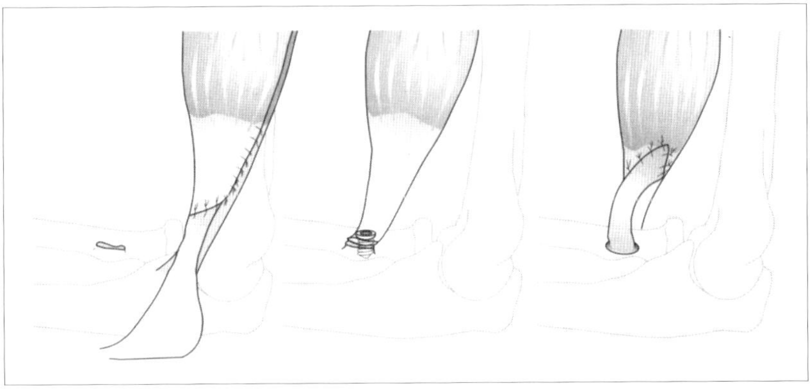

Abb. 22.13 Tendoplastik

- OP nach **Lange:** Die distale Bizepssehne wird Z-förmig verlängert, mit einem Seidenfaden gefasst und durch ein Bohrloch am proximalen Radius refixiert.
- OP nach **Bunell:** Refixation mit einer Lengemann-Durchflechtungsdrahtnaht. Knotung der Drahtenden über einem Knopf auf der Haut des streckseitigen proximalen Unterarms.

22.11.2 Sehnenrupturen der Hand

22.11.2.1 Strecksehnenruptur

- Am häufigsten treten subkutane Rupturen im Bereich der **Fingerendgelenke** auf, z. B. nach Aufprall eines Balls. Im Rahmen rheumatischer Erkrankungen entstehen auch spontane degenerative Sehnenrisse.
- Rupturen im Bereich der **Mittelgelenke** führen zur **Knopflochdeformität**. Aufgrund der Junkturen (Verbindungen zwischen 2 benachbarten Strecksehnen) können sich Rupturen im Bereich des Handrückens der klinischen Diagnostik entziehen.

Therapie

- **Distale Rupturen** werden mit einer Stack-Schiene für 6 Wochen konsequent ruhiggestellt. Spickdrahtfixationen haben keine Vorteile. Eine Operationsindikation ergibt sich allerdings bei einem dislozierten knöchernen Ausriss des Mittelzügels oder einer frischen offenen Verletzung. Die Lengemann-Naht ist das Verfahren der Wahl. Eine erhebliche Weichteilschädigung stellt aufgrund der Infektionsgefahr eine Kontraindikation dar.
- Rupturen im Bereich der **Grundgelenke** und am **Handrücken** lassen sich durch eine intratendinöse Naht nach Kleinert versorgen. Zusätzlich kann die Naht nach Lengemann (mit Drahtausziehnaht) gesichert werden.
- Die subkutane Ruptur der Sehne des **M. extensor pollicis longus** wird mit einer Verlagerung der Sehne des M. extensor indicis proprius behandelt. Um das Daumengrundgelenk wird die Haut inzidiert und der distale Sehnenstumpf aufgesucht. Hilfsinzisionen erfolgen am Grundgelenk DII zur Ablösung der Extensor-indicis-Sehne (befindet sich ulnar der Sehne des M. extensor digiti II) und auf der Streckseite des radialen Handgelenkes, distal des Retinaculum extensorum. Die Extensor-indicis-Sehne wird nun in der Technik nach Pulvertaft in die Daumenstrecksehne eingeflochten.
- Die Durchtrennung einer Strecksehne im Rahmen einer **offenen Verletzung** erfordert eine primäre Naht.

Nachbehandlung

- Ruhigstellung mit beugeseitiger Gipsschiene in Funktionsstellung für 3 Wochen oder
- Ruhigstellung mit dorsaler Schiene und dorsalem Gummizug zur Neutralisierung der aktiven Extensionskraft

22.11.2.2 Beugesehnenruptur

Anatomie

- An jedem Langfinger gibt es **2 Beugesehnen**, eine tiefe und eine oberflächliche. Die profunde Sehne inseriert an der Basis des Endglieds und durchbohrt die oberflächliche Sehne im Bereich des Fingermittelglieds.
- Die Hohlhand lässt sich in **5 Zonen** einteilen, am Daumen gibt es 3 weitere Zonen (Köckerling, Geldmacher).

- Zone 1 grenzt im Bereich des osteofibrösen Gleitkanals am distalen Ringband an Zone 2.
- Zone 2 wurde von Bunnell als „Niemandsland" gezeichnet. Hier liegen 2 avaskuläre Abschnitte des Beugesehnen.
- In Zone 3 befinden sich die kommunizierenden Sehnenscheiden.
- In Zone 4 verlaufen die Beugesehnen unter dem Retinaculum flexorum.
- Die Zone 5 reicht vom Handwurzelkanal bis zum Muskel-Sehnen-Übergang.

Symptome und Diagnostik

- Die Diagnose einer Beugesehnenruptur wird klinisch durch das Unvermögen der kraftvollen Fingerbeugung gestellt. Die Streckstellung im Endgelenk bei entspannter Handhaltung ermöglicht auf den ersten Blick die Diagnose. Eine Durchtrennung der oberflächlichen und der tiefen Beugesehne ist an der Streckung des Mittel- und Endgelenkes erkennbar.
  - Zur Bestätigung einer Durchtrennung der Beugesehnen muss die erhaltene Beugefähigkeit unter Blockierung der Nachbarfinger überprüft werden.
  - Zur Prüfung der tiefen Beugesehne werden das Grund- und das Mittelgelenk des verletzten Fingers in Streckstellung gehalten und der Patient aufgefordert, das Endglied zu beugen. Bei einer Durchtrennung der tiefen Beugesehne ist dies nicht möglich.
  - Eine isolierte Prüfung der oberflächlichen Sehne lässt sich durch die Fixierung aller Gelenke der benachbarten Finger erreichen. Dadurch wird die tiefe Beugesehne ausgeschaltet. (Die tiefen Beugesehnen der Finger III–V haben einen gemeinsamen Muskelbauch). Das Unvermögen des Patienten, den verletzten Finger zu beugen, lässt auf eine Durchtrennung der oberflächlichen Beugesehne schließen.
  - Die oberflächliche Sehne des Zeigefingers wird durch den Fingerbeerengriff zum Daumen unter Zuhilfenahme eines Papierstreifens, der zwischen den gestreckten Endgliedern gegen Zug gehalten werden soll, überprüft.

Therapie

- Die **primäre Beugesehnennaht** ist in jedem Bereich möglich. Das Niemandsland (Verlauf der Sehnen in den Vaginae fibrosae) hat an Bedeutung verloren. Die Hautinzision erfolgt gemäß dem Vorschlag von Bruner (Zickzack ohne die Beugefalten senkrecht zu kreuzen).

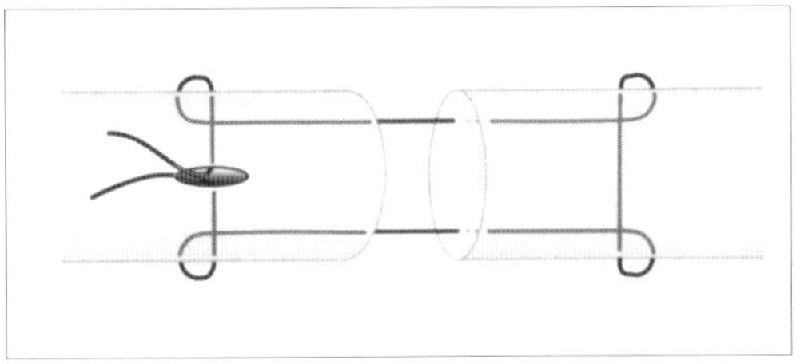

Abb. 22.14 Sehnennaht

- Eine **Modifikation** (Zechner) der intratendinösen Sehnennaht ermöglicht es, den Nahtknoten im Bereich des proximalen Sehnenstumpfes zu versenken. Die angefrischten Stümpfe werden mit 6–0 oder 8–0 PDS adaptiert. Zur Vermeidung einer Einklemmung von Wulstungen muss das angrenzende Ringband eventuell gespalten werden.

Nachbehandlung

- Ruhigstellung mit volarer Schiene. Ab dem 3. Tag funktionelle Behandlung mit volarem Gummizügel zur Neutralisation der aktiven Kraftwirkung der Beugemuskulatur. Freigabe nach 4 Wochen. Volle Belastung ab der 8. Woche

- Als Alternative hierzu kann auch eine frühzeitige aktive und passive intermittierende Bewegungsbehandlung durchgeführt werden. Sie soll die Sehnenfestigung begünstigen und zu mehr Gleitbewegungen im osteofibrösen Sehnenkanal führen. Unter ärztlicher Aufsicht führt der Verletzte unter Abkopplung des Gummizügels aktive Streckungen und Beugungen durch.
- Beim Vorliegen von **Begleitverletzungen** (z. B. Nervennaht nach Durchtrennung) muss evtl. auf eine funktionelle Nachbehandlung verzichtet werden. Günstiger erweist sich hier ein zweizeitiges Vorgehen mit primärer Sehnennaht und sekundärer spannnungsfreier Nerventransposition (gutes funktionelles Ergebnis).

22.11.3 Quadrizepssehnenruptur

Die Quadrizepssehne verbindet den M. quadriceps mit der Patella. Sie wird ergänzt durch den Reservestreckapparat, der von medial und lateral an der Patella inseriert. Rupturen findet man am häufigsten bei älteren Patienten auf dem Boden degenerativer Schädigungen.

Symptome und Diagnostik

- Eine vollständige Ruptur ist durch eine suprapatellare Lücke und das Unvermögen, das Kniegelenk aktiv zu strecken, gekennzeichnet.
- Eine **sonographische** Untersuchung kann den Befund bestätigen. Sonographische Zeichen sind die Kontinuitätsunterbrechung, echoarme Flüssigkeitsansammlungen im Rupturbereich, abgrenzbare Sehnenenden und der Verlust des parallelen Binnenechos.
- Auf einer konventionellen **Röntgenaufnahme** kann man erkennen, ob ein knöcherner Quadrizepssehnenausriss oder eine Patellafraktur vorliegt.

Therapie

- Eine **OP-Indikation** besteht bei kompletten und inkompletten Sehnenrupturen.
- Als **Zugangsweg** bietet sich der gerade Längsschnitt über der Rupturstelle und der Patella an.
- **Operationsverfahren**
  - Naht des meist mitgerissenen Reservestreckapparats
  - Naht der Sehnenreste mit PDS. Sind am oberen Patellarand keine fassbaren Sehnenreste verblieben, können am Oberrand der Patella V-förmig Bohrungen gesetzt werden, durch die ein sicheres Nahtlager geschaffen wird.
  - Bilden einer Rahmennaht, die am oberen Patellarand quer transossär (2 mm Bohrung) refixiert wird. Blauth verwendet hierzu PDS der Stärke 0.
  - Alternativ kann die Rahmennaht mit einem Cerclagedraht (1,2 mm) erfolgen. Diese Methode erfordert jedoch eine Metallentfernung nach 8 Wochen.
  - Als weitere Möglichkeit der Nahtverstärkung kann eine Umkippplastik der Quadrizepssehne durchgeführt werden.

Nachbehandlung

- Nach der Drainagenentfernung sind Bewegungsübungen unter Aufsicht aus der Orthese bis 40° möglich.
- Bei zurückhaltenden Operateuren ist eine konsequente Ruhigstellung in Streckstellung über 6 Wochen üblich. Nach der Fädenentfernung Castanlage bis zur 6. Woche.

22.11.4 Patellarsehnenruptur

Symptome und Diagnostik

- Das typische klinische Kriterium ist die Patella alta.
- Die Kraft der aktiven Kniegelenkstreckung ist gemindert.

- Unterhalb der Kniescheibe findet man eine palpable Lücke. Die Diagnose wird klinisch gestellt.
- Sonographie und Röntgenaufnahmen können bei diagnostischer Unsicherheit, insbesondere zum Ausschluss einer Patellafraktur, durchgeführt werden.

Therapie

- **Zugang:** Beim gestreckten Knie erfolgt die Inzision zwischen dem oberen Patelladrittel und dem Unterrand der Tuberositas tibiae.
- **OP-Technik:** Ein Cerclagedraht (1,4 mm) wird (8-förmig) transossär durch den unteren Patellapol und distal um eine Spongiosaschraube an der Tuberositas tibiae gelegt. Alternativ kann die distale Verankerung durch einen queren Bohrkanal im Bereich der Tuberositas erfolgen. Die Sehnenstümpfe werden adaptierend mit resorbierbarem Material genäht.
- Die **Nachbehandlung** gleicht dem Vorgehen bei der Quadrizepssehnenruptur.

22.11.5 Achillessehnenruptur

Die Achillessehne überträgt die Kraft des dreiköpfigen Wadenmuskels auf das Fersenbein. Mit einem Durchmesser von 1 cm leitet sie Kräfte weiter, die das Körpergewicht um ein Vielfaches übersteigen. Die Blutversorgung erfolgt im Wesentlichen über das Peritendineum externum. Die arterielle Durchblutung nimmt ab dem 30. Lebensjahr ab. Mechanisch besitzt sie eine hohe Reißfestigkeit, Elastizität bei einer geringen Dehnbarkeit.

Pathogenese

- Die Frage, ob die Ruptur einer völlig intakten Achillessehne möglich ist oder ob es sich um die Ruptur einer vorgeschädigten Sehne handelt, gibt stets zu Diskussionen Anlass. Es ist deshalb wichtig, den Unfallhergang ausführlich zu dokumentieren und bei der Operation ein histologisches Präparat zu gewinnen.
- Es werden **4 Typen degenerativer Veränderungen** unterschieden: die hypoxische degenerative Tendopathie, die mukoide Degeneration, die Tendolipomatosis und die kalzifizierende Tendopathie.
- **begünstigende Faktoren:** physiologische Alterung der Sehne, Mikrotraumatisierung, chronische Überlastung, postentzündliche Veränderungen, Cortisonbehandlung

Symptome und Diagnostik

- Meist lässt sich die Diagnose eindeutig klinisch stellen. Schmerz, Hämatom und Lücke sind richtungsweisend. Die Kraft, den Fuß zu senken, ist herabgesetzt (1/4 der Gegenseite). Beim Thompson-Test entfällt die Plantarflektion bei der Palpation der Wade).
- Die Sonographie kann zur Befunddokumentation bzw. zur Wahl des Therapieverfahrens hinzugezogen werden.
- Eine Röntgenaufnahme des Fersenbeines in seitlicher Projektion lässt einen knöchernen Ausriss erkennen. Bei der Betrachtung des Weichteilschattens stellt sich das Karger-Dreieck unregelmäßig dar.
- Bei alten Rupturen wird zur Bestimmung des Ausmaßes des Sehnendefektes und zur Operationsplanung eine Kernspintomographie gefordert.

22.11.5.1 Konservative / funktionelle Therapie

Indikationen

- Bei einer frischen Achillessehnenruptur geht der Trend zu einer konservativ-funktionellen Therapie bei entsprechendem sonographischen Befund. Wenn sich bei der Ultraschalluntersuchung die rupturierten Sehnenstümpfe bei 20° Flexion vollständig adaptieren lassen, ist eine konservative Therapie möglich.

- Unabhängig vom sonographischen Befund können außerdem Patienten mit erhöhtem Risiko sowie sportlich inaktive Menschen konservativ behandelt werden.

Vorgehen

- Zunächst ist eine Absatzerhöhung von 3 cm notwendig, oder es muss ein „Vario-Stabil"-Schuh getragen werden.
- Wenn die sonographische Kontrolluntersuchung nach 4 Wochen eine gute Sehnenadaptation zeigt, kann die Absatzerhöhung auf 1 cm gemindert werden.
- Nach 6 Wochen verzichtet man auf eine Absatzerhöhung bzw. auf das nächtliche Tragen des Schuhs.
- Nach 8 Wochen wird der Schuh nicht mehr benötigt. Der Verletzte übt unter physiotherapeutischer Anleitung die Bewegungsfähigkeit des Sprunggelenkes.
- Die konventionelle konservative Therapie umfasst einen Oberschenkelgipsverband in Spitzfußstellung für 2 Wochen, danach einen Unterschenkelgips in Spitzfußstellung für 4 Wochen, anschließend einen Unterschenkelgehgips in Neutralstellung für weitere 2 Wochen.

22.11.5.2 Operative Therapie

Indikationen

- Die meisten Autoren empfehlen bei jeder Form der Achillessehnenruptur eine operative Therapie. Die primäre Naht sollte in den ersten 3 Wochen durchgeführt werden. Der optimale Operationszeitpunkt ist jedoch in den ersten 48 Stunden nach dem Ereignis.

Zugangsweg

- Über einen dorsalen Längsschnitt vom Tuber calcanei in proximaler Richtung wird die Achillessehne dargestellt. Ist eine Umkipplastik geplant, muss der Schnitt bis zum muskulotendinösen Übergang reichen.

Operationsverfahren

- **direkte Naht:** Mit einem PDS-Faden wird die Sehne durchflochten und vernäht (Bunnell). Um eine höhere Nahtstabilität zu erzielen, ist die Kombination mit einem weiteren Verfahren erforderlich. Durch Verwendung eines Fibrinklebers lässt sich die Reißfestigkeit auf das Vierfache steigern.
- **Plantarisdurchflechtungsnaht:** Die medial der Achillessehne liegende Plantarissehne wird subkutan sondiert und am Übergang des proximalen zum mittleren Wadendrittel durch eine Hilfsinzision durchtrennt. Mit einer Ahle zieht man sie mehrmals durch die Achillessehnenstümpfe. Das freie Ende wird aufgefächert und als Schutzmantel über die Rupturstelle gelegt (Abb. 22.**15**).
- **perkutane Naht (Pässler):** Über 5 Stichinzisionen wird mit einer 1,3-mm-PDS-Kordel eine Rahmennaht gelegt. Vor dem Knoten muss das Sprunggelenk mehrfach durchbewegt werden, damit sich die Kordel gegenüber der Sehne bestmöglich spannt. Die Infektquote von ca. 8 % lässt sich durch diese Methode noch weiter reduzieren.
- Fersenbeinnahe Rupturen erfordern eine **transkalkaneare Kordelfixation**.
- **Umkippplastik:** Das dorsale Blatt des Sehnenspiegels wird proximal abgelöst und als distal gestielter Lappen umgeschlagen. Den Sehnenspan legt man über die versorgte Rupturstelle und vernäht ihn allseitig. Der Entnahmedefekt wird durch eine Naht der Ränder wieder verschlossen (Abb. 22.**16**).
- **Zweizügelige Augmentationsplastik:** Als Modifikation der Umkippplastik wird der Sehnenspan längs halbiert, vor der Sehne gekreuzt, nach distal und dorsal umgeschlagen und zirkulär vernäht.

Nachbehandlung

- **funktionell:** bis zur Fädenentfernung dorsale oder ventrale Unterschenkelschiene. Danach Tragen des Spezialschuhs bis zur 6. Woche 24 Stunden täglich unter Vollbelastung des Beins. In den folgenden 2 Wochen muss der Patient den Schuh nur

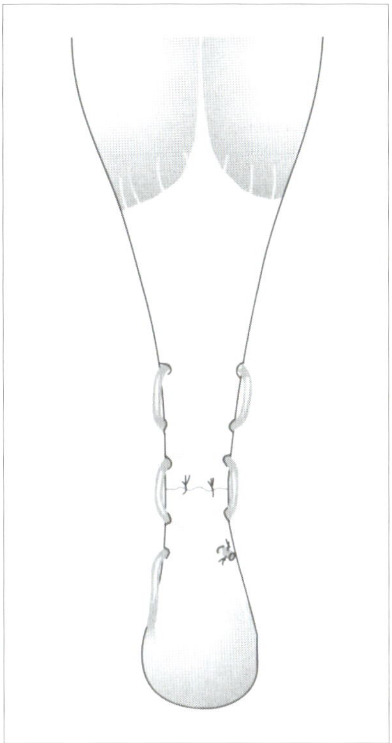

Abb. 22.15 Durchflechtungsnaht nach Streli

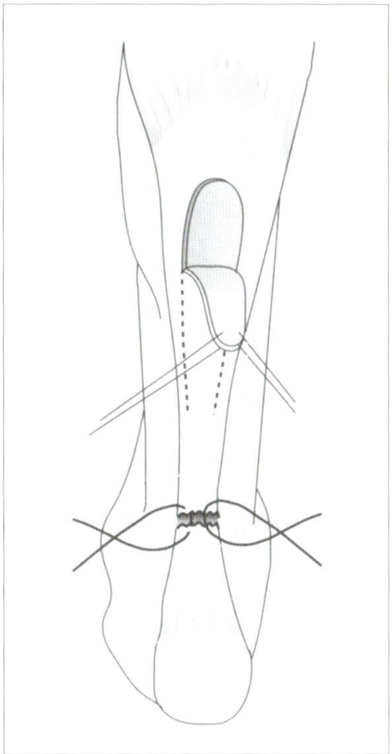

Abb. 22.16 Umkippplastik nach Christensen-Gebhard

tagsüber tragen. Lauftraining auf ebenem Gelände ab der 10. Woche. Wiederaufnahme des Sports ab der 12. Woche.

- Ruhigstellung im **Gipsverband**: Unterschenkelschiene oder Gips in Spitzfußstellung für 14 Tage. Nach der Fädenentfernung für weitere 14 Tage Unterschenkelliegegips in Spitzfußstellung. Danach Unterschenkelgehgips in Neutralstellung für weitere 14 Tage. Nach der Gipsabnahme Absatzerhöhung um 1 cm für 4 Wochen
- Ruhigstellung mit **Spezialschuh**: Nach der Drainagenentfernung muss der Schuh 6 Wochen lang Tag und Nacht getragen werden, 2 weitere Wochen nur tagsüber, dann Freigabe.

22.12 Frakturen im Kindesalter

- Das Längenwachstum der Röhrenknochen findet ausschließlich in den Epiphysenfugen (**enchondrale Ossifikation**) statt. Altersabhängig treten die epiphysären Knochenkerne auf. Zum Zeitpunkt der Geburt sind nur die kniegelenknahen Kerne anzutreffen.
- Weitere Wachstumsvorgänge sind an den Apophysen (Muskelansätze) und perichondral an den Diaphysen zu finden.
- Die desmale Ossifikation ist ein Verknöcherungsprozess, bei dem Bindegewebe direkt durch Knochen ersetzt wird. Sie kommt bei einigen Schädelknochen vor.
- Bei einer **Wachstumsfuge** unterscheidet man histologisch folgende Zonen in epi-metaphysärer Richtung:

- epiphysäre Abschlusslamelle (mit epiphysären Blutgefäßen)
- Reservezone
- Proliferationszone (Mitosen, Zellvermehrung, Chondroblasten)
- Pallisadenzone (Säulenartige Anordnung der Chondrozyten)
- Reifungszone
- Degenerationszone
- Verkalkungszone (Osteoblasten bilden Grundsubstanz des Knochens)
- Eröffnungszone (Chondroklastenaktivität)
- primäre Spongiosa (Osteozyten, metaphysäre Blutversorgung)
- sekundäre Spongiosa (Osteozyten, Ausbildung der trabekulären Strukturen)

- Die geringste mechanische Stabilität besitzt die Eröffnungszone, aus diesem Grund verlaufen Frakturen in dieser Schicht.

22.12.1 Klassifikation der Verletzungstypen

Salter-Harris	Aitken	
1		Epiphysenlösung ohne metaphysären Keil
2	I	Epiphysenlösung mit metaphysärem Keil
3	II	Epiphysenfraktur mit Gelenkbeteiligung
4	III	Epiphysenfraktur mit Gelenkbeteiligung und metaphysärem Keil
5		Crush-Verletzung der Wachstumsfuge

Von Laer rechnet Frakturen des Typ Salter 1 und 2 zu den Schaftfrakturen, Typ Salter 3, 4, 5 zu den Gelenkfrakturen.

Torsions- und Biegungskräfte führen zum Typ Salter 1, 2. Stauchungskräfte erzeugen eine Verletzung des Typ Salter 3–5.

22.12.2 Spontane Wachstumskorrektur

- Altersabhängig liegt eine unterschiedliche Wachtums- und somit auch Korrekturpotenz vor. Je jünger das Kind ist, desto größer ist das **Korrekturpotenzial**; desto größer sind auch die tolerablen Fehlstellungen. Die Epiphysenfuge wird sich senkrecht zur Belastungsrichtung einstellen. Bezüglich der Rotation bestehen die geringsten Korrekturmöglichkeiten.
- Da die Remodellierungsvorgänge (Apposition und Resorption) Zeit benötigen, sollte eine **möglichst achsengerechte Reposition** angestrebt werden. Bei Unterarmschaftfrakturen ist z. B. beim 6-Jährigen mit verbliebenen Achsenknickungen von 20° zwar eine vollständige Achsenkorrektur zu erwarten, allerdings auch eine bleibende Einschränkung der Umwendbewegung. Bei Femurschaftfrakturen ist vor dem 10. Lebensjahr am häufigsten mit einem Längenplus von ca. 10 mm zu rechnen. Frakturen jenseits des 10. Lebensjahres führen eher zu einer Verkürzung um 5 mm.
- Eine **Schädigung der Wachstumsfuge** kann zur Wachstumsstörung der betroffenen Epiphyse führen. Selten ist sie bei Frakturen vom Typ Salter 1, 2 zu sehen. Verletzungen vom Typ Salter 3, 4 erfordern eine exakte Reposition, um das Risiko der Ausbildung knöcherner Brücken zwischen Epiphysenkern und Metaphyse und

damit eines **Fehlwachstums** so gering wie möglich zu halten. Diagnostische Schwierigkeiten ergeben sich bei Frakturen in Skelettabschnitten, deren Knochenkerne noch nicht sichtbar sind (z. B. Abriss des Condylus radialis humeri im Alter von 2 Jahren).

- Die meisten kindlichen Frakturen lassen sich **konservativ** behandeln. Zur Anwendung gelangen geschlossene Reposition und Gipsimmobilisation.
- Instabile Frakturen sollten jedoch, sofern die Reposition eine Narkose erfordert, sofort und definitv mit einer minimal-invasiven **Minimalosteosynthese** versorgt werden.
- **Folgeschäden von Wachstumsfugenfrakturen** können sein:
  - exzentrisches Fehlwachstum, Achsenkrümmung und vermindertes Längenwachstum bei partieller Fugenzerstörung
  - Längenwachstumsstillstand der betroffenen Fuge und Gelenkdestruktion bei vollständiger Fugenzerstörung
- Als **Korrekturmöglichkeiten** bieten sich an:
  - Kallusdistraktion
  - temporäre Blount-Epiphyseodese der Gegenseite bei Verkürzung
  - Umstellungosteotomie zur Achskorrektur oder mediale/laterale Epiphyseodese bei Valgus- oder Varusstellung
  - Eine kleine Knochenbrücke kann kurz vor dem Erreichen des physiologischen Fugenschlusses reseziert werden.

22.12.3 Typische kindliche Frakturen

22.12.3.1 Proximale Humerusfraktur

- Die Fraktur ist selten vor dem 10. Lebensjahr zu sehen.
- Meist handelt es sich um eine Salter-2-Fraktur, die geschlossen reponiert werden kann. Die Ruhigstellung erfolgt im Gilchrist-Verband.

22.12.3.2 Humerusschaftfraktur

- Üblicherweise wird diese Fraktur konservativ behandelt.
- Beim älteren Kind mit einer Querfraktur oder bei einer pathologischen Fraktur aufgrund einer juvenilen Knochenzyste ist die Indikation für eine intramedulläre Schienung mit Titannägeln gegeben.

22.12.3.3 Suprakondyläre Fraktur

- 10 % aller Frakturen im Kindesalter betreffen die Suprakondylärregion. Es handelt sich um die häufigste ellenbogennahe Fraktur.
- Gartland und Felsenreich unterteilen die kindlichen suprakondylären Frakturen in 3 Gruppen:
  - **Typ A:** Frakturen ohne oder mit geringer Abwinklung (unter 20°) ausschließlich in der Sagittalebene
  - **Typ B:** Frakturen mit alleiniger Abwinklung (über 20°) in der Sagittalebene bei erhaltenem Kontakt der ventralen oder dorsalen Kortikalis
  - **Typ C:** erheblich dislozierte Frakturen in der Frontalebene, mit Seitverschiebungen und Rotationsdislokationen

- **Von Laer** achtet besonders auf die Rotationsfehlstellung. Ein „Rotationssporn" in der seitlichen Röntgenprojektion erfordert die Reposition. Da sie in Narkose stattfindet, wird eine geschlossene oder offene Spickdrahtosteosynthese angeschlossen.

Therapie

- Als konservative Maßnahme bei **unverschobenen Frakturen** und Frakturen des **Typ A** ist ein gespaltener Oberarmgips mit 90° Beugung im Ellenbogengelenk und starker Pronation zu empfehlen. Alternative Verfahren sind „Cuff and Collar" nach Blount oder die Olekranonextension nach Baumann.
- Eine geschlossene Reposition mit perkutaner Spickung ist bei einer **mäßigen Dislokation** möglich. Zur Entscheidung kann die Roger-Hilfslinie (die Tangente zur ventralen Humerusdiaphyse in der seitlichen Projektion) herangezogen werden. Sie muss physiologischerweise den Condylus radialis im mittleren Drittel passieren. Liegt der Kondylus dorsal davon, ist eine Reposition erforderlich. Diskutiert wird eine unilaterale (France) und eine bilaterale Drahtfixation (Flynn). Bei der bilateralen Versorgung beträgt das Risiko einer iatrogenen Schädigung des N. ulnaris ca. 10 %.
- **Erheblich dislozierte Frakturen** erfordern häufig eine offene Reposition. Als Zugang eignet sich der dorsale transtrizipitale Weg. Der N. ulnaris wird im Bereich des Sulkus dargestellt. Die Spickdrähte werden von ulnar und radial eingebracht. Sie kreuzen sich proximal der Fraktur. Die Enden werden umgebogen und an den Knochen angelegt.

Komplikationen

- Komplikationen der Verletzung sind **Gefäßbeteiligungen**. Bei einem nicht tastbaren Radialispuls erfolgt umgehend die Reposition und Osteosynthese. Ist danach der Puls nicht fühlbar und auch dopplersonographisch nicht nachweisbar, wird die Gefäßrevision über einen ventralen Zugang ausgeführt.
- Die Parese des N. radialis ist die häufigste Manifestation einer **Nervenschädigung**. In 95 % der Fälle erholt sich der Nerv spontan in den folgenden 3 Monaten. Diagnostiziert man bei der Erstuntersuchung einen motorischen und sensiblen Ausfall, sollte bei der operativen Versorgung auch der Nerv revidiert werden.
- Trotz operativer Therapie kann ein **Cubitus valgus** (15 %) oder ein **Cubitus varus** (20 %) auftreten.

22.12.3.4 Fraktur des Condylus radialis humeri

- 2/3 der Frakturen des Ellenbogengelenkes mit Wachstumsfugenbeteiligung betreffen den Condylus radialis humeri. Der Knochenkern ist ab dem 2. Lebensjahr sichtbar. Seine Dislokation wird dennoch häufig übersehen.
- Bei einem starken klinischen Frakturverdacht sollte eine Revision und offene Reposition mit Spickdrahtosteosynthese erfolgen. Die Kirschner-Drähte werden in einem Winkel von 60° und 30° zur Schaftachse eingebracht.

22.12.3.5 Frakturen des Condylus ulnaris humeri

Sie sind selten und werden offen reponiert und mit Spickdrähten fixiert.

22.12.3.6 Ausriss des Epicondylus ulnaris

- Er wird häufig als Begleitverletzung der Ellenbogenluxation gesehen. Durch den Zug der Beugemuskulatur ist er stark dislokationsgefährdet.
- Der Ausriss wird mit Spickdrähten oder einer Zugschraube refixiert. Unbehandelt verbleibt eine ulnare Ellenbogeninstabilität.

22.12.3.7 Abriss der Olekranonapophyse

Im Vergleich zum Erwachsenen und zum älteren Kind lässt sich diese Fraktur bei Kindern bis zu 10 Jahren mit 2 Spickdrähten refixieren. Auf die Wiederherstellung der Gelenkkontur muss geachtet werden.

22.12.3.8 Fraktur des proximalen Radiusendes

- In 2/3 der Fälle handelt es sich um Frakturen des Radiushalses.
- **Klassifikation** nach Judet:
  - I geringe Seitdislokation
  - II Dislokation <30°
  - III Dislokation <60°
  - IV Luxation
- Da der Epiphysenkern erst jenseits des 4. Lebensjahres sichtbar ist, ergibt sich die **Diagnose** aus dem klinischen und sonographischen Befund. Auf dem Röntgenbild kann die Abweichung der Verlängerung der Radiusschaftachse vom Condylus radialis hinweisend sein.
- Verletzungen der Wachstumsfuge Typ Salter 1 und 2 sind selten.
  Frakturen des Typ Salter 3 und 4 stellen eine Rarität dar.

Therapie

- Am proximalen Radius ist die Spontankorrektur für die Seit-Seit-Verschiebung gering. Parsch empfiehlt die geschlossene Reposition und intramedulläre Schienung mit einem 1,4–1,6 mm starken Draht gemäß dem Verfahren nach Metaizeau bei Judet III und IV.
- Eine offene Reposition und Bohrdrahtfixation birgt die Gefahr einer Verletzung des N. radialis. Eine offene Reposition führt in 60 % der Fälle zu guten Ergebnissen, die geschlossene in 85 %.

22.12.3.9 Unterarmschaftfrakturen

Konservative Therapie

- Sie können **in der Regel konservativ** mittels Reposition und Gipsverbänden behandelt werden. Elle und Speiche haben eine gute spontane Wachstumskorrektur. Fehlstellungen bis zu 30° in der Sagittalebene werden bei Kindern bis zu 10 Jahren durch Wachstumsvorgänge korrigiert. Die Vorgänge beanspruchen jedoch mehrere Monate, in denen eine Bewegungseinschränkung besteht (welche eventuell auf Dauer verbleibt).
- **Grünholzfrakturen** sind als stabil zu betrachten und bedürfen der geschlossenen Reposition und Fixation im gespaltenen Oberarmgipsverband. Auf eine Dreipunktemodellierung des Gipses muss geachtet werden, um der Gefahr einer Redislokation im Gipsverband entgegenzuwirken. Dazu dienen auch Gipswechsel in zehntägigen Abständen.

Operative Therapie

- Eine **OP-Indikation** stellt sich bei offenen oder instabilen Frakturen oder bei Frakturen mit Gefäß-Nerven-Verletzungen.
  - Von Laer stellt die OP-Indikation bei Instabilität altersunabhängig und schient beide Unterarmknochen nach einer geschlossenen Reposition mit einem intramedullären Draht der Stärke 2–2,5 mm (dynamische Marknagelung).
  - Parsch führt ab dem 6. Lebensjahr eine Morote-Drahtung (Stärke 1,4–1,8 mm) durch.

- Die offene Reposition ist die Ausnahmemaßnahme bei Repositionshindernissen. Durch Entfernung des Frakturhämatoms wird nämlich die Kallusbildung verzögert. Der N. radialis ist zu schonen.

22.12.3.10 Distale Radiusfrakturen

Häufigkeit

- Frakturen des distalen Radius sind die häufigsten kindlichen Frakturen. Mit knapp 25 % führen sie die Liste der Frakturlokalisationen an.
- Die Fraktur der distalen Radiusepiphysenfuge (Typ Salter 2) ist die häufigste Wachstumsfugenverletzung.
- In ihrer Häufigkeit entsprechen sie den Radiusfrakturen „loco typico" des Erwachsenen. Frakturen der Typen Salter 1, 3 und 4 sind selten.
- Mit großer Häufigkeit kommen auch metaphysäre Wulstfrakturen vor. Es handelt sich um eine Einstauchung der Spongiosa und der dünnen Kortikalis. Sie können als unproblematische Verletzungen betrachtet werden.

Spontankorrekturpotenzial bei Frakturen des distalen Radius:

	bis 10. Lebensjahr	**älter als 10 Jahre**
Seit-Seit-Verschiebung:	vollständig	weitgehend vollständig
Volar/Dorsal	-45°	-20°
Radial/Ulnar	-45°	-20°

Therapie

- In der Regel werden distale Radiusfrakturen **konservativ** behandelt. In Volarflexion erfolgt die Reposition der häufigen Extensionsfraktur. Die Schedestellung wird im Gipsverband beibehalten. Die Gesamtruhigstellung beträgt 4–6 Wochen. Einschränkungen der Bewegungsfähigkeit der Hand jenseits des 10. Tages nach der Freigabe sind so gut wie nicht zu beobachten. Eine Algodystrophie ist beim Kind extrem selten.
- Kirschner-Drähte sind zur Dislokationsprävention bei volarflektierter Gipsversorgung nicht erforderlich.
- **II° und III° offene Frakturen** sind selten. Diese Verletzungen werden mit einem **Fixateur externe** versorgt. Die Pins werden an die gleichen Stellen wie beim Erwachsenen platziert. Die Ruhigstellung erfolgt über 4–6 Wochen in Abhängigkeit von der knöchernen Konsolidierung.
- Posttraumatische Verkürzungen des Radius werden operativ, z. B. durch Schraubenepiphyseodese der Ulna, behandelt, wenn es zu starken Radialabweichungen des Handgelenkes und zur eingeschränkten Gebrauchsfähigkeit des Handgelenkes kommt.

22.12.3.11 Frakturen des proximalen Femurs

- Verletzungen in diesem Bereich sind mit einer hohen Rate an Femurkopfnekrosen, vorzeitigen Epiphysenverschlüssen, Varus-, Valgus- und Drehfehlstellungen verbunden. Verantwortlich hierfür sind die proximale Wachstumsplatte, aus der ab dem 8. Lebensjahr die Femurkopfepiphyse und die Trochanterapophyse hervorgehen, und die Gefäßversorgung dieser Region. Zwischen dem 4. und 8. Lebensjahr ist die A. lig. capitis femoris nicht durchgängig. Eine Verletzung führt zur Coxa vara et breve sowie zu einer Beinverkürzung.

- Die **traumatische Epiphyseolyse** ist im Vergleich zur konstitutionellen selten. Beim sonographischen Nachweis eines Hämarthros ist die offene Reposition, Kapsulotomie und Kirschner-Drahtfixation (3 x 2,0 mm) die Therapie der Wahl.
- **Schenkelhalsfrakturen** lassen sich bevorzugt offen reponieren und mit 2 Zugschrauben fixieren. Das Hämarthros muss entlastet werden.

22.12.3.12 Frakturen des Femurschaftes

- Häufig handelt es sich beim kleinen Kind um **Spiralfrakturen**. Bis zum 5. Lebensjahr werden diese bevorzugt reponiert und mit einem BBF-Gips ruhiggestellt (60–90° Beugung, 0° Rotation, 0° Abduktion).
- **Ab dem 6. Lebensjahr** und bei kurzen Schrägfrakturen ist die Indikation zur geschlossenen Reposition und **Prévot-Nagelung** zu stellen. Es handelt sich um eine intramedulläre Schienung mit Titannägeln der Stärke 3,0–4,5 mm. Ein Nagel wird suprakondylär von medial, der andere von lateral eingebracht. An 6 Punkten kommt es zur Verklemmung im Markraum. Das Verfahren ermöglicht eine sichere Übungsstabilität bis zum 12. Lebensjahr.
- **Offene Frakturen** werden wie beim Erwachsenen mit einem Fixateur externe behandelt.
- Eine Plattenosteosynthese genügt nicht der Forderung der Minimalosteosynthese. Oft resultiert ein Längenplus von bis zu 28 mm. Die Morbidität und die kosmetisch störende Narbe sind weitere Argumente gegen diese Form der Osteosynthese.
- Weitgehend verfahrensunabhängig ist mit einem Längenplus von 1 cm zu rechnen. Bei wiederholten Manipulationen um den 5. Tag nach dem Trauma kann es sogar zu größeren Längenunterschieden kommen.

22.12.3.13 Frakturen des distalen Femurs

- Hier ist die potenteste Wachstumsfuge für das Längenwachstum anzutreffen. Ihr Anteil am Längenwachstum des Femurs beträgt 70 % und somit $^{1}/_{4}$ bis $^{1}/_{5}$ des Körperlängenwachstums.
- Salter 1 und 2 sind die häufigsten Verletzungsformen.

Therapie

- Die Fraktur muss **anatomisch reponiert** werden.
- Als konservative Therapie genügt die Ruhigstellung im Gipsverband.
- Eine **Redislokationsneigung** erfordert entweder die Kirschner-Draht- oder eine Schraubenfixation. Die Schraube wird parallel zur Epiphysenfuge durch den metaphysären Keil als Zugschraube eingebracht.
- Eine **Gelenkfraktur** (Typ Salter 3/4) wird operativ mit 1 oder 2 Zugschrauben behandelt. Ein Kreuzen der Wachstumsfuge sollte vermieden werden.
- Trotz der anatomischen Reposition kommt es häufig zu einem Fehlwachstum mit Achsenfehlstellungen und Beinverkürzung.

22.12.3.14 Frakturen der proximalen Tibia

- Die **Ausrissfraktur der Eminentia intercondylica** als knöcherner Kreuzbandausriss wird mit Kirschner-Drähten refixiert. Hierzu ist zur offenen Reposition eine kleine Arthrotomie nötig. Arthroskopisch eingebrachte Schrauben können bei nicht optimaler Platzierung das Fragment unvollständig retinieren und zu einem Impingement in der Notch führen.

- **Mediale Stauchungsfrakturen** und **Tibiakopffrakturen** führen zu einem Hypervalgus und müssen bei der Frakturversorgung durch Varusstress von vornherein richtig reponiert werden. Als Ursache wird eine verzögerte mediale Konsolidierung diskutiert. Röntgenkontrollen sind nach einem halben Jahr, danach in Jahresabständen zur Achsenkontrolle erforderlich.
- Ein **Abriss der Tuberositas tibiae** wird mit einer Zugschraube refixiert.

22.12.3.15 Frakturen des Tibiaschaftes

- **Gering dislozierte, lange Spiralfrakturen** und Frakturen bei Kindern **bis zum 10. Lebensjahr** werden in der Regel mit einem gespaltenen Oberschenkelgips konservativ behandelt.
- Frakturen bei **älteren Kindern** und auch **Querfrakturen** können bevorzugt mit Prévot-Nägeln stabilisiert werden. Von der proximalen Tibiametaphyse werden die vorgebogenen Titandrähte durch kurzstreckige Inzisionen eingebracht. Die Nägel werden nach dem Sechspunkteprinzip verspannt. Die distale Wachstumsfuge darf mit den Nägeln nicht zerstört werden. Der Marknagel des Erwachsenen würde die proximale Epiphysenfuge zu sehr schädigen und Wachstumsstörungen hervorrufen.
- Eine **II° oder III° offene Fraktur** erfordert die Behandlung mit einem Fixateur externe.

22.12.3.16 Frakturen der distalen Tibia

- Bei Kindern **unter 10 Jahren** sieht man bevorzugt Frakturen des Typ Salter 2. Scherkräfte beim Distorsiontrauma sind hierfür ausschlaggebend. Gering dislozierte Frakturen (Frakturspalt <2 mm) werden mit einem gespaltenen Unterschenkelgips fixiert. Die dislozierte Fraktur erfordert die geschlossene Reposition. Ist diese nicht zu erreichen, wird die Fraktur offen reponiert und mit einer metaphysären Zugschraube fixiert.
- Beim **Adoleszenten** kommt es durch Stauchungs- und Scherkräfte zur sog. Übergangsverletzung. Der Verlauf der Frakturlinien richtet sich nach den Schwachstellen, d. h. nach den noch nicht vollständig verknöcherten Wachstumsfugenabschnittten.
- Die **„Two-plane Fracture“** ist eine Kombination einer Salter-1- und einer Salter-3-Fraktur. Am häufigsten liegt sie lateroventral (Tillaux-Fragment).
- Die **triplane Fraktur** besteht aus einem dorsalen metaepiphysären und einem lateroventralen epiphysären Fragment. Sie stellt die Kombination einer Salter-4- und einer Salter-3-Fraktur dar. Die Reposition erfolgt offen und ist schwierig. Eine Kleinfragmentzugschraube verbindet in ventrodorsaler Richtung die epiphsären Anteile der Fragmente. Eine zweite Zugschraube verbindet den so geschaffenen Gelenkblock metaphysär mit der distalen Tibia (wasserdichte Osteosynthese). Als häufigste Fehlstellung ist eine Varusdeformität möglich.

22.12.3.17 Frakturen der distalen Fibula

- **Fahrradspeichenverletzung**: schwere Kontusion der Weichteile am Außenknöchel. Die Anfertigung einer Röntgenaufnahme ist obligatorisch. Frakturen der distalen Fibulaepiphyse sind oft nicht zu erkennen. Aufgrund des Crush-Mechanismus sind Schädigungen und Verkürzungen der Fibula nicht selten. Das Therapieschema richtet sich nach der Weichteilsituation. Eine Spalthauttransplantation kann notwendig werden.

- **Distorsiontraumata** führen am Außenknöchel oft zu osteochondralen Abscherungen anstelle zur Bandruptur. Intraoperativ ist das Fragment meist deutlich größer als vermutet und rechtfertigt im Nachhinein das operative Vorgehen, da das Röntgenbild nicht eindrucksvoll ist. Die Osteosynthese erfolgt mit resorbierbarem Nahtmaterial oder mit Spickdrähten.
- Eine **Außenknöchelfraktur Typ Weber B, C** lässt sich wie beim Erwachsenen versorgen.

22.13 Polytrauma

Definition: Gleichzeitig entstandene Verletzungen verschiedener Körperregionen, von denen mindestens eine oder das Zusammenspiel mehrerer zum Tode führen würde.

22.13.1 Pathophysiologie des Schocks

Meist geht eine Polytraumatisierung mit einem Schockgeschehen einher. Es handelt sich um eine akut nicht kompensierbare Störung des Gleichgewichts zwischen Sauerstoffangebot, -verwertung und aktuellem O_2-Bedarf.

Schockformen

- hämorrhagischer Schock (in der Traumatologie am häufigsten)
- hypovolämischer Schock
- kardiogener Schock
- obstruktiver Schock (bei Lungenembolie)
- distributiver Schock (bei Anaphylaxie, spinaler Schock)

Akute systemische Traumareaktion

- Sicherung einer Notperfusion
- Umschalten der Stoffwechselvorgänge auf Energiesparen
- Aktivierung der Gerinnung und Abwehr (Abschottung)
- Mechanismen: metabolische, hypovolämische, inflammatorische, neuroendokrine Reaktion
- Entstehung ultrastruktureller Läsionen

SIRS = Systemisches inflammatorisches Reaktionssyndrom

- Reperfusion der mangeldurchbluteten Gebiete
- Katabolie (Energie- und Baustofflieferung)
- Akutphasenreaktion, d. h. maximale Aktivierung der humoralen und zellulären Abwehr mit Barriereverlust und Immundefekt
- Diese Phase tritt erst nach Stunden ein.

MODS = Multi-Organ-Dysfunktions-Syndrom

- gegenseitig angeheizte und verstärkte Dekompensation der einzelne Organsysteme
- Das MODS tritt in den ersten Tagen des Schockgeschehens ein.
- Motor eines septischen Geschehens stellt der Barriereverlust im Gastrointestinaltrakt dar: Bakterien, Toxine, Proteasen gelangen via Ductus thoracicus in den Kreislauf.
- Das Syndrom mündet in eine Sepsis (d. h. Keime sind in der Blutkultur nachweisbar; ohne Keimnachweis handelt es sich um einen septiformen Prozess).

Phasen des Schocks

- **Organ im Schock**: Schockdauer ein paar Stunden, Schädigung der zellulären Ultrastrukturen, bei frühzeitigem Therapieerfolg reversibel, kritische Ischämietoleranz der Zellen berücksichtigen
- **frühe Organ-Dysfunktion**: Schockdauer bis zum 5. Tag, besonders vulnerable Phase, Vermeidung sekundärer Eingriffe, es kommt zu Teilstörungen, deren Erholung möglich ist.
- **spätes Organversagen**: Schockdauer über Wochen, kompletter Funktionsausfall

Prognostisch ungünstige Faktoren

- hohes Alter
- schwerstes Trauma
- Schwere der hämorrhagischen Komponente
- Fehler im therapeutischen Management

ISS = Injury Severity Score n. Baker

Bewertung der nachstehenden Organsysteme mit Punkten. Die Punkte der 3 am schwersten betroffenen Regionen werden quadriert und addiert.

Regionen:	Kopf/Hals	
	Gesicht	
	Thorax	
	Abdomen	
	Extremitäten und Becken	
	Allgemeinzustand	
Schweregrade:	gering	1 Punkt
	mäßig	2 Punkte
	schwer ohne Lebensbedrohung	3 Punkte
	schwer mit Lebensbedrohung	4 Punkte
	kritisch	5 Punkte

22.13.2 Management des Polytraumas

Therapieziele

- Wiederherstellung des Kreislaufs (Makro- und Mikrozirkulation), d. h. RR >80 mmHg
- Sicherstellung des Sauerstoffangebots auf pulmonaler und zellulärer Ebene, d. h. SO_2 >90 %
- Schmerzbekämpfung
- Vermeidung einer Sepsis

Therapieprinzipien

- zeitkritisches Handeln in der Akutphase:
  - rationale chirurgische Maßnahmen
  - Blutstillung
  - Débridement, Faszienspaltung
  - Frakturstabilisierung, z. B. mit Fixateur externe
  - Vermeidung langer OP-Zeiten
- Beachtung der Traumareaktion, Strategien zur Abmilderung des SIRS:
  - differenzierter Volumenersatz
  - Organstütz- und Organsubstitutionstherapie (Beatmung, Hämofiltration, Dialyse)
- konsequente Prophylaxe der septischen Komplikationen:
  - Antibiotikatherapie, Thromboseprophylaxe, Gerinnungsfaktorensubstitution
  - parenterale Ernährung, frühzeitiger Umstieg auf enterale Ernährung
  - Lagerungsbehandlung

22.13.2.1 Phasenabhängige Therapie

Präklinische Phase

- orientierende Untersuchung (Vitalparameter, Verletzungsmuster)
- initiale Schockbehandlung (Volumenersatz, Sauerstoffgabe, Intubation, Thoraxdrainage)
- Herstellung der Transportfähigkeit
- Indikationen zur Intubation: Hypoxie, instabiler Thorax, paradoxe Atmung, offene Thoraxverletzung, Aspiration, Blutung aus dem Oropharynx, GCS <7, schwerer Schock, Polytrauma
- Indikation zur Thoraxdrainage: instabiler Thorax, Hautemphysem, hoher Beatmungsdruck, Atemfrequenz <10 oder >30/min und Halsvenenstauung bei korrekter Tubuslage

Schockraumphase

- Wiederholung der klinischen Untersuchung von Kopf bis Fuß
- technische Untersuchungen: Röntgen von Thorax und Becken; Ultraschall des Abdomens; Röntgen der Wirbelsäule und der Extremitäten bei Frakturverdacht
- Einlage eines Urinkatheters (Mindestfördermenge 30 ml/30 min); wenn der Urin blutig ist, wird ein Urogramm angefertigt.

Intensivstation, Unfall-OP

- Stabilisierung
- Funktionskontrolle der Organsysteme, Registrierung der Tendenzen
- ergänzende Röntgenuntersuchungen z. B. kraniales CT, Angiographie
- Stabilisierung offener Frakturen, Minimalversorgung, Beseitigung von Kompartmentsyndromen
- ggf. Laparatomie

Intensivstation, OP

- Stabilisierung
- Sepsisprotektion durch Débridement ausgedehnter Nekrosen, Ausräumung großer Hämatome
- Frakturstabilisierung durch definitive Osteosynthesen jenseits des 5. Tages

22.13.2.2 Sekundäreingriffe

- Analysen der MHH ergaben für Sekundäreingriffe, welche zwischen dem 2.–4. Tag nach dem Trauma erfolgten, eine signifikant höhere Inzidenz an Multiorganversagen als für Operationen an Verletzten jenseits des 6. Tages. Eine planbare ausgedehnte Sekundäroperation sollte deshalb erst durchgeführt werden, wenn sich der Patient in einem sicheren stabilen Zustand befindet.
- Für die Auslösung der immunologischen Belastungsreaktion sind sowohl der präoperative Zustand des Verletzten als auch das Ausmaß des Eingriffes von Bedeutung.
- Als Laborparameter mit prädiktivem Wert können hinzugezogen werden:
  - Thrombozytenzahl (< 90 000/μl)
  - PaO_2/FiO_2 (250)
  - 24-Stunden-Bilanz (>3 l)
  - Kreatinin (>90 mmol/l)
  - Bilirubin (>25 μmol/l)

22.13.3 Schädel-Hirn-Trauma

- Das schwere Schädel-Hirn-Trauma (SHT) ist ein Hauptprognosefaktor für die Morbidität und Mortalität nach einem Unfallereignis. Es bestehen Abhängigkeiten von der primären mechanischen Schädigung und von der Entwicklung sekundärer Hirnschäden. Als Ursache hierfür kommen Ödembildung, Anstieg des intrakraniellen Druckes, posttraumatische Blutungen, Ischämien und Entzündungsprozesse in Betracht.

- SIRS und MOV finden sich sowohl beim Polytrauma als auch nach einem isolierten SHT. Von Interaktionen auf der neuroendokrinen Achse ist auszugehen. Entzündungsmediatoren und Zytokine beeinflussen die Funktion aller Organe. Sie wirken sich auf die Blutgerinnung, den Stoffwechsel und die Frakturheilung aus. Schockbedingte oder gasaustauschabhängige Hypoxien des Gehirns limitieren die Prognose.
- Perkins und Skirving beschrieben 1987 einen direkten Zusammenhang zwischen einer gesteigerten Kallusproduktion, einer schnelleren Konsolidierung sowie der Neigung zu heterotopen Ossifikationen beim schweren SHT.
- Bei bewusstlosen Verletzten wird die präklinische Intubation gefordert. Die Hyperventilation und die Steroidgabe zur Prophylaxe eines Hirnödems sind kontraindiziert.
- Hirndruckmonitoring
  - bei schwerem SHT (GCS <9) mit pathologischem CCT
  - bei mittelschwerem SHT (GCS 9–13) mit neurologischem Defizit

22.14 Morbus Sudeck (Algodystrophie)

Einteilung

- **Stadium I** (akutes Stadium): Bewegungs- und Ruheschmerz, Weichteilödem, Haut rötlich/bläulich verfärbt, überwärmt, grobfleckige Entkalkung im Röntgenbild
- **Stadium II** (dystrophisches Stadium): Zyanose, Glanzhaut, Muskelschwund, Nagelwachstumsstörungen, Spongiosaschwund
- **Stadium III** (atrophisches Stadium): Atrophie von Haut und Muskulatur, Haut ist dünn, blass, Schrumpfung der Gelenkkapsel, Versteifung des Gelenkes, Schmerzfreiheit, Entkalkung im Röntgenbild

Stadiengerechte Therapie

- **Stadium I**: Kühlung, Hochlagerung, Antiphlogistika, Blockade des Ganglion stellatum, Metylprednisolon (80 mg über 4–5 Tage), trizyklische Antidepressiva, Calcitonin, Biphosphonate
- **Stadium II**: Ergotherapie, KG mit Eis, funktionelle Schienen, Antiphlogistika
- **Stadium III**: passive Mobilisation, plastische Korrektur versteifter Gelenke, zusätzlich psychologisch/psychotherapeutische Betreuung, Ultraschallbehandlung, Magnetfeldtherapie

Literatur

Bücher

Berchtold R, Hamelmann H, Peiper HJ. Chirurgie. 4. Aufl. München: Urban & Fischer; 2000.

Buck-Cramcko D., Nigst H. Frakturen der Hand und des Handgelenks. Stuttgart: Hippokrates; 1998.

Ewerbeck V, Wentzensen A. Standardverfahren in der operativen Orthopädie und Unfallchirurgie. 2. Aufl. Stuttgart: Thieme; 2004.

Geldmacher J, Köckerling F. Sehnenchirurgie. 1. Aufl. München: Urban & Schwarzenberg; 1992.

Habermeyer P, Krüger P, Schweiberer L. Schulterchirurgie. 3. Aufl. München: Urban & Fischer; 2001.

Heim U, Pfeiffer KM. Periphere Osteosynthesen. 4. Aufl. Berlin: Springer;1993.

Henne-Bruns D, Dürig M, Kremer B. Chirurgie. Duale Reihe. 2. Aufl. Stuttgart: Thieme; 2003.

Horsch S, Claeys L. Critical Limb Ischemia. Darmstadt: Steinkopf; 1995.

Jipp P. Differentialdiagnose: Internistische Erkrankungen. 2. Aufl. München: Urban & Fischer; 2003.

Kremer K, Lierse W, Platzer W, Schreiber HW, Weller S. Chirurgische Operationslehre. In 10 Bänden. Stuttgart: Thieme; 1987–2001.

von *Laer L.* Frakturen und Luxationen im Wachstumsalter. 4. Aufl. Stuttgart: Thieme; 2001.

Lehnert H, Schuster HP. Innere Medizin essentials. Intensivkurs zur Weiterbildung. 3. Aufl. Stuttgart: Thieme; 2001.

Müller ME, Allgöwer M, Schneider R, Willenegger H. Manual der Osteosynthese. 3. Aufl. Berlin: Springer; 1992.

Müller M E, Narzarian S, Koch P. Classification AO des Fractures. Berlin: Springer; 1987.

Reinwein D, Benker G. Checkliste Endokrinologie und Stoffwechsel. 4. Aufl. Stuttgart: Thieme; 2000.

Schauwecker F. Osteosynthesepraxis. Bd. I. Ein Atlas zur Unfallchirurgie. 3. Aufl. Stuttgart: Thieme; 1992.

Schumpelick V, Bleese NM, Mommsen U. Chirurgie. 6. Aufl. Stuttgart: Thieme; 2004.

Schumpelick V. Operationsatlas Chirurgie. 1. Auf. Stuttgart: Enke; 1997.

Schumpelick V. Hernien. 4. Aufl. Stuttgart: Thieme; 2000.

Schumpelick V. Kurzlehrbuch Chirurgie. 6. Aufl. Stuttgart: Thieme; 2003.

Siegenthaler W, Kaufmann W, Hornbostel H, Waller HD. Lehrbuch der inneren Medizin. 3. Aufl. Stuttgart: Thieme; 1992.

Siewert JR, Härder F, Allgöwer M, et al. Chirurgische Gastroenterologie. 2. Aufl. Berlin: Springer; 1990.

Vollmar J. Rekonstruktive Chirurgie der Arterien. 4. Aufl. Stuttgart: Thieme; 1996.

Wittekind C, Meyer HJ, Bootz F. TNM-Klassifikation maligner Tumoren. Springer; 2003.

Wolff H P, Weihrauch TR. Internistische Therapie. 14. Aufl. München: Urban & Fischer; 2002.

Wuppermann T. Varizen, Ulcus cruris und Thrombose. 5. Aufl. Berlin: Springer; 1986.

Zeitschriften

Aktuelle Chirurgie. Stuttgart: Thieme; Jahrgang 1994–1997.

Aktuelle Traumatologie. Stuttgart: Thieme; Jahrgang 1994–2003.

Arthroskopie. Berlin: Springer; Jahrgang 1995–2003.

Der Chirurg. Berlin: Springer; Jahrgang 1991–2003.

Der Onkologe. Berlin: Springer; Jahrgang 1997–2003.

Der Unfallchirurg. Berlin: Springer; Jahrgang 1991–2003.

Deutsche Medizinische Wochenschrift (DMW). Stuttgart: Thieme; 1994–2003.

Deutsches Ärzteblatt. Köln: Deutscher Ärzteverlag; Jahrgang 1995–2003.

Journal of Pediatric Orthopaedics. Philadelphia: Lippincott-Raven Publishers; Jahrgang 1996-2002.

Operative Orthopädie und Traumatologie. München: Urban & Vogel; Jahrgang 1994–2002.

Sportverletzungen, Sportschaden. Stuttgart: Thieme; Jahrgang 1995–2003.

Unfallchirurgie. München: Urban & Vogel; Jahrgang 1994–2003.

Viszeralchirurgie. Stuttgart: Thieme; Jahrgang 2000–2003.

Sachverzeichnis

F

G

H

I

N

O

P

R

S

T

U